Medizinische Informatik und Statistik

Herausgeber: S. Koller, P. L. Reichertz und K. Überla

40

Methoden der Statistik und Informatik in Epidemiologie und Diagnostik

27. Jahrestagung der GMDS
Hamburg, 27. – 29. September 1982
Proceedings

Herausgegeben
von J. Berger und K. H. Höhne

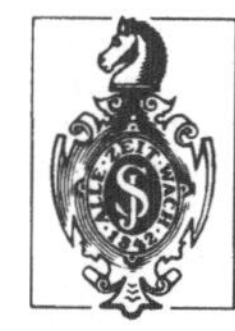

Springer-Verlag
Berlin Heidelberg New York Tokyo 1983

Reihenherausgeber

S. Koller P. L. Reichertz K. Überla

Mitherausgeber

J. Anderson G. Goos F. Gremy H.-J. Jesdinsky H.-J. Lange
B. Schneider G. Segmüller G. Wagner

Herausgeber

J. Berger
K. H. Höhne
Universität Hamburg
Universitäts-Krankenhaus Eppendorf
Institut für Mathematik und Datenverarbeitung in der Medizin
Martinistraße 52, 2000 Hamburg 20

ISBN-13:978-3-540-12007-0   e-ISBN-13:978-3-642-81938-4
DOI: 10.1007/978-3-642-81938-4

VORWORT

Die 27. Jahrestagung der Deutschen Gesellschaft für Medizinische Dokumentation, Informatik und Statistik e.V. fand vom 27. bis 29. September 1982 in Hamburg statt. Da epidemiologische Studien und diagnostische Strategien in den letzten Jahren wieder in den Vordergrund getreten sind, schien es an der Zeit, sich aus der Sicht der Statistik und Informatik mit den auf diesen Gebieten angewandten Methoden kritisch auseinanderzusetzen. Im Vordergrund standen daher methodische Aspekte; konkrete Daten dienten nur zur Erläuterung der Verfahren. Daß auch innerhalb einer Fachgesellschaft über methodische Aspekte und über die daraus abgeleiteten Schlußfolgerungen lebhaft gestritten werden kann, findet exemplarisch seinen Niederschlag in dem Kapitel "Kohorten- und Fall-Kontroll-Studien" in dem Beitrag: "Negative Ergebnisse in Kohortenstudien - Fehlerquellen und deren Erkennung - " und in den beiden dazu abgedruckten Diskussionsbeiträgen.

Daß die Methoden der Informatik in der medizinischen Forschung einen immer breiteren Raum einnehmen, schlägt sich in der Tatsache nieder, daß Datenbanken und Informations-Systeme sowie die Bildverarbeitung eine wesentliche Rolle spielten.

Wie aus dem Inhaltsverzeichnis ersichtlich ist, konnte in diesen 5 Halbtagen nicht die ganze Breite des Methodenspektrums abgehandelt werden. Dafür wurde aber eine rege Diskussion über spezielle, mit dem Rahmenthema verbundene Aspekte in den erstmals in der Tagung eingebetteten Arbeitsgruppensitzungen ermöglicht. Die Ergebnisse dieser Sitzungen sind als Kurzfassung in dem Band abgedruckt.

Als örtliche Tagungsleiter und Herausgeber dieses Berichtes hoffen wir, daß diese Tagung die Methoden-Diskussion auf dem Gebiet der Epidemiologie und Diagnostik in Deutschland anregt. Wir danken den Autoren für ihre Beiträge und nicht zuletzt den Mitarbeitern unseres Instituts für ihren Einsatz, ohne den die Tagung und der Tagungsband nicht möglich gewesen wären.

J. Berger   K.H. Höhne

V

INHALTSVERZEICHNIS

K A P I T E L   1

ANALYSE ARBEITSMEDIZINISCHER STUDIEN

"THE HEALTHY WORKER EFFECT" AND THE DESIGN
OF OCCUPATIONAL MORTALITY STUDIES

Olli S. Miettinen, M.D., Ph.D.
Departments of Epidemiology and Biostatistics, School of Public Health,
Harvard University, 677 Huntington Ave, Boston, Mass.02115,USA.

Supported in part by grant number 5P01 CA06373 from
the National Cancer Institute.

1. Introduction

"The healthy worker effect" (HWE has become a catch phrase in occupational epidemiology. It refers to a tendency for occupationally defined cohorts to show lower mortality rates than would be expected on the basis of the population at large (1).

This phenomenon in occupational epidemiology may be said derive from a failure to appreciate a distinction embodied in the very name of this Society, which distinguishes among documentation, informatics and statistics. We may view the HWE as a problem that arises on account of attempting to apply the fruits of statistics in the sense of routine documentation as a substitute for statistics in the sense of the discipline of statistical science. Those in the field of documentation, pre-emently the office of the Registrar General of England, have a long tradition of presenting comparative mortality statistics by occupation, specifically occupation-specific Standardized Mortality Ratios, SMR's. They contrast the occupational population at issue with the national population at large. As an apparent emulation of this practice, it is commonplace in actual research to compare the observed mortalities of various ad hoc occupational cohorts with the "expected" mortality that would have materialized had the national rates, specific for age and gender, obtained in the occupational cohort at issue. This constitutes a malpractice, quite a habitual one, and the HWE can be viewed as a monument to this malpractice.

I shall attempt a delineateation of the principles of statistically proper design in occupational mortality research, and indicate what the errors are that lead to the HWE. This will serve to illustrate , if you will, how the discipline of statistical science differs from that of routine documentation in the context of the relation of mortality to occupation.

2. Proper Formulation of the Problem

In science, the research problem is not formulated in operational terms. Thus, we have no inherent interest in the contrast between a particular occupational population and the nation at large-

A scientific _Fragestellung_ is an abstract one, in occupational mortality research generally concerned with a causal connection. The concern can not be with the effect of a particular occupation _per se_, a no specific alternative to it - no reference category - is even implicit. As a matter of form, we could be interested in the effect of a particular occupation relative to a well-defined alternative occupation. Such an _a priori_ interest is very rare, however, as occupation is not really a scientific concept even. The actual concern in occupational mortality research is with the effects of particular occupation-related hazards - physical, chemical or psychological.

With the problem seen in this way, the formulation of the occupational contrast has no _a priori_ status. Instead, it is subordinated to the scientific problem, secondary to it. Thus, it is a matter of study design to formulate the occupational contrast that serves to elucidate the effect, on mortality, of the hazard (potential or known) at issue.

3. Valid Occupational Contrast

3.1. Emulating the Experimental Contrast

For nonexperimental causal research, the paradigm is experimentation (2) - in medicine the experimental intervention trial.

In intervention trials, patients treated with a drug or operation of interest are compared with those treated with the corresponding "placebo" or "sham" treatment. The idea ist that the contrast is to reflect the effect of the drug or the operation _per se_, divorced from whatever effects its associated other aspects of care may have. To

this end, the "placebo" or "sham" treatment is to be devoid of the
drug or operation at issue, but it is to replicate all other aspects
of the treatment that may have bearing on the outcome at issue.

In occupational mortality studies, concerned with some particular
exposure as the counterpart of the drug or the operation, the experimental paradigm means that an occupation with the exposure under study
is to be compared with another occupation, one which is free of the
exposure and whose extraneous effect on mortality is the same as that
of the occupation with the exposure.

Since the definition of the "placebo" or "sham" occupations in-
volves difficult problems of judgement, it is wise to choose two or
more such occupations. For, their comparisons as to homogeneity of
mortality provides a means of testing, to some extent, the correctness
of the assumption that they do represent the effect of the index occupation apart from the exposure under study.

The definition of the reference occupations in these terms can be
said to be aimed at comparability of (extraneous) effects - in the
sense that the differnce of the effects between the index and reference occupations is supposed to be the effect of the exposure under
study (3). The concept comes to focus if we imagine a randomized,
blinded trial of a very large size: if the result of such a trial
would reflect the effect under study, then the effects of the compared
occupations are comparable with respect to the effect under study.

If the principle of comparability of effects were ignored in
intervention trials, treatment with the drug or operation of interest
would be compared with another active treatment and/ or the absence
of treatment. Either way, the effect of the drug or operation would remain
obscure, despite randomization and double-blinding. The resulting bias
would be either positive or negative, depending on the directions of
the effects of the active therapies in the reference series, and the
relative effects of the extraneous aspects of therapy between the compared series.

Consider, in these terms, the contrast between a particular occupation and its complement, not being in that occupation, which contrast
is so prevalent in occupational health epidemiology. For clarity of

focus on the nature of the contrast itself, it may be helpful to imagine that people are allocated randomly to either the index occupation or its complement, the ill-defined reference experience. The mortality contrast between these two experiences should be zero on the "null hypothesis" that the exposure under study is without effect. In point of fact there is, in general, a bias in one direction or the other. For specific jugements about comparability it is necessary, as was noted already, to employ particular reference occupations instead of the entire complement of the index occupation.

3.2 Added Requirements in Nonexperimental Research

With the "placebo" or "sham" treatment properly defined in an intervention trial, the remaining pillars of validity include, first, randomization in the pursuit of nonconfoundedness, that is, comparability of the index (treated) and reference ("placebo" or "sham") populations, respectively. Beyond this concern of comparability of populations, comparability of information is sought by means of blinding.

With these experimental arangements generally impossible in nonexperimental studies, it is necessary to resort to the general counterpart of experimental arrangements available in nonexperimental studies. This counterpart is judicious selection, just as in the context of pursuing comparability of effects.

To compensate for the lack of randomization, the index and reference occupations, or occupational populations, need to be selected in such a way that randomization is unnecessary. This means that the respective populations are to be comparable, even without randomization, conditionally on the characteristics that can be controlled in in the analysis. Such comparability of populations means that they have the same risk of mortality conditionally on the controllable characteristics (3), usually age, gender, and calendar time.

Analogusly, the absence of blinding requires that the compared occupations, or occupational populations, be so selected that no blinding is needed. In occupational mortality analysis the concern is with diagnosis and certification of the causes of death under study. Problems can arise, first, on the account of differences in health care. In the context of suspected or known occupational etiology for the

cause of death, differences in diagnostic surveillance and practices
of certification constitute a potentially serious added problem of
<u>comparability of observations</u>.

As for understanding the HWE as a general phenomenon, incomparability of populations is a major explanation, as those with terminal
illnes tend to leave their participation in occupational activity but
not their membership in the national population. It is important to
note, however, that this problem of incomparability of populations as
an explanation for the HWE is a result of not pursuing comparability
of effects by the use of a suitable occupational contrast - index
occupation vs. appropriate reference <u>occupation</u>.   It is the use of
the entire complement of the index occupation as the reference category that leads to not only incomparability of effects but incomparability of populations as well, with the latter problem manifesting itself in the HWE.

4.   <u>Comparable Dynamics</u>

In intervention trials, the experience of a treated or index
cohort is compared with that of a nontreated or reference cohort: a
cohort is compared with a cohort.

In occupational mortality studies, by contrast, it is commonplace
to compare the mortality of an index cohort with that of the national
population: a cohort is compared not with a cohort but with a dynamic
population. This means that the occupational status gets to be defined
in a manner that is incomparable between the index and reference experiences. In the cohort it is defined as of the cohort's zero time,
the time of enrollment into it, and during follow-up this time-refe-
rent of the occupational status is historical, by definition. For the
dynamic population, membership is based on current occupational status.

In studies of occupational mortality with inherently comparable
occupations this means that the cohort gets to show lower mortality
than the dynamic population as time advances from the cohort's zero
time into subsequent point in the follow-up. This results from the
continual removal of high-risk people from the dynamic population, as
against the initial selectivity of the cohort's membership, selectivity
that wears off in the course of follow up.

Thus, with an exposed cohort and a nonexposed dynamic population the null mortality of the index population gets to be underestimated, particularly in the later parts of the follow-up of the cohort.

The HWE refers to a different pattern: for early follow-up the mortality of the index population - the cohort - is lower than estimated, and this tendency wears off and vanishes with increasing of follow-up. The pardox is understandable in terms of another flaw in design already considered, namely the use of an inherently incomparable referende category, one that is defined simply as the complement of the index occupation. In early follow-up, high-risk individuals are absent from the index population - a cohort - but as the follow-up advances, this tendency vanishes. The reference population, dynamic, never has this tendency. Hence the early overestimation of the null mortality, with the disappearance of this bias in the course of the follow-up.

5. Proper Surrogates for Denominator Data

In occupational mortality research it is commonplace that while the numerators for the compared rates - the respective numbers of death of interest - are known, their respective denominators - person-years of follow-up - are not. For this problem the prevailing routine solution in occupational epidemiology is to replace the ordinary comparative parameter, the rate ratio, by the corresponding Proportionate Mortality Ratio, PMR. This is the ratio of the Proportinate Mortality between the index and reference experiences, with the Proportionate Mortalitiy expressing the number of the death of interest as a proportion of all deaths.

This solution is tantamount to replacing rate denominators in a rate ratio by the respective numbers of deaths from all causes. If those surrogate numbers were proportional to the respective person-years of follow-up, then the PMR would equal the corresponding rate ratio. In the general, nonnull situation this proportionality is very unlikely, howewer, especially if the deaths of interest represent a high proportion of all deaths (4).

For this problem with the PMR is to replace the Proportionate Mortality by its corresponding Mortality Odds - the ratio of the number of the deaths of interest to that of all <u>other</u> deaths (5). The corresponding relative parameter, the Mortality Odds Ratio, MOR, equals the rate ratio if the numbers ot the other deaths are proportional to the respective denominators, the amounts of person-years of follow-up. While the tenability of this assumption is by no means quaranteed, it is no open to question by virtue of the compared rates themselves beeing unequal.

A refinement of the basic MOR as a substitute for the PMR and as a representation of the rate ratio derives from selectivity in the use of the other causes of death. One is to use cases of only such other causes of death that, in terms of <u>a priori</u> judgement, occur with the same frequency between the compared occupations (5). This is the outlook of case-referent studies, in which the case series provides the rate numerators and in which the reference series is to be construed as a sample of the study base, of the population-time of follow-up (5, 6). For that sampling to provide numbers proportional to the population-times between the index and reference categories, the causes of death used in it must be chosen with the selectivity suggested for the MOR approach but inherently absent in PMR studies.

<u>Summary</u>

Scientific studies of occupational mortality are designed to elucidate the effect of some expressly defined exposure. In studying its effect, it is important to follow the experimental paradigm more closely than is the current practice. For the experimental use of a "placebo" or "sham" treatment, randomization and blinding the nonexperimental counterparts are all matters of proper selectivity in the formation of the occupational contrast. The aims in such selectivity are comparabilities of effects, populations and outcome information, respectively. In experiemtns, cohorts are compared with cohorts, and this model should be followed in nonexperimental studies as well. When the sizes of the compares populations are unknown, the use of the PMR approach should be replaced by consideration of the MOR, with selectivity in the use of auxiliary causes of death. The "healthy worker effect" reflects habitual failure to appreciate some of these principles of statistical research.

References

1. McMICHAEL AJ. Standardized mortality ratios and the healthy worker effect: scratching beneath the surface. J Occup Med 1976; 18: 165-168.

2. HILL AB. Observation and experiment. New Engl J Med 1953; 248: 995-1001.

3. WANG J-D, MIETTINEN OS. Occupational mortality studies: Principles of validity. Scand J Work Environ Health, in press.

4. DECOUFLE P, THOMAS TL, PICKLE LW. Comparison of the proportionate mortality ratio and standardized mortality ratio risk measures. Am J Epicemiol 198o; 111: 263-269.

5. MIETTINEN OS, WANG J-D. An alternative to the proportionate mortality ratio. Am J Epidemiol 1981; 114: 144-148.

6. MIETTINEN OS. Designe options in epidemiologic research: an update. Scand J Work Environ Health 1982; 8 (suppl. 1): 7-14.

$$\underline{\text{PROBLEME BEI DER DEFINITION DES BERUFSKREBSRISIKOS}}$$

L. Horbach, C. Duhme, I. Guggenmoos-Holzmann
Institut für Medizinische Statistik und Dokumentation
Universität Erlangen-Nürnberg

Eines der hauptsächlichen Ziele der retrospektiv angelegten "Berufskrebs-studie" (HORBACH, LOSKANT (5)) war es, Grundlagen für die Planung einer prospektiven epidemiologischen Erforschung der Krebsentstehung durch berufliche Faktoren in der chemischen Industrie zu erhalten. Entsprechend dieser Zielsetzung wurde die sehr komplexe Gesamtsituation möglicher Entstehungsbedingungen von Krebserkrankungen in der chemischen Produktion und in anderen Bereichen der Betriebe untersucht.

1. Problematik der Kombinatorik der Einflußfaktoren

Die Daten einer Werkgruppe standen vollständig für die Auswertung zur Verfügung. Es handelte sich dabei um 1403 an Krebs und um 2570 an anderen Todesursachen im Beobachtungszeitraum 1950 - 1968 gestorbene männliche Werksangehörige und Pensionäre, von denen Angaben zur Todesursache, deren histologische Überprüfung sowie Datum der Geburt, des Werkseintritts und des Todes erfaßt und die vorausgegangene Arbeitsanamnese mit zugehöriger Stoffexposition und deren exaktem zeitlichen Bezug dokumentiert wurden.

Aus dieser Werkgruppe lagen Angaben von 1211 Stoffbezeichnungen vor, mit denen die an Krebs bzw. an anderen Todesursachen Gestorbenen möglicherweise Umgang hatten. Es gab daher große Schwierigkeiten für die Chemiker, hier eine für die statistische Analyse brauchbare Klassifikation zu finden. Man einigte sich schließlich auf eine sowohl für die organischen als auch für die anorganischen chemischen Stoffe bewertungsneutrale Systematik der Einteilung in insgesamt 36 Stoffgruppen. Einige davon kann man als Restgruppen bezeichnen, die hinsichtlich der Kanzerogenität der Einzelstoffe z. Tl. sehr heterogen sind.

Greift man z.B. bei den organischen Stoffen die Stoffgruppe 13 (aromatische Amine) heraus, so waren davon in der betrachteten Werkgruppe nicht weniger als 124 Einzelstoffe, z.B. verschiedene Substitutionsprodukte, im Gebrauch, die bisher nur z. Tl. auf Kanzerogenität untersucht wurden. Von einem Teil dieser Stoffe weiß man recht sicher, daß sie

Blasenkrebs erzeugen. Diese Stoffgruppe ergab bei der durchgeführten multivariaten Analyse insgesamt einen Zusammenhang mit der Krebslokalisation "Ableitende Harnwege". Es bleibt zu überprüfen, ob außer den bekannten kanzerogenen Stoffen dieser Gruppe noch weitere, für die Krebsentstehung bedeutsame chemische Noxen anzuschuldigen sind.

Zweifellos sind mittlerweile nach moderner toxikologischer Erkenntnis effizientere Einteilungen der organischen und anorganischen Stoffe hinsichtlich der Kanzerogenität möglich. Eine Verminderung der Zahl der Stoffklassen wäre dabei wünschenswert.

Weiterhin ist zu beachten, daß ein aufgeführter Stoff in unterschiedlichen Betriebsteilen, von denen 797 in der untersuchten Werkgruppe gezählt wurden, von sehr verschiedener Relevanz sein kann. Quantitative Bestimmungen in der Luft und auch Messungen an biologischem Material können die quantitative Beurteilung des realen Risikos durch einen kanzerogenen Stoff wesentlich verbessern. Aber auch hier zeigt sich wieder die Komplexität der Arbeitssituation, zumal man zusätzlich noch die Art der beruflichen Tätigkeit in Betracht ziehen sollte, die der Werksangehörige an seinem Arbeitsplatz ausübt. In der untersuchten Werkgruppe wurden 258 Tätigkeiten unterschieden, deren Ausübung zweifellos Einfluß auf den Grad der Gefährdung hat. Um genügend große Stichproben zu erhalten, wurden deshalb in der BKS die Betriebsteile in 18 Produktionsgruppen und die Tätigkeiten in 9 Berufsgruppen eingeteilt.

Wie andere einschlägige Untersuchungen hat auch die Berufskrebsstudie gezeigt, daß die Karzinogenese ein Prozeß ist, der nach der ersten Einwirkung einer karzinogenen Noxe oft jahrzehntelang dauert. Im Interesse schlüssiger epidemiologischer Untersuchungen müssen daher die folgenden Zeitbezüge unbedingt beachtet werden: Alter, Dauer der Exposition und die kalendarische Zeit. Außer den beiden ersteren biologischen Zeitbezügen ist die kalendarische Zeit deshalb von Bedeutung, da von Jahr zu Jahr die Technologie der chemischen Produktion im Wandel begriffen ist, insbesondere da sich die Sicherheitsvorkehrungen laufend verbessern.

Auf der anderen Seite hat auch - wie zahlreiche andere Autoren deutlich machen - die Berufskrebsstudie die Problematik der Erfassung aller Personen aufgezeigt, die in mindestens einer Phase ihres Berufslebens einer Betriebseinheit angehört haben, in der fragliche kanzerogene Stoffe gehandhabt wurden. Außer der Einstellungsuntersuchung ist das vorzeitige Ausscheiden aus einem Werk aus den verschiedensten Gründen

ein Selektionsfaktor, der zum Phänomen des sogen. "healthy worker effect"
führt, das methodisch nur aufgrund vollständiger Erfassung aller beteiligten Personen durchleuchtet werden kann. Die Berufskrebsstudie hat gezeigt, daß die Mortalität in der untersuchten männlichen Belegschaft im
Mittel nur 50% derjenigen in der männlichen Bevölkerung der Bundesrepublik Deutschland (im Vergleichszeitraum 1960-1968) - über die Alters-
jahre hinweg betrachtet - ausmacht.

Zu der beschriebenen Komplexität des Arbeitslebens kommt ein weiterer
Aspekt hinzu, der in der Berufskrebsstudie leider nicht berücksichtigt
werden konnte. Berufsunabhängige Noxen - wie z.B. Rauchen und andere
Konsumgewohnheiten - sind konkurrierende Faktoren, die in künftigen
Studien unbedingt in reliabler Weise erfaßt werden müssen. Vorschläge
hierzu wurden in einer Dissertation erarbeitet (DUHME (3)).

2. Fall - Kontroll - Studien

Aus dieser kurzen Charakterisierung der Komplexität der Faktoren im Ar-
beitsleben geht hervor, daß man eine sorgfältige Prüfung statistischer
Auswertungsmodelle vornehmen muß. Vorherrschend auf dem Gebiet der epidemiologischen Forschung sind in den letzten Jahren sogen. Fall-Kontroll-
Studien geworden, deren kritische und folgerichtige Anwendung sicher
zu einigen wichtigen Ergebnissen in der ätiologischen Erforschung der
Krebserkrankungen geführt hat. Die International Agency for Research on
Cancer hat der Methodik der Fall-Kontroll-Studien einen ganzen Band gewidmet, der 1980 in Lyon erschienen ist (1).

Oft versteht man unter "Fällen" solche Personen, die einem bestimmten
Risiko unterliegen und unter "Kontrollen" solche Personen, die diesem
Risiko nicht ausgesetzt sind. Fälle und Kontrollen werden im Sinne ei-
ner prospektiven Untersuchung beobachtet und später die Häufigkeit z.B.
von Krebserkrankungen einer definierten Krebslokalisation in beiden
Reihen miteinander verglichen.

Als Planungsprinzip zur Auswahl der "Fall"-Reihe schreibt P. COLE (2)
in dem oben zitierten Buch: "... to designate a restricted case series
which is as homogeneous as possible with respect to etiology."

Aufgrund der oben beschriebenen Komplexität der Arbeitswelt, verbunden
mit einer Vielzahl berufsunabhängiger Faktoren, kann man feststellen,

daß die Prinzipien der Planung einer "Fall-Reihe" (case series) nach
COLE nicht zu erfüllen sind. Man müßte sich auf die Prüfung eines oder
sehr weniger, chemisch definierter Produkte auf Kanzerogenität beziehen.
Von einem bestimmten Zeitpunkt an werden Betriebsangehörige, die mit
einem bestimmten Produkt arbeiten, mit vergleichbaren Betriebsangehörigen ohne den Umgang mit diesem Produkt beobachtet. Anschließend würde
man die Inzidenz an Krebserkrankungen in der Folgezeit in beiden Reihen
vergleichen. Welche Fehlermöglichkeiten ergeben sich hierbei?

a) Anders als in tierexperimentellen Untersuchungen kann man hier nicht
   so tun, als gäbe es alle anderen, möglicherweise auch kanzerogenen
   Stoffe im Arbeitsleben und im außerbetrieblichen Bereich nicht, deren mögliche Effekte die des zu prüfenden Stoffes verwischen und
   nicht erkennbar werden lassen.

b) Aufgrund der notwendigen Vergleichbarkeitsvoraussetzungen für die
   Fall- und die Kontroll-Reihe ist der Umfang solcher Studien meist
   viel zu klein, um überhaupt realistische Häufigkeitsunterschiede
   signifikant aufzeigen zu können. Insbesondere, wenn man solche Fälle
   herausgreift, die z.B. nur einer Stoffgruppe im Laufe ihres Arbeitslebens ausgesetzt waren, werden deren Anzahl verschwindend gering,
   so daß kaum Chancen zum Nachweis eines Unterschiedes vorhanden sind.

c) Auch im Falle, daß ausnahmsweise ein Produkt in einem ganzen Betrieb
   vorherrscht und andere kaum in Betracht zu ziehen sind, sind Informationen über die Arbeitsanamnese seit Beginn des Berufslebens grundsätzlich wichtig.

So macht die reale Beurteilung der Entstehung einer Krebserkrankung bei
einem Menschen in der Regel erforderlich, daß möglichst alle wesentlichen, im Laufe des Lebens einwirkenden Karzinogene in Betracht zu ziehen
sind, zweifellos z.B. auch die Rauchgewohnheiten, die in der Berufskrebsstudie nicht erfaßt werden konnten.

3. Multivariate Auswertungsmodelle

In jedem Fall führt unserer Meinung nach die Untersuchung der Krebsgefährdung am Arbeitsplatz auf ein multivariates Auswertungsmodell, bei
dem der Zeitbezug, evtl. auch die Aufeinanderfolge der zahlreichen Ein-
wirkungen mit ihren wechselnden Randbedingungen, eine Rolle spielen.
Wir haben für den Vergleich der Expositionsfaktoren bei an Krebs und an
anderen Todesursachen gestorbenen Männern einer Werkgruppe die Analyse

nach dem CORNFIELD'schen Modell (6) durchgeführt. Dabei gehen in die
Berechnungen die Zeiten der Exposition gegenüber bestimmten Stoffgruppen
in Form von Expositionsvektoren ein. Mittels dieser Vektoren mit dem
Außenkriterium "an Krebs gestorben / nicht an Krebs gestorben" wird eine
lineare Diskriminanzanalyse durchgeführt, welche Hinweise auf die Assoziation mit bestimmten Einflußfaktoren gibt, außerdem die Fälle mit besonders hohem Risiko aufgrund der Arbeitsanamnesen identifizieren läßt.

Ein anderes multivariates Modell wurde von uns später zur Überprüfung
der Schätzung der individuellen Risiken eingesetzt (7). Hierbei wurde
direkt ein logistischer Term zur Risikobestimmung angesetzt und die unbekannten Parameter mittels der Maximum-Likelihood-Methode unter Anwendung der Newton-Raphson-Iteration bestimmt. Dieses Verfahren erwies sich
als noch trennschärfer als die lineare Diskriminanzanalyse und erbrachte
mit den hier vorgelegten konsistente Ergebnisse.

4. Prospektives Überwachungssystem

Aufgrund der Erfahrungen, die wir mit der Berufskrebsstudie gemacht haben, wäre ein prospektives Überwachungssystem (epidemiological monitoring) erstrebenswert, welches in der Konzeption folgende Gesichtspunkte
berücksichtigt (4):

- Homogene Klassen chemischer Stoffe in der Produktion und der beruflichen Tätigkeit nach Arbeitsstätte (Betriebsteil), Expositionszeit
  mit kalendarischem Zeitbezug, Kontrollmessungen der Konzentration in
  der umgebenden Luft und in biologischem Material, Kombination gleichzeitig oder nacheinander mit anderen chemischen Stoffen;

- Außerbetriebliche Faktoren wie Rauchgewohnheiten, Alkoholkonsum, Me-
  dikamenteneinnahme und andere Faktoren nach Dosis und/oder Dauer mit
  kalendarischem Zeitbezug;

- Feststellung der Erkrankung an Krebs mit histologischer Sicherung;

- Feststellung der Hauptursache im Todesfall eines Werksangehörigen
  oder eines Pensionärs.

Mit Hilfe eines derartigen Systems ließen sich folgende inhaltlichen
Aufgabenstellungen ableiten:

a) Prüfung der Hypothese, ob bestimmte Stoffe, die in der Produktion
   vorkommen, krebsgefährdend sind. Es kann sich dabei um chemisch
   exakt definierte Verbindungen handeln, aber auch um Gemische u.a..

b) Prüfung der Hypothese, ob die Tätigkeit in Betrieben mit einer bestimmten, schwerpunktmäßigen Produktion von Stoffen bzw. Stoffgruppen
- wie z.B. Holzschutzmittel - krebsgefährdend ist.

c) Prüfung der Hypothese, ob bei bestimmten Tätigkeiten in einem Betrieb
bzw. in einer Werkgruppe eine berufliche Krebsgefährdung vorhanden
ist.

d) Umfassendes System einer epidemiologischen Hypothesenprüfung, ob in
einer Werkgruppe an bestimmten Stellen oder bei bestimmten Gruppen
von Werksangehörigen eine Krebsgefährdung zu erkennen ist.

Bei dieser am weitesten gefaßten, zweifellos aufwendigsten Aufgabe liegen die Vorteile auf der Hand:

- Die Erkennung einer Krebsgefährdung ist unabhängig von den Neigungen
eines Forschers, z.B. für bestimmte chemische Verbindungen.

- Eine möglichst frühzeitige Erkennung der Gefährdung ist möglich.

Aus diesen inhaltlichen Aufgaben ergeben sich folgende methodisch-tech-
nischen Aufgabenstellungen:

1. Erarbeitung eines Dokumentationsplans, der die grundsätzlichen Datenstrukturen zur Lösung der inhaltlichen Aufgaben umfaßt. Ansätze hierzu sind in der Berufskrebsstudie vorhanden. Sie müssen insbesondere
hinsichtlich möglicher Quantifizierungen der Einflußfaktoren ergänzt
werden.

2. Erarbeitung eines Datenbanksystems, das auf einem zentralen Rechner
(z.B. einer Werkgruppe) die Zusammenführung der Daten aus den verschiedenen Quellen und zu verschiedenen Zeiten ermöglicht, diese -
auch im Falle der nicht umfassenden Fragestellung - umfangreichen
Daten verwaltet, speichert und für regelmäßige Auswertungen bereitstellt.

3. Entwicklung multivariater Auswertungsmodelle. Bei allen inhaltlichen
Fragestellungen ergibt sich die Situation, daß mehrere karzinogene
Faktoren in die statistischen Auswertungen eingehen. In der Berufskrebsstudie wurde das Modell von CORNFIELD angewendet. Hier ist eine
weitere methodische Entwicklung zur adaequaten Auswertung unabdingbar.

Die derzeit üblichen Ansätze von sogenannten Fall-Kontroll-Studien gehen von einer Gegenüberstellung von bestimmten Stoffen exponierten Per-

sonen (cases) mit sonst vergleichbaren, nicht exponierten Personen (controls) aus. Die Daten der Berufskrebsstudie zeigen, daß derartige Ansätze für die beschriebene Problematik in der chemischen Industrie unrealistisch sind. Aus Gründen der Wirtschaftlichkeit sollte das epidemiological monitoring zunächst einmal für einen begrenzten Teilbereich eines Werkes erprobt werden.

Literatur:

1. BRESLOW, N.E., DAY, N.E.: Statistical Methods in Cancer Research, Vol. 1 - The analysis of case-control studies. International Agency for Research on Cancer, Lyon 1980

2. COLE, P.: Introduction in N.E. Breslow, N.E. DAY (Hrsg.); Statistical Methods in Cancer Research, Vol. 1. - The analysis of case-control studies. International Agency for Research on Cancer, Lyon 1980

3. DUHME, C.: Zur Entwicklung eines Berufskrebsüberwachungssystems in der chemischen Industrie. Dissertation Erlangen-Nürnberg 1981

4. HORBACH, L.: Problems of the statistical analysis of cancer risk by professional factors in the chemical industry. Tagungsbericht des Mathematischen Forschungsinstituts Oberwolfach 10/1982, S. 10

5. HORBACH, L., LOSKANT, H.: Berufskrebsstudie-DFG Bericht, Boldt-Verlag Boppard 1981

6. TRUETT, J., CORNFIELD, J., KANNEL, W.: A multivariate analysis of risk of coronary heart disease in Framingham. Journal of Chronical Diseases 20, 511 (1967)

7. WALKER, S.H., DUNCAN, D.B.: Estimation of the probability of an event as a function of several independent variables. Biometrika 54, 167 (1967)

<u>MODIFIZIERUNG DES COX-MODELLS ZUR ANALYSE VON MORTALITÄTSSTUDIEN</u>

Ulm, K., Neiß, A. und Lange, H.-J.
Institut für Medizinische Statistik und Epidemiologie der Technischen
Universität München - Sternwartstr. 2, 8000 München 80

1. Einleitung

Ein wichtiges Ziel epidemiologischer Studien im Bereich der Arbeitsmedizin ist die Klärung der Frage, ob ein spezieller Arbeitsstoff ge-
sundheitsgefährdend ist, z.B. kanzerogen wirkt. Zur Beantwortung dieser Frage werden in der Arbeitsmedizin vielfach sog. Standardmortali-
tätsraten (=SMR) berechnet.
Mit den alters-, geschlechts-, kalenderzeit- und todesursachenspezifischen Mortalitätsziffern aus der Bevölkerung kann unter der Annahme
gleicher Mortalität die in der Gruppe der Exponierten erwartete Anzahl
an Todesfällen berechnet werden. Für den Vergleich der Mortalität wird
die SMR als Quotient aus der Anzahl der beobachteten Todesfälle zur
erwarteten Anzahl an Todesfällen bestimmt.
Ein Wert der SMR von 1.0 bedeutet, daß die beobachtete Anzahl mit der
erwarteten übereinstimmt. Abweichungen des SMR-Wertes von 1 bedeuten
eine Unter- bzw. Übersterblichkeit.
Trotz des bekannten Healthy-worker-Effektes (HWE) liefert die SMR
wichtige Basisinformation. Auch der § 551 RVO impliziert einen Vergleich mit der Bevölkerung. Dies ist ebenfalls ein Grund für die Berechnung von SMR in der arbeitsmedizinisch-epidemiologischen Forschung.
Interessant ist aber nicht nur die SMR bezogen auf die gesamte Kohorte
der Exponierten. Häufig interessiert der Effekt unterschiedlicher Exposition bzw. der Einfluß weiterer nicht beruflicher Faktoren, wie
z.B. das Rauchen, auf die SMR. Zur Überprüfung dieser Einflüsse wird
von vielen Autoren die Exponiertenkohorte in Klassen nach der Exposition eingeteilt und die SMR in den einzelnen Klassen berechnet.
Die Aufteilung nach Klassen bewirkt eine Verminderung der Fallzahlen
in den Untergruppen, d.h. die Sicherheit der Aussage wird reduziert.
Diesem Nachteil kann durch eine relativ grobe Klasseneinteilung begeg-
net werden, was jedoch wiederum die Schärfe der Aussage beeinträchtigt. Das Ergebnis hängt zudem sehr von der gewählten Klasseneinteilung ab.
Im folgenden wollen wir daher einen Regressionsansatz vorstellen, der
auf dem Proportional-Hazard Modell von COX (1972) beruht und bei dem
ohne Untergruppenbildung mit der Fallzahl der gesamten Kohorte der

Einfluß der verschiedenen Faktoren untersucht werden kann.

2. Statistische Methodik

2.1 Definitionen

T bezeichnet eine nichtnegative, stetige Zufallsvariable, deren Realisation t die Überlebenszeiten (allg. failure-times) der Probanden einer Stichprobe angeben.

Dann heißt

$$S(t) = P(T > t) \tag{1}$$

Überlebensfunktion und gibt die Wahrscheinlichkeit an, den Zeitpunkt t zu überleben.

$$\lambda(t) = \lim_{\Delta t \longrightarrow 0} \frac{P(T \leq t + \Delta t \mid T > t)}{\Delta t} \tag{2}$$

wird als Ausfallrate (engl. "hazard-rate"),

$$\Lambda(t) = \int_{0}^{t} \lambda(s)ds \tag{3}$$

als kumulative Ausfallrate bezeichnet.

Da die Studiendauer in der Regel begrenzt ist, sind meistens nicht alle Probanden am Ende der Studie gestorben. Daher wird für jeden Probanden i ein Wertepaar (t_i, δ_i) angegeben, wobei t_i die Beobachtungsdauer und δ_i den Status zum Zeitpunkt t_i angibt mit

$$\delta_i = \begin{cases} 0 & \text{das Zielergebnis (z.B. "Tod") ist bis zum Zeitpunkt} \\ & t_i \text{ noch nicht eingetreten (zensierte Beob.)} \\ 1 & \text{das Zielergebnis ist eingetreten.} \end{cases}$$

Eine wesentliche Voraussetzung für das weitere Vorgehen ist, daß eine sog. Zufallszensierung vorliegt, d.h. Probanden werden z.B. nicht aus der Studie genommen, weil das Zielergebnis in Kürze erwartet wird.

2.2 Modifizierung des Proportional-Hazard Modells

Bezeichnet man mit $\lambda(t \mid z)$ die Hazard-Funktion zur Zeit t für einen Probanden mit den Einflußfaktoren $z = (z_1, \ldots, z_p)$, auch Kovariablen, z.B. Expositionsdauer, genannt, so lautet das Proportional-Hazard-Modell nach COX (1972):

$$\lambda(t \mid z) = \lambda_o(t) \exp(\beta z) \tag{4}$$

mit

$$\lambda_o(t) = \lambda(t \mid z = 0)$$

und

$$\beta z = \sum_{j=1}^{p} \beta_j \, z_j$$

$\beta = (\beta_1, \ldots, \beta_p)$ beschreibt den Vektor der zu schätzenden Regressions-koeffizienten. Über die Schätzwerte $\hat{\beta}_j$ sind Aussagen über den statistischen Einfluß der Faktoren z_j $(j = 1, \ldots, p)$ auf das Zielereignis möglich.

Bei den Faktoren, die einen Einfluß auf das Zielereignis ausüben, ist zu differenzieren nach Faktoren, die nur zu berücksichtigen sind, da deren Einfluß bekannt ist (z.B. Alter, Geschlecht, Kalenderzeit) und nach Faktoren, deren möglicher Einfluß interessiert (Expositionsdauer, Rauchen etc.). Da das Modell (4) für beliebige Hazard-Funktionen $\lambda_o(t)$ gilt, lautet ein Vorschlag von BRESLOW (1978), dieses Modell (4) folgendermaßen zu erweitern,

$$\lambda_i(t|z) = \lambda_{oi}(t) \, \exp(\beta z) \tag{5}$$

wobei $\lambda_i(t|z)$ die Hazard-Funktion des Probanden i bezeichnet.

Unser Vorschlag besteht darin, für $\lambda_{oi}(t)$ die entsprechenden alters-, geschlechts-, kalenderzeit- und todesursachenspezifischen Mortalitäts-ziffern der Bevölkerung aufgrund von Angaben der amtlichen Statistik zu verwenden.

2.3 Schätzung der Koeffizienten ß

Der Koeffizientenvektor β wird üblicherweise nach der Maximum-Likeli-hood-Methode geschätzt. Die Likelihood-Funktion $L(\beta)$ für die gesamte Stichprobe lautet, wenn mit δ_i der Status, t_i die Beobachtungszeit und $z_i = (z_{i1}, \ldots, z_{ip})$ die Kovariablen des Probanden i bezeichnet werden:

$$L(\beta) = \prod_{i=1}^{n} \lambda_i \, (t_i|z_i)^{\delta_i} \, S_i \, (t_i|z_i) \tag{6}$$

Zur Schätzung wird jedoch der Logarithmus der Likelihood-Funktion $LL(\beta) = \ln L(\beta)$ verwendet.

Die Aufgabe besteht, die Koeffizienten β_j so zu bestimmen, daß $L(\beta)$ bzw. $LL(\beta)$ maximiert wird. Dazu wird $LL(\beta)$ partiell nach β_j $(j = 1, \ldots, p)$ differenziert, gleich Null gesetzt und nach β_j aufgelöst.

$$\frac{\partial LL(\beta)}{\partial \beta_j} = \sum_{i=1}^{n} \{ \delta_i z_{ij} - z_{ij} \exp(\beta z_i) \cdot \Lambda_{oi}(t_i) \} \quad j=1,\ldots,p \quad (7)$$

Notwendig zur Lösung dieses Systems von p nichtlinearen, miteinander gekoppelten Gleichungen (z.B. nach der NEWTON-RAPHSON Methode) sind noch Angaben über die kumulative Ausfallrate $\Lambda_{oi}(t)$.

2.4. Berechnung der kumulativen Ausfallrate

Die Verteilung von T für eine Person gleichen Alters und Geschlechts wie Proband i aus der Normalbevölkerung (z = 0) ist bekannt. In amtlichen Statistiken sind für die verschiedenen Altersklassen (= j), pro Kalenderjahr (= k) die geschlechts- (= g) und todesursachenspezifischen (= u) Mortalitätsziffern m_{jkgu} als Quotient aus der Anzahl der Todesfälle und der Zahl der Lebenden zur Jahresmitte für die jeweilige Kombination (jkg) dokumentiert. Aus diesen Mortalitätsziffern läßt sich die kumulierte Ausfallrate $\Lambda_{oi}(t_i)$ für jeden Probanden i angeben.

Zur Vereinfachung der folgenden Ableitung bleiben die Faktoren Geschlecht und Todesursache unberücksichtigt. Analog der Personenjahrmethode zur Schätzung der erwarteten Anzahl an Todesfällen für die Berechnung der SMR wird die Beobachtungszeit t_i jedes Probanden i in Intervalle t_{ijk} unterteilt. Die Zeit t_{ijk} gibt den Anteil an, den der jeweilige Proband während des Kalenderjahres k im Alter j verbringt mit

$$\sum_{j,k} t_{ijk} = t_i$$

Unter der Annahme, daß die Ausfallrate innerhalb eines Intervalls (j,k) konstant ist und m_{jk} einen Schätzwert für $\Lambda_{oi}(t)$ mit t innerhalb des Intervalls (j,k) darstellt, gilt die Beziehung

$$\Lambda_{oi}(t_i) = \sum_{j,k} t_{ijk} \cdot m_{jk} \quad (8)$$

Der Ausdruck auf der rechten Seite von (8) gibt den Anteil des Probanden i an der Anzahl der erwarteten Sterbefälle zur Berechnung der SMR wieder.

Auf weitere Möglichkeiten zur Schätzung von $\Lambda_{oi}(t)$ wird hier nicht näher eingegangen.

2.5 Eigenschaften der Maximum-Likelihood-Schätzer

Das System von Gleichungen (7) liefert Schätzer $\hat{\beta}_j$. Aus der ML-Theorie (s. z.B. KALBFLEISCH & PRENTICE, 1980) folgt, daß der Schät-

zer $\hat{\beta} = (\hat{\beta}_1, \ldots, \hat{\beta}_p)$ asymptotisch normalverteilt ist mit Erwartungswert β und Kovarianzmatrix $\Sigma_{\hat{\beta}}$.

Anhand dieser Eigenschaften lassen sich Tests bzgl. der Hypothese
$\beta = \beta_0$ ableiten.

Weitere Testmöglichkeiten bieten die sog. Score-Statistik bzw. der
Likelihood-Ratio-Test.

2.6 Anwendung des Modells

Die einfachste Anwendung des Modells (5) besteht darin, alle Hazard-
Raten $\lambda_{oi}(t)$ mit einem konstanten Faktor $\theta = \exp(\beta)$ zu multiplizieren.
Dies bedeutet, daß alle Probanden in der Kohorte als gleich exponiert
betrachtet werden und keine Unterscheidung nach sonstigen Risikofaktoren erfolgt ($z_i = 1$). Die ML-Gleichung (7) vereinfacht sich zu:

$$\frac{\partial LL(\beta)}{\partial \beta} = \Sigma \{ \delta_i - \exp(\beta) \, \Lambda_{oi}(t_i) \}$$

Die Lösung lautet

$$\exp(\hat{\beta}) = \frac{\Sigma \delta_i}{\Sigma \Lambda_{oi}(t_i)} = \frac{O}{E} = \hat{\theta}$$

mit O = Anzahl der beobachteten Todesfälle
und E = Anzahl der erwarteten Todesfälle
$\hat{\theta}$ als Schätzwert für θ ist nichts anderes als die SMR.

Die Varianz ergibt sich zu

$$\text{Var}(\beta) = \left[\exp(\beta) \cdot \Sigma \Lambda_{oi}(t_i) \right]^{-1}$$

Ein Test auf $\beta = 0$ (äquivalent einem Test auf SMR = 1) läßt sich wie
folgt durchführen mit:

$$\Sigma_{\hat{\beta}}(O) = \frac{1}{E} \quad \text{bzw.} \quad \hat{\Sigma}_{\hat{\beta}} = \frac{1}{O}$$

Und damit lauten die Testgrößen

$$u_1 = \sqrt{E} \, \ln \frac{O}{E}$$

bzw.

$$u_2 = \sqrt{O} \, \ln \frac{O}{E}$$

die beide unter H_0 ($\beta = o$) standardnormalverteilt sind.
Die Score-Statistik liefert die bekannte Testgröße:

$$u_3 = \Sigma \frac{(O - E)^2}{E}$$

die unter H_0 asymptotisch $\chi^2_{(1)}$ verteilt ist.

Die Testgröße nach der log. Likelihood-Ratio-Methode ergibt sich zu

$$u_4 = -2 \left[(0 - E) - 0 \ln \frac{0}{E} \right]$$

Diese Testgröße ist unter $H_0(\beta = 0)$ ebenfalls asymptotisch
$\chi^2_{(1)}$ verteilt.

Für $0 > E$ gilt folgende Abschätzung:

$$u_3 > u_2^2 > u_4 > u_1^2$$

Die asymptotischen Eigenschaften der Mehrzahl dieser Tests sind z.B.
dem Beitrag von WARGENAU in diesem Band zu entnehmen.

3. Ergebnisse

Das Modell (5) wurde von uns zur Zwischenauswertung von Daten der ZAS
(= Zentrale Erfassungsstelle asbeststaubgefährdeter Arbeitnehmer des
Hauptverbandes der Gewerblichen Berufsgenossenschaften) angewandt. (s.
LANGE et al., 1983). In dieser Studie wurde die Mortalität von 3763
ehemals Asbeststaubexponierten aus einer Vielzahl von Betrieben im
Zeitraum vom 1.1.1977 - 31.12.1981 untersucht. Bis zum Ende der Beob-
achtungsperiode waren 185 gestorben. Von 247 war der Status am
31.12.81 unbekannt (lost cases). Von den 185 Gestorbenen lagen zum
Zeitpunkt der Auswertung bei 149 Totenscheinangaben zur Todesursache
vor. Bei 13 Fällen war zum Zeitpunkt der Auswertung nur das Faktum
des Todes bekannt. Für 10 Fälle war Pleura- oder Peritonealmesotheliom
als Todesursache angegeben.
Vor kurzem wurde von PETO et al. (1982) berichtet, daß sich unabhängig vom Alter bei Eintritt in den Asbestbetrieb ab einer Risikozeit
von ca. 20 Jahren die Wahrscheinlichkeit an Mesotheliom zu sterben,
erhöht. Unter der Risikozeit verstehen wir die Zeit vom Beginn der Exposition bis zum Tod bzw. bis zum Ende der Beobachtung. Bei einer
kürzeren Risikozeit ist diese Wahrscheinlichkeit sehr gering. Dieses
Ergebnis wurde von PETO et al. durch Aufteilung der Daten in Untergruppen nach Alter und Risikozeit gewonnen. Die Konsequenz dieser
Aussage wäre, könnte sie für die vorliegenden Daten bestätigt werden,
daß in Zukunft mit einer wachsenden Zahl von Mesotheliomsterbefällen
zu rechnen ist, da etwa die Hälfte aller Exponierten unserer Kohorte
bislang eine Risikozeit aufweisen, die kürzer ist als 20 Jahre.
Das Modell (5) wurde von uns zur Verifizierung der Aussage von PETO
eingesetzt. Als Einflußfaktoren dienten das Alter bei Eintritt in den
Asbestbetrieb sowie die Risikozeit.

Die Risikozeit ging in folgender Form in das Modell ein:

$$RZ_1 = \begin{cases} 1 & \text{Risikozeit} < 20 \text{ Jahre} \\[2ex] 0 & \text{Risikozeit} \geq 20 \text{ Jahre} \end{cases}$$

$$RZ_2 = 1 - RZ_1$$

Aus Tab. 1 sind die Koeffizienten des Modells zu entnehmen.

Tab. 1: Koeffizienten des Modells

Merkmal	Koeffizient
Alter bei Eintritt	0.03
Risikozeit	
$\quad RZ_1$ (Risikozeit < 20 Jahre)	2.03
$\quad RZ_2$ (Risikozeit ≥ 20 Jahre)	3.45 *

*) Koeffizient ist signifikant von Null verschieden (P $<$ 0.01)

Mit diesem Ansatz lassen sich beide Aussagen von PETO et al. bestätigen, daß zum einen das Alter bei Eintritt in den Asbestbetrieb keinen
Einfluß auf das Mesotheliomrisiko hat und zum anderen erst 20 Jahre
nach Beginn der Exposition eine Risikoerhöhung zu verzeichnen ist.

4. Diskussion

Die Berechnung von SMR bildet eines der Standardverfahren zur Analyse
von epidemiologischer Studien im Bereich der Arbeitsmedizin. Dem Problem der Untergruppenbildung für die Berechnung der SMR in Klassen
z.B. nach Alter und Risikozeit kann man durch die Anwendung eines Regressionsmodells begegnen. Den Ansatz, den wir in dieser Arbeit vorstellen, beruht auf dem Proportional-Hazard-Modell nach COX. Die Annahmen, die zur Gültigkeit dieses Modells in der von uns verwendeten
Form führen sind

a)   die Einflußfaktoren wirken multiplikativ
b)   das Verhältnis der Hazard-Raten $\Lambda_i(t\,|\,z)/\Lambda_{oi}(t) = \exp(\beta z)$
     ist unabhängig von t.

In dem von uns verwendeten Beispiel der Wirkung von Asbest auf die Mesotheliomsterblichkeit tritt das Problem a) nicht auf.

Zur Prüfung der Annahme b) zeigt SCHUMACHER in seinem Beitrag in diesem Band einige Verfahren auf.

Sind die Annahmen a) bzw. b) nicht erfüllt, so sind neben dem COX-Modell auch andere Regressionsmodelle denkbar, auf die MAU in diesem Berichtsband näher eingeht.

Neben der Berechnung von SMR stehen also Regressionsmodelle zur Auswertung epidemiologischer Studien mit beruflichen und nichtberuflichen Mehrfachexpositionen und zur quantitaven Berücksichtigung von Einflußgrößen zur Verfügung.

LITERATUR

BRESLOW, N. (1978): The Proportional-Hazards-Model: Application in Epidemiology.
Commun. Stat.-Theor. Meth. A7 (4), 315-52

COX, D.R. (1972): Regression Models and Life Tables (with discussion)
J.R.S.S. B, 34, 89-99

KALBFLEISCH, J. und PRENTICE, R. (1980):
Analysis of Failure Time Data.
New-York, John Wiley & Sons

LANGE, H.-J. et al. (1983):
Kohortenstudie zur Frage von Asbestinhalationsfolgen bei nicht mehr beruflich asbeststaubexponierten Personen in der Bundesrepublik Deutschland
in: VD-Bericht Nr. 475 "Faserige Stäube: Messung, Wirkung, Abhilfe".

PETO, J., SEIDMAN, H., SELIKOFF, I.J. (1982):
Mesothelioma mortality in asbestos workers: Implications for models of carcinogenesis and risk assessment.
Br. J. Cancer, 45, 124-135

<u>Follow-up Studie zur Krebsgefährdung bei Exposition</u>
<u>gegenüber künstlichen Mineralfasern</u>

J. Claude
Deutsches Krebsforschungszentrum Heidelberg
Institut für Dokumentation, Information und Statistik
Abteilung Epidemiologie

Einleitung

Im Rahmen eines mehrjährigen, großangelegten Forschungsprogramms zur
biologischen Wirkung von künstlichen Mineralfasern wurde die International Agency for Research on Cancer (IARC) in Lyon beauftragt, die Planung
und Leitung der epidemiologischen Studien zu übernehmen. Eine multizen-
trische Follow-up-Studie zur Mortalität und Krebsinzidenz bei Arbeitern
in der Herstellung künstlicher Mineralfasern (KMF) wurde mit 13 Werken
in 7 europäischen Ländern in Gang gesetzt. In jedem Land waren einheimi-
sche Wissenschaftler für die Datenerhebung zuständig. Die Abteilung Epidemiologie des Deutschen Krebsforschungszentrums in Heidelberg wurde beauftragt, diese Studie zur Aufdeckung möglicher Gesundheitsgefährdungen
durch Exposition gegenüber künstlichen Mineralfasern bei ehemaligen Mitarbeitern der Glasfaser-Herstellung bei einer deutschen Firma auszuführen

1. Bisheriger Wissensstand

1.1 <u>Tierexperimente</u>

Aufmerksam wurde man auf ein krebserregendes Potential der KMF nach der
Veröffentlichung zweier Arbeiten über Tierversuche aus dem Jahr 1972.
Stanton und Wrench (1) berichteten über die Bildung von Mesotheliomen bei
Ratten, denen feine Glasfasern intrapleural appliziert wurden.

Gleichzeitig fanden Pott und Friedrichs (2) Tumoren bei ihren Versuchs-
tieren nach intraperitonealer Implantation von feinen Glasfasern. Nach
ihrer Meinung ist für die Faserkanzerogenität die minimal wirksame Länge
$3\,\mu$ und der maximal wirksame Durchmesser $1\,\mu$ (3).

Demgegenüber allerdings ist zu erwähnen, daß in Tierexperimenten, bei
denen Glasfasern eingespritzt wurden, keine Mesotheliome zu beobachten
waren (4).

1.2 Untersuchungen bei Menschen

Bei Personen, die im Beruf Glasfasern ausgesetzt sind, gibt es noch wenig Beweise dafür, daß diese Exposition gesundheitsschädlich ist.

In mehreren Querschnittsstudien wurden langjährige Mitarbeiter verschiedener Firmen der Glasfaserindustrie durch Lungenröntgenaufnahmen und Lungenfunktionsprüfungen untersucht. Dabei ergaben sich übereinstimmend negative Ergebnisse (6, 7, 8, 9). Wie bei Querschnittsstudien üblich, wurde aber nur die anwesende Belegschaft untersucht, die ohnehin infolge ihrer Erwerbsfähigkeit als relativ gesund anzusehen war.
Für die Aufdeckung eines Berufsrisikos wurden Follow-up Studien durchgeführt. Bayliss et alii (10) konnten in ihren Kohorten von 1400 Glasfaserarbeitern nur für nicht-maligne Krankheiten der Atemwege eine erhöhte Inzidenz von 19 Fällen gegenüber 10.04 erwarteten Fällen beobachten und zwar erst nach 10 Jahren Beobachtungszeit.
Enterline und Marsh (11) berichteten in einer ersten Mitteilung, daß sie bei 7000 Glasfaserarbeitern allgemein keine standardisierte Mortalitäts-Ratio (SMR) deutlich über 100 beobachtet haben. Krankheiten der Atemwege hatte die höchste SMR mit 133.2 bei 20 Jahren Latenzzeit.
Die Autoren wiesen aber darauf hin, daß in diesen Mineralfaserwerken auch einmal Asbest verwendet wurde.

Zusammenfassend kann man sagen, daß die zwei Studien noch keinen Hinweis geben, daß Mitarbeiter in der KMF-Herstellung unter erhöhtem Risiko stehen, an malignen Tumoren zu sterben. Es ist aber nicht ausgeschlossen, daß nicht maligne Krankheiten der Atemwege begünstigt werden.
Daher wurde als notwendig angesehen, weitere Untersuchungen zu den karzinogenen und fibrogenen Eigenschaften der KMF durchzuführen.

2. Ziel der Studie

Diese Follow-up Studie hatte das Ziel, die Sterblichkeit einer Kohorte von ehemaligen Mitarbeitern in der Herstellung künstlicher Mineralfasern zu untersuchen, um festzustellen, ob ein erhöhtes Sterberisiko bzw. Krebsrisiko besteht.

3. Datenquelle und Daten

Das Werk produziert seit 1946 intensiv KMF mit dem Düsenblasverfahren.

1977 wurde die Mineralfaserproduktion eingestellt, daher sind genaue
Meßdaten über die damalige Faser- und Staubbelastung nicht mehr verfügbar.

Die erhobenen Daten

Die Personaldaten sind seit 1946 erfaßt worden. Sämtliche Daten wurden
vom Leiter des Lohnbüros mit Hilfe der dortigen Karteikarten zusammenge-
stellt, wobei die Mitarbeiter in 3 Gruppen eingeteilt wurden:
Gruppe I (exponiert)   = KMF-Arbeiter
Gruppe II (zeitweise exponiert)= Handwerker (Schlosser, Spengler, Elek-
                                 triker, Maurer und Sped. Arbeiter)
Gruppe III (nicht-exponiert)   = sonstige Arbeiter (Kork- und Exporit-
                                 arbeiter, Schreiner, Tüncher)
Genauere Bezeichnungen der Tätigkeit konnten nicht angegeben werden, da
die Personen nur als Betriebsarbeiter aufgeführt wurden. Nur für Hand-
werker gab es genauere Bezeichnungen.

Das Follow-up erfolgte für alle Mitarbeiter, die vor 1977 im Werk gearbeitet haben. In Tabelle 1 werden die Ergebnisse des Follow-up dargestellt.

	insgesamt	KMF I	Handw. II	Kontrolle III
Personenzahl	3931	1421	716	1794
noch lebend	3048 (77.5)	1116	562	1370
verstorben	484 (12.3)	151	101	232
TB vorhanden	450	138	94	221
TB nicht erhalten	34	13	7	11
nicht auffindbar	261 (6.6)	88	32	138
ins Ausland gezogen	140 (3.6)	66	21	54

Bei 90 % der Personen wurden der Verbleib festgestellt. 6.6 % waren
nicht auffindbar und 3.6 % ins Ausland gezogen.

Die Todesbescheinigungen für 93 % der Verstorbenen waren eingetroffen,
obwohl die Übersendung der Todesbescheinigungen infolge der Verabschiedung des Datenschutzgesetzes 1980 immer schwieriger wurde. In manchen
Fällen waren die Todesbescheinigungen nicht mehr vorhanden, denn die
Gesundheitsämter sind nur verpflichtet, die Scheine für 10 Jahre aufzube-
wahren.

4. Auswertungsmethode

Für die allgemeine Datenbeschreibung und Tabellenerstellung wurde das
SPSS-Programm benutzt. Für die epidemiologische Auswertung wurde EPAS
(12) verwendet, ein am DKFZ entwickeltes Auswertungssystem für epidemiologische Studien, das auf dem Standardwerk von Rothman und Boice (13)
beruht. Damit wurden Personenjahre unter Risiko, die erwartete Anzahl
von Todesfällen auf der Basis der nationalen oder der regionalen Mortalitätsdaten, die Standardisierte Mortalitäts-Ratio (SMR), die Stan-   e
dardisierte Risiko Ratio (SRR) und die gewichtete Risiko Ratio (RR)
berechnet.
Die statistische Signifikanz der SMR, SRR und RR wurden durch einen zwei-
seitigen Test unter Annahme einer Poisson-Verteilung bestimmt (α=0.05).
Mortalitätsdaten des Landes Rheinland-Pfalz für die Jahre 1970 bis 1978
liegen im DKFZ vor. Für die Auswertung bzw. die Berechnung der SMR und
SRR wurden sie in 19 Altersgruppen zusammengefaßt (13).
Die Personenjahre unter Risiko bzw. unter Beobachtung wurden ab 1946 bis
31.12.1979 berechnet, da die KMF-Herstellung erst dann in das Werk eingeführt wurde, und das Follow-up bis mindestens Ende 1979 gemacht wurde.
Für eine weitere Auswertung wurden die 57 Frauen herausgenommen, da sie
eine zu kleine Gruppe bilden, um eine sinnvolle Analyse zu ergeben.
Angaben zu Rauchgewohnheiten waren nicht vorhanden. Daher konnte man
das Rauchen nicht als Störfaktor in der Auswertung berücksichtigen.

5. Ergebnisse

5.1 Allgemeine Beschreibung der untersuchten Kohorten

Die Einteilung der Kohorten in die obengenannten 3 Gruppen wurde für die
Auswertung beibehalten

	Männer			*Frauen*		
	I	*II*	*III*	*I*	*II*	*III*
Personenzahl	*1381*	*715*	*1778*	*40*	*1*	*16*
Personenjahre	*21328*	*12051*	*28857*	*643*	*1*	*176*
Verstorbene	*143 (10.4)*	*99 (13.8)*	*219 (12.3)*	*2*	*0*	*1*
"Verlorene"	*147 (10.6)*	*52 (7.3)*	*187 (10.5)*	*7*	*1*	*5*
Ausländer	*201 (14.7)*	*53 (7.4)*	*182 (10.2)*	*15*	*0*	*5*
vor 1946 im Werk	*50 (3.6)*	*35 (4.9)*	*59 (3.3)*	*0*	*0*	*0*
<1 Jahr im Werk	*609 (44.1)*	*281 (39.3)*	*897 (50.4)*			
≤30 Jahre "	*38 (2.8)*	*39 (5.5)*	*(3.3)*			

In Tabelle 2 sind für Männer und Frauen einige statistische Angaben dargestellt. Der Anteil der 'Verlorenen' oder 'lost to follow-up' (=Personen, die nicht auffindbar oder ins Ausland gezogen waren) war in allen Gruppen um 10 %. Der Ausländeranteil in der 'lost to follow-up' Gruppe lag dabei um 62 %. Die Einbeziehung der Ausländer in die Auswertung ergibt eher einen konservativen Schätzer des Risikos.

Ein großer Anteil (46 %) der Personen haben weniger als ein Jahr im Werk gearbeitet. Nur in geringer Anzahl (3.5 %) waren Personen 30 Jahre oder länger beschäftigt. Das bedeutet, daß die große Mehrzahl nur kurz exponiert war.

5.2 Sterblichkeitsanalyse

5.2.1 Interner Vergleich

Tab. 4   Beobachtete Anzahl der Todesfälle bei den Exponierten und Nicht-Exponierten, die RRa und die Konfidenzintervalle

Todesursachen		I III	II III	I+II III
Personenjahre		21328 28857	12o51 28857	33378 29957
Alle Todesursachen	Fälle RRa	143 219 o.88 (o.71-1.o9)	99 219 1.11 (o.88-1.41)	242 219 o.96 (o.8o-1.16)
Alle Tumoren	Fälle RRa	41 45 1.24 (o.81-1.89)	25 45 1.37 (o.84-2.23)	66 45 1.28 (o.88-1.87)
Lungenkrebs	Fälle RRa	7 11 o.87 (o.34-2.25)	9 11 2.o3 (o.85-4.85)	16 11 1.28 (o.59-2.76)
Magenkrebs	Fälle RRa	8 9 1.2o (o.47-3.o8)	3 9 o.84 (o.23-3.o9)	11 9 1.o8 (o.45-2.58)
Krankh. der Atemwege	Fälle RRa	1o 9 1.5o (o.61-3.66)	1 9 o.28 (o.o4-1.94)	11 9 1.o7 (o.44-2.58)
Unnatürl. Todesurs.	Fälle RRa	26 32 1.1o (o.66-1.84)	16 32 1.21 (o.66-2.2o)	42 32 1.14 (o.72-1.8o)

In Tabelle 4 sind die beobachtete Anzahl der Todesfälle bei den Exponierten und den Nicht-exponierten, deren Risiko Ratio und Konfidenz-Intervalle dargestellt. In keinem Fall ist die untere Grenze für eine RRa über 1.OO. Das bedeutet, daß kein statistisch sigfnifikantes erhöhtes Risiko beobachtet wird.

Für alle Tumoren sind die RRa für die Exponierten insgesamt als auch für die KMF-Produktionsarbeiter und die Handwerker getrennt zwar über 1.OO, aber die untere Grenze ist um O.84, also deutlich niedriger als 1.OO. Die höchste Rate von 2.03 findet sich für Lungenkrebs bei Handwerkern im Vergleich zu den Nicht-exponierten. Sie ist aber nicht statistisch signifikant.

Bei den KMF-Arbeitern zeigt sich die RRa für Lungenkrebs im Gegensatz dazu sogar unter 1.OO. Für Krankheiten der Atemwege ist die RRa auch nicht bedeutend.

Nun ist die Frage, ob die Ergebnisse der RRa darauf hindeuten, daß die
Exposition zu künstlichen Mineralfasern keine Gefahr mit sich bringt,
oder daß die Vergleichsgruppe (Nicht-exponierte) selbst eine besondere
Sterblichkeit hat, so daß sie keine gute Vergleichsbasis darstellt. Es
wäre daher interessant, das Verhalten der Sterblichkeit der 3 Gruppen im
Vergleich zu einer größeren, stabilen Bevölkerungsgruppe zu betrachten.

5.2.2 Externer Vergleich

Standardisierte Mortalitätsratio (SMR) und deren 95 % Konfidenzintervalle
wurden für die exponierte als auch die nicht-exponierte Gruppe berechnet.
Die Zeit nach der ersten Exposition wurden in 10-Jahres-Abstände aufgeteilt und die SMR wurden für diese Zeiträume berechnet.
In den folgenden Abbildungen 1,2,3,4 sind die SMR für die 4 Gruppen KMF-
Arbeiter, Handwerker, KMF-Arbeiter und Handwerker zusammen, und sonstige Arbeiter dargestellt.

Abbildung 1 zeigt, daß die SMR's für alle Tumoren zusammen und für Magenkrebs unter den KMF-Arbeitern statistisch signifikant erhöht sind
($P < 0.05$). Die SMR für Lungenkrebs ist allerdings unter 100. Auch die
SMR für die verschiedenen Zeiten nach erster Exposition sind unter 100.
Bei Krankheiten der Atemwege ist zwar die SMR nicht statistisch signifikant erhöht, aber sie ist trotzdem mit 163 (10 Beobachtete zu 6.1 Erwartete) um einiges über 100.

Abbildung 2 zeigt für die Handwerker statistisch signifikante SMR für
alle Todesursachen, alle Tumoren und für Lungenkrebs. Die SMR's sind
jeweils für die Zeit über 9 Jahre nach der ersten Exposition beträchtlich
über 100. Für Krankheiten der Atemwege wurde im ganzen Zeitraum nur 1
Todesfall beobachtet.

Wenn die KMF-Arbeiter und die Handwerker zusammengestellt werden (Abb.
3), ergibt die Auswertung erhöhte SMR für alle Todesursachen (SMR=121),
alle Tumoren (SMR=145) und Magenkrebs (SMR=204). Für Lungenkrebs ist die
SMR (SMR=125) nicht statistisch signifikant erhöht. Bemerkenswert ist
jedoch, daß die SMR nach der Zeit nach erster Exposition alle über 100
sind.

In Abbildung 4 zeigt die Vergleichsgruppe (Sonstige Arbeiter) auch eine
erhöhte SMR (SMR=125) für alle Todesursachen wo $p < 0.05$ ist. Die SMR
für alle Tumoren und für Magenkrebs sind über 100, aber die SMR für

Lungenkrebs ist unter 100.

Außerdem wurde die Standardisierte Risiko Ratio (RR) nach Miettinen (15) berechnet, um die Tendenz der Sterblichkeit mit der Zeit nach der ersten Exposition zu beschreiben und die Sterblichkeit zwischen den exponierten und den nicht-exponierten vergleichen zu können.

In den Abbildungen 5,6,7 sind die SRR für Exponierte (d.h. KMF-Arbeiter und Handwerker zusammen) und Nicht-exponierte dargestellt. In Abb. 5 sieht man deutlich, wie die SRR mit der Zeit nach der ersten Exposition ansteigt. Ähnlich verlaufen die anderen Kurven in Abb. 6 und Abb. 7, indem die SRR in den ersten 10 Jahren unter 100 liegen und ab 30 Jahren beträchtlich steigen. Interessant ist aber, daß die Werte für die zwei Gruppen sehr ähnlich sind, so daß man nicht sagen kann, daß eine Zunahme durch die KMF Exposition bedingt ist.

6. Diskussion

Die Studienergebnisse deuten darauf hin, daß Mitarbeiter in der Herstellung künstlicher Mineralfasern im Vergleich zu der regionalen Bevölkerung eine höhere Sterblichkeit haben (SMR= 121).
Die Sterblichkeit für Krebs allgemein ist erhöht (SMR= 145), die höchste SMR wurde für Magenkrebs beobachtet (SMR= 204). Für Lungenkrebs war zwar eine SMR von 125 berechnet worden, aber sie war nicht stat. signifikant. Im Gegensatz zu den früheren Studien von Bayliss et alii und Enterline and Marhs , waren die Todesfälle an Krankheiten der Atemwege nicht er- höht.
Obwohl die Studie auf ein erhöhtes Risiko hindeutet, war keine der be- rechneten Risiko Ratio's statistisch signifikant über 1.00. Bei der wei- teren Analyse hat die 'nicht-exponierte' interne Vergleichgruppe auch eine erhöhte SMR für alle Todesursachen gezeigt.
Es wurde uns bei einem weiteren Firmenbesuch mitgeteilt, daß viele Arbei- ter eine Mischexposition hatten durch Asbest und andere Stoffe in an- deren Herstellungsprozessen. Ferner hatten die Mitarbeiter öfters mehr- mals innerhalb der Firma ihre Tätigkeit gewechselt, was in der Eintei- lung in die Gruppe der Exponierten oder Nicht- exponierten nicht berück- sichtigt wurde.
Das bedeutet, daß wir für unsere Studiengruppe zwar ein erhöhtes Risiko an Krebs zu sterben beobachtet haben, als für die Bevölkerung von Rhein- land-Pfalz, uns aber die ungenauen Daten bezüglich Exposition nicht er- lauben, eine Beziehung zwischen dem gefundenen Risiko und einer bestimm- ten Exposition herzustellen. Wir können daher keine Aussage darüber

machen, ob eine Exposition gegenüber KMF eine gesundheitsschädliche
Wirkung mit sich bringt.
Auch in den erweiterten Studien von Enterline and Harsch (16), über die
im April an einer Conference in Copenhagen berichtet wurde, waren zwar
die Todesfälle an nicht malignen Krankheiten der Atemwege erhöht, aber
sie konnten die Ergebnisse nicht auf den Umgang mit KMF zurückführen,
da die SMR nach Dauer der Exposition und nach Zeit nach Anfang der Exposition keine ansteigende Tendenz zeigten.
Für Lungenkrebs hatten sie nur eine signifikante SMR für mehr als 30
Jahre nach der ersten Exposition gefunden, es gab aber keine Beziehung
zur Dauer der Exposition, Exposition zu Asbest war auch nicht ausgeschlossen.
Morgan (17) konnte in seiner Mortalitätsstudie mit 6500 Mitarbeitern
der Glasfaserherstellung, die mindestens 10 Jahre beschäftigt waren,
für keine Todesursache eine statistisch gesicherte Erhöhung finden.

Der Verdacht, daß KMF krebserregend sei, stammt aus Tierexperimenten,
die einen künstlichen Zustand der intrapleuralen Injektionen bzw. der
intraperitonealen Implantation konstruiert haben, der im normalen Umgang
mit den Fasern in der menschlichen Bevölkerung gar nicht vorkommt. Daher
ist es nicht erstaunlich, daß dieser Verdacht von den Studienergebnissen
nicht unterstützt wird.

Andererseits war es diese Befürchtung, daß KMF karzinogen sei, die zu
dieser Reihe von wissenschaftlichen Untersuchungen geführt hat, die
ohnehin notwendig gewesen wären, wenn KMF in Zukunft häufiger als Ersatz
für Asbest verwendet werden soll.

An dieser Stelle möchte ich Dr. R. Frentzel-Beyme, dem Koordinator für
Deutschland dieser internationalen Studie, für fachliche Beratung und
Herrn H.-J. Stenger, N. Becker und Frau U. Eilber für techn. Hilfe und
tatkräftige Unterstützung vielmals danken.

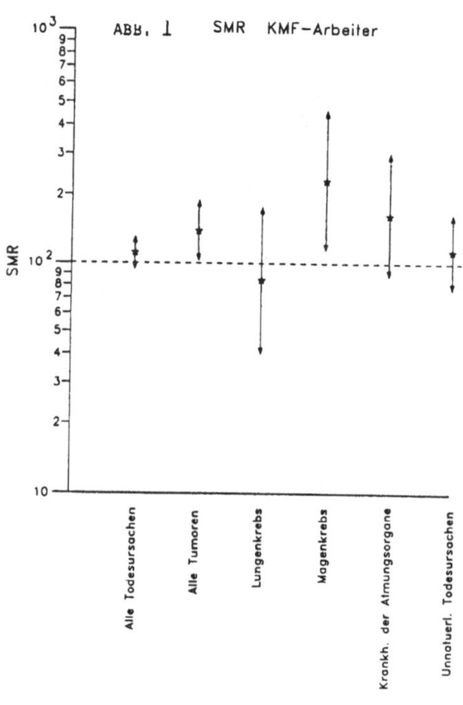

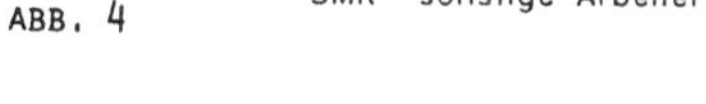

ABB. 3   SMR   KMF-Arbeiter und Handwerker

ABB. 4   SMR   sonstige Arbeiter

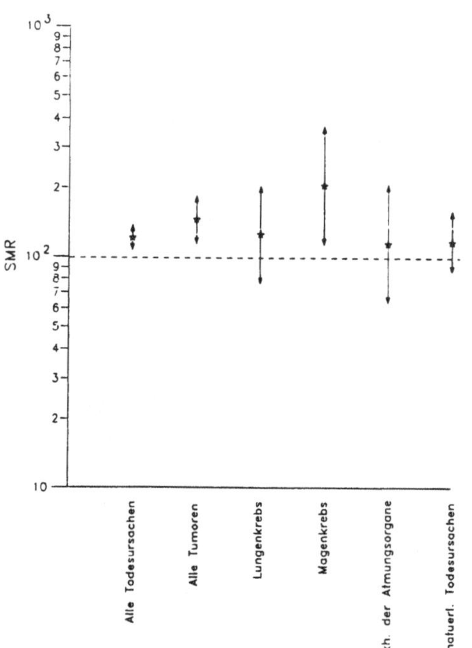

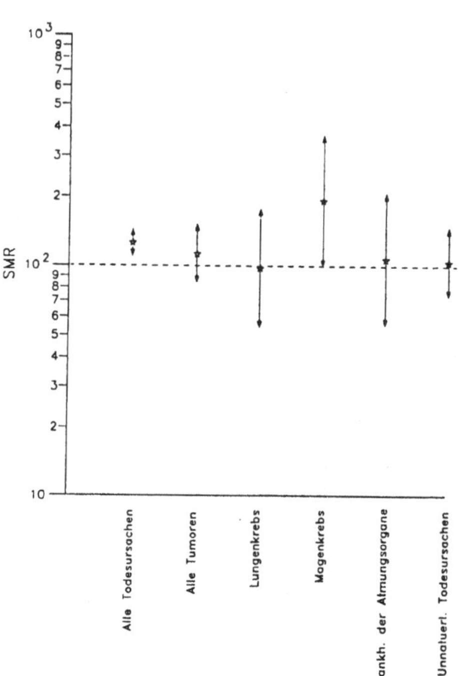

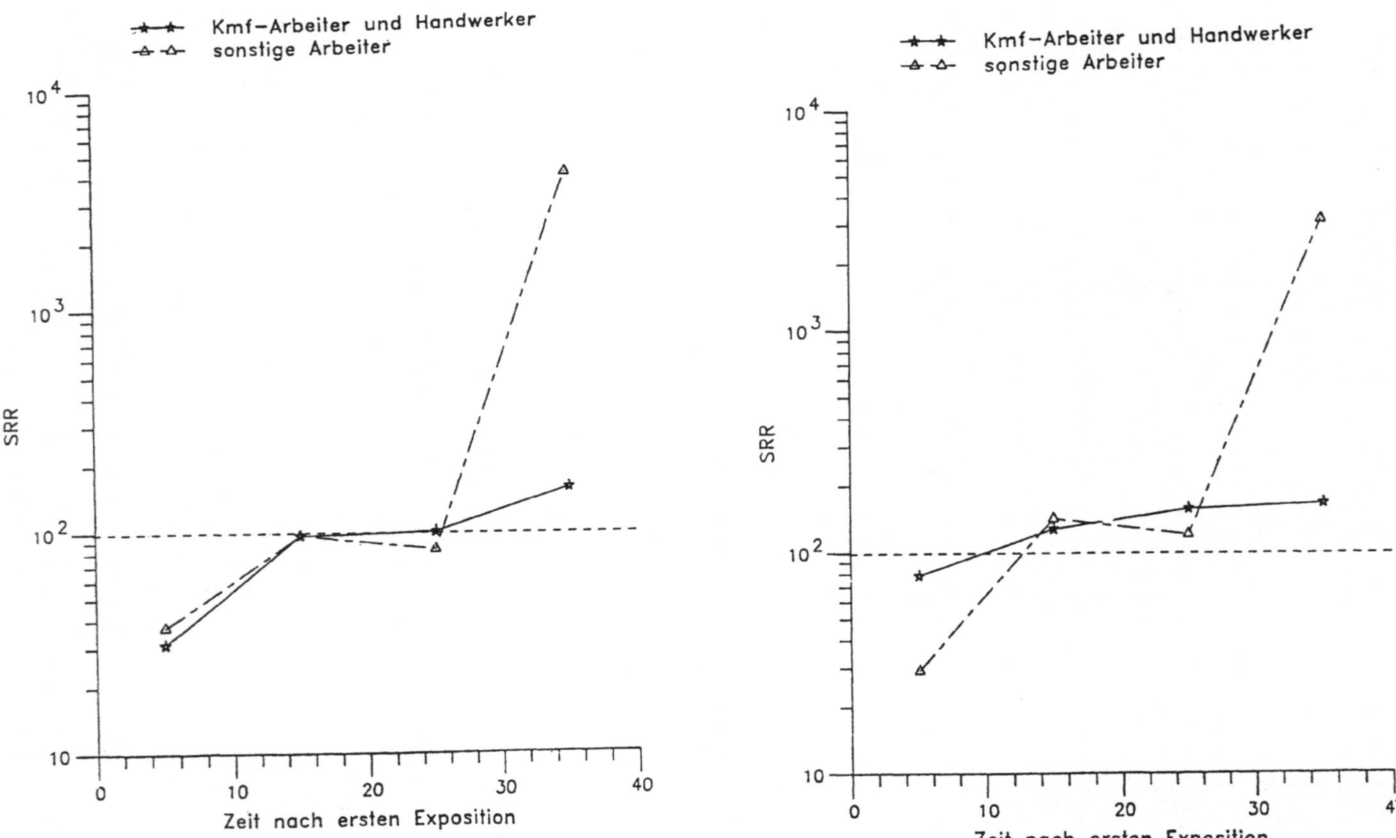

Abb.5 Zeitliche Veraenderung der SRR fuer alle Todesursachen
Kmf-Arbeiter und Handwerker
sonstige Arbeiter
10^4
10^3
10^2
10
SRR
0
10
20
30
40
Zeit nach ersten Exposition
Abb.6 Zeitliche Veraenderung der SRR fuer alle Tumoren
Kmf-Arbeiter und Handwerker
sonstige Arbeiter
10^4
10^3
10^2
10
SRR
0
10
20
30
40
Zeit nach ersten Exposition

Abb. 7 Zeitliche Veraenderung der SRR fuer Lungenkrebs

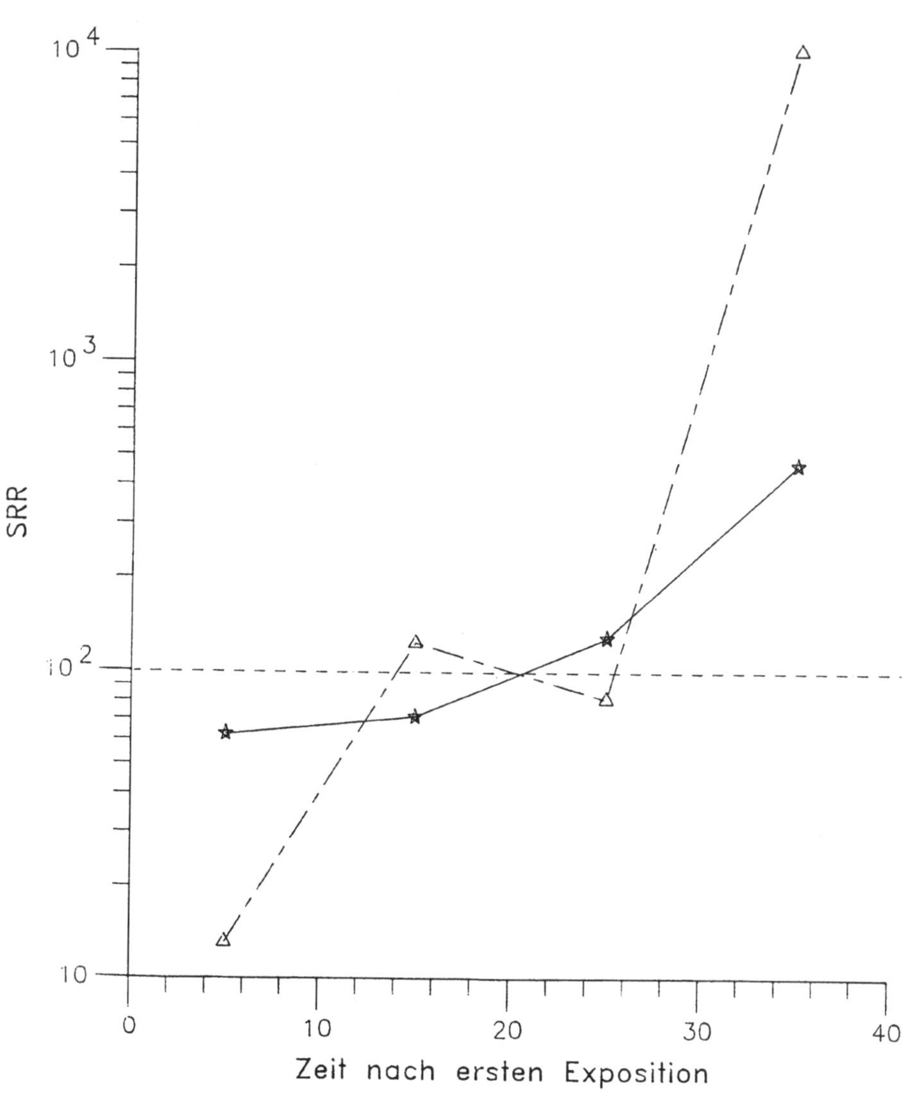

LITERATURVERZEICHNIS

1. Stantom M.F und Wrench C. (1972) Mechanism of mesotheiloma
   induction with asbestos and fibrous glass. Journal of the
   National Cancer Institute 48, 797-821

2. Pott F. und Friedrichs K.H. (1972) Tumoren der Ratte nach
   i.p.-Injektion faserförmige Stäube. Naturwissenschaften 59, 318

3. Pott F., Friedrichs K.H. und Huth F. (1976) Ergebnisse aus
   Tierversuchen zur kanzerogenen Wirkung faserförmiger Stäube
   und ihre Deutung im Hinblick auf die Tumorentstehung beim
   Menschen. Zbl.Bakt.Hyg.,I.Abt.Orig.B 162, 467-505

4. Kuschner M. und Wright G. (1976) The effects of
   intratracheal installation of glassfibre of varying size
   in guina pigs. In: Occupational Exposure to Fibrous Glass.
   Proceedings of a Symposium. Washington, US DHEW, pp 151-168

5. Wagner J.C, Berry G. und Trimbell V. (1973) Mesotheliomas in
   rats after inoculation with asbestos and other materials.
   British Journal of Cancer 28, 173-183

6. Wright G.W. (1968) Airborne fibrous glass particles: chest
   roentgengrams of persons with prolonges exposure.
   Archives of Environmental Health 21, 175-181

7. Nasr A.N., Ditchek T. und Scholtens P.A. (1971) The
   presence of radiographic abnormalities in the chest of
   fibreglass workers. Journal of Occupational Medicine 13,
   371-376

8. Utidgien M. und Cooper W.C. (1976) Human epidemiologic
   studies with emphasis on chronic pulmonary effects.
   In: Occupational Exposure to Fibrous Glass. Proceedings
   of a Symposium. Washington, US DHEW, pp 223-224

9. Gross P., Harley R.A. und Davis J.M.G. (1976) The Lungs
   of fibre glass workers: comparison with the lungs of
   a control population. In: Occupational Exposure to Fibrous
   Glass. Proceedings of a Symposium. Washington, US DHEW, pp 249-263

10. Bayliss D.L. et alii (1976) Mortality patterns among fibrous
    glass production workers. Annals of the New York Academy of
    Science 271, 324-335

11. Enterline P.E. und Marsh G.M. (1979) Mortality of workers
    in the man-made mineral fibres industry. Paper presented at the
    Symposium on the Biological Effects of Mineral Fibres, IARC,
    Lyon, France, September 25-27, 1979

12. Becker N. und Stenger H.J. MONITOR - Ein Programmpaket
    zur Auswertung von Mortalitätsdaten. Deutsches
    Krebsforschungszentrum, Epidemiologie, Technical Report
    Nr. 1,1979

13. Becker N. und Stenger H.J. EPAS - Epidemiologisches Auswertungs-
    system. Deutsches Krebsforschungszentrum, Epidemiologie,
    Technical Report Nr. 2,1980

14. Rothman K.J. und Boice Jr., J.D. Epidemiologic Analysis with
    a Programmable Calculator. NIH Publication Nr. 79-1649, June 1979

15. Miettinen O. (1972) Standardization of the risk ratios.
    American Journal of Epidemiology 96, 383-388

16. Enterline P.E. und Marsh G.M. (1982) The health of workers
    in the US mineral fibre industry. Paper presented at the
    Conference on the Biological Effects of Man-Made Mineral Fibres,
    WHO, Copenhagen, April 20-22, 1982

17. Morgan R.W., Kaplan S.D., Bratsberg J.A. Mortality in fibrous
    glass production workers. Paper presented at the Conference
    on the Biological Effects of Man-Made Mineral Fibres,
    WHO, Copenhagen, April 20-22, 1982

18. Wagner et alii (1982) Animal experiments with man-made mineral
    (v) fibres (Effects of inhalation and intrapleural inoculation
    in rats). Paper presented at the
    Conference on the Biological Effects of Man-Made Mineral Fibres,
    WHO, Copenhagen, April 20-22, 1982

K A P I T E L 2

TEST- UND SCHÄTZPROBLEME IN DER EPIDEMIOLOGIE

SCHÄTZ- UND TESTVERFAHREN BEI EPIDEMIOLOGISCHEN STUDIEN

SCHACH, S.
INFANTE, A.
Abteilung Statistik
Universität Dortmund

Bei dieser Darstellung der statistischen Inferenz im Rahmen von epidemiologischen Untersuchungen beschränken wir uns beinahe ausschließlich auf
den einfachsten Fall dichotomer Variabler. D.h. wir fragen nur, ob eine
Exposition stattgefunden hat oder nicht und ob ein Ereignis (Krankheit,
Tod) eingetreten ist oder nicht. Häufig ist es zweckmäßig, gra-
duelle Abstufungen der Exposition vorzunehmen, manchmal ist auch eine
weitere Differenzierung der Wirkungsvariablen möglich. Jedoch lenken die
dann entstehenden Probleme der Modellbildung von den Grundfragen statistischer Inferenz etwas ab, sodaß sie hier nicht weiter verfolgt werden
sollen.

Unter dieser einfachen Betrachtungsweise setzt sich die Population aus
vier Teilen zusammen (Abb. 1.a): EK, $E\bar{K}$, $\bar{E}K$, $\bar{E}\bar{K}$. Dabei steht E für den
exponierten Teil der Population, $\bar{E}$ für den Rest, während K den Teil der
Population repräsentiert, welcher die zur Untersuchung anstehende Krankheit (bzw. Todesursache) aufweist. Bei einer Querschnittsuntersuchung
entsprechen die vier Segmente realen Teilen der Bevölkerung an
einem Stichtag. Dieser Fall der reinen Prävalenzbetrachtung ist aber
bei epidemiologischen Studien eine große Ausnahme. In den meisten Untersuchungen spielt das zeitliche Auseinanderliegen zwischen Ursache und
möglicher Wirkung eine große Rolle, sodaß man fragen muß, ob die Krankheit überhaupt irgendwann auftritt oder nicht. Statt einer Stichtags-
aufnahme muß man einen Verlauf verfolgen; statt einer Prävalenzrate ist
eine Inzidenzrate gesucht (sog. *lifetime incidence*). Eine Folge davon
ist, daß eine Studie erst abgeschlossen werden kann, wenn alle Einheiten
der Studienpopulation gestorben sind, weil erst dann ersichtlich ist,
ob jemand eine gewisse Krankheit nie entwickelt hat. Abgesehen von der
Dauer einer solchen Untersuchung, vor allem bei prospektiver Vorgehensweise, entstehen dadurch grundsätzliche Probleme der Verallgemeinerbar-
keit der Resultate. Beschränkt man die Studiendauer und fragt also, ob
sich während einer gewissen Zeitperiode die Krankheit entwickelt hat,

dann erhält man nur einen Teil der *lifetime incidence* und somit weitere
Probleme der Interpretation.

Diese Überlegungen sollen insbesondere zeigen, daß im Gegensatz z.B. zu
einer Meinungsbefragung, bei einer epidemiologischen Untersuchung häufig
die Grundpopulation selbst nicht sehr präzise definiert werden kann.
Dies zeigt sich u.a. sehr deutlich bei retrospektiven Untersuchungen, bei
denen nicht nur zu klären ist, wie eine geeignete Vergleichsgruppe zu
den Fällen ausgewählt werden kann, sondern wie eine Vergleichsgruppe überhaupt definiert ist.

<u>Abbildung 1</u>

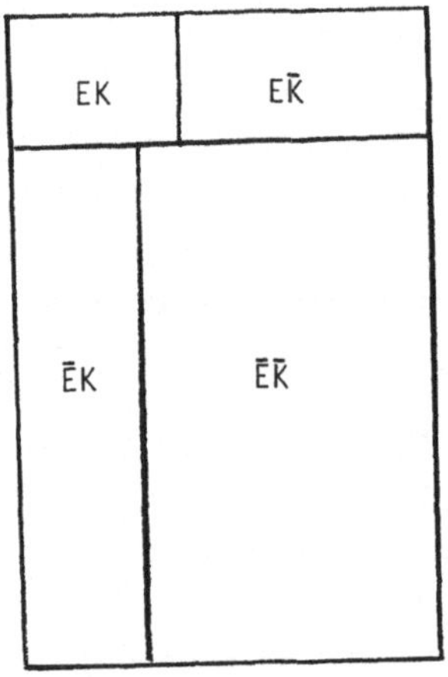

1.a: Zusammensetzung der
     Zielpopulation

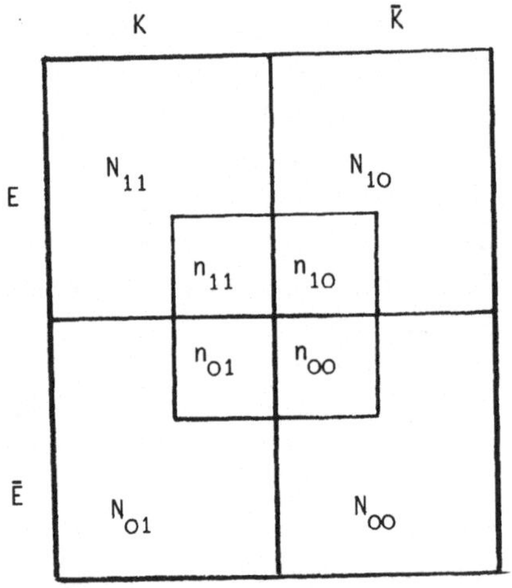

1.b: Auswahl der Studienpopu-
     lation bei konstanter Aus-
     wahlrate

<u>Auswahl der Studienpopulation</u>

Trotz der Schwierigkeit der Abgrenzung der Grundgesamtheit(en) müssen
Teilgesamtheiten für den Studienzweck ausgewählt werden. Diese Teilgesamtheiten nennen wir *Studienpopulation*. Für sie sind Daten erhältlich.
Die Ergebnisse sollen für die *Zielpopulation* Gültigkeit besitzen, aus
welcher die Studienpopulation ausgewählt worden ist. Dies setzt voraus,
daß das Auswahlverfahren gewissen Bedingungen genügen muß, die wir jetzt
behandeln wollen.

Konzeptionell besteht die einfachste Vorgehensweise darin, daß man aus der gesamten Zielpopulation einen Anteil s zufällig auswählt: Ist n_{ij} die Anzahl der Personen in der Stichprobe, die aus dem Segment der Zielpopulation mit Umfang N_{ij} gezogen werden (s. Abb. 1.b), dann gilt, wenn man von der Stichprobenvariation absieht

$$(1) \qquad n_{ij} \doteq s\, N_{ij} \qquad i,j = 0,1$$

(Das Symbol $\doteq$ bedeutet "Gleichheit bis auf Stichprobenzufälligkeiten").

Bei dichotomen Variablen sind die beiden Risiken R_E und $R_{\bar{E}}$ sowie der Risikoquotient $RR = R_E/R_{\bar{E}}$ *(relatives Risiko)* die beiden aufschlußreichsten Kenngrößen. Dabei ist

$$(2) \qquad R_E = N_{11}/(N_{11} + N_{10})$$

die Wahrscheinlichkeit dafür, daß eine exponierte Person die Krankheit bekommt. $R_{\bar{E}}$ ist das entsprechende Risiko einer nicht exponierten Person und RR drückt schließlich aus, um welchen Faktor die Exposition das Risiko für die Krankheit erhöht.

Wegen der Beziehung (1) ist sofort ersichtlich, daß die beiden Einzelrisiken sowie das relative Risiko geschätzt werden können, denn es gilt

$$(3) \qquad R_E \doteq \frac{n_{11}}{n_{11}+n_{10}}$$

und

$$(4) \qquad RR \doteq \frac{n_{11}}{n_{11}+n_{10}} \,/\, \frac{n_{01}}{n_{01}+n_{00}} \ .$$

Die bisher beschriebene Vorgehensweise ist nur bei Querschnittsbetrachtungen durchführbar, und diese sind im epidemiologischen Bereich selten. Meistens muß man deshalb die Population in Gruppen aufteilen. Beim *prospektiven* Verfahren betrachtet man die Gruppe der Exponierten (E) und die Gruppe der Nichtexponierten ($\bar{E}$). Aus der E-Gruppe wählt man Einheiten mit der Rate s, aus den $\bar{E}$-Gruppen mit der Rate t aus. Das Ergebnis ist symbolisch in Abb. 2.a dargestellt.

Abbildung 2

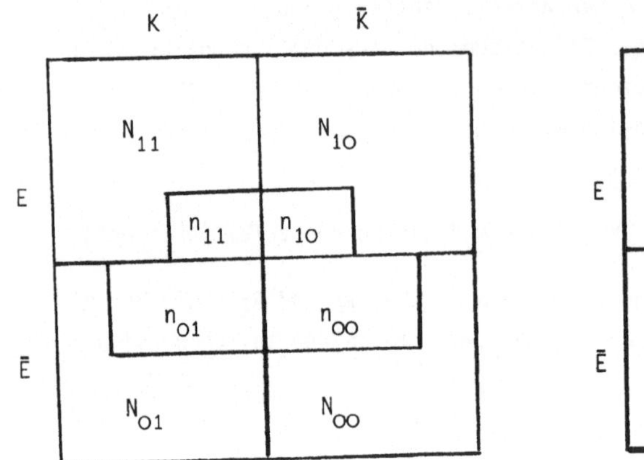

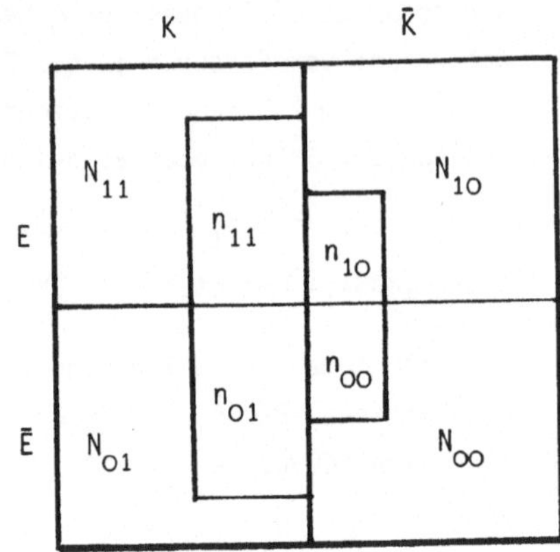

2.a: Prospektive Vorgehensweise   2.b: Retrospektive Vorgehensweise

Offensichtlich gilt

$$(5) \qquad n_{1j} \doteq s\, N_{1j} \quad , \quad n_{oj} \doteq t\, N_{oj} \qquad j = 0,1 \quad .$$

Die Einzelrisiken (2) und das entsprechende relative Risiko können deshalb weiterhin nach den Formeln (3) bzw. (4) geschätzt werden, soweit man von der Stichprobenvariation absieht. Die unterschiedlichen Auswahlraten s und t verursachen keine Schwierigkeiten bei der Schätzung.

Bei der *retrospektiven* Studienform teilt man die Zielpopulation nach dem Faktor K in zwei Gruppen auf und wählt die Einheiten aus der K-Gruppe mit der Rate s und aus der K̄-Gruppe mit der Rate t aus (s. Abb. 2.b). Folglich erhält man

$$(6) \qquad n_{i1} \doteq s\, N_{i1} \quad , \quad n_{io} \doteq t\, N_{io} \qquad i = 0,1 \quad .$$

Das absolute Risiko R_E ist jetzt nach Formel (4) nicht mehr schätzbar, denn beim Einsetzen von (6) heben sich s und t nicht weg. Auch eine Korrektur ist kaum möglich, da die Auswahlraten s und t im allgemeinen nicht bekannt sind.

Eine Größe, die bei dieser Studienform noch schätzbar ist, ist das Verhältnis der "odds" (engl.: *odds ratio*)

$$(7) \qquad \psi = \frac{N_{11} \, N_{oo}}{N_{1o} \, N_{o1}} \quad .$$

Hier mißt man das Risiko der E-Gruppe nicht durch die Wahrscheinlichkeit $N_{11}/N_{11}+N_{1o}$, sondern durch die Kennzahl ("odds") N_{11}/N_{1o}. ψ ist dann der Quotient aus den odds der E- und der $\bar{E}$-Gruppe. Ersetzt man die N_{ij} Werte nach (6), dann zeigt sich, daß

$$(8) \qquad \psi \doteq \frac{n_{11} \, n_{oo}}{n_{1o} \, n_{o1}}$$

gilt, weil sich s und t wegheben.

Der *odds ratio* kann somit aus einer retrospektiven Studie geschätzt werden.

Handelt es sich bei K um ein relativ seltenes Ereignis, dann ist $N_{i1}/N_{io} \approx N_{i1}/(N_{i1}+N_{io})$, $i = 0,1$. Deshalb folgt für diesen häufigen Fall

$$RR \approx \psi \quad .$$

Die Schätzung von ψ ist somit eine Annäherung an die Schätzung des relativen Risikos.

Statistische Analysemethoden

Die allgemeine Situation läßt sich in der Form der Tabelle 1 darstellen, wobei die Umfänge $n_1 := n_{11}+n_{o1}$ und $n_2 := n_{1o}+n_{oo}$ feste Zahlen und X_1 bzw. X_2 Zufallsvariablen mit den Realisierungen x_1 bzw. x_2 sind.

	K	$\bar{K}$
E	X_1	X_2
$\bar{E}$	$n_1 - X_1$	$n_2 - X_2$
	n_1	n_2

Tabelle 1: Vierfeldertafel für eine epidemiologische Studie

Definiert man die Größen $p_1 = N_{11}/N_{11}+N_{01}$ bzw. $p_2 = N_{10}/N_{10}+N_{00}$, so wird der *odds ratio* durch folgende Größe ausgedrückt:

$$(9) \qquad \psi = \frac{p_1(1-p_2)}{p_2(1-p_1)} \quad .$$

Daher ist für $\psi \neq 1$ ein Zusammenhang zwischen Exposition und Krankheit zu vermuten, und zwar ein positiver für $\psi > 1$ und ein negativer für $\psi < 1$.

Der Quotient ψ stellt einen grundlegenden Parameter bei der Kontingenz-tafelanalyse dar. Er besitzt eine Reihe Invarianzeigenschaften und er-laubt die Untersuchung von Wechselwirkungen zwischen mehreren Faktoren, siehe Armitage (1975) und Plackett (1974).
In den folgenden Paragraphen werden wir einige Schätz- und Testverfahren erwähnen, die zur statistischen Analyse von epidemiologischen Studien herangezogen werden können.

Das statistische Modell für die Tabelle 1 wird beschrieben durch die zwei stochastisch unabhängigen Binomialverteilungen mit Parametern p_i und n_i, $i = 1,2$. Diese Situation läßt aber sowohl eine *bedingte* als auch eine *unbedingte* Betrachtungsweise zu, je nachdem die Bedingung
$X_. = $ feste Zahl $= m$

für die Randsumme $X_. := X_1 + X_2$ als erfüllt angesehen wird oder nicht. Die erste Betrachtungsweise wurde von R.A. Fisher mit dem Argument intui-tiv begründet, daß die Ränder einer Kontingenztafel keine relevante In-formation über den Parameter ψ liefern. Daher wäre es vernünftig, nicht realisierte Randwerte aus der Analyse auszuschließen. Damit gelangt man zu bekannten statistischen Verfahren, deren Güte aber nicht einfach zu berechnen ist. Einzelheiten findet man bei Plackett (1974).

Die bedingte Verteilung der Zufallsvariable X_1 ist durch

$$P(X_1=s \mid X_.=m) = \frac{\binom{n_1}{s}\binom{n_2}{m-s}\psi^s}{\sum_{j=\nu_1}^{\nu_2}\binom{n_1}{j}\binom{n_2}{m-j}\psi^j} =: h(s \mid m,\psi)$$

gegeben, wobei s das Intervall von $\nu_1 = \max(0,m-n_2)$ bis $\nu_2 = \min(n_1,m)$ durchläuft. Das ist die sog. *erweiterte hypergeometrische Verteilung*, siehe Johnson und Kotz (1969). Ein mögliches asymptotisches Verhalten dieser Verteilung wurde von Hannan und Harkness (1963) untersucht:
für n_1, n_2, $m \to \infty$ mit $m/n_1+n_2 \to \pi_1$, $n_1/n_1+n_2 \to \pi_2$ und $0 < \pi_1$, $\pi_2 < 1$
wird sie gegen eine Normalverteilung $N(\tau,\sigma_\tau^2)$ konvergieren, worin gilt

$$(10) \qquad \nu_1 \leq \tau \leq \nu_2 \ , \qquad \frac{\tau(n_2 - m + \tau)}{(n_1 - \tau)(m - \tau)} = \psi \qquad ,$$

$$(11) \qquad \hat{\sigma}_\tau^2 = \left[\frac{1}{\tau} + \frac{1}{m-\tau} + \frac{1}{n_1+\tau} + \frac{1}{n_2-m+\tau} \right]^{-1} \qquad .$$

Testverfahren

Standardresultate der mathematischen Statistik liefern optimale, exakte, bedingte Tests für Nullhypothesen wie $\psi \leq \psi_0$ oder $\psi = \psi_0$, die den bekannten Fisher-Test als Spezialfall für $\psi_0 = 1$ enthalten, siehe dazu Lehmann (1959).

Asymptotische χ^2-Tests für die Hypothese $\psi = \psi_0$ lassen sich ebenfalls angeben, siehe z.B. Gart (1971, 1979).

Schätzverfahren

Als naheliegender Punktschätzer für den Parameter ψ kommt der Kreuzquotient $\hat{\psi} = \frac{X_1(n_2 - X_2)}{X_2(n_1 - X_1)}$ in Frage. Er ist der Maximum Likelihood (ML-) Schätzer bei der unbedingten Betrachtungsweise. Der Schätzer $\hat{\psi}$ hat aber keinen Erwartungswert, da sein Nenner mit positiver Wahrscheinlichkeit verschwinden kann. Für $q_i = 1 - p_i$, $i = 1,2$ läßt sich beweisen, daß $\hat{\psi}$ asymptotisch normalverteilt ist:

$$\hat{\psi} \sim N(\psi, \ \psi^2 (\frac{1}{n_1 p_1 q_1} + \frac{1}{n_2 p_2 q_2})) \qquad .$$

Der Schätzer $\hat{\lambda}$ des Parameters $\lambda = \log \psi$ hat eine "symmetrischere" Verteilung, für die analog asymptotisch gilt

$$\hat{\lambda} := \log \hat{\psi} \sim N(\lambda, \ \frac{1}{n_1 p_1} + \frac{1}{n_1 q_1} + \frac{1}{n_2 p_2} + \frac{1}{n_2 q_2}) \qquad .$$

Ein zweiter Punktschätzer von ψ ist der bedingte ML-Schätzer: Er ist die Lösung $\tilde{\psi}$ der Polynomialgleichung $E(X_1 | m, \tilde{\psi}) = x_1$, siehe Birch (1964). Seine Berechnung kann mit Hilfe eines von Thomas (1975) erstellten Programms durchgeführt werden. Die Schätzer $\hat{\psi}$ und $\tilde{\psi}$ sind asymptotisch äquivalent, siehe Gart (1971).

Konfidenzintervalle

Es gibt mehrere Verfahren für die Bildung von Konfidenzintervallen $[\psi_L, \psi_U]$ für den Parameter ψ. Die wichtigsten sind:

(a) Das_exakte_Verfahren: Das Intervall wird durch die besten (konservativen) Approximationen zu

$$\sum_{s=x_1}^{\nu_2} h(s \mid m, \ \psi_L) = \alpha/2 \qquad \text{bzw.} \qquad \sum_{s=\nu_1}^{x_1} h(s \mid m, \ \psi_U) = \alpha/2$$

gebildet. Es kann mit Hilfe der Programme von Thomas (1971), Mantel und Hankey (1971) oder Rothman (1975) errechnet werden.

(b) Das_Cornfield-Verfahren: Das oben angegebene asymptotische Verhalten der erweiterten hypergeometrischen Verteilung wird angewendet. Man definiert die Größen $A_\pm(\tau) = (x_1 - \tau \pm \frac{1}{2})^2/\sigma_\tau^2$, erhält die minimale Nullstelle τ_L von $A_-(\tau) = \chi_\alpha^2$ und die maximale Nullstelle τ_U von $A_+(\tau) = \chi_\alpha^2$. Die Grenzen ψ_L, ψ_U des Konfidenzintervalls sind dann aus (10) zu bestimmen. Als Entscheidungsverfahren liefert dieser Vorschlag von Cornfield (1956) i.a. verfälschte Intervalle. Minimale erwartete Zellenbesetzungen für eine sinnvolle Anwendung dieses Verfahrens sind bei Gart und Thomas (1972) zu finden; iterative Berechnungsverfahren wurden von Gart (1971), Fleiss (1979) und Thomas (1971) diskutiert.

Aufgrund der Ergebnisse von Brown (1981) und Gart und Thomas (1982) scheint das Cornfield-Verfahren nahezu optimal. Etwas gröbere asymptotische Verfahren sind auch möglich, siehe Fleiss (1979).

Statistische Inferenz bei mehreren Tabellen

Die Anwendung einer Schichtungsstrategie erlaubt häufig die Ausschaltung verzerrender Störfaktoren bei retrospektiven Studien. Hat man k Schichten, so stellt man die Ergebnisse mit Hilfe von k Vierfeldertafeln dar. Diese Situation liefert eine Fülle statistischer Probleme:

(a) Homogenitätsprobleme: Sind die k Tafeln homogen bezüglich der Stärke des Zusammenhanges? Wie lassen sich aus ihnen *a priori* und *a posteriori* homogene Gruppen von *odds ratios* erkennen?

(b) Kombinationsprobleme: Unter welchen Bedingungen ist es sinnvoll, einzelne spezifische Schätzungen in zusammenfassende "adjustierte" Schätzungen zu kombinieren?

Wenn die Tafeln homogen sind, wie läßt sich die Signifikanz des Zusammenhangs zwischen Exposition und Krankheit prüfen? Wie bildet
man eine gute kombinierte Schätzung?

(c) <u>Modellbildungsprobleme</u>: Wenn die Tabellen nicht homogen sind, wie
lassen sich die Variationen des Parameters ψ modellmäßig erfassen?

Logistische Modellansätze erlauben es, Test- und Schätzverfahren für die
meisten dieser Probleme herzuleiten. Für weiterführende Literatur wird
der Leser auf Schlesselman (1982) und Breslow und Day (1980) verwiesen.

Literaturverzeichnis

Armitage, P. (1975). The use of the cross-ratio in aetiological surveys,
S. 349-355. In: *Perspectives in Probability and Statistics*, J. Gani
(Editor). Academic Press: New York-London.

Birch, M.W. (1964). The detection of partial association. I. The 2×2 case.
J. Roy. Statist. Soc. B 26, S. 313-324.

Breslow, N./ Day, N. (1980). *Statistical Methods in Cancer Research*. Vol. 1.
The Analysis of Case-Control Studies. IARC Scientific Publications
No. 32: Lyon.

Brown, C.C. (1981). The validity of approximation methods for interval
estimation of the odds ratio. *Amer. J. Epidemiol.* 113, S. 474-480.

Fleiss, J.L. (1979). Confidence intervals for the odds ratio in case-control
studies. The state of the art. *J. Chron. Dis.* 32, S. 69-77.

Gart, J.J. (1971). The comparison of proportions: a review of significance tests, confidence intervals and adjustments for stratification.
Rev. Int. Statist. Inst. 39, S. 148-169. Corrigendum: 40, S. 221.

Gart, J.J. (1979). Statistical analyses of the relative risk. *Environm.
Health Persp.* 32, S. 157-167.

Gart, J.J./ Thomas, D.G. (1972). Numerical results on approximate confidence limits for the odds ratio. *J. Roy. Statist. Soc. B* 34,
S. 441-447.

Gart, J.J./ Thomas, D.G. (1982). The performance ot three approximate
confidence limit methods for the odds ratio. *Amer. J. Epidemiol.*
115, S. 453-470.

Hannan, J./ Harkness, W.L. (1963). Normal approximation to the distribution of two independent binomials conditional on a fixed sum.
Ann. Math. Statist. 34, S. 1593-1595.

Johnson, N.L./ Kotz, S. (1969). *Distributions in Statistics.* Vol. 1:
Discrete Distributions. Houghton Mifflin Co.: Boston.

Lehmann, E. (1959). *Testing Statistical Hypotheses.* Wiley: New York.

Mantel, N./ Hankey, B.F. (1971). Programmed analysis of a 2×2 contingency table. *Amer. Statist.* 25 (5), S. 40-44.

Plackett, R.L. (1974). *The Analysis of Categorical Data.* Charles Griffin
& Co.: London.

Rothman, K.J. (1975). Computation of exact confidence intervals for the
odds ratio. *Int. J. Bio-Medical Computing* 6, S. 33-39.

Schlesselman, J.J. (1982). *Case-Control Studies. Design, Conduct, Analysis.*
Oxford University Press: New York-Oxford.

Thomas, D.G. (1971). Exact confidence limits for the odds ratio in a 2×2
table. *Appl. Statist.* 20, S. 105-110.

Thomas, D.G. (1975). Exact and asymptotic methods for the combination of
2×2 tables. *Computers and Biomedical Research* 8, S. 423-446.

Prof. Dr. Siegfried Schach
Dr. Armando Infante
Lehrstuhl Mathematische Statistik
und Anwendungen 1 der Universität
Dortmund, Postfach 50 05 00,
4600 Dortmund 50

<u>Zur Anwendbarkeit der Methode der Personen-Jahre in der</u>

<u>Epidemiologie</u>

M. Wargenau

Institut für Mathematik
und Datenverarbeitung in der
Medizin
Martinistr. 52, 2000 Hamburg 20

<u>Zusammenfassung:</u>

In der Epidemiologie ist die Standardisierte Mortalitätsrate (SMR) ein verbreitetes
Maß für das Mortalitätsrisiko einer bestimmten Personengruppe. Die Evaluation geschieht häufig mit dem Konzept der Personen-Jahre. Den Inhalt dieser Arbeit bilden
neben kritischen Betrachtungen der SMR Überlegungen zum Testproblem. Die Diskussion
von 5 Testvorschlägen zur Prüfung der Nullhypothese Ho : SMR = 1 orientiert sich
an Ergebnissen aus Simulationsrechnungen. Als unbefriedigend erwies sich der häufig
angewendete Test: $Z = (SMR-1) / SE \ (SMR)$, als sinnvolle Alternative die auf der
logarithmischen Transformation basierende Prüfstatistik: $T_1 = \ln \ (SMR) \cdot \sqrt{D}$.

1. Modell und Methodik

Bei der Behandlung des Testproblems gilt es, zwei Modelle zu unterscheiden.

<u>Modell (1):</u> Im Ein-Stichproben-Problem vergleichen wir geschätzte Parameter eines
Studienkollektivs A an festen Referenzwerten einer Standardpopulation S.
Häufig betrachtet man die Referenzwerte als "fest", wenn S im Vergleich
zu A sehr groß und damit die Variation in S gegenüber A zu vernachlässigen ist.

Oft bildet A eine Untergruppe von S, wenn z.B. die Gesamtbevölkerung als Vergleichs-
kollektiv dient. Das beeinflußt unmittelbar die Validität der Risikoschätzung, da
aufgrund der Selektion eine Verzerrung vorliegen kann.
Die Wahl einer Kontrollgruppe löst dieses Problem und führt zum

<u>Modell (2):</u> Zwei-Stichproben-Problem.
Hier vergleichen wir das Mortalitätsverhalten zweier Studienkollek-
tive A und B.

<u>Datenmaterial</u>:   An jedem Individuum im Studienkollektiv beobachten wir:
- Alter und Zeitpunkt bei Eintritt in die Exposition
- Dauer der Exposition
- Beobachtungsende, eingetreten entweder durch Tod/Erkrankung oder
  Zensierung.

An einer Person, zu der die folgenden Angaben vorliegen, sei das Verfahren beispielhaft demonstriert:

Eintrittsalter: 41 J., Eintrittsdatum 1.7.58,Beobachtungsdauer: 16 J.

Jahr \\ Alter	35 - 39	40 - 44	45 - 49	50 -54	55 - 59	60 - 64
1950 - 1959		1.5				
1960 - 1969		2.5	5	2.5		
1970 - 1979				2.5	2	

Wir beobachten also eine Wanderung der Person durch diese Matrix, die sich aus einer Wahl von Alters- und Jahrgangsklassen ergibt, und registrieren kumulativ die Zahl der in den jeweiligen Zellen beigetragenen Personen-Jahre.

Haben wir allgemein J Zeitintervalle und K Altersklassen, so erhalten wir:

$\quad$ die Matrix der Personen-Jahre: $\qquad \left[P_{jk}\right]$

$\quad$ die Verteilung der Todesfälle: $\qquad \left[D_{jk}\right] \qquad$ und

$\quad$ die mittleren Sterbeintensitäten: $\quad m_{jk} = D_{jk}/P_{jk}$.

m_{jk}^{S} seien feste Sterbeziffern aus einer Standardpopulation.

Zur Einschätzung des Mortalitätsrisikos betrachten wir die Standardisierte Mortalitätsrate (SMR), d.h. wir bilden:

$$\text{SMR} = \frac{\sum_{j,k} P_{jk} \times m_{jk}}{\sum_{j,k} P_{jk} \times m_{jk}^{S}} = \frac{D}{E}$$

Der Zähler ist nicht anderes als die Gesamtzahl der beobachteten Todesfälle (D). Der Nenner ist interpretierbar als globale erwartete Zahl der Todesfälle (E) bei Gültigkeit der Standardziffern.

Überschreitet die SMR den Wert 1, so ist dies ein Hinweis auf eine
Übersterblichkeit im Studienkollektiv.

Hypothesen: Im Modell (1): H_0 : SMR=1
                        Im Modell (2): H_0 : $SMR^A = SMR^B$.

2. Kritik

Silcock hat in seiner Arbeit [6] einige Bedingungen aufgestellt, die
ein vergleichendes Maß sinnvollerweise erfüllen sollte. Dazu seien
$[m_{jk}^A]$, $[m_{jk}^B]$ die geschätzten spezifischen Sterbeziffern aus der Studienpopulation A resp. B.
M sei ein beliebiges zusammenfassendes Maß.
$\alpha := \min\left\{m_{jk}^A/m_{jk}^B\right\}$, $\beta := \max\left\{m_{jk}^A/m_{jk}^B\right\}$.

Bilden wir für A und B die globalen Maße M^A und M^B, so sollen folgende Bedingungen erfüllt sein:

(i) $\alpha \leq M^A/M^B \leq \beta$

(ii) $M^A \neq M^B \Rightarrow$ es existiert eine Zelle (j,k) mit: $m_{jk}^A \neq m_{jk}^B$

(iii) Ist M^A/M^B = 1+c, so soll dies als eine Übersterblichkeit von
       100c%   interpretierbar sein.

Im 1-Stichproben-Fall erfüllt die SMR diese Bedingungen, wobei sich
die zusammenfassenden Maße als Summen der mit den Personen-Jahren gewichteten Sterbeziffern ergeben:

$$SMR = M^A/M^S .$$

Im 2-Stichproben-Fall beim Vergleich zweier SMR ($M^A/M^B = SMR^A/SMR^B$)
sind alle Forderungen verletzt, d.h. insbesondere, daß SMR gebildet
aus Subpopulationen nicht paarweise vergleichbar sind. Der Grund liegt
bei der indirekten Standardisierung, die im Modell (2) zu unterschiedlichen Gewichtungen der Standardziffern führt. So kann z.B.
Forderung (ii) dadurch verletzt sein, daß die Ungleichheit der SMR
durch einen unterschiedlichen Altersaufbau (ausgedrückt durch p_{jk}^A ,
p_{jk}^B) entstanden ist trotz gleicher spezifischer Sterbeziffern.

Die SMR als globales Maß berücksichtigt nur die Gesamtzahl der Todesfälle und nicht deren Verteilung über die einzelnen Klassen. Auf

diesen Sachverhalt gründet sich z.B. folgende Kritik:

Selbst im Modell (1), in dem die Silcock-Bedingungen von der SMR
erfüllt werden, existiert keine eindeutige Beziehung zwischen der SMR
und der Lebenserwartung. Trotz einer SMR = 1 kann also die Lebenserwartung höher liegen als in der Standardpopulation.

Eine ausführliche Diskussion über die Beziehung der SMR zur Lebenserwartung und zum Relativen Risiko sowie über den Einfluß der Dauer
einer Studie findet man bei GAFFEY [3] .

Trotz der vermeintlich gravierenden Schwächen der SMR erweist sie sich
in der Praxis als sinnvolles Mortalitätsmaß. Eine breite Diskussion
hierzu hat ebenfalls SILCOCK [6] durchgeführt.

3.   Testproblem

3.1 Simulation

Die Simulationsrechnungen sind nach folgendem Schema durchgeführt
worden:

Vorgegeben wurde eine Eintrittsverteilung über die Alters-und Jahres-
gruppen $[e_{jk}]$ von n Personen sowie die Standardziffern $[m_{jk}^{S}]$, die
unter der Nullhypothese H_o: SMR= 1 gelten. Die einzelnen Individuen wurden jährlich über einen Zufallsgenerator diesen Sterbeziffern
unterworfen. Als Ergebnis eines Laufes erhält man über die Matrix der
Personen-Jahre und die Zahl der Todesfälle D die SMR.
n hatte die Werte: 4o, 8o, 12o, 16o, 2oo, 3oo, 4oo.
Die Referenzziffern $[m_{ik}^{S}]$ entsprachen zumeist den amtlichen Sterbeziffern. Von dieser Wahl wurde gelegentlich abgewichen, um nicht nur
durch Vorgabe von n die erwartete Zahl der Todesfälle E zu beeinflussen.

Die in dieser Arbeit präsentierten Ergebnisse für das Modell (1) ba-
sieren auf einer Mindestzahl von 1500 Läufen. Gewisse Teilergebnisse
beruhen auf bis zu 2500 Läufen.

3.2 Verteilung der SMR

Unter Gültigkeit der Nullhypothese ergab sich eine unimodale rechts-
schiefe Gestalt der empirischen Verteilung der SMR, die optisch an
eine Poisson-Dichtefunktion erinnert.

3.3 Testvorschläge im Modell (1)

a) $Z = (SMR-1)/SE(SMR) = \dfrac{(SMR-1)\cdot E}{\sqrt{D}} \underset{as.}{\sim} N(o,1)$

Die Varianz der SMR: D/E^2 berechnet sich u.a. unter der Voraussetzung
der konstanten Personen-Jahre $[P_{jk}]$, die wenig haltbar erscheint.
Denn eine Gruppe von Personen, die einer höheren Mortalität unterliegt,
wird auch entsprechend weniger Personen-Jahre produzieren. Diese Korrelation zwischen D und E führt beim Testen gegen die einseitige Alternative $\widetilde{H}_1:SMR > 1$ zu einer Überschätzung der Varianz der SMR und zu
konservativem Verhalten der Testgröße Z. Gegen $\overline{H}_1:SMR < 1$ wird die
Varianz unterschätzt und riskantes Testen, also Überschreitung des
vorgegebenen α-Niveaus ist die Folge (vgl.Abb.1).

b) Unter der Annahme, daß die Todesfälle D einer Poisson-Verteilung mit
dem Parameter E genügen, kann man ein exaktes Konfidenzintervall um D
bilden und prüfen, ob der Erwartungswert überdeckt wird. Dieses Vorgehen findet man häufig in der Literatur, wenn kleine Todesfallzahlen
D vorliegen, und es lieferte auch die besten Simulationsergebnisse
in diesem Bereich.

c) Ausgehend von der Poisson-Verteilung von D können wir als asymptotischen Test den folgenden verwenden:

$$T_p: = \frac{D-E}{\sqrt{E}} = \sqrt{E}\,(SMR-1) \underset{as.}{\sim} N(0,1).$$

Diese Prüfgröße neigt allerdings zu einer Überschreitung des vorgegebenen α-Niveaus gegen $\widetilde{H}_1: SMR > 1$.

d) In einer Arbeit von HAENSZEL et al. [4] sind folgende Grenzen
eines asymptotischen Konfidenzintervalls für E angegeben, das durch
o,5 als Korrekturglied einen Ausgleich zum kritischen Testverhalten

von T_p schafft.

$$D + 0,5\ u_\alpha^2 \pm 0,5 \pm u_\alpha \cdot \sqrt{D+0,25\ u_\alpha^2 \pm 0,5}\ ,\qquad \text{wobei}$$

u_α das α-Fraktil der Standardnormalverteilung darstellt. Dieses Vorgehen erzielte in den Simulationen zufriedenstellende Ergebnisse
für höhere Erwartungswerte.

e) $\quad T_L = \ln\ (\text{SMR}) \cdot \sqrt{D} \underset{as.}{\sim} N(o,1)$

Das Testverhalten von T_L ist praktisch mit dem von T_p identisch,
d.h. für gegebene D und E ist der Abstand $|T_L - T_p|$ klein.

Zwischen T_L und T_p gilt die Beziehung:

$$T_p \gtreqless T_L, \text{ wenn SMR} \gtreqless 1.$$

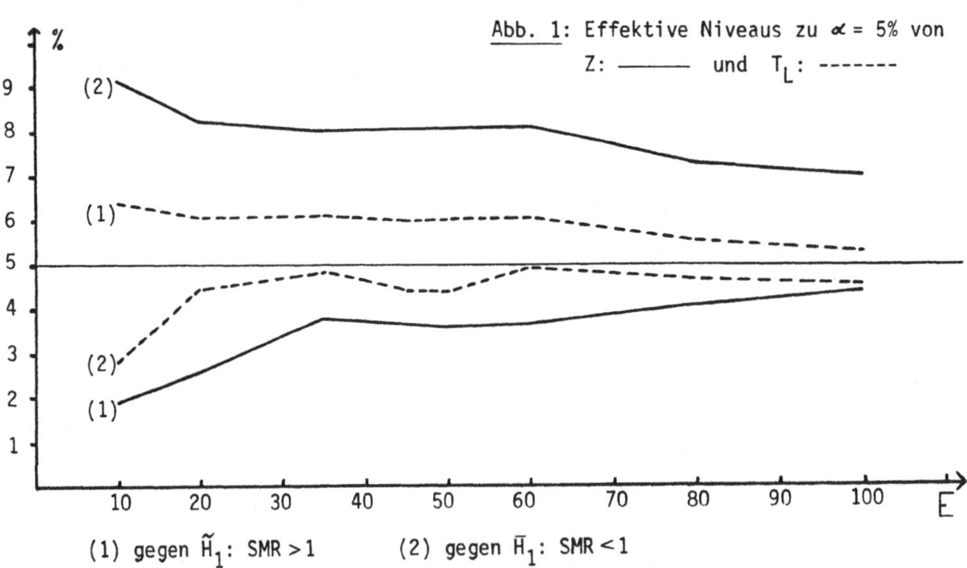

(1) gegen $\tilde{H}_1$: SMR > 1 (2) gegen $\bar{H}_1$: SMR < 1

In der obigen Abbildung erkennt man das konträre Verhalten der Teststatistiken Z und T_L bezüglich der Alternativhypothesen und das zahlenmäßig deutlich bessere Abschneiden von T_L.

Zusammengefaßt ergibt sich als Ergebnis:

Bis zu einer Todesfallzahl von 5o erscheint es sinnvoll, exakt zu testen nach Vorschlag (b) und darüber hinaus mit dem korrigierten asymptotischen Konfidenzintervall (d) zu arbeiten, oder, als kompaktere Testgröße, T_L zu verwenden.

3.4. Testvorschläge im Modell (2)

(a)
$$Z = \frac{|SMR_1 - SMR_2|}{\sqrt{D_1/E_1^2 + D_2/E_2^2}} \quad \sim N(o,1) \quad as.$$

(b)
$$P = \frac{|D_1 \cdot E_2 - D_2 \cdot E_1|}{\sqrt{E_1 \cdot E_2 (D_1 + D_2)}} \quad \sim N(o,1) \quad as.$$

Das Testverhalten dieser beiden Testgrößen erscheint ähnlich und relativ unkritisch. Eine eindeutige Ungleichungsbeziehung zwischen Z und P besteht nicht.

Ein anderer Ansatz zur Behandlung des 2-Stichproben-Problems ist die Standardisierung eines Kollektivs A an den geschätzten Parametern des anderen B. Die so ermittelte SMR enthielte dann im Zähler und im Nenner Zufallsgrößen.

Ein Schätzer für die Varianz der SMR wäre:

$$Var(SMR) = SMR^2 \times (1/D + Var(E)/E^2).$$

3.5. Mehrstichprobenproblem

Hierzu findet man folgenden Ansatz in einer Arbeit von BRESLOW/DAY [2]. Die Todesfälle seien Poisson-verteilt und es gelte:

$$E(D_{ij}) = \lambda_{ij} \cdot N_{ij} \qquad mit \quad \lambda_{ij} = \nu_i \cdot \varphi_j \, .$$

Schätzer für die Populationseffekte ν_i und die Alterseffekte φ_j erhält man iterativ aus den ML-Gleichungen. Nach der 1. Iteration ergibt sich für ν_i wieder eine SMR_i als Schätzer, wobei nun an der gesamten (gepoolten) Population standardisiert wird. Diese SMR_i erweisen sich bereits als gute Näherungswerte für die endgültigen ML-Schätzer.

Die Nullhypothese $H_o: \nu_1 = \nu_2 = \ldots = \nu_I$ ist mit dem Likelihood-Quotiententest prüfbar.

Literatur:

[1] BRESLOW, N.E.:   Analysis of Survival Data under the Proportional
                          Hazards Model.
                          Inst.Stat.Rev.,Vol.43,No.1, pp 45-58,1975.

[2] BRESLOW, N.E.,   Indirect Standardization and Multiplicative
     DAY, N.E.:   Models for Rates.
                          J.Chron.Dis.,Vol.28, pp 289-303, 1975.

[3] GAFFEY, W.R.:   A Critique of the Standardized Mortality Ratio.
                          J.Occup.Med.,Vol.18, No.3,pp 157-16o, 1976.

[4] HAENSZEL, W.   Lung Cancer Mortality as Related to Residence
     et al.:   and Smoking Histories.
                          I. White Males.
                          J.Nat.Cancer Inst., Vol. 28, No.4, 1962.

[5] MIETTINEN, O.:   Standardization of Risk Ratios.
                          Am.J.Epid., Vol.96, pp. 383-388, 1972.

[6] SILOCK, H.:   The Comparison of Occupational Mortality Rates.
                          Pop.Studies 13, pp. 183-192, 1959.

[7] WOOLSON, R.F.,   Mantel-Haenszel-Statistics and Direct Stan-
     BEAN, J.A.:   dardization.
                          Statistics in Medicine, Vol.1. pp. 37-39. 1982

EXAKTE TESTS IN HÖHERDIMENSIONALEN KONTINGENZTAFELN

B. KRUMM
Th. GASSER
Zentralinstitut für Seelische Gesundheit
Abteilung Biostatistik
D-6800 Mannheim 1 - J5

I. Was sind exakte Tests?

Eine zweidimensionale Kontingenztafel mit r Zeilen und c Spalten entsteht, wenn N Paare von Beobachtungen (Y_i, Z_i), i=1,...,N vorliegen,
die Y_i(bzw. Z_i) r (bzw. s) Stufen haben, nominal skaliert und identisch
verteilt sind. Bezeichnet man die Erwartungswerte der Zellbesetzungen
mit $m_{k,l}$, so gilt unter der Hypothese H_0 der Unabhängigkeit

$$m_{k,l} = \frac{m_{k.} \; m_{.l}}{m_{..}} \tag{1}$$

oder in der Schreibweise der log-linearen Modelle

$$\log m_{k,l} = a + b_k + c_l \tag{2}$$

mit Konstanten a, b_k, c_l, die den üblichen Nebenbedingungen genügen.
Die Adäquatheit des Modells wird überprüft mit der Statistik

$$X = \sum_{k,l} \frac{(n_{k,l} - m_{k,l})^2}{m_{k,l}}$$

X ist asymptotisch χ^2 verteilt (d.f. = (c-1)(r-1)).

Über die Bedingungen, unter denen die Annäherung an die asymptotische
Verteilung ausreichend ist, besteht Uneinigkeit. CLAUSS,EBNER (1971)
empfehlen N = 40 und $m_{k,l}$ = 5, während SACHS (1978) $m_{k,l}$ = 2 für ausreichend hält und keine Empfehlung für N gibt. Sind diese Bedingungen
nicht erfüllt, so kann man
- entweder den asymptotischen Test - ungeachtet seiner Unzulänglich-
  keit - dennoch verwenden,
- oder die Statistik X durch Korrekturglieder so modifizieren, daß
  ihre Verteilung von der asymptotischen besser approximiert wird,

- oder Kategorien eliminieren oder zusammenfassen, so daß den oben
erwähnten Anforderungen Genüge getan ist.

Obgleich die Einführung von Korrekturgliedern die Annäherung an die
asymptotische Verteilung verbessert, gibt es dennoch Situationen, in
denen Kategorien zusammengefaßt oder ausgelassen werden müssen. Zusammenfassen oder Weglassen bedeutet selbst dann, wenn es sinnvoll möglich ist, Verzicht auf eine, in der Regel unbekannte, Menge von Information. In all diesen Fällen sind exakte Tests sinnvoll, da sie sowohl
Veränderungen an den Daten als auch asymptotische Betrachtungen überflüssig machen (AGRESTI, WACKERLY, 1977).

II. Der exakte Test

Bei zweidimensionalen Kontingenztafeln sind unter H_o (oder dem Modell
der Unabhängigkeit) die beobachteten Randverteilungen $n_{k.}$ und $n_{.1}$ suffiziente Statistiken der entsprechenden Parameter des Modells. Der
exakte Test ist ein bedingter Test: gegeben $n_{k.}$, $n_{.1}$ berechnet man
unter H_o die Wahrscheinlichkeit einer Tafel $n'_{k,1}$ mit den Randverteilungen $n_{k.}$, $n_{.1}$ folgendermaßen:

$$P\left(\left\{n'_{k,1}\right\}\Big|\left\{n_{k,.}\right\},\left\{n_{.1}\right\}\right) = \frac{\prod\limits_{k,1}\left[(n'_{k,1})!\right]^{-1}}{\sum\limits_{\left\{n'_{k,1}\right\}\in S}\prod\limits_{k,1}\left[(n'_{k,1})!\right]^{-1}} \tag{4}$$

S ist die Menge aller Kontingenztafeln mit den Randverteilungen $n_{k.}$,
$n_{.1}$.

Die Wahrscheinlichkeit P mit der X_o (das ist der an der beobachteten
Tafel berechnete Wert der Statistik X) übertroffen wird, kann nun
berechnet werden:

$$P = \sum\limits_{\left\{n'_{k,1}\right\}\in S} I_{[X_o,\infty)}(X) \ P\left(\left\{n'_{k,1}\right\}\Big|\left\{n_{k.}\right\},\left\{n_{.1}\right\}\right) \tag{5}$$

I ist die Indikatorfunktion der Menge $[X_o,\infty)$; Es werden also die Wahrscheinlichkeiten aller Tafeln aus S addiert, für die X den beobachteten
Wert X_o mindestens erreicht.

Die Formeln (4), (5) sind unmittelbar auf n-dimensionale Kontingenz-

tafeln übertragbar. Da zu jedem log linearen Modell eine Menge von
Randverteilungen gehört, die das Modell eindeutig kennzeichnen, ist S
dann die Menge der n-dimensionalen Kontingenztafeln, die diese Randverteilungen haben.

III. Ein Aufzählalgorithmus für Kontingenztafeln

Zur Berechnung von P gemäß (5) ist es nötig, alle Tafeln aus S zu bestimmen und sie nach der Größe der Statistik X anzuordnen. Da die Mächtigkeit von S bei in der Praxis auftretenden Tafeln beträchtlich ist,
hängt die Anwendbarkeit des exakten Tests wesentlich von der Güte des
Aufzählalgorithmus ab.

BAKER (1977) hat für zweidimensionale Tafeln den Algorithmus AS112 vorgeschlagen, der nun mit dem Ziel, generalisierbare Eigenschaften zu finden, an einem einfachen Beispiel illustriert wird. AS112 produziert
neben den Tafeln aus S noch einige mit negativen Einträgen, die jedoch
identifiziert und ausgeschieden werden können.
Operiert wird also nicht in S sondern in

$$T = \left\{ \left\{ z_{k,1} \right\} \mid z_{k,1} \in Z \quad z_{k.} = n_{k.} \quad z_{.1} = n_{.1} \right\}. \tag{6}$$

Liegt die Tafel TA (Abb.1) vor, so beginnt AS112 mit der Berechnung der
Startmatrix SM und der Matrizen B_i i=1,...,4.

	TA			SM			B_1	
0	1	0	-1	1	1	1	-1	0
0	0	1	1	0	0	-1	1	0
1	0	0	1	0	0	0	0	0

	B_2			B_3			B_4	
1	0	-1	1	-1	0	1	0	+1
-1	0	1	0	0	0	0	0	0
0	0	0	-1	1	0	-1	0	1

Abb.1

Es gilt: SM$\in$T; außerdem führt die Addition von ganzzahligen Linearkombinationen der B_i zu SM nicht aus T hinaus. Darüber hinaus stellt sich
heraus, daß man durch eine geeignete Reihenfolge bei der Addition auch
alle Kontingenztafeln aus S erhält.

Die Matrizen aus T sind die ganzzahligen Lösungen $(z_{11},\ldots,z_{33})$ des folgenden Gleichungssystems $Dz=n$

$$
\underbrace{\begin{bmatrix}
1 & 1 & 1 & 0 & 0 & 0 & 0 & 0 & 0 \\
0 & 0 & 0 & 1 & 1 & 1 & 0 & 0 & 0 \\
0 & 0 & 0 & 0 & 0 & 0 & 1 & 1 & 1 \\
1 & 0 & 0 & 1 & 0 & 0 & 1 & 0 & 0 \\
0 & 1 & 0 & 0 & 1 & 0 & 0 & 1 & 0 \\
0 & 0 & 1 & 0 & 0 & 1 & 0 & 0 & 1
\end{bmatrix}}_{D}
\;\underbrace{\begin{bmatrix} z_{11} \\ \vdots \\ \vdots \\ \vdots \\ \vdots \\ z_{33} \end{bmatrix}}_{z}
\;=\;
\underbrace{\begin{bmatrix} n_{1.} \\ n_{2.} \\ n_{3.} \\ n_{.1} \\ n_{.2} \\ n_{.3} \end{bmatrix}}_{n}
\qquad (7)
$$

SM ist eine Lösung des Gleichungssystems und die B_i sind die allgemeine Lösung des homogenen Gleichungssystems.

IV. Der exakte Test in höherdimensionalen Kontingenztafeln

Auch die in Abschnitt III besprochenen Eigenschaften des Algorithmus können verallgemeinert werden. Jedes log-lineare Modell in einer höher-dimensionalen Kontingenztafel ist durch ein lineares Gleichungssystem $Dz=n$ gekennzeichnet, zu dem sich eine "Startmatrix" SM, die Lösung des Systems ist, und Basismatrizen B_i des homogenen Systems finden lassen. Die Anzahl der Basismatrizen ist gleich der Zahl der Freiheitsgrade des log-linearen Modells. Man erhält S indem man in einer geeigneten Reihen-folge zu SM ganzzahlige Linearkombinationen der B_i addiert und die da-bei vorkommenden Matrizen mit negativen Einträgen eliminiert.

V. Beispiele

a) für die Variablen A (drei Stufen), B und C (je zwei Stufen) wurde das Modell der bedingten Unabhängigkeit von A und B gegeben C unter-sucht. Das Modell hat 4 Freiheitsgrade und die suffizienten Randver-teilungen AxC, BxC. Abb. 2 enthält für drei verschiedene Randvertei-lungen (die im oberen Teil der Abbildung genau beschrieben sind), für drei verschiedene Signifikanzniveaus α (0.10, 0.05, 0.01) und drei Stichprobengrößen (N=12,24,36) das $100(1-\alpha)$-Fraktil der χ^2-Verteilung und die Überschreitungswahrscheinlichkeit (nach Formel (7) berechnet) des exakten Tests;

b) der zweite Teil der Abbildung enthält dieselben Informationen für die Variablen A (drei Stufen) B und C (je zwei Stufen) und das Modell der Unabhängigkeit der Variablen B von dem Paar A, C.

Verteilung V1

N/12	N/6	N/12
N/2	N/12	N/12

AxC

N/6	N/6
N/3	N/3

BxC

Verteilung V2

N/12	N/6	N/12
N/4	n/6	N/4

AxC

N/6	N/6
N/3	N/3

BxC

Verteilung V3

N/6	N/6	N/6
N/6	N/6	N/6

AxC

N/4	N/4
N/4	N/4

BxC

N	α	Fraktil	V1	V2	V3
12	0.10	7.78	0.00	0.08	0.36
	0.05	9.49	0.00	0.02	0.00
	0.01	13.28	0.00	0.00	0.00
24	0.10	7.78	0.07	0.12	0.07
	0.05	9.49	0.03	0.02	0.03
	0.01	13.28	0.00	0.01	0.00
36	0.10	7.78	0.07	0.09	0.09
	0.05	9.49	0.03	0.05	0.02
	0.01	13.28	0.00	0.01	0.01

Verteilung V1

N/6	N/6	N/6
N/12	N/3	N/12

AxC

N/3
2N/3

B

Verteilung V2

N/6	N/6	N/6
N/12	N/3	N/12

AxC

N/2
N/2

B

Verteilung V3

N/6	N/6	N/6
N/6	N/6	N/6

AxC

N/2
N/2

B

N	α	Fraktil	V1	V2	V3
12	0.10	9.24	0.01	0.01	0.02
	0.05	11.07	0.01	0.01	0.02
	0.01	15.09	0.00	0.00	0.00
24	0.10	9.24	0.07	0.06	0.03
	0.05	11.07	0.03	0.03	0.01
	0.01	15.09	0.00	0.00	0.00
36	0.10	9.24	0.09	0.09	0.09
	0.05	11.07	0.04	0.03	0.02
	0.01	15.09	0.01	0.00	0.00

Abb. 2

Selbst bei der größten Stichprobe mit N=36 finden sich Abweichungen
zwischen der exakten Überschreitungswahrscheinlichkeit und dem gegebenen
Niveau α. Die auf den asymptotischen Test gestützte Entscheidung ist
zwar meist, aber nicht durchgängig konservativ. Die Abbildung zeigt, wie
schwierig es ist, generelle Aussagen über die Einhaltung des Niveaus
durch den asymptotischen Test bei kleinen Stichproben zu machen.

VI. Die Grenzen des Algorithmus; geplante Weiterentwicklung

Wesentlicher Bestandteil des in Abschnitt IV beschriebenen Algorithmus
ist die vollständige Berechnung aller in 5 enthaltenen Kontingenztafeln.
In Abhängigkeit von der Stichprobengröße N und der Anzahl der Freiheitsgrade des Modells nimmt die Mächtigkeit von S so rasch zu, daß das Verfahren für $df \geqq 10$ und $N \geqq 20$ undurchführbar wird. Für zweidimensionale
Kontingenztafeln ist es möglich, eine zufällige Stichprobe von Tafeln
aus S zu ziehen und mit dieser das exakte Signifikanzniveau zu approxi-
mieren. AGRESTI, WACKERLY, BOYETT (1979) und BOYETT (1979) haben das
Verfahren beschrieben und machen quantitative Aussagen über die Güte
der Annäherung an das exakte Signifikanzniveau. Der von uns beschriebene
Algorithmus soll ebenfalls in dieser Richtung weiterentwickelt werden.

Literatur

AGRESTI, A., Wackerly, D. (1977), Some exact conditional tests of inde-
pendence for rxc cross-classification tables,
Psychometrika, Vol. 42, No. 1, 111-125.

AGRESTI, A., Wackerly, D., Boyett, J.M. (1979), Exact conditional tests
for cross-classifications: approximation of attained significance
levels,
Psychometrika, Vol. 44, No.1, 75-83.

BAKER, R.J. (1977), AS112, Exact distributions derived from two-way
tables,
Applied Statistics, Vol. 26, No.1, 199-206.

BOYETT, J.M. (1979), AS144, Random rxc tables with given row and column
totals,
Applied Statistics, Vol. 28, No.2, 329-332.

CLAUSS, G., Ebner, H. (1971), Grundlagen der Statistik,
Harri Deutsch, Frankfurt am Main.

SACHS, L. (1978), Angewandte Statistik,
5. Auflage, Springer, Berlin, Heidelberg, New York.

<u>BAYESIAN APPROACH TO THE ANALYSIS OF CLINICAL STUDIES</u>

B. Schneider
Medizinische Hochschule Hannover
Institut für Biometrie
D-3000 Hannover 61

1. The Bayesian Model in Medical Statistics

Medical statistics is primarily concerned with observational or measurement data from patients and the interrelation of these data with environmental or endogenous factors, treatment conditions, etc. The usual model assumed for these data and interrelations is the "collective" model. This assumes that all patients belonging to a specific class of environmental or treatment conditions are randomly and independently chosen from a more or less uniform collective of patients. So the observations x_i of a patient in this class are considered as realizations of a random variable X and the random variables for different patients are independently and indentically distributed with distribution function $F(x,\theta)$. The parameter (or parameter vector) θ is unknown but fixed and identical for each patient of the class. It characterizes the class and contains all relevant information about the interrelations between observations and environmental or treatment conditions. Such a parameter may be the success probability p_A of a treatment A; the mean μ of the change of a measurement x during an observational period, etc.

The crucial point of this model is the assumption of a constant parameter θ for each patient. If for example this parameter is the success probability p_A of a treatment A, each physician will refuse intuitively to give a priori each patient the same probability. Instead he would assign older patients another chance for success than younger ones; patients with a long disease history another chance than those with short history, etc. Sometimes such factors, like age or disease history, influencing the chance of a success are known and can be used to define more homogeneous treatment classes (stratification). But in general they are unknown and we must consider the chance of a success, i.e. the success probability p_A, as varying randomly from patient to patient. So we get another model for the interrelation between patient's data and environmental or treatment conditions, which is called the <u>Bayesian model</u>. This model considers the parameter θ of the frequency distribution not as a fixed value, but as a random variable varying within the population of patients according to an a priori distribution (or density) $q(\theta)$. The interrelation between the

observations x and this random variable θ is in this model expressed
by the a posteriori distribution (or density) of θ, given the data x,
according to Bayes formula:

$$pr(\theta/x) = \frac{l(x/\theta)\cdot q(\theta)}{P(x)}$$

where $l(x/\theta)$ is the "likelihood" and $P(x) = \int l(x/\theta)q(\theta)d\theta$.

It should be mentioned that often in connection with this Bayesian
model the subjective or personal interpretation of probability is
used (as the subjective "chance" for the truth of a statement or ex-
pectation in an event; see EDWARDS et al. (3), CORNFIELD (2)). But
such an interpretation is not obligatory and intrinsic in Bayesian
models. One can in any case also use the frequency-interpretation. So
the individual success probability p_A of a patient can be interpreted
as the frequency of success, if this treatment A is applied repeatedly to this patient under similar conditions. For the interpretation
it is not necessary that such a repetition is done in reality; it is
sufficient, if such a repetition is in principle thinkable.

The intrinsic feature of the Bayesian model is the assumption of a
priori probabilities. Such probabilities are in general not known and
must be defined more or less arbitrarily. This arbitrariness can be
much reduced, if one restricts the model to specific classes of likelihoods and a priori distributions, the so-called "conjugate priors".

Such classes are characterized by the conditions that the a posteriori distribution belongs to the same class as the a priori distribution:

$$k(\theta/x;\beta) = \frac{l(x/\theta;\gamma)\cdot k(\theta;\alpha)}{P(x;\gamma,\alpha)}$$

where α, β, γ are class-parameters. For the most important classes of
likelihood functions the corresponding classes of conjugate priors
are known (see e.g. BARNARD (1), RAIFFA and SCHLAIFER (5), NOVICK and
GRIZZLE (4)). So for the class of normal likelihood distributions the
class of conjugate priors are again the normal distributions. For binomial likelihood distributions the class of conjugate priors are the
Beta-distributions with parameters m, y and the density function:

$$k(p;m,s) = \frac{p^s(1-p)^{m-s}}{\beta(s+1,m-y+1)}$$

(where $\beta(y+1,m-y+1)$ is the Beta-function).

This class of binomial likelihoods reveals a very important property
of conjugate priors:

Assume that with n patients a treatment was successfull for r of them.
For a success probability p the likelihood of this event is:

$$l(r,n/p) = \binom{n}{r}p^r(1-p)^{n-r}$$

Assuming as a priori density for p the Beta-density with parameters m
and s the a posteriori density for p is given by:

$$p_r(p/r,n) = \frac{p^{r+s}(1-p)^{n+m-r-s}}{\beta(r+s+1,m+n-(r+s)+1)}$$

This density is nearly independent from the original choice of m and
s, if r and n are large compared with m and s.

It can be shown that this sort of convergence holds general for conjugate priors under certain conditions (see e.g. RAIFFA and SCHLAIFER
(5), EDWARDS et al. (3)). So with the use of conjugate priors wrong
choices in prior distributions will not influence the a posteriori
distribution, if the observations are based on sufficiently high numbers of cases.

2. Bayesian Treatment Comparison

The aim of clinical studies is not only to get information about success or failure of one treatment, but to compare the therapeutic or
toxic effects of two or more treatments. So clinical studies are for
example concerned with the relation between 2 success probabilities
p_A and p_B of 2 treatments A and B within a defined population of patients. The classical way to handle this problem is the use of significance tests, assuming p_A and p_B as fixed but unknown values and
deciding between the null-hypothesis:

$$H_o : p_A = p_B$$

and the alternative hypothesis:

$$H_1 : p_A \neq p_B$$

In the Bayesian approach, assuming p_A and p_B as random values, such
hypotheses do not make much sense. There must be at least added some
assumption about the probability with which such hypotheses should
hold; and then the problem is entirely undefined.

Pure Bayesians' like Lindley, Savage or Cornfield would add to the
assumption of random parameters the philosophical concept of personal
probabilities and the principle, that all decision should be based
only on the data (it means the likelihood) and not on additional concepts like error probabilities. Then they would not hesitate to consider the truth of the null-hypothesis as a random event (in a per-
sonalistic sense) with a given a priori probability. Then for given

observations x the a posteriori probability of the truth of the null-hypothesis can be calculated and on the basis of this probability about acceptance or rejection decided. So CORNFIELD (2) proposed a decision procedure where the null-hypothesis is accepted as long as the a posteriori probability for the truth of H_o is above some level β (e.g. 10%) and rejected if it is less than this level. He could show, that this is a feasible procedure, not leading to probability 1 for rejection of H_o with increasing number of observations, if for the truth of the null-hypothesis H_o an a priori probability $q > 0$ is given.

But I do not want to introduce concepts which cannot be accepted by objectivists and therefore will not assume personal probabilities for the truth of hypotheses. So the treatment comparison cannot be based on acceptance or rejection of hypotheses but solely on the a posteriori distribution for the success probabilities p_A and p_B.

As the clinical experiments with the two treatments are normally conducted with different patients, one can assume p_A and p_B as independently distributed.

So we get as a posteriori distribution for combined values of p_A and p_B:

$$pr(p_A,p_B/x_A,x_B) = pr(p_A/x_A) \cdot pr(p_B/x_B)$$

This combined distribution is the Bayesian basis for treatment comparisons.

To get an operational procedure one can decide to prefer treatment A over treatment B, if the a posteriori probability for the event $(p_A > p_B)$ is higher than a fixed level (e.g. 90%). This probability is given by the integral of the bivariate a posteriori distribution over the region $p_A > p_A$, i.e. the area above the diagonal line of the unit square in the first quadrant of the parameter-space (p_A,p_B) (see figure 1):

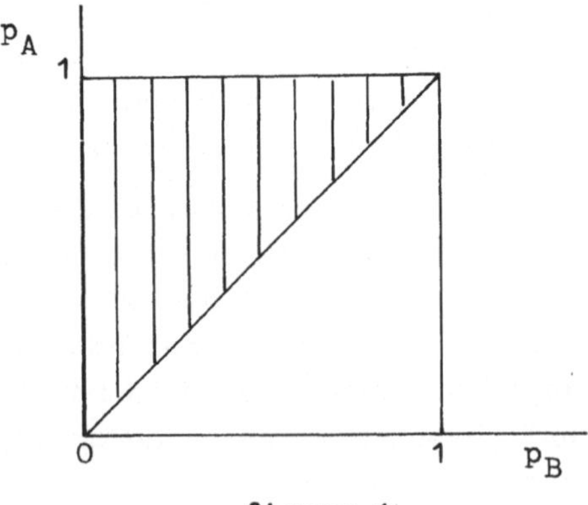

figure 1

$$P(p_A > p_B / x_A, x_B) = \iint\limits_{p_A > p_B} pr(p_A/x_A) \cdot pr(p_B/x_B) dp_A dp_B$$

This integral can be calculated by using methods of numerical integration.

This procedure which was first proposed by NOVICK and GRIZZLE (4) can be extended immediately to the comparison of more than 2 treatments by using the third or more dimensional a posteriori distribution of the parameters $p_A, p_B, p_C, \ldots$ and dividing the parameter-space into appropriate disjoint sets. For 3 treatments one may choose the 3 sets:

preference set A : $p_A > \max (p_B, p_C)$

preference set B : $p_B > \max (p_A, p_C)$

proference set C : $p_C > \max (p_A, p_B)$

For each of these sets the a posteriori probabilities $pr(A)$, $pr(B)$, $pr(C)$ (given the observations $x_1, \ldots, x_n$) may be calculated and the "preference" of the 3 treatments can be ordered according to these 3 probabilities. This shows an intrinsic feature of this sort of analysis: The analysis offers to the physician "preferences" and not "decisions" and error probabilities. It is up to the physician to use these preferences for his own responsible decision.

To illustrate this procedure we use an example from NOVICK and GRIZZLE (4), where 2 surgical techniques for the operation of duodenal ulcer are compared. With technique A applied to 100 patients there died 7, with technique B applied to 100 patients there died only 1 in a definite time (within 6 months after operation). So we get the following contingency table:

	survived	dead	
technique A	93	7	100
technique B	99	1	100
	192	8	200

table 1

Using Chi^2-method with Yates correction we get a value of 3,26 for 1 degree of freedom, which indicates no significant differences at a level a of 0.05.

Using the Bayesian approach we have to calculate the a posteriori probability for $p_A > p_B$, given the observations of the contingency table 1. Here p_A and p_B are considered as probabilities for dying within 6 months after operation A resp. B. Assuming for both probabilities the uniform density as a priori probabilities the a posteriori probability is given by:

$$P(p_A > p_B/100,7;100,1) = \frac{(101!)^2}{7!93!99!} \iint\limits_{p_A > p_B} p_A^7(1-p_A)^{93} p_B(1-p_B)^{99} dp_A dp_B$$

By calculating the integral with numerical methods we get a value greater than 0.98. This means (in the frame of a frequency interpretation of probability) that one can expect for more than 98% of the patients with duodenal ulcer to have a higher death probability with technique A than with technique B. So technique B has a very high preference over technique A.

To my opinion such an information is more understandable and valuable for the physician than the usual declaration of "significance". But if somebody would not be satisfied with the degree of preference given by the a posteriori probability $P(p_A > p_B/x,y)$ and wants a decision on acceptance or rejection of some of the treatments A or B, such a procedure can be easily constructed by fixing two probability levels P_1 and P_o $(P_1 > P_o)$. If $P(p_A > p_B/x,y)$ exceeds P_1 treatment B is accepted. If $P(p_A > p_B/x,y)$ is exceeded by P_o, treatment A is accepted and if the a posteriori probability lies between both levels, both treatments are considered as equivalent. In the last case experimentation can be continued.

The choice of the levels P_o and P_1 can be made arbitrarily by the physician. A more sophisticated decision theoretical approach was proposed by WETHERILL (7), who defined loss functions for the possible decision situations and calculated for each decision the a posteriori risk. Then the decision with minimal risk is chosen at any step of experimentation.

In the frame of Neyman-Pearson statistics one would like to base the decision on error probabilities, but in the Bayesian approach this procedure does not make much sense. If the probabilities p_A and p_B are random variables, what meaning can have an error of rejecting A or B? One possible approach could be to consider the likelihood $l(x,y/p_A p_B)$ for the observed results x,y (i.e. the frequencies of deaths under both treatments) on the straight line $p_A = p_B$ in the parameter space. With the aid of this likelihood there can be defined for a given size a $(0 < a < 1)$ a critical region R in the sample space. This critical region contains all points (x,y) in the extreme sites of the sample space (i.e. for $|x-y| > \delta$ for some δ) with

$$\iint\limits_{|x-y|>\delta} 1(x,y/p_A = p_B)dx\ dx = a$$

This means that δ has to be chosen in such a way that the above condition holds. As the a posteriori probability $P(p_A > p_B/x,y)$ is a continuous function of the points (x,y) of the sample space, the levels P_o and P_1 can be defined in such a way that the points with

$$P(p_A > p_B/x,y) > P_1 \qquad \text{or} \qquad P(p_A > p_B/x,y) < P_o$$

are exactly the points of the critical region R.

In this case preference of A over B or B over A is equivalent with rejection of the null-hypothesis $p_A = p_B$ in a significance test with error probability a. This shows that preference rules in the Bayesian approach can be defined equivalent to a Neyman-Pearson test. This means that A is preferred to B or B to A for exactly the same sample points, for which the null-hypothesis is rejected at level a. But the Bayesian statistician will consider this equivalence only as a mathematical toy; as to him the null-hypothesis is meaningless. He will restrict his statistical task to give the physician preferences and let the decision how to proceed with these preferences to the physician.

References

(1) Barnard, G.A.: Sampling inspection and statistical decisions. Journ. Roy. Stat. Soc. Ser. B, 16, 151-174, 1954

(2) Cornfield, J.: A Bayesian test of some classical hypotheses - with applications to sequential clinical trials. Journ. American Stat. Association 61, 577-594, 1966

(3) Edwards, W., Lindeman, H., Savage, L.J.: Bayesian statistical inference for psychological research. Psychological Review 70, 193-242, 1963

(4) Novick, M.R. and Grizzle, J.E.: A Bayesian approach to the analysis of data from clinical trials. Journ. American Stat. Association 60, 81-96, 1965

(5) Raiffa, H., Schlaifer, R.: Applied statistical decision theory. Harvard Business School, Boston 1961

(6) Schaafsma, W.: Me and the anthropologist. 7th Conference on Probability Theory. Brasov, August 29, - September 4, 1982

(7) Wetherill, G.B.: Sequential methods in statistics. Monographs on Applied Probability and Statistics. Chapman and Hall, London 1980

K A P I T E L 3

REGRESSIONSMODELLE IN DER EPIDEMIOLOGIE

REGRESSIONSMODELLE BEI DER STATISTISCHEN ANALYSE
ZEITLICH-INHOMOGENER MARKOV-KETTEN

J. Mau

Biometrisches Zentrum der RWTH Aachen

Zur Begriffsbestimmung sei kurz erläutert: eine Markov-Kette ist ein mathematisches Modell für das Schicksal eines Individuums, das mehrere transiente Zustände $S_1,\ldots,S_k$ - eventuell auch wiederholt - durchläuft und nach Eintritt in einen der absorbierenden Zustände $A_1,\ldots,A_r$ diesen nicht mehr verläßt. Sei S die Menge dieser Zustände. Zur Modellierung der Altersabhängigkeit wird man oft einen über dem Wahrscheinlichkeitsraum $(\Omega,\mathcal{O}\!\!\mathit{l},P)$ definierten stochastischen Prozeß $X = \{X_t \;;\; t\in[0,1]\}$ mit Zustandsraum $(S,\mathcal{P}(S))$ betrachten; X_t bezeichnet den Zustand eines Individuums zur Zeit t. Wenn für jede geordnete Folge von Zeitpunkten $t_1<\ldots<t_n<\ldots$ und jede Folge von Zuständen $s_1,\ldots,s_n,\ldots\in S$

$$P\,[X_{t_n} = s_n \mid X_{t_{n-1}} = s_{n-1},\ldots,X_{t_1} = s_1]$$

$$= P\,[X_{t_n} = s_n \mid X_{t_{n-1}} = s_{n-1}]$$

für alle $n\in\mathbb{N}$ gilt, dann heißt X ein Markov-Prozeß in stetiger Zeit. Speziell heißt X ein Markov-Sprungprozeß, wenn die Übergangswahrscheinlichkeiten durch nicht negative Intensitätsfunktionen oder infinitesimale Übergangswahrscheinlichkeiten $\lambda_{s_1 s_2}(\cdot)$ für den Zustandswechsel von s_1 nach s_2 gegeben werden, d.h. für alle $t\in[0,1],h>0,t+h\in[0,1],s_1,s_2\in S$ gilt

$$P\,[X_{t+h} = s_2 \mid X_t = s_1] = \lambda_{s_1 s_2}(t)\cdot h + o(h)$$

$$P\,[X_{t+h} = s_1 \mid X_t = s_1] = 1 - \sum_{s_1 \neq s_2} \lambda_{s_1 s_2}(t)\cdot h + o(h)$$

Anschaulich bedeutet dies, daß ein Individuum nur gelegentlich Zustandswechsel erlebt. Da zwei Zustandswechsel zur gleichen Zeit ausgeschlossen sind, kann man das Schicksal eines Individuums in der Zustandsmenge S auch durch einen multivariaten Zählprozeß $N = (N_{s_1 s_2})_{s_1,s_2\in S,\, s_1 \neq s_2}$ beschreiben, wobei für alle $t\in[0,1]$

$$(1) \qquad N_{s_1 s_2}(t) = 1 \, [X_t = s_2 \wedge X_{t-} = s_1] \, ,$$

d.i. eine zeitabhängige Indikatorfunktion für den Wechsel von s_1
nach s_2.

Zur Illustration sei an eine Fragestellung erinnert, die sich bei der
Auswertung der Prospektiven Untersuchungsreihe 'Schwangerschaftsverlauf und Kindesentwicklung' ergeben hat und für die bereits von Mau,
Wellek (1976) ein Markov-Ketten-Modell (Abb. 1) formuliert wurde. In
die Studie wurden Schwangere ab der 6. Woche aufgenommen; als Zeit-
parameter gilt die Schwangerschaftsdauer, die hier nur bis zur 27.
Woche berücksichtigt wird. Die Zustandsmenge S wird gegeben durch
zwei transiente Zustände - erstens, eine fortdauernde Schwangerschaft
ohne das Auftreten von Übelkeit oder Erbrechen (S_0), zweitens, eine
fortdauernde Schwangerschaft nach wenigstens einmaliger Manifestation
solcher Symptome (S_1) - und durch drei absorbierende Zustände, nämlich durch ein Ausscheiden aus dem Schwangerenkollektiv entweder wegen
Abort (A_1) oder Lebendgeburt (A_2) oder 'getting lost' (A_3).

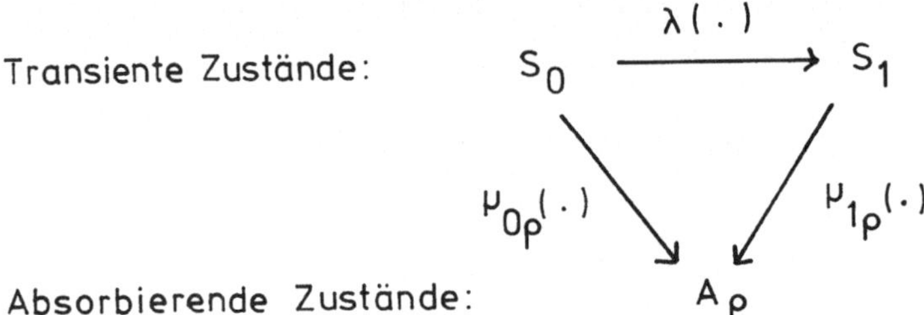

Abb.1: Markov-Ketten-Modell $(\rho = 1, \ldots, r)$

Zwei mögliche Realisationen des individuellen Markov-Sprung-Prozesses
X sind in Abb. 2 skizziert.
In Ergänzung der Analyse in Mau, Wellek (1976) sei bemerkt, daß für
die dort präsentierten Daten die unter der Nullhypothese asymptotisch
χ^2_1-verteilte Mantel-Haenszel-Statistik mit Stetigkeitskorrektur den
Wert 39.25 ergibt, was also einem deutlich signifikanten Unterschied
in den Abortraten des zugrundegelegten Markov-Ketten-Modells entspricht; für Schwangere ohne Übelkeit und ohne Erbrechen ist das geschätzte relative Abortrisiko zwischen der 6. und der 27. Schwanger-
schaftswoche dreimal so hoch wie für Schwangere mit solchen Symptomen.

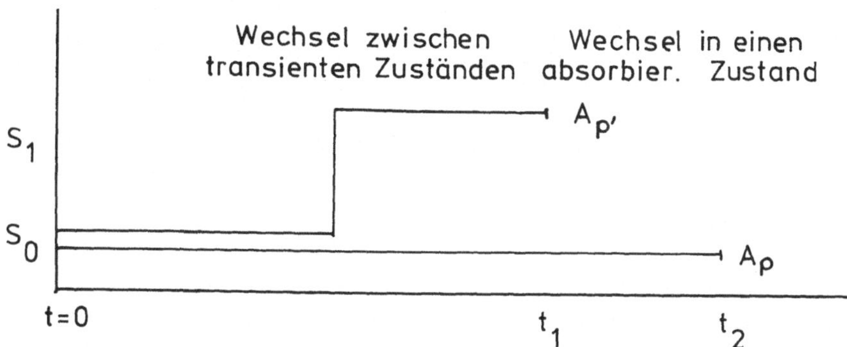

Abb.2: Individueller Sprungprozeß (schematisch)

Das beobachtete Beispiel erläutert eine erste Möglichkeit, den Einfluß von Kovariablen, hier in Form eines binären stochastischen Prozesses, auf eine Risikofunktion abzuschätzen. (Als Risikofunktionen wollen wir Intensitätsfunktionen bezeichnen, die in einen absorbierenden Zustand führen.) Weitere Kovariablen können durch zusätzliche transiente Zustände modelliert werden. Für ungruppierte Daten kann zum Vergleich zweier solcher Risikofunktionen der logrank-Test benutzt werden; vgl. Aalen et al. (1980).

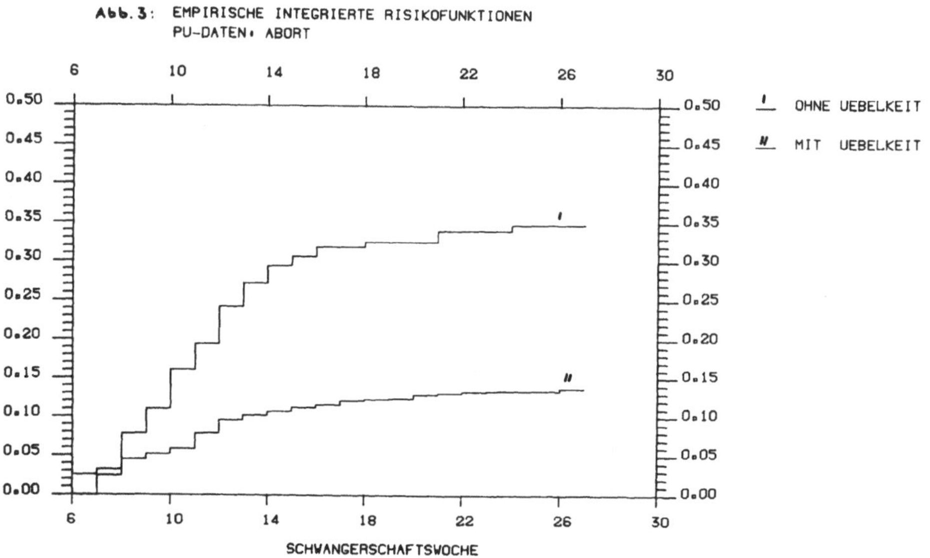

Abb. 3 ist eine Version eines sog. Nelson-Plot für zeitlich diskrete Daten, d.h. eine Darstellung der beiden empirischen integrierten Risikofunktionen, die man hier auch als kumulierte einwöchige Abortraten bezeichnen kann. Bezüglich des Zustandes S_κ ergibt sich - bei Daten ohne Bindungen - die Funktion als Summe der reziproken Anzahl von Individuen, die sich zum Zeitpunkt eines Sprunges von S_κ nach A_1 in S_κ befinden ($\kappa = 0,1$); es wird dabei über die jeweiligen Sprungzeitpunkte summiert.

Zur weiteren Diskussion ist es sinnvoll, diese Schätzer durch die anfangs eingeführten Zählprozesse darzustellen. Betrachten wir den Wechsel von S_κ nach A_ρ, so ergibt sich für ein i-tes Individuum gemäß (1) ein Zählprozeß $N_{\kappa\rho}^{(i)}$ mit Intensitätsprozeß $\Lambda_{\kappa\rho}^{(i)} = \mu_{\kappa\rho} \cdot Y_\kappa^{(i)}$ (unter schwachen, in der Praxis meist erfüllten Voraussetzungen), wobei $\mu_{\kappa\rho}$ eine unbekannte, deterministische nicht-negative Funktion ist. $Y_\kappa^{(i)}$ ist ein beobachtbarer stochastischer Prozeß:
$$Y_\kappa^{(i)}(t) = 1\,[X_{t-}^{(i)} = S_\kappa] \quad \text{für alle} \quad t\in[0,1].$$
Für eine Stichprobe von n Individuen erhält man durch Summation über i: $N_{\kappa\rho}^{\cdot}$, $\Lambda_{\kappa\rho}^{\cdot}$ und $Y_\kappa^{\cdot}$. Das statistische Modell für die Beobachtung einer Stichprobe ist dann ein multivariater Zählprozeß $N^{\cdot}$ mit Komponenten $N_{\kappa\rho}^{\cdot}$ ($\kappa=1,\ldots,k$; $\rho=1,\ldots,r$) und mit einem multivariaten Intensitätsprozeß $\Lambda^{\cdot}$, für den komponentenweise $\Lambda_{\kappa\rho}^{\cdot} = \mu_{\kappa\rho}\cdot Y_\kappa^{\cdot}$ gilt. Weil $\Lambda_{\kappa\rho}^{\cdot}$ nicht beobachtbar ist, kann man den unbekannten Parameter $\mu_{\kappa\rho}$ leider nicht durch einen Quotienten $\Lambda_{\kappa\rho}^{\cdot}/Y_\kappa^{\cdot}$ - gebildet über der Menge aller Zeitpunkte t mit $Y_\kappa^{\cdot}(t)>0$ - schätzen.

Um hier weiterzukommen, muß man sich daran erinnern, daß für doppeltstochastische Poisson-Prozesse, also für den Prozeß $N_{\kappa\rho}^{\cdot}$,
$$N_{\kappa\rho}^{\cdot}(t) - \int_0^t \Lambda_{\kappa\rho}^{\cdot}(\tau)d_\tau \quad \text{für alle} \quad t\in[0,1]$$
ein Martingal $M_{\kappa\rho}^{\cdot}$ in t liefert. Dieser Sachverhalt ist hilfreich, weil Martingale stochastische Prozesse mit im bedingten Mittel verschwindenden Zuwächsen sind, gegeben die Vorgeschichte des Prozesses. Man schätzt die über dem Zeitintervall $[0,t]$ integrierte Risikofunktion $m_{\kappa\rho}^{*}(t) = \int_0^t \mu_{\kappa\rho}(\tau)J_\kappa(\tau)d\tau$ durch

$$(2) \qquad \hat{m}_{\kappa\rho}(t) = \int_0^t J_\kappa(\tau)[Y_\kappa^{\cdot}(\tau)]^{-1}\,dN_{\kappa\rho}^{\cdot}(\tau)$$

Dabei ist $J_\kappa(\tau) = 1\,[Y_\kappa^{\cdot}(\tau) > 0]$. Unter schwachen Voraussetzungen ist dann der Schätzfehler

$$\hat{m}_{\kappa\rho}(t) - m_{\kappa\rho}^{*}(t) = \int_0^t J_\kappa(\tau)\,[Y_\kappa^{\cdot}(\tau)]^{-1}dM_{\kappa\rho}^{\cdot}(\tau)$$

als Lebesgue-Stieltjes-Integral berechenbar; abstrakt ist er wieder
ein Martingal. Zum quantitativen Vergleich zweier empirischer inte-
grierter Risikofunktionen betrachtet man $\int K(\tau)[\,d\hat{m}_{\kappa\rho}(\tau) - d\hat{m}_{\kappa'\rho'}(\tau)]$
über einem Zeitintervall $[0,t]$; K ist eine beobachtbare zufällige
Gewichtsfunktion. Nach einer ähnlich einfachen Varianzschätzung kann
man eine für identische Risikofunktionen asymptotisch standard-normal-
verteilte Teststatistik bilden. Eine spezielle Gewichtsfunktion liefert den logrank-Test. Damit ist das bisherige Vorgehen zur Analyse
des Einflusses einer Kovariablen in einer weiterentwickelbaren Form
rekapituliert. Die zugehörigen Details über den notwendigen mathematischen Apparat und Eigenschaften der Schätzer findet man bei Aalen
(1977).

Im weiteren seien zwei semiparametrische Ansätze zur Analyse des Einflusses mehrerer, eventuell zeitabhängiger Kovariablen auf die Risikofunktionen eines Markov-Sprungprozesses betrachtet. Zum einen handelt
es sich um das log-lineare Regressionsmodell von Cox (1972), zum anderen um ein lineares Regressionsmodell von Aalen (1980). In beiden
Fällen spielen bei der Herleitung der Eigenschaften der Schätzer der
Regressionskoeffizienten eine Darstellung durch Zählprozesse und anschließend Martingalsätze eine wesentliche Rolle. Im Rahmen des log-
linearen Regressionsmodells haben Andersen, Gill (1981) die von Cox
(1975) für seine Partial-likelihood-Schätzer postulierten asymptotischen Eigenschaften nachgewiesen.
Ohne Bezug auf Zählprozesse zu nehmen, hat Kay (1980) die Erweiterung
dieses Cox-Modells für eine Markov-Kette beschrieben. In der hier eingeführten Terminologie geht man von einem individuellen Zählprozeß
$N_{\kappa\rho}^{(i)}$ mit einem Intensitätsprozeß $\Lambda_{\kappa\rho}^{(i)}$ der Form

$$\Lambda_{\kappa\rho}^{(i)}(t) = \mu_{\kappa\rho}^{(o)}(t)\,\exp[\,\beta_{\kappa\rho}'\,z_{\kappa}^{(i)}(t)]\,Y_{\kappa}^{(i)}(t)$$

für alle $t\in[0,1]$ aus. Dabei ist $z_{\kappa}^{(i)}$ ein Vektor von zufälligen,
zeitabhängigen Kovariablen, dessen Zusammensetzung vom Zustand S_{κ}
abhängen kann. $\beta_{\kappa\rho}$ ist ein passender Vektor von Regressionskoeffizienten für den Sprung $S_{\kappa} \to A_{\rho}, \mu_{\kappa\rho}^{(o)}$ eine unbekannte, deterministische
nicht-negative Funktion. $\beta_{\kappa\rho}$ wird durch Maximierung der partial
likelihood

$$L(\beta_{\kappa\rho}) = \prod_{t=0}^{1}\ \prod_{i=1}^{n}\left(\frac{\exp[\,\beta_{\kappa\rho}'\,z_{\kappa}^{(i)}(t)]\,Y_{\kappa}^{(i)}(t)}{\sum_{j=1}^{n}\exp[\,\beta_{\kappa\rho}'\,z_{\kappa}^{(j)}(t)]\,Y_{\kappa}^{(j)}(t)}\right)^{dN_{\kappa\rho}^{(i)}(t)}$$

geschätzt. Inwieweit $L(\beta_{\kappa\rho})$ als eine Likelihood im klassischen Sinne angesehen werden kann, ist zur Zeit noch offen.

Abschließend soll das lineare Regressionsmodell von Aalen (1980) kurz vorgestellt werden; trotz einiger Schwachstellen erscheint es wegen seiner einfachen Struktur interessant:

$$\Lambda_{\kappa\rho}^{(i)}(t) = [\mu_{\kappa\rho}^{(0)}(t) + \beta_{\kappa\rho}'(t)\, \mathcal{Z}_{\kappa}^{(i)}(t)]\, Y_{\kappa}^{(i)}(t) \quad \text{für alle} \quad t\in[0,1].$$

Der Regressionskoeffizientenvektor kann zeitabhängig sein. Es wird dann der multivariate Zählprozeß $\underline{N}_{\kappa\rho} = (N_{\kappa\rho}^{(1)},\dots,N_{\kappa\rho}^{(n)})'$ mit einem n-dimensionalen Intensitätsprozeß $\underline{\Lambda}_{\kappa\rho} = \underline{Y}_{\kappa} \cdot \underline{\mu}_{\kappa\rho}$ betrachtet. $\underline{Y}_{\kappa}$ ist eine n-zeilige Matrix von stochastischen Prozessen, $\underline{\mu}_{\kappa\rho}$ ein Vektor mit $\mu_{\kappa\rho}^{(0)}$ in der ersten Komponente und nachfolgend $\beta_{\kappa\rho}$. Die Schätzung des Vektors integrierter Risikofunktionen - einschließlich der Effekte der Kovariablenprozesse - geschieht analog zum Vorgehen in (2):

$$\underline{\hat{m}}_{\kappa\rho}(t) = \int_0^t J_{\kappa}(\tau)\, \underline{Y}_{\kappa}^-(\tau)\, d\, \underline{N}_{\kappa\rho}(\tau) \quad \text{für alle} \quad t\in[0,1]$$

man benötigt hier jedoch eine verallgemeinerte Inverse $\underline{Y}_{\kappa}^-$ der Matrixfunktion $\underline{Y}_{\kappa}$. Zeitpunkte, für die Rang $(\underline{Y}_{\kappa})$ kleiner als die Anzahl der Komponenten von $\underline{\mu}_{\kappa\rho}$ ist, werden durch die Indikatorfunktion J_{κ} ausgeschlossen. Der Schätzfehler kann wiederum als Martingal nachgewiesen werden; eine Kovarianzfunktion läßt sich ähnlich einfach angeben. Im Gegensatz zum vorangehend betrachteten Cox-Modell benötigt man hier keine irgendwie definierten Likelihood-Schätzer. Die Schwachstellen dieses Ansatzes bestehen in zwei Punkten: Erstens kann die Schätzung zu nicht-isotonen empirischen integrierten Risikofunktionen führen; dies entspräche teilweise negativen empirischen Risikofunktionen. Ein ähnliches Problem hat man bekanntlich bei der Varianzkomponentenschätzung in linearen Modellen mit zufälligen Effekten; deshalb sollte man das Modell nicht mit diesem Einwand verwerfen. Zweitens erscheint die Wahl einer optimalen Inversenbildung schwierig; eine Wahl über ein Kleinste-Quadrate-Kriterium mit der 'observed-minus-expected'-Statistik führt zu $\underline{Y}^- = (\underline{Y}'\underline{Y})^{-1}\underline{Y}'$. Dies liefert jedoch im einfachsten Fall, nämlich im Modell ohne Kovariable, einen Schätzer, der i.a. nicht durch die suffizienten Statistiken $N^{\cdot}$ und $Y^{\cdot}$ darstellbar ist. Man wird daran erinnert, daß auch die partial Likelihood die Information über die Regressionskoeffizienten nicht voll ausnutzt. Eine nähere Untersuchung und ein diesbezüglicher Vergleich der Schätzer ist anscheinend noch völlig offen.

Anmerkung: Herrn Professor Repges gebührt Dank für eine wohlwollende Unterstützung; Fräulein B. Grünewald verdanke ich die Zeichnung und Fräulein B. Kierdorf das Schreiben des Manuskriptes. Diese Arbeit wurde vom Bundesminister für Forschung und Technologie gefördert (Projekt-Nr.: 01 ZP 369 - AA/NT314) und während meiner Tätigkeit am Biometrischen Zentrum Aachen angefertigt.

Literatur

Aalen, O.O. (1977): Nonparametric inference for a family of counting processes. Ann. Statist. 6, 727-739.

Aalen, O.O., Borgan, Ø., Keiding, N., Thormann, J. (1980): Interaction between life history events. Nonparametric analysis for prospective and retrospective data in the presence of censoring. Scand. J. Statist. 7, 161-171.

Kay, R. (1980): The analysis of transition times in multistate stochastic processes using proportional hazard regression nodels. Research Report 214. The Manchester Sheffield School of Probability and Statistics.

Mau, J., Wellek S. (1976): Ein Markov-Ketten-Modell für den Vergleich von Fehlgeburtenhäufigkeiten in verschiedenen Teilkollektiven einer Schwangerschaftsverlaufs-Studie. In: Klinisch-statistische Forschung. S. Koller und J. Berger (Hrsg.). F.K. Schattauer Verlag. Stuttgart-New-York, 289-299.

Dr. rer. nat. J. Mau
Institut für Medizinische Biometrie
der Universität Tübingen
Westbahnhofstr. 55
7400 Tübingen

METHODEN ZUR ÜBERPRÜFUNG DER VORAUSSETZUNGEN DES
COXschen REGRESSIONSMODELLS
Martin Schumacher[*]
Institut für Medizinische Dokumentation, Statistik und
Datenverarbeitung der Universität Heidelberg und
Sonderforschungsbereich 123 "Stochastische Mathematische Modelle"
Im Neuenheimer Feld 325, 6900 Heidelberg 1

Bei der Anwendung des Coxschen Regressionsmodells (COX, 1972) müssen
wir die in vielen Fällen nicht gerechtfertigte Voraussetzung machen,
daß die betrachteten Kovariablen die zugrundeliegende Hazardfunktion
multiplikativ beeinflussen. Ausgehend von graphischen Verfahren, bei
denen sich die Beurteilung des Ergebnisses oft als problematisch erweist, werden geeignete Tests zur Überprüfung dieser Voraussetzungen
vorgestellt. Die Anwendungsmöglichkeiten dieser Methoden werden mithilfe der Daten von Brustkrebspatientinnen demonstriert. Abschließend werden einige Möglichkeiten der Analyse im nichtproportionalen Fall aufgezeigt.

1. Problemstellung

Bei unseren Überlegungen gehen wir aus von der folgenden Situation: Von
N Patienten werden neben der möglicherweise zensierten Überlebenszeit
oder Zeit bis zum Auftreten eines bestimmten Ereignisses, die wir mit
X_i bezeichnen, ein Vektor $z_i = (z_{i1}, \ldots, z_{ip})$ von prognostischen Variablen oder Kovariablen beobachtet, die bestimmte Merkmale des i-ten Patienten beschreiben (i = 1,...,N). COX (1972) hat vorgeschlagen, für
die Hazardfunktion eines Patienten mit Kovariablenvektor z_i die Form

$$\lambda(t|z_i) = \lambda_o(t) \exp\left(\sum_{v=1}^{P} \beta_v z_{iv} \right) \tag{1.1}$$

anzunehmen, wobei $\beta = (\beta_1, \ldots, \beta_p)$ ein unbekannter Parametervektor ist,
der den Einfluß der Kovariablen repräsentiert, und $\lambda_o(t)$ eine ebenfalls
unbekannte Grundhazardfunktion bezeichnet. Aus (1.1) folgt unmittelbar,
daß für das relative Risiko eines Patienten mit Kovariablenvektor z_i
gegenüber einem Patienten mit Kovariablenvektor $z_{i'}$

$$\lambda(t|z_i)/\lambda(t|z_{i'}) = \exp\left(\sum_{v=1}^{P} \beta_v (z_{iv} - z_{i'v}) \right) \tag{1.2}$$

*Diese Arbeit wurde von der Deutschen Forschungsgemeinschaft unterstützt.

gilt. Dies bedeutet insbesondere, daß wir im Regressionsmodell (1.1) annehmen, daß dieses relative Risiko über die Zeit hinweg konstant ist. Dies war natürlich der Grund, (1.1) auch als "Proportional Hazards"-Modell zu bezeichnen. Oftmals verliert jedoch der prognostische Effekt einer bestimmten Variablen, die bei Eintritt des Patienten in die Studie gemessen wurde, im Laufe der Zeit an Bedeutung. Dies ist z.B. der Fall beim Einfluß des klinischen Stadiums bei Brustkrebspatientinnen (siehe GORE et al., 1982). Die Hazardfunktionen in den verschiedenen Stadien, die während der ersten zehn Follow-Up-Jahre deutlich auseinanderliegen, nähern sich danach sehr schnell. In einem solchen Fall ist die Voraussetzung eines über die Zeit konstanten relativen Risikos sicherlich nicht erfüllt.

Methoden, die eine Überprüfung dieser Grundvoraussetzung erlauben, werden der Gegenstand dieses Vortrags sein. Darüberhinaus sollte man aber nicht vergessen, daß bei der Anwendung dieses Modells weitere Voraussetzungen erfüllt sein müssen, wie etwa die stochastische Unabhängigkeit von Zensierungs- und Überlebenszeiten (siehe etwa KALBFLEISCH-PRENTICE (1980), S. 119-122).

Die Anwendung der vorgestellten Methoden soll mithilfe der Daten von N = 671 Brustkrebspatientinnen gezeigt werden, die in den Jahren 1972-1980 in der Universitätsfrauenklinik Heidelberg behandelt worden sind. Kriterium war die Zeit von der Behandlung bis zum Tod; als prognostische Variable wurden u.a. Tumorlokalisation, Tumorgröße, Lymphknotenbefund und der histologische Typ des Tumors gemessen. Wir verwenden diese vier prognostischen Variablen gemäß folgender Definitionen:

$$z_{i1} = \begin{cases} 0 & \text{, Tumorlokalisation lateral} \\ 1 & \text{, Tumorlokalisation medial oder zentral} \end{cases},$$

$$z_{i2} = \begin{cases} 0 & \text{, Tumor kleiner oder gleich 2 cm} \\ 1 & \text{, Tumor größer als 2 cm} \end{cases},$$

$$z_{i3} = \begin{cases} 0 & \text{, Lymphknotenbefund negativ} \\ 1 & \text{, Lymphknotenbefund positiv} \end{cases},$$

$$z_{i4} = \begin{cases} 0 & \text{, nichtinvasives Karzinom} \\ 1 & \text{, invasives Karzinom} \end{cases}.$$

Von den 671 Patientinnen waren 143 in der Follow-Up-Periode gestorben, 528 lebten am Ende des Follow-Ups noch. Der Anteil der zensierten Daten beträgt damit 79%. Die Schätzung des Parametervektors β erfolgt nach der Partial-Likelihood-Methode (siehe COX (1972) oder KALBFLEISCH-PRENTICE (1980), S. 70 ff); die Komponenten des geschätzten Parametervektors $\hat{\beta} = (\hat{\beta}_1, \ldots, \hat{\beta}_4)$, deren Standardabweichungen sowie die Über-

schreitungswahrscheinlichkeiten der entsprechenden univariaten Tests
für die Hypothesen "$\beta_j = 0$" sind in Tabelle 1 zusammengestellt.

Variable		geschätzter Parameter	Standardabweichung	P-Wert
Lokalisation	(z_{i1})	0,35	0,17	0,040
Tumorgröße	(z_{i2})	0,93	0,20	0,000
Lymphknotenbefund	(z_{i3})	0,74	0,18	0,000
Histologischer Typ	(z_{i4})	0,96	1,02	0,348

Tab.1 : Geschätzte Parameter im Coxschen Regressionsmodell für
die Heidelberger Brustkrebsdaten.

2. Graphische Methoden

Um die Güte der Anpassung an das Coxsche Regressionsmodell zu überprüfen, kann man eine verallgemeinerte Residuenanalyse durchführen, die
zuerst von KAY (1977) vorgeschlagen wurde. Dabei nutzt man aus, daß für
eine positive Zufallsvariable X mit zugehöriger kumulativer Hazardfunktion $\Lambda(t) = \int_0^t \lambda(u)\, du$

$$P(\Lambda(X) > t) = \exp(-t) \tag{2.1}$$

gilt, d.h. die mit der kumulativen Hazardfunktion transformierten Überlebenszeiten sind exponentialverteilt mit Parameter $\lambda = 1$. Als Schätzer
für die kumulative Hazardfunktion wird im Modell (1.1)

$$\hat{\Lambda}(t|z_i) = \int_0^t \hat{\lambda}_0(u)\, du \cdot \exp\left(\sum_{v=1}^P \hat{\beta}_v z_{iv} \right) \tag{2.2}$$

verwendet. Dabei ist $\hat{\beta}$ wieder der geschätzte Parametervektor und
$\hat{\lambda}_0(t)$ ein Schätzer für die unbekannte Grundhazardfunktion $\lambda_0(t)$. Für
Einzelheiten der Schätzung von $\lambda_0(t)$ sei etwa auf MILLER (1981), S.132-
136 oder DIXON et al. (1981), Appendix A31 verwiesen. Nach (2.1)
müßten sich daher die Residuen $\hat{\Lambda}(X_1|z_1)\ldots, \hat{\Lambda}(X_N|z_N)$ approximativ wie
exponential verteilte Zufallsvariable mit Parameter $\lambda = 1$ verhalten,
d.h. die kumulative Hazardfunktion der mit (2.2) transformierten Überlebenszeiten sollte eine Gerade mit Steigung 1 sein.
Abbildung 1 zeigt einen Plot der empirischen kumulativen Hazardfunktion
der verallgemeinerten Residuen gegen die Residuen selbst bei den
Heidelberger Brustkrebsdaten. Die Abweichung von der Geraden mit Steigung 1 ist aber schwierig zu beurteilen, weil bei der Transformation
der Überlebenszeiten mithilfe von (2.2) nicht die wahren Parameter β

und $\lambda_0(t)$ sondern deren Schätzungen benutzt werden. Das beinhaltet eine zusätzliche Variationsquelle und kann auch bei Erfülltsein der Modellvoraussetzungen zu Abweichungen von der Exponentialverteilung mit $\lambda = 1$ führen (LAGAKOS, 1981). Zwei Lösungsmöglichkeiten für dieses Problem haben LAGAKOS (1981) und SCHOENFELD (1982) aufgezeigt.

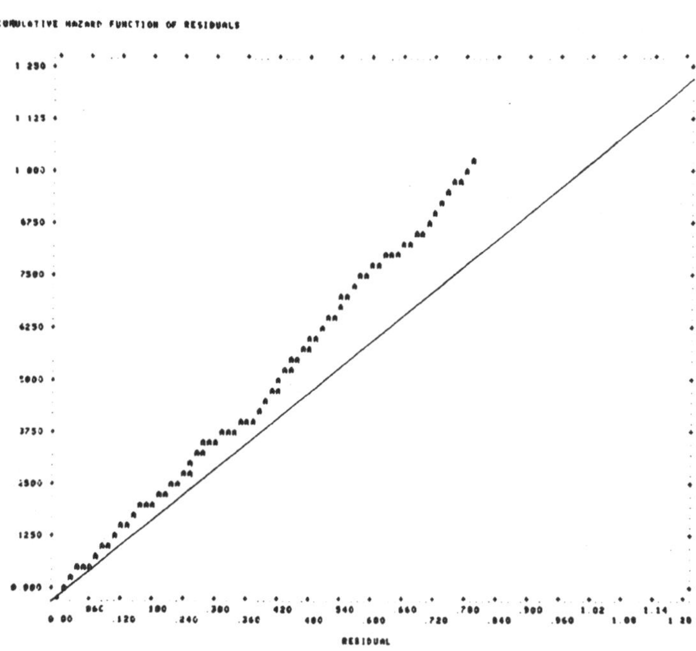

Abb. 1: Empirische kumulative Hazardfunktion der Residuen bei den Heidelberger Brustkrebsdaten.

Darüberhinaus muß man berücksichtigen, daß eine Abweichung von der Geraden mit Steigung 1 auch auf andere Mängel bei der Modellspezifikation als das Nichterfülltsein der Proportionalitätsannahme zurückgeführt werden kann wie etwa auf die Nichtberücksichtigung von weiteren wichtigen Kovariablen oder von Wechselwirkungen zwischen bestimmten Kovariablen.

Eine mehr spezifische graphische Methode zur Überprüfung der Proportionalität sind die sogenannten log(-log)-Plots. Dabei werden die Patienten gemäß den verschiedenen (evtl. zusammengefaßten) Werten einer Komponente des Kovariablenvektors in Gruppen - auch Strata genannt - aufgeteilt. Wir wollen o.B.d.A. annehmen, daß diese Aufteilung durch die erste Komponente z_{i1} des Kovariablenvektors vorgenommen wird und man dabei zwei

Gruppen oder Strata erhält. Liegt Proportionalität bezüglich z_{i1} vor,
so sind auch die kumulativen Hazardfunktionen $\Lambda_k(t)$ $(k = 1,2)$ in den
beiden Gruppen proportional. Dies impliziert, daß die logarithmierten
kumulativen Hazardfunktionen konstanten vertikalen Abstand voneinander
haben. Verwendet man statt der unbekannten kumulativen Hazardfunktionen
Schätzer $\hat{\Lambda}_k(t)$ für diese (siehe etwa KALBFLEISCH-PRENTICE (1980), S.91ff,
DIXON et al. (1981), Appendix A31 oder MILLER (1981), S.66), so sollte
der vertikale Abstand dieser logarithmierten empirischen kumulativen
Hazardfunktionen ebenfalls etwa konstant sein. Die Tatsache, daß
$\Lambda_k(t) = -\log S_k(t)$ gilt, wobei $S_k(t)$ die Survivalfunktion in der k-ten
Gruppe bezeichnet, macht den Namen log(-log)-Plots verständlich.

In unserem Beispiel teilen wir die Brustkrebspatientinnen ebenfalls in
zwei Gruppen auf, und zwar in solche mit lateraler Tumorlokalisation
($z_{i1} = 0$) und mit zentraler/medialer Tumorlokalisation ($z_{i1} = 1$). Abbildung 2 zeigt die logarithmierten empirischen kumulativen Hazardfunktionen in den beiden Gruppen, die Stichprobenumfänge sind $N_1 = 365$ und
$N_2 = 306$.

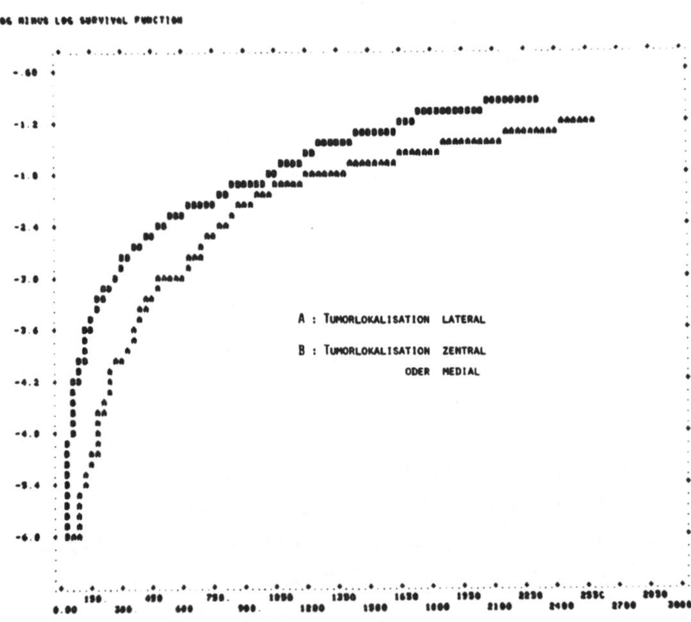

Abb. 2: Logarithmierte empirische kumulative Hazardfunktionen von
Brustkrebspatientinnen mit lateraler und zentraler/medialer
Tumorlokalisation.

Die Plots in Abbildung 2 erwecken den Eindruck, daß das relative Risiko von Patientinnen mit zentraler/medialer gegenüber Patientinnen mit lateraler Tumorlokalisation zunächst recht groß ist, nach ungefähr zweieinhalb Jahren gegen Eins geht und danach nahezu konstant ist. Jedoch beinhalten die Plots keinerlei Information über die Varianz der logarithmierten empirischen kumulativen Hazardfunktionen, sodaß nicht zu klären ist, ob dieser Eindruck auf tatsächlich vorliegende Nichtproportionalität zurückgeführt werden kann oder nur auf Zufallsschwankungen beruht.

3. Einbeziehung von zeitabhängigen Kovariablen

Als eine weitere Möglichkeit, die Proportionalität bezüglich z_{i1} zu überprüfen, hat bereits COX (1972) vorgeschlagen, Modell (1.1) durch eine zeitabhängige Kovariable $z_{i1}g(t)$ mit einer fest vorgegebenen, nicht konstanten Funktion $g(t)$ zu erweitern. D.h., man betrachtet das erweiterte Modell

$$\lambda(t|z_i) = \lambda_0(t) \exp((\beta_1 + \gamma_1 g(t))z_{i1} + \sum_{v=2}^{P} z_{iv}\beta_v) \qquad (3.1)$$

und führt einen Test zur Überprüfung der Hypothese "$\gamma_1 = 0$" durch (siehe auch DIXON et al. (1981), S. 582).
Bei den Heidelberger Brustkrebsdaten haben wir $g(t) = \log t$ gewählt; die geschätzten Koeffizienten $\hat{\beta}_1, \ldots, \hat{\beta}_4$ und $\hat{\gamma}_1$, deren Standardabweichungen sowie die P-Werte der entsprechenden univariaten Tests sind in Tabelle 2 zusammengestellt.

Variable	geschätzter Parameter	Standard-abweichung	P-Wert
Lokalisation (z_{i1})	2,65	1,26	0,035
Tumorgröße (z_{i2})	0,93	0,20	0,000
Lymphknotenbefund (z_{i3})	0,74	0,18	0,000
Histologischer Typ (z_{i4})	0,94	1,02	0,348
zeitabhängige Kovariable $(z_{i5}(t)=z_{i1}\log t)$	− 0,36	0,19	0,061

Tab. 2: Geschätzte Parameter im erweiterten Coxschen Regressionsmodell für die Heidelberger Brustkrebsdaten.

Die Schätzungen der Parameter β_2, β_3 und β_4 bleiben gegenüber den in Tabelle 1 aufgeführten Werten nahezu unverändert. Der Absolutwert von $\hat{\beta}_1$ ändert sich jedoch beträchtlich, was bei der Hinzunahme der zeitabhängigen Kovariablen natürlich zu erwarten war. Das negative Vorzeichen von $\hat{\gamma}_1$ sowie der P-Wert des univariaten Tests für die Hypothese "$\gamma_1 = 0$" scheinen anzudeuten, daß der Einfluß der Lokalisation im Laufe der Zeit an Bedeutung verliert.

4. Konfidenzbänder und Anpassungstests

Bei dem im vorigen Abschnitt behandelten Verfahren haben wir mit $g(t) = \log t$ eine sehr spezielle Wahl getroffen. Der damit verbundene Test kann daher natürlich nur Abweichungen von der Proportionalität in bestimmten Richtungen entdecken und ist für eine generelle Überprüfung der Grundvoraussetzung des Coxschen Regressionsmodells nicht geeignet.

Eine Möglichkeit für eine solche generelle Überprüfung könnten simultane Konfidenzbänder etwa für die Differenz der logarithmierten kumulativen Hazardfunktionen bieten, die wir bereits in Abschnitt 2 bei den log(-log)-Plots betrachtet haben. Ein Test könnte dann etwa dadurch durchgeführt werden, daß man überprüft, ob eine horizontale Gerade durch das Band gelegt werden kann, ohne es zu schneiden. Abbildung 3 zeigt ein solches Band für die Differenz der logarithmierten kumulativen Hazardfunktionen von Brustkrebspatientinnen mit medialer/zentraler bzw. lateraler Tumorlokalisation zusammen mit der geschätzten Differenz.

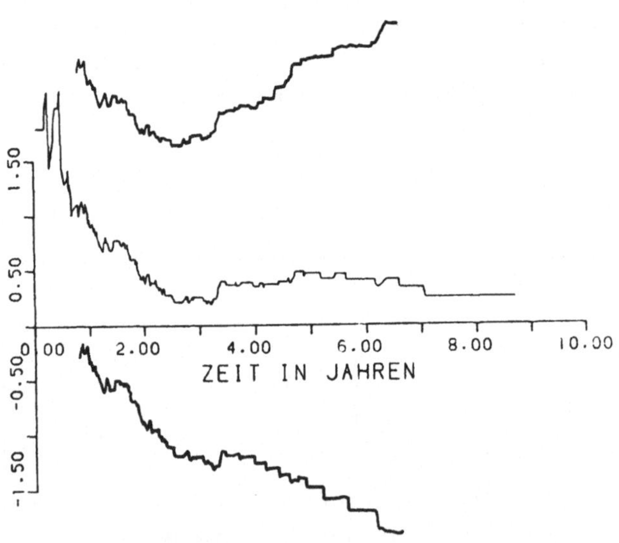

Abb. 3: Simultanes 95%-Konfidenzband für die Differenz der logarithmierten kumulativen Hazardfunktionen von Brustkrebspatientinnen mit zentraler/medialer bzw. lateraler Tumorlokalisation.

Die Konfidenzbänder sind so konstruiert, daß sie im speziellen Fall nichtzensierter Daten konstante Weite haben. Im allgemeinen Fall setzt eine Weitung in dem Zeitbereich ein, in dem zensierte Beobachtungen auftreten. Die Weitung ist in unserem Beispiel, hervorgerufen durch ca.79% zensierte Beobachtungen, beträchtlich. Hinzu kommt, daß diese Bänder sehr konservativ sind und damit mehr als graphische Methode und nicht als Test einsetzbar sind.

Bei der Konstruktion von Teststatistiken für geeignete Anpassungstests geht man nun folgenden Weg. Man gibt sich eine Partition der Zeitachse $O = t_0 < t_1 < \ldots < t_{r-1} < t_r$ fest vor und überprüft die Hypothese, daß Proportionalität wieder o.B.d.A. bezüglich der Kovariablen z_{i1} vorliegt, in den einzelnen Zeitintervallen. Dazu gibt es verschiedene Möglichkeiten: Bei der ersten nutzen wir wieder aus, daß die Differenz der logarithmierten kumulativen Hazardfunktionen in den beiden Gruppen konstant ist. Die zweite Konstruktionsmöglichkeit beruht auf der Tatsache, daß auch die Differenz der log(-log)-transformierten bedingten Überlebenswahrscheinlichkeiten $P(X_i > t_j | X_i > t_{j-1})$ in den beiden Gruppen konstant ist. Die beiden zugehörigen Teststatistiken besitzen asymptotisch eine χ^2-Verteilung mit $r - 1$ Freiheitsgraden. Einzelheiten findet man bei SCHUMACHER-VAETH (1982).

ANDERSEN (1982) hat zwei weitere Möglichkeiten angegeben. Dabei muß man zusätzlich annehmen, daß die Hazardfunktionen in den einzelnen Zeitintervallen konstant sind, also eine stückweise Exponentialverteilung vorliegt. Die Tests beruhen auf einem Vergleich der entsprechenden Maximum-Likelihoodschätzer. Dabei ist der erste ein Test vom Waldschen Typ und der zweite ein Likelihoodquotiententest, deren Teststatistiken ebenfalls beide asymptotisch eine χ^2-Verteilung mit $r - 1$ Freiheitsgraden besitzen. Einen weiteren Test, bei dem keinerlei Annahmen über die Form der zugrundeliegenden Verteilungen gemacht werden, hat SCHOENFELD (1980) vorgeschlagen. Dabei wird die Anzahl der beobachteten Sterbefälle in einer Gruppe in den einzelnen Zeitintervallen mit der bedingten erwarteten Anzahl verglichen, wobei die Risikomenge am Anfang des Intervalls gegeben ist. SCHOENFELD (1980) hat gezeigt, daß diese Teststatistik eine χ^2-Verteilung mit $r - 1$ Freiheitsgraden besitzt.

In unserem Beispiel haben wir als Partition der Zeitachse $t_1 = 500$, $t_2 = 1000$, $t_3 = 1500$, $t_4 = 3400$ (in Tagen) gewählt. Die Werte der Teststatistiken zur Überprüfung der Proportionalität bezüglich der Kovariablen z_{i1} (Tumorlokalisation) haben wir in Tabelle 3 zusammengestellt.

Test	Teststatistik	Freiheitsgrade	P-Wert
Schumacher-Vaeth 1	9,58	3	0,023
Schumacher-Vaeth 2	6,55	3	0,088
Andersen (Wald)	5,97	3	0,113
Andersen (LQ)	6,14	3	0,105
Schoenfeld	6,07	3	0,108

Tab. 3: Teststatistiken und Überschreitungswahrscheinlichkeiten
der Tests auf Proportionalität bezüglich Tumorlokalisation bei den Heidelberger Brustkrebsdaten.

Diese hier am Beispiel von zwei Gruppen ($z_{i1} = 0$ und $z_{i1} = 1$) vorgestellten Tests lassen sich in sehr einfacher Weise auf den Fall von Kovariablen mit mehr als zwei Ausprägungen und für die Überprüfung der Proportionalitätsannahme bezüglich mehrerer Kovariabler erweitern. Generell problematisch bei der Anwendung dieser Tests ist die Festlegung
der Unterteilung der Zeitachse. Einerseits sollte man diese Unterteilung so fein wie möglich machen, weil dann die Überprüfung der Proportionalität nicht auf eine zu geringe Anzahl von Intervallen reduziert
wird. Andererseits muß man dafür sorgen, daß in die einzelnen Intervalle zumindest einige nichtzensierte Beobachtungen aus beiden Gruppen fallen. Dies begrenzt natürlich die Anzahl der Intervalle. Einen Ausweg
aus diesem Problem bieten möglicherweise Anpassungstests vom Kolmogorov-
Smirnov- oder Cramér-von Mises- Typ. Die Bestimmung der asymptotischen
Verteilungen der entsprechenden Teststatistiken ist aber bereits im
speziellen Fall nichtzensierter Daten mit erheblichen Schwierigkeiten
verbunden; für den Fall zensierter Daten liegen bislang keinerlei Ergebnisse vor.

5. Diskussion und Schlußfolgerungen

Mit den in den vorherigen Abschnitten vorgestellten Methoden haben wir
Möglichkeiten aufgezeigt, die Grundvoraussetzung der Proportionalität
im Coxschen Regressionsmodell zu überprüfen. Offen ist dabei die Frage
geblieben, wie man im Falle des Vorliegens von Nichtproportionalität
eine Analyse durchführen kann. Hat man genügend Vorwissen entweder aus
anderen Studien oder aus biologischen Modellen über den Einfluß von
prognostischen Faktoren auf die Überlebenszeit von Patienten, so kann
man versuchen, durch Einführung eines zeitabhängigen Parameters $\beta(t)$
diesen Einfluß zu modellieren. Dies entspricht der in Abschnitt 3 vorgestellten Erweiterung des Coxschen Regressionsmodells (3.1) durch zeitabhängige Kovariable der Form $z_{iv}g_v(t)$ mit fest vorgegebenen Funktionen

$g_v(t)$. Ansätze dieser Art findet man etwa in der Arbeit von STABLEIN et al. (1981).

Für den Fall, daß ein solches Vorwissen nicht verfügbar oder aber zu vage ist, haben ANDERSON und SENTHILSEVAN (1982) ein "Zwei-Schritt"-Modell vorgeschlagen, in dem die Zeitachse in zwei Intervalle aufgeteilt wird und in jedem der beiden Zeitintervalle ein Coxsches Regressionsmodell der Form (1.1) angenommen wird. Eine Analyse in einem solchen Zwei-Schritt-Modell, das sehr einfach zu einem Drei- oder Mehr-Schritt-Modell erweiterbar ist, kann dann möglicherweise Hinweise auf die funktionale Form des Einflusses des prognostischen Faktors, also auf die Form des zeitabhängigen Parameters $\beta(t)$ geben.

Abschließend ein Hinweis auf die verwendeten Programme:

Die Berechnung der verschiedenen Teststatistiken und Schätzungen für die Modellparameter sowie die Erstellung der Plots erfolgte mit der Prozedur BMDP2L (DIXON et al., 1981) in den Abschnitten 1, 2 und 3 und mit Programmen aus der Unterprogrammsammlung des Instituts für Medizinische Dokumentation, Statistik und Datenverarbeitung der Universität Heidelberg (Abschnitt 4). Für die Durchführung möchte ich Stefanie Dellmeier und Hans Mollner herzlich danken.

Literatur

ANDERSEN, P.K. (1982) : Testing Goodness-of-Fit of Cox's Regression
and Life Model.
Biometrics 38, 67-77.

ANDERSON, J.A., SENTHILSELVAN, A. (1982) : A Two-Step Regression Model
for Hazard Functions.
Appl.Statist. 31, 44-51.

COX, D.R. (1972) : Regression Models and Life Tables (with discussion).
J.R.S.S. B 34, 187-220.

DIXON, W.J., BROWN, M.B., ENGELMAN, L., FRANE, J.W., HILL, M.A.,
JENNRICH, R.I., TOPOREK, J.D. (1981) : BMDP Statistical Software.
Berkeley - Los Angeles - London: University of California Press.

GORE, S., LANGLANDS, A., POCOCK, S., KERR, G. (1982) : Natural History
of Breast Cancer.
in: Recent Results in Cancer Research Vol. 80
Berlin-Heidelberg : Springer.

KALBFLEISCH, J.D., PRENTICE, R.L. (1980) : Analysis of Failure Time
Data.
New York, Wiley.

KAY, R. (1977) : Proportional Hazard Regression Models and the Analysis
of Censored Survival Data.
Appl. Statist. 26, 227-237.

LAGAKOS, S.W. (1981) : The Graphical Evaluation of Explanatory Variables
in Proportional Hazards Regression Models.
Biometrika 68, 93-98.

MILLER, R. (1981) : Survival Analysis.
     New York: Wiley.

SCHOENFELD, D. (1980) : Chi-Squared Goodness-of-Fit Tests for the Pro-
     portional Hazards Regression Model.
     Biometrika 67, 145-153.

SCHOENFELD, D. (1982) : Partial Residuals for the Proportional Hazards
     Regression Model.
     Biometrika 69, 239-241.

SCHUMACHER, M., VAETH, M. (1982) : On a Goodness-of-Fit Test for the
     Proportional Hazard Model.
     in Vorbereitung.

STABLEIN, D.M., CARTER, W.H., NOVAK, J.W. (1981) : Analysis of Survival
     Data with Nonproportional Hazard Functions.
     Controlled Clinical Trials 2, 149-159.

<u>MULTIPLE REGRESSIONSANALYSE</u>
<u>DER DATEN DER MÜNCHNER BLUTDRUCK-STUDIE</u>

V. CAIRNS, D. KLEINBAUM, A. DÖRING, J. STIEBER, U. KEIL
Gesellschaft für Strahlen- und Umweltforschung
Institut für Medizinische Informatik und Systemforschung
Neuherberg

<u>Zusammenfassung</u>

Mit Hilfe der multiplen Regressionsanalyse wurde an den Daten der Münchner Blutdruck-Studie nach Risikofaktoren für hohen Blutdruck gesucht. Hierbei wurden zwei
Strategien, nämlich erstens die hierarchische Variablenselektion durch "backward
stepping" und zweitens die Anpassung des Signifikanzniveaus, angewandt. Für die mit
diesen Verfahren gefundenen signifikanten Interaktionsterme zweiter Ordnung wird
eine mögliche Erklärung gegeben. Bei der Untersuchung der Haupteffekte ergab sich,
daß Body Mass Index (BMI) einen starken und signifikanten Einfluß auf den Blutdruck
(BD) hat. Dies wird auch durch die Ergebnisse vieler anderer Studien bestätigt. Die
Variable RAUCHEN war als Haupteffekt nicht signifikant; die Größe der Koeffizienten
weist auf keinen bedeutungsvollen Effekt hin. Die Variable ALKOHOL erschien in der
Mehrzahl der Analysen als signifikanter Haupteffekt. Obwohl der Effekt der Variable
ALKOHOL nicht so groß ist wie derjenige des BMI, ist er in Bezug auf eine Bevölke-
rung dennoch bedeutungsvoll.

<u>I. Einleitung</u>

Die Münchner Blutdruck-Studie (MBS) (1) wurde als repräsentative Querschnittsstudie
mit Folgestudie konzipiert. Die Studie beantwortet u. a. Fragen zur Häufigkeit des
hohen Blutdrucks und zum Behandlungs- und Bekanntheitsgrad der Hypertonie in München. Als Studienpopulation wurden die 30- bis 69jährigen Münchner deutscher Nationalität ausgewählt, repräsentiert durch 3400 Bürger (Zufallsstichprobe); von diesen
waren 3198 "erreichbar". Es wurde eine Beteiligungsrate von 69,3% erreicht (1042
Männer und 1174 Frauen). Die Prävalenz der Hypertonie ($\geq$160 mmHg systolisch
und/oder $\geq$ 95 mmHg diastolisch) beträgt bei der untersuchten Bevölkerung 14,0%, mit
deutlicher Abhängigkeit von Alter und Geschlecht. Männer sind mit 17,7% wesentlich
häufiger betroffen als Frauen mit 10,7%; hoher Blutdruck nimmt bei beiden Ge-
schlechtern mit dem Alter zu.

Neben Untersuchungen des Blutdruckes wurden in der MBS I u.a. Fragen zum Alkoholkonsum, zum Rauchverhalten und zu soziodemographischen Faktoren gestellt; weiterhin wurden Körpergröße und Gewicht bestimmt. Ziel der Ermittlung dieser Größen war es, die Abhängigkeit des Blutdruckes von verschiedenen Variablen feststellen und quantifizieren zu können. Diese Abhängigkeit wurde mit Hilfe der Regressionsanalyse untersucht.

II. Die Variablen

Die beiden abhängigen Variablen, die untersucht werden, sind der systolische und der diastolische Blutdruck. Alle Analysen werden jeweils getrennt für den systolichen und diastolischen Blutdruck durchgeführt. In die Analyse werden die vier unabhängigen Variablen ALTER, BMI, ALKOHOL und RAUCHEN einbezogen. ALTER wird dabei als Kontrollvariable behandelt, während die anderen drei als mögliche Risikofaktoren für hohen Blutdruck angesehen werden.

Der Body Mass Index (BMI) ist ein Maß für die Körpermasse und wird nach folgender Formel berechnet: Gewicht (in kg)/Größe^2 (in m^2). Die Variable ALKOHOL wird definiert als die durchschnittliche Menge Alkohol, die der Proband nach eigenen Angaben an einem Tag zu sich nimmt. Sowohl die Variable ALKOHOL als auch die Variablen ALTER und BMI werden als stetige Variablen behandelt. Als Raucher werden alle Personen definiert, die zur Zeit rauchen oder innerhalb der letzten sechs Monate das Rauchen aufgegeben haben, und die mehr als 5 Zigaretten pro Tag rauchen bzw. geraucht haben. RAUCHEN wird dann als dichotome Variable aufgefaßt.

III. Strategie der Regressionsanalysen

Es wurden Regressionsanalysen durchgeführt, die alle vier unabhängigen Variablen (ALTER, BMI, ALKOHOL und RAUCHEN) und alle Interaktionen zweiter und dritter Ordnung dieser Variablen einschließen. Dabei wurde eine "backward-stepping"-Methode angewendet, die mit einem vollständigen Modell beginnt und nicht-signifikante Variablen nach einem hierarchischen Prinzip eliminiert. Bei allen Analysen wurde, wie später ausgeführt wird, eine Anpassung des Signifikanzniveaus durchgeführt. Diese beiden Strategien, nämlich die hierarchische Variablenselektion zusammen mit der Anpassung des Signifikanzniveaus, stellen im Vergleich zu früheren Studien über die Risikofaktoren des Bluthochdrucks (2,3), unseren wichtigsten methodischen Beitrag dar. Die "backward-stepping"-Methode (4) impliziert ein Vorgehen, das hierarchisch von den Termen höchster Ordnung, die im Modell zugelassen werden, zu den Haupteffekten fortschreitet. Terme niederer Ordnung werden nicht aus dem Modell eliminiert, wenn sie als Komponente in einem Produktterm höherer Ordnung enthalten sind, welcher noch im Modell beibehalten ist. Das Ausgangsmodell enthält alle Haupteffekte und alle Interaktionen zweiter und dritter Ordnung; es hat folgende Form:

$$BD = \beta_0 + \beta_1 ALTER + \beta_2 BMI + \beta_3 ALKOHOL + \beta_4 RAUCHEN$$
$$+ \beta_5 ALTERxBMI + \beta_6 ALTERxALKOHOL + \beta_7 ALTERxRAUCHEN$$
$$+ \beta_8 BMIxALKOHOL + \beta_9 BMIxRAUCHEN + \beta_{10} ALKOHOLxRAUCHEN$$
$$+ \beta_{11} ALTERxBMIxALKOHOL + \beta_{12} ALTERxBMIxRAUCHEN$$
$$+ \beta_{13} ALTERxALKOHOLxRAUCHEN + \beta_{14} BMIxALKOHOLxRAUCHEN$$

Aus diesem Ausgangsmodell werden Terme dritter Ordnung durch einen "backward-stepping" Algorithmus entfernt. Als nächstes werden Terme zweiter Ordnung entfernt, die nicht als Komponente signifikanter, noch im Modell befindlicher Terme dritter Ordnung enthalten sind. Dabei wird wieder dieselbe "backward-stepping"-Methode benutzt. Schließlich werden die Haupteffekte, die als mögliche Risikofaktoren angesehen werden (BMI, ALKOHOL und RAUCHEN) und die nicht in einem noch im Modell befindlichen Term höherer Ordnung enthalten sind, analysiert. ALTER wird dabei als Kontrollvariable behandelt, d.h. ALTER wird als Haupteffekt in allen Modellen beibehalten. An keinem Punkt ist es zulässig, eine Variable wieder in das Modell aufzunehmen. Auf diese Weise wird ein "optimales" Modell ausgewählt. Auch die Konfidenzintervalle der Koeffizienten aller Haupteffekte werden berechnet.

In vorangegangenen Untersuchungen, die die Beziehung zwischen BMI und Blutdruck als Ziel hatten, hatte sich gezeigt, daß Männer über 60 Jahre ein anderes Verhalten zeigten als jüngere Männer. Es ist zu diskutieren, ob dies mit einem selektiven Überleben erklärt werden kann. Das würde bedeuten, daß Männer, die ein hohes Risiko haben (die übergewichtig sind und einen hohen Blutdruck haben) versterben, ehe sie das Alter von 60-69 Jahren erreichen. Deshalb wurden alle Analysen zuerst für alle Altersgruppen und dann für die Altersgruppe 30-59 durchgeführt.

Zusätzliche Analysen wurden nach Ausschluß der unter antihypertensiver Behandlung stehenden Probanden durchgeführt. Es zeigte sich, daß die Probanden, die antihypertensiv behandelt wurden, insbesondere die Männer, einen geringeren Alkoholkonsum hatten. Deswegen erschien es angebracht, diese Personen bei zusätzlichen Analysen auszuschließen.

IV. Anpassung des Signifikanzniveaus in der schrittweisen Regressionsanalyse

Bei der gewählten Strategie der "backward-stepping"-Methode ergibt sich ein Problem bezüglich des Signifikanzniveaus. Wenn eine Regressionsgleichung eine große Anzahl von Variablen enthält, muß das Signifikanzniveau α bestimmt werden, mit dem die Tests durchgeführt werden sollen. Bei jedem Schritt werden eine Menge von k verschiedenen partiellen F-Werten gleichzeitig betrachtet. Im Falle des "forward-stepping"-Verfahrens wird das _größte_ partielle F von den Variablen, die noch nicht im Modell enthalten sind, ausgewählt; im Falle des "backward-stepping"-Verfahrens wird das _kleinste_ partielle F von den Variablen, die bereits im Modell enthalten sind, ausgewählt. Dann wird die entsprechende Variable getestet, ob sie in das Modell aufgenommen bzw. aus dem Modell herausgenommen werden soll. Ganz gleich, ob man den kleinsten oder den größten aus einer Menge von k partiellen F-Werten auswählt, führt dies zu einem nominellen Signifikanzniveau (α), das sich von dem "wahren" Signifikanzniveau ($\alpha*$) unterscheidet. Das wahre Signifikanzniveau ($\alpha*$) ist eine Funktion des nominellen Signifikanzniveaus (α), der Anzahl der Variablen, die betrachtet werden (k), und der Korrelationen zwischen diesen Variablen. Die Tatsache, daß die unabhängigen Variablen häufig korrelieren, macht die Schätzung von $\alpha*$ schwierig.

Bei der Verwendung des "forward-stepping"-Verfahrens, wobei das größte partielle F gewählt wird, kann man bei jedem Schritt eine obere Grenze für $\alpha*$ berechnen, die auf der "Bonferroni Ungleichung" basiert (5): $\alpha = \alpha*/k$, wobei k der Anzahl der F-Werte entspricht, die bei diesem Schritt betrachtet werden. Dieser Versuch (d.h. bei jedem Schritt $\alpha = \alpha*/k$ zu vergrößern) ist ähnlich der Methode von HOLM (6). KUPPER et al. (5) schlagen vor, k durch eine kleinere Zahl zu ersetzen, wenn die unabhängigen Variablen korreliert sind. Es ist jedoch nicht leicht, diese kleinere Zahl zu bestimmen.

Bezüglich der Frage, wie man verfahren soll, wenn das Signifikanzniveau für eine "backward-stepping"-Methode bestimmt werden soll, wird vorgeschlagen, dasselbe Signifikanzniveau zu benutzen wie in der "forward-stepping"-Methode. Das heißt, man nehme $\alpha*$ bei dem ersten Schritt, dann $\alpha*/2$ beim zweiten Schritt und reduziere das Niveau bei jedem weiteren Schritt, bis beim letzten Schritt $\alpha*/n$ benutzt wird. Dieses Verfahren wurde bei den hier beschriebenen Untersuchungen angewandt.

Weiterhin wird empfohlen, Variable gleicher Ordnung (Haupteffekte, Terme zweiter Ordnung, Terme dritter Ordnung) als getrennte Einheiten zu behandeln. Das heißt, alle Terme höchster Ordnung werden zuerst untersucht, beginnend mit dem Niveau $\alpha*$ und endend mit dem Niveau $\alpha*/n_i$, wobei n_i = die Anzahl der Terme der höchsten Ordnung i ist. Dann werden die Terme der nächstniederen Ordnung betrachtet, beginnend mit dem Niveau $\alpha*$, endend mit dem Niveau $\alpha*/n_{i-1}$, usw. Außerdem sollte die Möglichkeit in Betracht gezogen werden, $\alpha*$ gemäß den Blöcken der Terme verschiedener Ordnung im Modell aufzuteilen, da diese ja getrennt behandelt werden.

V. Ergebnisse

Tabelle 1 enthält die Koeffizienten der Variablen, die für das "optimale" Modell gefunden wurden, wenn alle Probanden betrachtet werden. Variablen, die sich als nicht signifikant erwiesen haben, sind nicht mehr im Modell enthalten und sind mit einem Querstrich bezeichnet. Das angegebene partielle F ist das partielle F der Variable, in dem Schritt der Analyse, in welchem sie aus dem Modell eliminiert wurde. Wenn eine Variable in einem signifikanten Interaktionsterm enthalten ist, wird das partielle F ihres Haupteffektes nicht angegeben, da es nicht getestet wurde. Nur die signifikanten oder beinahe signifikanten Interaktionsterme werden aufgelistet.

Tab. 1

Koeffizienten der Variablen und F-Werte (in Klammern) des "optimalen" Modells der multiplen Regressionsanalyse der Daten der MBS, nach Geschlecht getrennt.

		ALTER	BMI	ALKOHOL	RAUCHEN	KONST	BMIxRAUCHEN	BMIxALTER	R^2
FRAUEN	S	0.69(209.6)	1.17(92.7)	- (1.8)	- (0.0)	63.33	- (0.0)	- (2.1)	0.28
FRAUEN	D	0.09(9.5)	0.75(95.3)	0.05(8.4)	- (0.0)	52.53	- (0.0)	- (2.7)	0.11
MÄNNER	S	0.39(66.2)	1.05(47.1)	0.04(8.8)	- (0.2)	85.38	- (1.6)	- (2.1)	0.13
MÄNNER	D	1.16	3.26	0.02(6.0)	20.05	-1.65	-0.82(14.0)	-0.05(23.1)	0.09

S = systolischer BD, D = diastolischer BD

FRAUEN: Systolischer BD = 63.33 + 0.69 ALTER + 1.17 BMI
Die Variablen ALKOHOL und RAUCHEN bleiben nicht im Modell, weder als Haupteffekte noch in einem Interaktionsterm. Alle Terme, die ALKOHOL oder RAUCHEN enthalten, wurden aus dem Modell ausgeschlossen, da sie sich während des "backward-steppings" als nicht-signifikant erwiesen. Dieses Ergebnis erhält man bei Einbeziehung der Frauen aller Altersgruppen und auch beim Ausschluß von Frauen über 60 Jahre.

FRAUEN: Diastolischer BD = 52.53 + 0.09 ALTER + 0.75 BMI + 0.05 ALKOHOL
Beim diastolischen Blutdruck bleibt die Variable RAUCHEN nicht im Modell, weder als Haupteffekt noch in einem Interaktionsterm. Die Variable ALKOHOL erscheint als signifikanter Haupteffekt, tritt aber nicht in einem signifikanten Interaktionsterm auf. Dieses Ergebnis erhält man bei Analysen, bei denen alle Frauen einbezogen wurden und bei Analysen, die nur Frauen unter 60 Jahren berücksichtigt haben. In beiden Fällen war der Koeffizient von ALKOHOL positiv (0,049 bzw. 0,058). Mit Hilfe des Modells, welches alle Frauen einbezieht, kann man berechnen, daß eine Mehraufnahme von 40 Gramm Alkohol pro Tag mit einem Anstieg des diastolischen Blutdruckes von 2,0 mm Hg einhergeht.

MÄNNER: Systolischer BD = 85.38 + 0.39 ALTER + 1.05 BMI + 0.04 ALKOHOL
Die Variable RAUCHEN bleibt nicht im Modell, weder als Haupteffekt noch in einem Interaktionsterm, weder in den Analysen, die lediglich Männer unter 60 Jahre einbeziehen, noch in denen, welche alle Fälle berücksichtigen. ALKOHOL erscheint als

signifikanter Haupteffekt (nicht aber in einem signifikanten Interaktionsterm) in den Analysen, die alle Männer betreffen, und in den Analysen, die lediglich die Männer der Altersgruppe 30-59 einbeziehen. In beiden Fällen sind die Koeffizienten von ALKOHOL positiv (0,036 bzw. 0,034). Das Modell, welches die Männer aller Altersgruppen enthält, zeigt, daß eine Mehraufnahme von 40 Gramm Alkohol pro Tag mit einem Anstieg des systolichen Blutdruckes von 1,4 mm Hg einhergeht.

MÄNNER: Diastolischer BD = -1.65 + 1.16 ALTER + 3.26 BMI + 0.02 ALKOHOL + 20.05
RAUCHEN - 0.82 BMIxRAUCHEN - 0.05 BMIxALTER

RAUCHEN erscheint in einem signifikanten Interaktionsterm mit BMI in den Analysen, die sich auf Männer aller Altersgruppen beziehen und in solchen, die sich auf Männer der Altersgruppe 30-59 Jahre beziehen. Der BMIxALTER Interaktionsterm war ebenfalls signifikant in den Analysen, die Männer aller Altersgruppen betreffen; dies ist eventuell ein Anzeichen für selektives Überleben! Wie beim systolischen Blutdruck erscheint ALKOHOL als signifikanter Haupteffekt (aber in keinem signifikanten Interaktionsterm), wenn alle Männer oder nur Männer der Altersgruppe 30-59 Jahre miteinbezogen werden. Auch hier sind die Koeffizienten positiv (0,020 bzw. 0,026); dies ist ein Anzeichen dafür, daß Probanden, die mehr Alkohol konsumieren, höhere diastolische Blutdruckwerte haben.

Sucht man eine Erklärung für die unterschiedlichen Ergebnisse bei Männern und Frauen, dann sollte man berücksichtigen, daß Frauen dazu tendieren, weniger zu rauchen und weniger zu trinken als Männer. Wenn man das 95%-Konfidenzintervall für den Koeffizienten der Variable ALKOHOL berechnet, sieht man, daß es für Frauen viel breiter ist als für Männer. Der Grund dafür ist wahrscheinlich, daß in der Stichprobe weniger Frauen enthalten sind, die größere Mengen Alkohol trinken.

Tab. 2

Multiple Regressionsanalyse der Daten der MBS.
95%-Konfidenzintervall für den Koeffizienten der Variable ALKOHOL

	Frauen	Männer
systolischer BD	(-0.016, +0.088)	(+0.012, +0.061)
diastolischer BD	(+0.017, +0.082)	(+0.004, +0.037)

Außerdem sind die geschätzten Koeffizienten der Variable ALKOHOL bei Männern und Frauen (systolischer Blutdruck) nahezu gleich, obwohl der der Männer im Modell beibehalten wird, während der der Frauen als nicht signifikant herausgenommen wird. Dies zeigt wie wichtig es ist, bei den Haupteffekten nicht nur die Signifikanz von β_i zu testen, sondern auch ein Konfidenzintervall für β_i zu berechnen; damit kann man erkennen, welche Werte von β_i neben dem Null-Wert mit den erhobenen Daten vereinbar sind.

Schließt man alle Probanden aus, die unter antihypertensiver Medikation stehen, zeigen sich keine deutlichen Veränderungen der Ergebnisse. Geringe Unterschiede ergeben sich für den diastolischen Blutdruck bei Frauen. Bei ihnen wächst der Koeffizient der Variable ALKOHOL von 0,049 auf 0,061 für alle Altersgruppen an; für die Altersgruppe von 30-59 Jahren sieht man eine Veränderung von 0.058 auf 0.065.

VI. Diskussion

Bei Betrachtung der signifikanten Interaktionsterme zweiter Ordnung stellt man fest, daß sie alle die Variable BMI enthalten (BMIxRAUCHEN, BMIxALTER) und daß die Koeffizienten dieser Terme jeweils negativ sind. Eine mögliche Erklärung ist das Phänomen des selekiven Überlebens. In einer Querschnittsstudie ist dieses Phänomen allerdings nicht beweißbar. Geht man jedoch davon aus, daß Personen, die übergewichtig sind und hohen Blutdruck und weitere Risikofaktoren haben, gestorben sind, bevor sie in die Studie aufgenommen wurden, während andere, die übergewichtig sind und noch weitere Risikofaktoren haben, deren Blutdruck aber normal ist, in der Studienpopulation enthalten sind, so hat man eine brauchbare Erklärung für die gefundenen Interaktionsterme. Die Annahme des selektiven Überlebens führt nämlich zu positiven Koeffizienten für die Haupteffekte und zu negativen Koeffizienten für die Interaktionsterme. Genau das wurde in dieser Studie festgestellt.

Literatur

(1) Stieber, J., Döring, A., Keil, U. (1982). Häufigkeit, Bekanntheits- und Behandlungsgrad der Hypertonie in einer Großstadtbevölkerung. Münch. Med. Wschr. 124, Nr. 35, 747-752.
(2) Stammler, J., Rhomberg, P., Schoenberger, J.A., Shekelle, R.B., Dyer, A., Shekelle, S., Stammler, R. und Wannamaker, J. (1975). Multivariate analysis of the relationship of seven variables to blood pressure. Findings of the Chicago Heart Association Detection Program in Industry, 1967-1972. J. Chron. Dis. 28, 527-548.
(3) Criqui, M.H., Wallace, R.B., Mishkel, M., Barrett-Connor, E. und Heiss, G. (1981). Alcohol consumption and blood pressure. Hypertension 3, 557-564.
(4) Kleinbaum, D., Kupper, L. und Morgenstern, H. (1982). Epidemiologic Research: Principles and Quantitative Methods. Lifetime Learning Publications, London-Singapore-Sydney-Toronto.
(5) Kupper, L.L., Steward, J.R. and Williams, K.A. (1976). A Note on controlling significance levels in stepwise regression. Amer. J. Epid. 103, 13-15.
(6) Holm, S. (1978). A Simple sequentially rejective multiple test procedure. Scand. J. Statist. 6, 65-70.

Dr. V. Cairns
A. Döring
Dr. J. Stieber
Dr. U. Keil
GSF München, MEDIS
Ingolstädter Landstr. 1
8042 Neuherberg

Prof. D. Kleinbaum
Dept. of Epidemiology
and Dept. of Biostatistics
School of Public Health
University of North Carolina
Chapel Hill
N.C. 27514, USA

K A P I T E L 4

KOHORTEN- UND FALL-KONTROLL-STUDIEN

STATISTICAL METHODS FOR COHORT AND CASE-CONTROL STUDIES*

N. E. Breslow

Department of Biostatistics
University of Washington, Seattle
and
Institute for Documentation, Information, and Statistics
German Cancer Research Center, Heidelberg

Summary

Traditional methods of occupational cohort analysis have used the standardized mortality ratio (SMR) as the fundamental measure of association between risk factor and disease. The SMR is shown here to result from maximum likelihood estimation in a multiplicative statistical model involving known national death rates. The same model permits regression analysis of variations in the SMR according to the intensity, type, or duration of exposure to environmental agents.

A second method of analysis (COX,1972) results when the underlying death rates are treated as an unknown nuisance function. Case-control sampling from the "risk sets" formed during analysis leads to a third technique which is computationally more efficient than the other two.

All three methods yield roughly equivalent measures of the relative risk of respiratory cancer associated with arsenic trioxide exposure among a cohort of Montana smelter workers. Questions of efficiency, bias and cost in the selection of a method of analysis are discussed.

*Research supported in part by USPHS grant 1 K07 CA00723 and the Alexander von Humboldt Foundation

Dedicated to Professor Dr. Otto Westphal on the occasion of his 70th birthday.

1. Introduction

Workers in certain industries have levels of exposure to environmental agents several times higher than those in the general population. Consequently, the most convincing epidemiologic evidence for the role played by such agents in the genesis of cancer and other chronic diseases has often come from follow-up studies of industrial cohorts in which the workers' mortality experience is compared to that prevailing in the population as a whole. Evaluation of dose-response trends is often posible by making internal comparisons among sub-groups of workers classified by the intensity or duration of their exposure.

Traditional analyses of occupational cohort studies make heavy use of an effect measure known as the standardized mortality ratio (SMR). This is defined as the ratio of the observed number of cause specific deaths which occur during the follow-up period to an expected number calculated from vital statistics, after taking into account each worker's age and the calendar period of observation. Published data analyses often amount to no more than a list of the SMRs for each cause of interest, perhaps with an associated confidence interval or test of significance. Occasionally, SMRs are derived separately for different age groups, calendar periods or exposure categories, but litle attempt is made at statistical analysis of the variations.

This paper describes a unified approach to the analysis of cohort data in in terms of a model wherein the effects of the explanatory and exposure variables are to multiply the underlying age and calendar time specific death rates. Three variants of the methodology are available depending upon whether the underlying rates are: (i) assumed known from national or regional vital statistics; (ii) estimated internally; or (iii) eliminated as a nuisance factor by appropriate matched sampling of controls with each case of disease.

Further details are contained in forthcoming papers by BRESLOW, LUBIN, MAREK & LANGHOLZ (1983) and LUBIN & BRESLOW (1983).

2. Pitfalls in Cohort Analysis

ENTERLINE (1976) identifies a number of issues which complicate the analysis and interpretation of cohort data.

2.1 Selection Bias: The "Healthy Worker" Effect

The mortality experience of working populations may differ from that of the general population not from any specific exposure, but simply because sick or infirm individuals tend not to be hired. A striking example of the effect of this initial selectivity is provided by FOX & COLLIER (1976) who studied approximately 7,000 workers exposed to vinyl chloride monomer. Table 1 shows that the workers had many fewer deaths that expected for the first five years following exmployment, especially from circulatory and respiratory disorders, but that the advantage was largely dissipated after 15 years. However, there was a continuing selection bias for those who maintained their employment.

Separating those who were still alive 15+ years after hire into two groups depending upon whether they were still employed at that time, the observed to expected ratios (OBS/EXP = SMR) for current workers are 75/101.36 = 74.0% versus 155/142.94 = 108.4% for past workers.

TABLE 1. OBSERVED AND EXPECTED DEATHS AMONG VINYL CHLORIDE WORKERS BY CAUSE AND YEARS SINCE ENTERING THE INDUSTRY (FROM FOX & COLLIER 1976)

| CAUSE | | YEARS SINCE ENTERING THE INDUSTRY | | | | |
		1-4	5-9	10-14	15+	TOTAL
ALL	OBS.	34	55	74	230	393
CAUSES	EXP.	91.00	87.45	98.47	244.30	521.22
	SMR(%)	37.4	62.9	75.1	94.2	75.4
ALL	OBS.	9	15	23	68	115
CANCERS	EXP.	20.33	21.25	24.48	60.81	126.77
	SMR(%)	44.5	70.6	94.0	111.8	90.7
CIRCU-	OBS.	7	25	38	110	180
LATORY	EXP.	32.49	35.56	44.87	121.26	234.18
DISEASE	SMR(%)	21.5	70.3	84.7	90.7	76.9
RESPI-	OBS.	2	4	4	32	42
RATORY	EXP.	9.59	10.31	12.76	34.43	67.09
DISEASE	SMR(%)	20.9	38.8	31.3	93.0	62.6

2.2 Latency

It often takes 20 or more years before the effects of a given exposure become manifest in terms of increased disease rates. This suggests that the initial 15-20 years of follow-up be excluded from calculation of the SMR, or else that separate figures be given depending on years since first exposure as in Table 1. Flexible modelling of the latent interval is a desirable goal of any statistical analysis.

2.3 Overlapping Exposure and Follow-up Periods

When subjects continue to accumulate exposure during the follow-up period, those exposed to the highest levels are necessarily those who have lived the longest. Failure to account for this fact leads to a dose-response fallacy. For example, Table 2 presents the analysis of MANCUSO & EL-ATTAR (1967) of respiratory cancer deaths among asbestos workers, as quoted by ENTERLINE (1976). Workers were classified by the total number of years employed at the end of the study. The result is an overestimate of the number of expected deaths in the higher "exposure" categories, and corresponding underestimate in the lower ones, since the high categories include person-years of follow-up during the early period of employment. In the present example this leads to the misleading impression that there is no dose-response trend. A proper analysis, which the methods discussed below accomplish by shifting subjects from one exposure category to the next during the course of follow-up, allocates person-years to those categories within which the individual is truly "at risk".

TABLE 2.   RESPIRATORY CANCER DEATHS AMONG ASBESTOS WORKERS BY YEARS EMPLOYED. OBERVATION PERIOD 1938-1964, AGES 25-64 (FROM ENTERLINE 1976)

YEARS EMPLOYED	OBSERVED DEATHS	EXPECTED DEATHS	RATIO (O/E)
2-6	9	3.5	2.6
7-12	5	2.0	2.5
12-16	4	1.8	2.6
17+	10	2.6	3.8

Figure 1 shows schematically the proper and improper methods of allocating person-years to follow-up interval.

FIGURE 1.   SCHEMATIC SHOWING PROPER(1) AND IMPROPER(2) METHODS OF ALLOCATING PERSON-YEARS TO FOLLOW-UP CATEGORIES. X = DEATH FROM CAUSE OF INTEREST   O = WITHDRAWAL

DURATION OF FOLLOW-UP (YEARS)

```
*          0-4          *          5-9          *          10-14          *
***********************************************************************
    *----------------------*--X                  *                      *
    *----------------------*--------------O       *                      *
    *------X               *                      *                      *
    *----------------------*----------------------------*------X         *
    *----------------------*-----------------------------*--O            *
    *----------------------*----------------------------*--------------X *
    *--O                   *                      *                      *
    *----------------------*-----------O          *                      *
    *---------------------*------X                *                      *
    *----------------------*----------------------------*-------------O  *
***********************************************************************
    *          *          *          2          *          2          *
OBSERVED           1                   2                    2
PRS-YRS.(1)       43                  30                   11
PRS-YRS.(2)        3                  30                   51
```

3.   The Montana Smelter Workers Study

The study we use to illustrate the various methods of analysis involved 8,014 male employees of a Montana state copper smelter who were employed at some time during 1938-1956 (LEE & FRAUMENI 1969). Follow-up commenced in 1938 or with the year of first employment, whichever occurred later, and continued through 1963. Work areas within the plant were classified as yielding light, medium, or heavy exposures to arsenic trioxide and sulfur dioxide, respectively. Available work records allowed calculation of the number of years a worker spent at each exposure level for each of the seven calendar periods pre-1938, 1938-1939, 1940-1944,...,1960-1963.

TABLE 3.   SUMMARY STATISTICS AND STANDARDIZED MORTALITY RATIOS
FOR THE MONTANA SMELTER COHORT
(FROM BRESLOW, LUBIN, MAREK & LANGHOLZ 1983)

		U.S. BORN	FOREIGN BORN	TOTAL
NUMBER OF PERSONS		6946	1068	8014
AVE. PRS-YEARS FU		16.5	16.2	16.4
AVE. AGE AT ENTRY		31.5	49.8	33.9
AVE. YEAR OF ENTRY		1944.5	1940.3	1943.9
CAUSE OF DEATH				
ALL	OBS.	1228	617	1845
CAUSES	EXP.	959.5	525.8	1485.3
	SMR(%)	128	117	124
ALL	OBS.	177	140	317
MALIGNANT	EXP.	148.7	80.2	228.9
NEOPLASMS	SMR(%)	119	175	138
RESPIRATORY	OBS.	75	67	142
CANCERS	EXP.	34.9	13.6	48.5
	SMR(%)	215	493	293
CIRCULATORY	OBS.	589	313	902
SYSTEM	EXP.	460.2	297.3	757.4
DISEASES	SMR(%)	128	105	119

Table 3 summarizes a few characteristics of the study cohort. The main questions are whether the respiratory cancer SMRs vary systematically by duration of exposure, and whether the elevated SMR for the foreign born can be explained by their generally longer employment. Since the sulfur dioxide and arsenic exposures were highly correlated and since arsenic proved to be the most important risk variable in preliminary work, the analyses reported below consider respiratory cancer mortality only in relation to arsenic exposure. The selection bias noted in Section 2.1 is not felt to play an important role here since few respiratory cancer deaths occurred during the first 15 years of employment and since the rapidly fatal course of this disease means that such selection is unlikely to be operative for more than a few years before death.

4. Assumptions Underlying the Statistical Analysis

Figure 2 shows the contribution of one individual to a cohort study. Cause specific death rates for the general population are typically published by 5-year age/calendar time intervals and hence are constant within the squares shown (quinquinquennia). Expected numbers of deaths from each cause are obtained by calculating the total person-years of observation from all subjects within each square, multiplying by the corresponding rate, and summing.

FIGURE 2. SCHEMATIC DRAWING OF A COHORT STUDY
SHOWING THE CONTRIBUTION OF ONE INDIVIDUAL

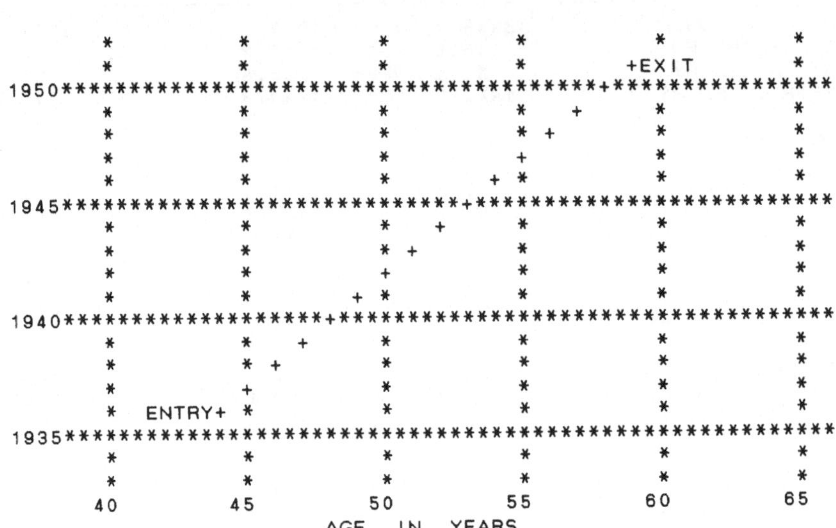

4.1 A Multiplicative Model for Rates

Denote by $t_i(u)$ and $s_i(u)$, respectively, the age and calendar year for the ith individual in his uth year of follow-up. His exposure history is recorded in a vector-valued function $z_i(u)$ which is supposed to influence the death rates through the linear predictor $\beta'z(u)$ where β is a vector of regression coefficients. Specifically, if $\lambda^*(t,s)$ denotes the standard rate for persons age t in calendar year s, the model states that his death rate $\lambda_i(u)$ in the uth follow-up year is

$$\lambda_i(u) = \exp\left\{\beta'z_i(u)\right\} \cdot \lambda^*\left\{t_i(u), s_i(u)\right\}. \tag{1}$$

This structure is similar to the model of COX (1972), except that here λ^* represents known rates for the general population rather than an unknown nuisance function.

4.2 Likelihood Inference

Two random quantities observed for the ith individual are his total follow-up time u_i and an indicator d_i of whether this terminates in death due to the cause of interest ($d_i=1$) or not ($d_i=0$). The likelihood of the data, which may be built up as a product integral in the manner of KALBFLEISCH & PRENTICE (1980), has as logarithm

$$L(\beta) = \sum_{i=1}^{I} d_i \beta' z_i(u_i) - \int_0^{u_i} \exp\{\beta' z_i(u)\} \cdot \lambda^* \{t_i(u), s_i(u)\} du. \qquad (2)$$

This is used to develop large sample inferences about the regression coefficients in the usual fashion (RAO 1965).

If there is but a single covariable $z_i(u) = 1$ denoting cohort membership, the model specifies that the study death rates are a constant multiple $\Theta = \exp(\beta)$ of the standard population rates. The maximum likelihood estimate of Θ is simply the ratio $\hat{\Theta}$ = OBS/EXP = $\sum d_i / \sum e_i$ of observed to expected deaths, where

$$e_i = \int_0^{u_i} \lambda^* \{t_i(u), s_i(u)\} du.$$

Likewise the standard test of the null hypothesis that $\Theta = 1$, namely $-\{L'(0)\}^2 / L''(0) = (OBS-EXP)^2 / EXP$, results from formal application of the multiplicative model.

4.3 Dose and Latency Functions

The time-dependent covariables $z(u)$ in the basic model allow considerable flexibility in modelling the effects of accumulating exposures and thus in avoiding the pitfalls noted in Sections 2.2 and 2.3. Several investigators have constructed exposure functions of the form

$$z(u) = \int x(v)w(u-v)dv$$

where $x(v)dv$ denotes the increment of exposure received in the time interval $(v,v+dv)$ and where $w(v)$ is a suitable weight function (KNOX 1973, BERRY et al. 1979). For example, with $w(v) = 0$ or 1 according as $v < C$ or $v \geq C$, one establishes a latent interval of C years before exposures are assumed to have any effect on risk.

5. Grouped Data Analysis

A full fledged likelihood analysis based on equation (2) can be very costly and time-consuming because of the need to re-evaluate each individual's covariable history $z(u)$ at each cycle of the iterative estimation process. Fortunately, considerable simplification occurs when the covariables, rather than changing continuously, instead describe a limited number of discrete states or exposure categories through which an individual may pass during the course of follow-up. The data of FOX & COLLIER (1976) provide a simple example where there are but four "exposure" states defined by the number of years since entering the industry (see Table 1).

In order to accomplish a regression analysis of grouped cohort data, one classifies both the observed cause specific deaths and the person-years of observation simultaneously according to the age group, interval of calendar time, and category of exposure in which they occur. The age year specific person-years are then multiplied by the corresponding standard rates in order to obtain an expected number of deaths for each exposure category. For the jth of J such categores, the summary or grouped data thus consist of the observed and expected numbers of deaths OBS_j and EXP_j, as well as a vector z_j of regression variables whose values are constant within each category. In this case, the likelihood analysis is formally carried out by regarding the J observations OBS_j as having independent Posson distributions with mean values which satisfy the relation

$$\log E(OBS_j; \beta) = \log(EXP_j) + \beta' z_j,$$

where the $\log(EXP_j)$ are regarded as constants. Once the grouped data have been obtained, such models are easily fitted using the Royal Statistical Society's program GLIM (BAKER & NELDER 1978) in which the $OFFSET command is used to insert the constants $\log(EXP_j)$ into the model equation.

Score test statistics (RAO 1965) based on the Poisson model lead to some simple expressions for testing the homogeneity and trend in SMRs calculated for different ages, calendar years, or exposure categories. For example, the test for equality of the OBS_j/EXP_j ratios in J categories is

$$\chi^2_{J-1} = \sum_{j=1}^{J} \frac{(OBS_j - EXP_j^*)^2}{EXP_j^*}$$

where $EXP_j^* = EXP_j \cdot (OBS/EXP)$ is an "adjusted" expected number of deaths, obtained by multiplying the original EXP_j by the overall SMR, so that the total of adjusted expecteds equals the total number observed. Similarly, if the J exposure categories correspond to quantitative values z_j representing degree of exposure, a test for trend in the SMRs is given by

$$\chi^2_1 = \frac{\left[\sum_{j=1}^{J} z_j(OBS_j - EXP_j^*)\right]^2}{\sum_{j=1}^{J} z_j^2 EXP_j^* - \left(\sum_{j=1}^{J} z_j EXP_j^*\right)^2/OBS}.$$

A simple example is provided by the data for All Cancer deaths in Table 1. Ignoring years since entering the industry, the overall SMR of 126.77/115 = 90.7% is not statistically significant since $\chi^2_1 = (126.77-115)^2/126.77 = 1.09$ (p=0.30). However, the test for homogeneity yields $\chi^2_3 = (9-18.35)^2/18.35 + \ldots + (68-55.16)^2/55.16 = 8.73$ (p<0.05). Moreover, most of the variation is due to the linear trend of log(SMR) with the coded "exposures" $z_1 = 1$, $z_2 = 2$, $z_3 = 3$, z_4

= 4: the trend statistic is χ_1^2 = 8.68 (p=0.003). Maximum likelihood estimates of the coefficients in the underlying model are $\hat{\ }$ = estimates of the coefficients in the underlying model are $\hat{\alpha}$ = -0.9581±0.3237 and $\hat{\beta}$ = 0.2728±0.0938, indicating that the SMR was increasing at the rate of approximately 1-exp(0.2728/5) = 5.6% per year since first employment. The linear model fits almost perfectly, the fitted numbers of deaths in the four 5-year intervals being 10.2, 14.1, 21.3, and 89.4, respectively (compare the observed numbers 9, 15, 23, and 68 in Table 1.)

6. Applications of the Proportional Hazards Model

One major drawback of the analytic techniques presented so far is the use of external standard rates to make comparisons between internal subgroups, something which is implicit in the regression analysis. In situations where the underlying multiplicative model does not hold, and there are major differences in the age and/or calendar year composition of the subgroups, the SMRs may give a misleading impression of the relative magnitudes of the age year specific death rates (YULE 1934). The example in Table 4, adapted from MOSTELLER & TUKEY (1977), makes this clear.

TABLE 4.   ILLUSTRATION OF THE BIAS POSSIBLE WHEN USING EXTERNAL
STANDARD RATES TO MAKE INTERNAL COMPARISONS
(FROM MOSTELLER & TUKEY 1977, P. 239)

AGE GROUP	OBS. DEATHS		PERSON-YEARS		DEATH RATES		STND. RATES	EXPECTED DEATHS	
	POP 1	POP 2	POP 1	POP 2	POP 1	POP 2		POP 1	POP 2
45-54	90	9	900	100	.10	.09	.1	90	10
55-64	12	99	100	900	.12	.11	.1	10	90
TOTAL	102	108	1000	1000	.102	.108	.1	100	100

SMR(POP 1) = 102/100 = 1.02 ; SMR(POP 2) = 108/100 = 1.08

Treating the underlying death rates (t,s) as an unknown nuisance function resolves this difficulty, at least insofar as a comparison of two subgroups is concerned. This constitutes a variant of COX's (1972) proportional hazards analysis in which the risk sets R(t,s) consist of all those individuals in the study cohort who are alive and under observation at age t and in calendar year s. We suggest that age be treated as the primary "time" variable, so that risk sets are formed and covariables computed for subjects who are of exactly the same age (perhaps rounded to the nearest year) as the deceased case. Calendar time is then controlled by age-dependent stratification into 5-year calendar intervals. As an illustration of this approach, Table 5 shows the composition of a few of the 91 risk sets which were formed from the 142 respiratory cancer deaths occurring among the copper smelter workers. Thus 240 persons were alive and under observation at age 65 sometime during the calendar period 1950-1954; four of these died during the period at age 65, one such death being due to respiratory cancer. Note that no risk set was formed for age 66 during 1955-1959 since no respiratory cancer death had these specifications.

TABLE 5.   COMPOSITION OF SELECTED RISK SETS FORMED DURING THE PROPORTIONAL HAZARDS ANALYSIS OF THE SMELTER COHORT DATA

| AGE | CALENDAR PERIOD | | | | | |
| | 1950-1954 | | | 1955-1959 | | |
	"AT RISK" (ALIVE & OBSERVED)	DIED (ALL CAUSES)	DIED (RESP. CA.)	"AT RISK" (ALIVE & OBSERVED)	DIED (ALL CAUSES)	DIED (RESP. CA.)
65	240	4	1	248	9	2
66	229	11	1	–	–	–
67	208	9	1	217	7	4

Other approaches to cohort anlysis using the proportional hazards model have been presented in which "time-on-study" is treated as the primary time variable. These may be faulted on the grounds that they achieve inadequate control for the confounding effects of age and calendar year, and also that they may unnecessarily dilute the effects of accumulating exposures which are highly correlated with duration of follow-up.

The contribution to the partial likelihood from a risk set R(t,s) containing n deaths and m non-deaths takes the usual form

$$\frac{\exp\left\{\beta' \sum_i z_i(t,s)\right\}}{\sum_\ell \exp\left\{\beta' \sum_i z_{\ell_i}(t,s)\right\}}, \tag{3}$$

where the numerator sum is over the covariables for the n "cases" evaluated at (t,s), while in the denominator ℓ ranges over the $(n+m)!/(n!m!)$ ways of choosing n integers from the set $\{1,2,\ldots,n+m\}$.

7. Case-Control Sampling from the Risk Sets

In the smelter workers study, the average size of the 91 risk sets is 322. Since the covariables for each member of each risk set must be evaluated at each cycle of the iterative fitting process, the computer time required is substantial, of the same order of magnitude as for the SMR regression model with continuous covariables. Great economy may be achieved, however, by taking a small sample of "controls" from each risk set and replacing the likelihood contribution (3) for the entire risk set with that for the reduced set containing just the case(s) and sampled controls. Formal justification for this procedure is given by PRENTICE & BRESLOW (1978) in the context of application to actual case-control studies. BRESLOW & DAY (1980) present the method in detail with many worked examples.

An alternative to random sampling for drawing the controls from each risk set is to compare the cases, here respiratory cancer deaths, with the deaths from other causes (see Table 3). Such a "proportional mortality" analysis is clearly valid only if the covariables have no influence on the other deaths. While this assumption is rarely satisfied exactly in practice, it is often not so seriously violated that the technique yields badly biassed results. In any event, this perspective clarifies the role of the proportional mortality study as a type of case-control investigation which may be conducted when records of deceased subjects are the only ones available.

8. Comparison of the Three Methods of Analysis

BRESLOW, LUBIN, MAREK & LANGHOLZ (1983) present the estimated regression coefficients and standard errors for fitting the same basic model to the smelter cohort data using each of the above techniques. The regression variables used were: (i) FB, a fixed binary indicator for the foreign born; (ii) HEAVY AS, a time-dependent and continuous variable giving the cumulative number of years worked in one of the areas thought to have heavy arsenic exposure; and (iii) MEDIUM AS, an analogous variable for medium arsenic level areas. The regression coefficients estimated by the proportional hazards analysis with external or internal controls, and the case-control analysis with M=20 controls, were remarkably similar. While use of fewer controls resulted in some changes in the coefficients, the qualitative results were nevertheless still in good agreement.

Table 6 shows the ratios of standard errors for the coefficients estimated with each approach, using the proportional hazards model with internal controls as the standard. There does not appear to be a substantial gain in efficiency from the assumption that the underlying rates are known, which suggests that the internally controlled analysis is preferred in order to avoid the type of bias illustrated in Table 4. The one advantage of using the external standard rates is the measure of how the respiratory cancer death rates for "unexposed" members of the cohort compare with those of the entire U.S. population, as expressed in the coefficient of the constant covariable $z(u) = 1$. The results of this analysis shows that there is an overall excess of respiratory cancer deaths among U.S. born employees who worked exclusively in areas of the smelter having only "light" arsenic levels, an even greater excess for the foreign born, and progressively increasing relative risks for additional years spent in areas with moderate and especially heavy arsenic concentrations.

A somewhat surprising feature of Table 6 are the large increases in certain standard errors which accompany the reduction in the number of controls from 20 to 5. There is a corresponding instability in the estimated coefficients. The problem is most acute for the variable HEAVY AS and its interaction with FB. A detailed discussion and attempted explanation of this finding may be found in the cited reference. It calls into question the conventional wisdom that few gains in effeciency are possible by increasing the number of controls beyond four or five per case. Additional cntrols may be very helpful when estimating large relative risks associated with rare exposures.

TABLE 6. COMPARISON OF SEVERAL METHODS OF ANALYSIS
RATIOS OF STANDARD ERRORS OF THE ESTIMATED REGRESSION COEFFICIENTS

| | METHOD OF ANALYSIS | | | | |
| | PROPORTIONAL HAZARDS | | CASE-CONTROL | | |
REGRESSION VARIABLES	EXTERNAL CONTROLS	INTERNAL CONTROLS	M=20	M=10	M=5
FB	0.92	1.00	1.07	1.14	1.30
HEAVY AS	0.98	1.00	1.29	1.44	1.87
MOD AS	0.97	1.00	1.15	1.25	1.41
FB X HVY AS	0.96	1.00	1.12	1.20	1.30
FB X MOD AS	0.97	1.00	1.14	1.27	1.45

References

Baker RJ and Nelder JA (1978). The GLIM System: Release 3, Oxford: Numerical Algorithms Group.

Berry G, Gilson JC, Holmes S, Lewisohn HC and Roach SA (1979). Asbestosis: a study of dose-response relationship in an asbestos textile factory. British Journal of Industrial Medicine 36, 98-112.

Breslow NE and Day NE (1980). Statistical Methods in Cancer Research I: The Analysis of Case-Control Studies. Lyon: IARC.

Breslow NE, Lubin JH, Marek P and Langholz B (1983). Multiplicative models and the analysis of cohort data. Journal of the American Statistical Association (in press).

Cox DR (1972). Regression models and life tables (with discussion). Journal of the Royal Statistical Society Series B 34, 187-220.

Enterline PE (1976). Pitfalls in epidemiological research: an examination of the asbestos literature. Journal of Occupational Medicine 18, 150-156.

Fox AJ and Collier PF (1976). Low mortality rates in industrial cohort studies due to selection for work and survival in the industry. British Journal of Preventive and Social Medicine 30, 225-230.

Kalbfleisch JD and Prentice RL (1980). The Statistical Analysis of Failure Time Data. New York: Wiley.

Knox EG (1973). Computer simulation of industrial hazards. British Journal of Industrial Medicine 30, 54-63.

Lee AM and Fraumeni JF (1969). Arsenic and respiratory cancer in man. Journal of the National Cancer Institute 42, 1045-1052.

Lubin JH and Breslow NE (1983). Application of survival data methodology to occupational mortality studies. (Unpublished manuscript).

Mancuso TF and El-Attar AA (1967). Mortality pattern in a cohort of asbestos workers. Journal of Occupational Medicine 9, 147-162.

Mosteller F and Tukey JW (1977). Data Analysis and Regression. Reading: Addison-Wesley.

Prentice RL and Breslow NE (1978). Retrospective studies and failure time models. Biometrika 65, 153-158.

Rao CR (1965). Linear Statistical Inference and its Applications. New York: Wiley.

Yule GU (1934). On some points relating to vital statistics, more especially statistics of occupational mortality. Journal of the Royal Statistical Society 94, 1-84.

<u>Matchen oder multiple logistische Regression bei Fall-Kontroll-Studien?</u>

P. Dirschedl, H.K. Selbmann

Institut für Med. Informationsverarbeitung, Statistik und Biomathematik
der Ludwig-Maximilians-Universität (Vorstand: Prof. Dr. K. Überla)
Marchioninistr. 15, 8000 München 70

1. <u>Einleitung</u>

Zur Kontrolle von Störvariablen (Confoundern) bei der Schätzung der odds
ratio (OR) in einer Fall-Kontroll-Studie werden u.a. Paarbildungstechni-
ken und/oder Regressionsansätze eingesetzt. Bei der Design-Methode 'Paar-
bildung', oder allgemein, 'kategoriales Matchen' ist jedoch abzuwägen zwischen einer Reduktion der Fallzahl durch Matchen nach sehr vielen Störfaktoren, wobei der Datensatz sich oft weit von der Population entfernt, oder
einer Verzerrung des OR-Schätzers, wenn nicht ausreichend viele Faktoren
kontrolliert werden, aber die Fallzahl annehmbar groß bleibt.
Die Analyse der durch Matchen entstandenen Schichten erfolgt üblicherweise mit der Mantel-Haenszel-Statistik (MHS), (Mantel, Haenszel 1959). Da
dieser Test aber nur bei gleichen ORs in den Schichten optimal ist und
bei einer großen Zahl von Störfaktoren der Schichtung Grenzen gesetzt sind,
wird zunehmend eine multiple logistische Regression durchgeführt (Breslow,
Day 1980), die potientiell viele, auch kontinuierliche Variable und deren
Interaktionen berücksichtigen kann. Allerdings entstehen hierbei die bekannten Probleme der Modellfindung. Natürlich kann die logistische Analyse
keinen Informationsverlust beseitigen, der etwa durch Overmatchen in der
Designphase entstanden ist.
Diese Arbeit beschäftigt sich mit den Problemen verschiedener Design- und
Analysemethoden bei Fall-Kontroll-Studien. Speziell betrachten wir die in
Abb. 1 geschilderte Situation, in der die Kandidatenpopulation bereits

Abb.1:

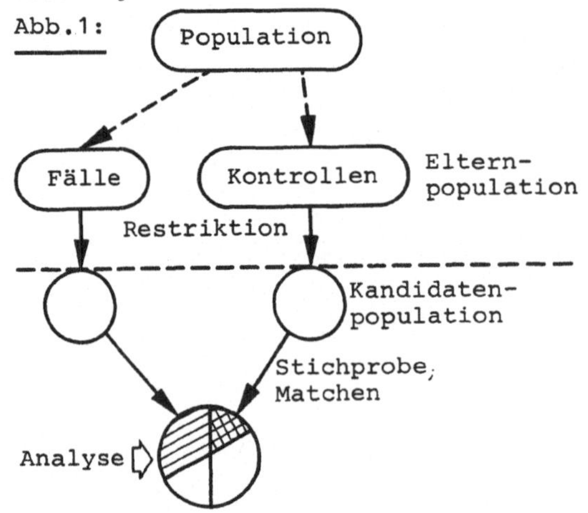

definiert sei, und man nun entweder durch Matchen (oder eine geschichtete Zufallsstichprobe der
Kontrollen) zu einem Datensatz gelangt, der mit der MHS oder dem
logistischen Modell zu analysieren
ist. Die Inspektion einiger Modelldatenkörper läßt uns annehmen, daß
Design- und Analyse-Methode nicht
beliebig kombinierbar sind. Vielmehr muß die gesamte Kombination
bzgl. Validität und Präzision des
OR-Schätzers untersucht werden.

2. Optionen zur Kontrolle von Störfaktoren

Von den vielen Möglichkeiten zur Kontrolle von Störfaktoren seien nur die wichtigsten zitiert (s. z.B. Kleinbaum, Kupper, Morgenstern 1982).

Designstadium:

- Restriktion: Falls z.B. das Alter ein Störfaktor ist, gestattet die Beschränkung auf wenige Altersklassen eine preiswerte Kontrolle des Störfaktors. Jedoch ist eine Verallgemeinerung der Ergebnisse auf die Gesamtpopulation nicht mehr möglich.

- Matchen: Matchen resultiert meist in einer Fallzahlreduktion (ist daher auch teuer), bietet jedoch i.a. eine gute Kontrolle der Störfaktoren und effiziente Schätzer bei der Analyse. Allerdings ist die Auswahl des Matchingverfahrens schwierig. Wir unterscheiden im folgenden:

  - (RS): random sample = eine geschichtete Zufallsstichprobe von Kontrollen in allen durch Kombinationen von Störfaktoren gebildeten Schichten.

  - (CM): categorial matching = Gruppenbildung in den Schichten; erzeugt gleiche Anzahlen von Fällen und Kontrollen pro Schicht.

  - (CM-): Gruppenmatching, ohne mögliche Nachrekrutierung: Dieser Fall tritt z.B. auf, wenn innerhalb einer Kohortenstudie eine spezielle Frage durch einen Fall-Kontroll-Ansatz geklärt werden soll.

Analysestadium:

- Die stratifizierte Analyse mit der MHS ist der direkte und plausibelste Weg. Negativ schlägt dabei der Informationsverlust durch Kategorisierung kontinuierlicher Variabler zu Buche. Bei vielen schichtgenerierenden Faktoren wird die Interpretation schwierig. Die stratifizierte Darstellung dient aber auch der Präsentation und sollte einer etwaigen Modellierung vorangehen!

- Das mathematische Modell (im folgenden das logistische) gestattet die simultane Kontrolle vieler Faktoren, und "glättet" auch die Daten. Mehrere Expositionsvariable sind denkbar, der Effekt einzelner Faktoren kann getestet werden. Jedoch ist es immer schwierig, die Modellklasse (multiplikativ, additiv; conditional, unconditional) zu wählen, und dann das Modell, d.h. den 'besten' Variablensatz zu finden.

3. Confounding

Als Gründe für das Matchen werden angegeben:
a) (die Hoffnung auf eine scheinbare) Kontrolle von Störfaktoren, und
b) Erleichterung der Auswertung durch Stratifizierung auf homogene Schichten,
wobei unter Confounding der störende Einfluß verschiedener Faktoren F (eben der Confounder) auf die Assoziation zwischen Krankheit (D) und Exposition (E) verstanden und E als kausal für D angenommen wird.

Zu diesem Komplex gibt es hinreichend Literatur. Zwar stellte man fest, daß die Bedingungen für Confounding formalisierbar sind, z.B. Kleinbaum et al. 1982 und Kupper et al. 1981, jedoch müssen diese Maße immer auch bezüglich der Population gesehen werden. Dazu bringen Breslow und Day 1980 eine ausgezeichnete Diskussion in ihrem Kap. 3.4. Wir erläutern hier nur einige Maße an einer Tabellierung der Exposition (E) von Fällen (D) gegen Kontrollen (D), geschichtet nach einem dichotomen Faktor F:

Faktor:		F_0				F_1		
Exposition:		E	$\bar{E}$			E	$\bar{E}$	
Fälle	D	a_0	b_0	m_{10}		a_1	b_1	m_{11}
Kontrollen	$\bar{D}$	c_0	d_0	m_{00}		c_1	d_1	m_{01}

In der Population gibt es einen Zusammenhang zwischen der Krankheit und dem Faktor, der mit der odds ratio $OR_{df} = (m_{11} \cdot m_{00})/(m_{10} \cdot m_{01})$ bezeichnet sei. Offensichtlich zwingt kategoriales Matchen (CM) dieses Verhältnis auf $OR_{df} = 1$ in der Stichprobe. Der Populationswert $OR_{ef/\bar{D}} = (c_1 d_0)/(d_1 c_0)$, der Zusammenhang zwischen Exposition E und Faktor F bei den Kontrollen, wird i.a. durch (CM) in der Stichprobe <u>nicht</u> verändert. Dagegen wird wegen des Matchens die Krankheit-Faktor-Relation unter den Nicht-Exponierten, $OR_{df/\bar{E}} = (b_1 d_0)/(d_1 b_0)$, gegenüber dem entsprechenden Wert in der Population verändert. Von den Ergebnissen der Fall-Kontroll-Studie kann daher nicht mehr auf die Population zurückgeschlossen werden. Dies ist umso bedauerlicher, als die Epidemiologie nicht nur die Ursachen, sondern auch die Verteilung der Krankheiten untersuchen will.

Sollte jedenfalls in der Population $OR_{df/\bar{E}} \neq 1$ gelten, so ist F ein Risikofaktor und damit in der Stichprobe ein potentieller Confounder. Dies muß bei einer Schichtung und Analyse berücksichtigt werden, um die Krankheit-Expositions-Relation unabhängig von F schätzen zu können. Zur weiteren Begriffserklärung von 'Confounding' lese man Miettinen (1969, 1970, 1974, 1976, 1981), dessen Einfluß auf die Terminologie und Behandlung von Fall-Kontroll-Studien beträchtlich ist.

4. Effekte des Matchens

Leider eliminiert der Matchingprozeß nicht notwendigerweise einen Störfaktor. Dazu betrachten wir etwa folgende hypothetische Population (aus Kleinbaum et al., 1982):

POP:		F_0			F_1			total	
		E	$\bar{E}$		E	$\bar{E}$		E	$\bar{E}$
D		160	480		1280	640		1440	1120
$\bar{D}$		3840	47520		14720	31360		18560	78880
OR:		4.12			4.26			5.46	

Der Faktor F verändert hier nicht die odds ratio in den Schichten. Er ist jedoch ein Confounder in der Population und sowohl mit der Krankheit D als auch der Exposition E verknüpft, denn:

$$OR_{df|\bar{E}} = 2.02 \quad , \quad OR_{df|E} = 2.09 \quad , \quad OR_{df} = 3.34 \text{ , und}$$
$$OR_{ef|\bar{D}} = 5.81 \quad , \quad OR_{ef|D} = 6.00 \quad , \quad OR_{ef} = 6.00 \text{ .}$$

Wir ziehen nun aus der Population eine geschichtete Zufallstichprobe (RS) und erhalten 2 x 256 Probanden:

RS:

	F_o			F_1			total	
	E	$\bar{E}$		E	$\bar{E}$		E	$\bar{E}$
D	16	48		128	64		144	112
$\bar{D}$	10	125		39	82		49	207
$\widehat{OR}$:	4.18			4.20			5.43	

Konfidenzintervalle der OR lassen sich nach der testbasierenden Formel für Verhältnisschätzer

$$K_{1-\alpha} \quad : \quad \widehat{OR}^{(1 \pm z_{1-\alpha/2}/\chi)}$$

berechnen, wobei sich $\widehat{OR}:\, = m\widehat{OR}$ und $\chi:\, = \sqrt{MHS}$ aus der Mantel-Haenszel-Statistik ergeben.

Kategoriales Matchen (CM) aus obiger Population liefert dagegen 2 x 64 bzw. 2 x 192 Probanden pro Schicht:

CM:

	F_o			F_1			total	
	E	$\bar{E}$		E	$\bar{E}$		E	$\bar{E}$
D	16	48		128	64		144	112
$\bar{D}$	5	59		61	131		66	190
$\widehat{OR}$:	3.93			4.30			3.70	

Beim kategorialen Matchen ohne Nachrekrutierung (CM-) gehen 142 Probanden verloren:

CM-:

	F_o			F_1			total	
	E	$\bar{E}$		E	$\bar{E}$		E	$\bar{E}$
D	16	48		81	40		97	88
$\bar{D}$	5	59		39	82		44	141
$\widehat{OR}$:	3.93			4.26			3.53	

Fassen wir für alle drei Stichprobendesigns die Ergebnisse zusammen:

Design	$\widehat{OR}$			Mantel-Haenszel	
	F_o	F_1	total	$m\widehat{OR}$	95% - Konf.
RS	4.18	4.20	5.43	4.19	(2.78 , 6.32)
CM	3.93	4.30	3.70	4.24	(2.88 , 6.24)
CM-	3.93	4.26	3.53	4.18	(2.62 , 6.69)

Das kategoriale Matchen hat das Confounding nicht kontrolliert: die totale odds ratio für (CM) ist 3.70, und in den Schichten des Faktors F erhalten wir tendenziell verschiedene $\widehat{OR}$ von 3.93 respektive 4.3, d.h. durch das Matchen wird F sogar als Effektmodifikator vorgetäuscht. Die etwas bessere Effizienz des mOR-Schätzers unter (CM), gemessen am 95%-Konfidenz-

intervall, gegenüber den Werten unter (RS) ist nicht nennenswert. Matchen
ohne Nachrekrutierung (CM-) resultiert wegen des Fallzahlverlustes natürlich in einem noch unpräziseren Schätzer.
In einem zweiten Beispiel betrachten wir eine einfache Situation: eine
starke Interaktion zweier dichotomer Faktoren F und G mit multiplikativer
Struktur des Risikos.

| | F_1 | | | | F_0 | | | | total | |
	G_1		G_0		G_1		G_0			
D	26	14	18	22	34	6	7	33	85	75
$\overline{D}$	15	25	7	33	13	27	28	12	63	97
$\widehat{OR}$:	3.10		3.86		11.80		0.09		1.74	

$m\widehat{OR}$ = 1.64, MHS = 6.27 und 95% KI (1.11 , 2.43).

Für solche Strukturen ist der Mantel-Haenszel-Test nicht mehr optimal. Er
darf nicht mehr angewendet werden, da starke, aber in den Schichten gegen-
läufige Effekte sogar zur Auslöschung der Statistik führen.

Zusammenfassend läßt sich festhalten, daß kategoriales Matchen nicht notwendigerweise Confounding eliminiert, sondern eventuell sogar erzeugt.(CM)
liefert zwar meistens einen effizienteren Schätzer als das(RS). Jedoch ist
der Gewinn nicht sehr bedeutsam. Man vergleiche dazu u.a. auch die Ergebnisse von Kupper. et al. (1981). Liegt dagegen tatsächlich ein nichtkon-
trollierbares Confounding oder eine Interaktion vor, so ist die Mantel-
Haenszel-Statistik nicht mehr adäquat. Auch gemeinsames Confounding von
Faktoren (s. Miettinen 1974), die für sich selbst keine Confounder sind,
kann durch Matchen und Analyse mit MHS nicht behoben werden. Da Confounder
aber immer bei der Analyse berücksichtigt werden müssen, sollte man sich
nach einer Alternativen zur MHS umsehen.

5. Logistische Analyse von Fall-Kontroll-Designs

Wegen ihrer Vorteile wird die logistische Regression bei retrospektiven
Studien immer häufiger angewendet. Wir setzen hier die Nomenklatur als bekannt voraus und verweisen auf eine Auswahl der epidemiologischen Literatur (siehe 1,2,3,4,6,22-24), welche die historische Entwicklung der logistischen Theorie sehr gut beschreibt. Neben den Vorteilen des logistischen Modells (z.B. viele, auch kontinuierliche Variable, Interaktionen
formulierbar und testbar) ist wohl die Tatsache wichtig, daß im Gegensatz zur MHS nicht nur eine stratifizierte Analyse durchgeführt sondern
auch getestet werden kann, ob etwaige Confounder auch tatsächlich zur Modellierung des Risikos nötig sind. Speziell kann beim Modellieren der Koeffizient für die Expositionsvariable kontrolliert werden. Inzwischen gibt
es Modellierungsstrategien (s. Kleinbaum et al. 1982), die es erlauben
sollten, daß verschiedene Epidemiologen beim gleichen Datensatz zum selben
validen Modell gelangen.

Jedoch müssen wir uns fragen, ob der theoretische (und rechentechnische) Aufwand des scheinbar omnipotenten logistischen Modells auch in einer meß-baren Verbesserung resultiert, z.B. einer Erhöhung der Effizienz, also einer präziseren Schätzung der odds ratio? Insbesondere ist fraglich, ob eine eventuelle Verbesserung auch relevant ist, und welche unterschiedli-chen Ergebnisse eine Kombination von logistischer Analyse mit verschiede-nen Stichprobendesigns wie (RS) oder (CM) produziert.

6. Vergleich von MHS und logistischem Modell

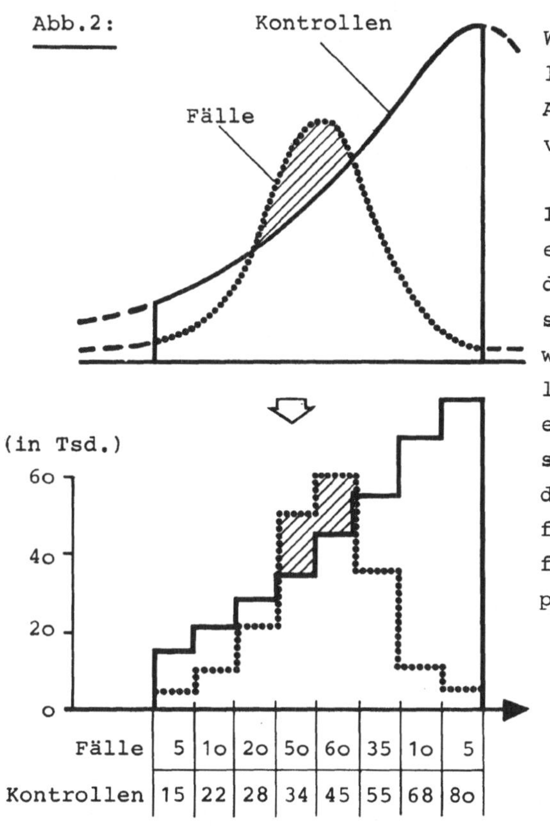

Wir betrachten eine Kandidatenpopu-lation, in der ein Faktor S (etwa Alter) für Fälle und Kontrollen verschieden verteilt sei (Abb. 2).

In den Schichten $S_1,\ldots,S_8$ von S erhalten wir die tabellierte Kandi-datenpopulation (Tsd.). Die Wahr-scheinlichkeit für eine Exposition wurden in den Schichten S_i festge-legt durch

e_i: = prob $(E|DS_i)$ für die Fälle sowie

d_i: = prob $(E|\bar{D}S_i)$
für die Kontrollen, und zwar für folgende vier unterschiedliche Po-pulationsverhältnisse:

Pop1 S ist kein Risikofaktor: e_i : = 0.2 , d_i : = 0.1, mit einer resul-tierenden OR = 2.25 in der Population.

Pop2 In den Schichten S_i moderat steigendes Risiko der Fälle:
e_i : = (7 + 3i)/100 , d_i : = 0.1 (OR = 2.38).

Pop3 Hohes konstantes Risiko: e_i : = 0.3 , d_i : = 0.1 (OR = 3.72).

Pop4 Hohes und mit S_i steigendes Risiko der Fälle:
e_i : = (15 + 5i)/100 , d_i : = 0.1 (OR = 5.56).

Aus diesen vier Populationen zogen wir jeweils eine 2%-Stichprobe der
Fälle und wählten die Kontrollen als random sample (RS), kategorial ge-
matcht (CM) oder dito ohne Nachrekrutierung (CM-). Das Ergebnis für die
Population Pop4 ist in Tabelle 1 zu sehen (mit den entsprechenden MH-
Schätzern).

Tab. 1: Hohes, mit den Schichten S_i steigendes Risiko in D.

(RS): Geschichtete Zufallsstichprobe (780 Fälle)

	S_1		S_2		S_3		S_4		S_5		S_6		S_7		S_8		total	
D	2	8	5	15	12	28	35	65	48	72	31	39	10	10	5	5	148	242
$\overline{D}$	2	15	3	22	4	27	4	34	6	45	7	55	7	69	9	81	42	348

$\widehat{OR}$ = 1.9 | 2.4 | 2.9 | 4.6 | 5.0 | 6.2 | 9.9 | 9.0 | 5.1

MHS = 62.45 $m\widehat{OR}$ = 4.94 (3.33 , 7.35)

(CM): Gruppen-Matchen:

	S_1		S_2		S_3		S_4		S_5		S_6		S_7		S_8		total	
D	2	8	5	15	12	28	35	65	48	72	31	39	10	10	5	5	148	242
$\overline{D}$	1	9	2	18	4	36	10	90	12	108	7	63	2	18	1	9	39	351

$\widehat{OR}$ = 2.2 | 3.0 | 3.9 | 4.9 | 6.0 | 7.2 | 9.0 | 9.0 | 5.5

MHS = 83.24 $m\widehat{OR}$ = 5.5 (3.82 , 7.94)

(CM-): Gruppen-Matchen, <u>ohne</u> Nachrekrutierung. Verlust: n = 296

	S_1		S_2		S_3		S_4		S_5		S_6		S_7		S_8		total	
D	2	8	5	15	9	22	13	25	20	31	27	35	10	10	5	5	91	151
$\overline{D}$	1	9	2	18	4	27	4	34	6	45	7	55	2	18	1	9	27	215

$\widehat{OR}$ = 2.2 | 3.0 | 2.8 | 4.4 | 4.8 | 6.1 | 9.0 | 9.0 | 4.8

MHS = 45.56 $m\widehat{OR}$ = 4.7 (3.04 , 7.56)

Für alle Stichproben berechneten wir außer $m\widehat{OR}$ auch den unconditionalen
logistischen Schätzer $l\widehat{OR}$: = $\exp(\hat{\beta})$ ($\hat{\beta}$ der Koeffizient für die Exposition
E) sowie dessen 95%-Konfidenzintervall, wobei χ: = $\sqrt{\text{Likelihood-Ratio-}\chi^2}$.
Anstatt die 8 Schichten S_i durch 7 dichotome Pointer-Variable s_i zu modellieren (s_i: = 1 falls Proband aus S_i, sonst 0), also das optimale Modell
mit einem logistischen Score $\beta E + \sum_{i=1}^{7} \delta_i s_i$ zu formulieren, wurde die Schicht
S_i als ordinale Variable behandelt mit dem Score $\beta E + \delta \cdot i$, i = 1,..8
(2 Parameter β, δ). Bereits dieses simple logistische Modell bringt Vorteile gegenüber MHS (Abb. 3). Für alle Populationen ist der MH-Schätzer
bei (CM) unverzerrter und präziser als bei (RS). Das Design (CM-) fällt
gegen beide ab. Die logistischen Schätzer liegen meist näher am Populationswert OR als der MH-Schätzer. Der Gewinn an Präzision durch das logistische Modell bei den CM-Designs ist unbedeutend. Dagegen stellen wir

mit Aufmerksamkeit fest, daß die logistische Analyse der (RS) einen wesentlich effizienteren Schätzer als MHS liefert, also sehr enge Konfidenzintervalle für $\widehat{1OR}$.

Es gibt also Situationen, bei denen die Kombination (RS)-Design und logistische Analyse einen wesentlichen Gewinn gegenüber anderen Design-Analyse-Kombinationen bringt! Nach den Bemerkungen von Abschnitt 3 ist das umso angenehmer, als die Ergebnisse von Fall-Kontroll-Studien unter (RS) einen Rückschluß auf die Population gestatten.

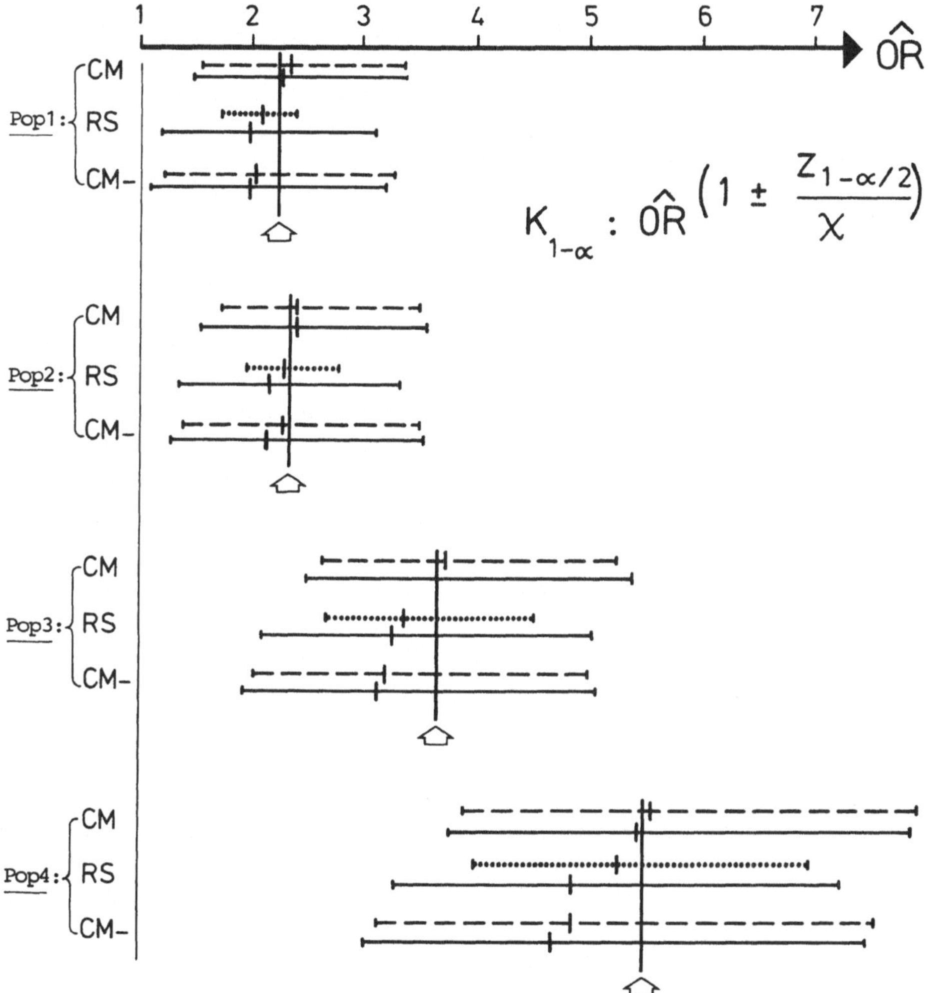

Abb. 3: Logistische (— — —, ⋯⋯⋯) und Mantel-Haenszel (———) 95%-Konfidenzintervalle für unterschiedliche Populationen und Stichprobendesigns.
(Pfeile bezeichnen die wahre Populations-OR)

7. Conditionales oder unconditionales logistisches Modell?

Beim unconditionalen logistischen Ansatz für Follow-Up-Studien wählt man $\text{prob}(D=1|X) := \exp(\alpha + \beta'X)/(1 + \exp(\alpha + \beta'X))$ für die Wahrscheinlichkeit einer Erkrankung D unter Beobachtung eines Vektors von Variablen X. Bei m_1 Fällen und m_0 Kontrollen ist dann die Likelihood

$$UL_F := \prod_{m_1} \text{prob}(D = 1|X) \cdot \prod_{m_0} \text{prob}(D = 0|X)$$

$$= \prod_{m_1} \exp(\alpha + \beta'X) / \prod_{m} (1 + \exp(\alpha + \beta'X)) \ ,$$

aus der man durch Maximierung die Schätzer $\hat{\beta}_F$ für die Koeffizienten β gewinnt.

Breslow (1976) und Prentice, Pyke (1979) zeigten, daß die unconditionale Likelihood UL_C für retrospektive Studien proportional zu UL_F ist und man denselben Schätzer erhält, $\hat{\beta}_C = \hat{\beta}_F$, wie aus UL_F.

Der conditionale Ansatz (für eine Schicht) lautet dagegen

$$CL_C = \prod_{m_1} \exp(\beta'X) / \sum_{p} \left(\prod_{m_1} \exp(\beta'X) \right) ,$$

wobei über alle möglichen $p = (m_1 + m_0)!/(m_1!\, m_0!)$ Partitionen zu summieren ist. Bei einem 1:4-Matching ist z.B. $p = 5$, bei 2 Fällen mit 8 Kontrollen pro Schicht wäre $p = 45$, für $m_1 = m_0 = 6$ ist bereits $p = 924$. Leider führen auch rechentechnische Verfeinerungen (Howard 1972) nicht zu einer wesentlichen Verringerung des Rechenaufwandes.

Wir wissen von Cornfield und Greenhouse (1976), daß im Extremfall des 1:1-Matchens (s. Abb. 4) der <u>unconditionale</u> logistische Ansatz zum Schätzer $(v_{10}/v_{01})^2$ für 1OR führt, also exakt dem Quadrat des conditionalen und unverzerrten Maximum-Likelihood-Schätzers (s.Miettinen 1970b) entspricht. Sind dagegen beim allgemeinen $m_1:m_0$-Design m_1 und m_0 "groß" (≥ 10), dann sind zur conditionalen Schätzung sehr viele Partitionen p pro Schicht zu berechnen; der <u>unconditionale</u> Schätzer dagegen bleibt verzerrt.

<u>Abb.4:</u>

	Kontrollen	
	E	$\bar{E}$
E		v_{10}
$\bar{E}$	v_{01}	

Fälle

Bei wachsenden Fallzahlen gleichen sich die Punktschätzer zwar an, jedoch bleibt das conditionale Konfidenzintervall um einiges präziser als das unconditionale (s. z.B. Kleinbaum et al. 1982). Bei kleinen Fallzahlen m_1, m_0 (< 10) in den Schichten liefert der conditionale Ansatz im Vergleich zum unconditionalen sowohl einen valideren als auch präziseren Schätzer. Kleine Fallzahlen geben allerdings oft Anlaß zu anderen Befürchtungen (Fehlklassifikationen, Wahl der Schichtung richtig?). Zudem ist die Varianz des conditionalen Schätzers auch hier relativ groß.

8. Zusammenfassung

Bei der Bewertung von Ergebnissen stehen Validität und Effizienz der
Schätzer im Vordergrund. Die Inspektion einiger Modelldatenkörper zeigte,
daß die logistische Analyse von Fall-Kontroll-Studien Confounding prinzipiell besser kontrollieren läßt (notfalls durch ein saturiertes Modell)
als die Mantel-Haenszel-Statistik (MHS). Selbstverständlich sind Design-
und Analysenmethode immer im Zusammenhang zu sehen. Ein Vergleich von
random sample (RS) und kategorial gematchten (CM) Designs zeigte einen
deutlichen Effizienzgewinn durch das logistische Modell gegenüber MHS.
Außer Problemen der Modellfindung handelt man sich damit leider auch die
Qual der Wahl zwischen conditionaler und unconditionaler Schätzung ein.
Bei der Planung von Fall-Kontroll-Studien sollte also speziell die Kombination (RS) mit logistischer Analyse berücksichtigt werden. Selbstverständlich gestatten die Beispiele noch keine endgültige Aussage der Art
"die logistische Analyse von geschichteten Zufallsstichproben ist die optimale Design-Analyse-Kombination für Fall-Kontroll-Studien".
Eine z.Zt. laufende exakte Analyse, d.h. ein expliziter Vergleich der Va-
rianzen unter verschiedenen Stichprobendesigns, deutet jedoch in diese
Richtung.

9. Literatur

1) ANDERSON JA (1972) Separate sample logistic discrimination.
   Biometrika 59,19-35
2) BRESLOW N (1976) Regression analysis of the log odds ratio: a method
   for retrospective studies. Biometrics 32,409-416
3) BRESLOW N, POWERS WE (1978): Are there two logistic regressions for
   retrospective studies? Biometrics 34, 100-105
4) BRESLOW N , DAY NE (1980) Statistical Methods in Cancer Research.
   Vol I. Lyon, France: IARC Publications No. 32
5) CORNFIELD J, GREENHOUSE SW (1976) The estimation of a common odds
   ratio. Unveröffentl. Manuskript, zitiert in Holford et al. (1978)
6) COX DR (1970) The Analysis of Binary Data. Methuen, London
7) DAY NE, BYAR DP (1979) Testing hypotheses in case-control studies -
   Equivalence of Mantel-Haenszel statistics and logit score tests.
   Biometrics 35, 623-630
8) GREENLAND S (1979) Limitations of the logistic analysis of epidemiologic data. Am J Epidemiol 111 (6), 693-698
9) GREENLAND S, MORGENSTERN H, THOMAS DC (1981) Considerations in
   determining matching criteria and stratum sizes for case-control
   studies. Int J Epidemiol 10 (4), 389-392
10) HOLFORD TR, WHITE C, KELSEY JL (1978) Multivariate analysis for
    matched case-control studies. Am J Epidemiol 107, 245-256
11) HOWARD S (1972) Comment on paper by DR Cox. J Roy Stat Soc B 34,p.210
12) KLEINBAUM DG, KUPPER LL, MORGENSTERN H (1982) Epidemiologic Research:
    Principles and Quantitative Methods. Lifetime Learning Publications,
    Belmont, CA.
13) KUPPER LL, KARON JM, KLEINBAUM DG, et al. (1981) Matching in epidemio-
    logic studies: Validity and efficiency considerations.
    Biometrics 37, 271-291

14) MANTEL N, HAENSZEL W (1959) Statistical aspects of the analysis of
    data from retrospective studies of disease. J Nat Cancer Inst 22
    (4): 719-748
15) MIETTINEN OS (1969) Individual matching with multiple controls in the
    case of all-or-none responses. Biometrics 25, 339-355
16) MIETTINEN OS (1970a) Matching and design efficiency in retrospective
    studies. Am J Epidemiol 91 (2): 111-118
17) MIETTINEN OS (1970b) Estimation of relative risk from individually
    matched series. Biometrics 23: 75-86
18) MIETTINEN OS (1974) Confounding and effect modification.
    Am J Epidemiol 100 (5): 350-353
19) MIETTINEN OS (1976) Estimability and estimation in case-referent
    studies. Am J Epidemiol 103, 226-235
20) MIETTINEN OS (1981) Confounding: essence and detection.
    Am J Epidemiol 114 (4): 593-603
21) PIKE MC, HILL AP, SMITH PG (1980) Bias and efficiency in logistic
    analyses of stratified case-control studies.
    Int J Epidemiol 9 (1), 89-95
22) PRENTICE RL (1978) Use of the logistic model in retrospective studies.
    Biometrics 32, 599-606
23) PRENTICE RL, PYKE R (1979) Logistic disease incidence models and
    case-control studies. Biometrika 66: 403-411
24) SIEGEL D, GREENHOUSE S (1973) Multiple relative risk functions in
    case-control studies. Am J Epidemiol 97, 324-331

<u>Negative Ergebnisse in Kohortenstudien</u>
<u>- Fehlerquellen und deren Erkennung -</u>

R. Frentzel-Beyme
Deutsches Krebsforschungszentrum, Heidelberg
Institut für Dokumentation, Information und Statistik
Abteilung Epidemiologie

S. Hernberg

Institute of Occupational Health
Helsinki

Obwohl die Methoden, die in epidemiologischen Studien zur Untersuchung
von berufsbedingten Risiken verwendet werden, in den letzten Jahrzehnten
wesentlich verbessert wurden, gibt es nach wie vor Probleme bei der Auswertung und besonders bei der Interpretation der Ergebnisse. Neben den
besonders häufig anzutreffenden Problemen und Fallstricken, die unbeab-
sichtigt zu negativen Ergebnissen führen können und in einer Übersicht
von Hernberg (1) beschrieben worden sind, gibt es die Beobachtung, daß
es auch Studien gibt, in denen eine deutliche Diskrepanz zwischen den
dargebotenen und oft im Detail vorhandenen Daten und den im Text gezogenen Schlußfolgerungen zu erkennen ist.

Ein solches Beispiel einer offensichtlichen Diskrepanz soll hier dargestellt werden, und zwar wie eine bedeutsame Aussage einer Studie im Sinne
eines Hinweises auf ein spezifisches Risiko völlig verloren gehen kann.
Am Beispiel der Acrylnitril-Studie einer deutschen Chemiefirma wird gezeigt, wie das Ergebnis einer Häufung von Hirntumoren das sich als bedeut
sam erweisen sollte, als nicht wichtig behandelt wurde, und darüber hinau
auch die Aussage einer vorhergehenden publizierten Studie in Frage gestellt wurde, obwohl die eigenen Angaben durchaus in der gleichen Richtun
wie die der anderen Studie lagen.

Überblick

Ergebnisse und Schlußfolgerungen von 5 Studien sollen die Konsistenz der
Befunde zeigen und als Hinweis darauf dienen, daß Resultate einzelner
Studien oft als nicht sicher oder signifikant im statistischen Sinne er-
kannt werden, sobald solche Ergebnisse von mehreren Studien jedoch in
der gleichen Richtung liegen, nicht nur die Sicherung eines einzelnen
Befundes sondern auch die Identifikation konsistenter und damit wahr-

scheinlicher Assoziationen resultiert.

Eine 1979 in den USA durchgeführte Studie (2) ergab, daß "unter 1 345 männlichen Angestellten der Firma eine höhere Zahl von Krebsfällen beobachtet wurde als erwartet, wobei hauptsächlich Lungenkrebs (8 beobachtete gegenüber 4,4 erwarteten Krebsfällen) auch eine erhöhte Krebsmortalität bedingt hat. Diese Befunde, zusammen mit Ergebnissen von Tierversuchen, müßten den ernsten Verdacht hervorrufen, daß Acrylnitril ein Karzinogen für den Menschen ist". Neben einer erschöpfenden Analyse der Lungenkrebsinzidenz in unterschiedlichen Expositionsbereichen sowie Einkommensklassen der Mitarbeiter der Firma und nach Expositionsdauer wurden keine Erwartungswerte für einzelne Tumoren, darunter 1 Hirntumor und je ein Fall von malignem Lymphom und Morbus Hodgkin gegeben (Abb.1). In der Kohorte von über 1000 Personen trat kein einziger Magenkrebsfall auf. Betreffend die Latenzzeit zwischen der ersten Exposition und dem Auftreten von Krebs ist beachtenswert, daß die Studie einen Beobachtungszeitraum von über 20 Jahren umfaßt und daß der Überschuß an Krebsfällen (z. B. 6 von 8 Lungenkrebsfällen) in der Gruppe von mehr als 20 Jahren nach erstmaliger Exposition gegenüber Acrylnitril (im Jahre 1950) auftrat. Somit war diese zeitliche Beziehung zwischen der frühesten Exposition und dem erhöhten Risiko mit den bisherigen Kenntnissen der Karzinogenese völlig konsistent.

Eine zweite Studie wurde ebenfalls in den USA unter 2 Kohorten einer chemischen Firma durchgeführt, die an verschiedenen Orten exponiert und tätig waren. Eine Studie betraf 352 Männer, die 1977 vollständig auf ihr Lebensschicksal überprüft waren und ergab, daß "in der Krebssterblichkeit kein offensichtlicher Anstieg gegenüber dem Erwartungswert beobachtet werden konnte". (3) Bei näherer Betrachtung (Abbildung 1) findet sich jedoch eine auffallende Häufung von 2 Nierenkrebsfällen gegenüber nur 0,3 erwarteten Fällen, sowie in einer 2. Kohorte ein Todesfall an Lymphom bei einem Erwartungswert von 0,5. In dieser 2. Kohorte fand sich auch eine hohe Zahl von nicht-natürlichen Todesursachen. Hier wird deutlich, daß die Verteilungen der Todesursachen bei sehr kleinen Kohorten meistens von dem übrigen Muster abweichen. Außerdem werden die Grenzen, die Studien solcher Dimensionen, d. h. kleinere Kohorten und eine geringere Zahl von Todesfällen, deutlich. Obwohl die Autoren diese Grenzen selbst betonen, stellen sie fest, daß keine Trends beobachtet wurden, die frühere Berichte eines Überschusses an Krebs in ACN-exponierten Arbeitern unterstreichen oder unterstützen könnten. (4) Nach einer 20jährigen Latenzzeit traten unter 292 Männern 19 Todesfälle auf. Wiederum waren die Nierenkrebsfällen, darüberhinaus Altersschwäche und schlecht definierte Todesursachen über dem Erwartungswert.

Unter den 934 ausgewählten Kohortenmitgliedern, die länger als 1 Jahr exponiert waren, fanden sich 68 Todesfälle, darunter 21 an Krebs Verstorbene (bei 18,6 erwarteten Sterbefällen). Die erhöhte Zahl läßt sich auf höhere Fallzahlen bei Lungenkrebs, Magenkrebs, Colon- und Hirntumoren zurückführen. Die Autoren halten die Ergebnisse für begrenzt und unschlüssig, da das Übermaß an Krebs statistisch nicht bedeutungsvoll erschien, sie geben jedoch zu, daß ihre Ergebnisse von dem bestehenden Verdach, daß ACN ein Karzinogen für den Menschen sein kann, nicht ablenken können. Die Betrachtung der Daten (Abbildung 1) ergibt den interessanten Befund von 2 Hirntumoren.

Eine Studie in der deutschen chemischen Industrie (6) betraf 1 469 Personen, die insgesamt 12 Betrieben beschäftigt waren, in denen es möglicherweise zu Mischexpositionen gegenüber anderen Chemikalien neben ACN kommen konnte. Unter den 89 Todesfällen fanden sich 27 Krebssterbefälle gegenüber 21 erwarteten, wobei der Überschuß größtenteils aus Lungenkrebsfällen bestand (11 beobachtete gegenüber 5,6 erwarteten). Trotz der Schwierigkeiten der Interpretation bei der gegebenen Mischexposition wurde die folgende Schlußfolgerung gezogen: Bei gemeinsamer Betrachtung der Ergebnisse der epidemiologischen Studien auch bei DuPont und Bayer sowie der bisher durchgeführten Tierversuche bleibt der Verdacht bestehen, daß AN ein karzinogenes Risiko auch für den Menschen darstellen kann.

Diese Studie zeigte einige Ähnlichkeit mit der Studie I in den USA, nicht nur wegen der gleichen Zahl der Todesfälle, sondern wegen der Beobachtung eines Überschusses an Lungenkrebsfällen, Lymphom und Morbus Hodgkin (Abbildung 1). In beiden Studien ist übrigens deutlich zu erkennen, daß bei der Verwendung von nationalen Mortalitätsdaten die Erwartungswerte für einzelne Todesursachen höher waren als wenn lokale oder regionale Raten verwendet wurden. Diese Tatsache spiegelt sich auch in dem Postulat von Hernberg wieder, der den Gebrauch der allgemeinen nationalen Mortalitätsstatistik als Referenzbasis als eine mögliche Quelle von Fehlern und Trugschlüssen nennt.

Diese Studie stellte sich als leicht insuffizient heraus, da auf Latenzzeitberechnungen nicht explizit eingegangen wurde. Implizit vermitteln Angaben aus einer Liste über die Periode zwischen Beginn der Beschäftigung und Auftreten der zum Tode führenden Krebserkrankung Information für eine entsprechende Abschätzung von Latenzzeiten. Für alle Krebsformen ergaben sich Latenzperioden zwischen 14 und 368 Monaten. Für Lungenkrebs fand sich ein Mittelwert von 160 Monaten (also 13 1/2 Jahren) mit Schwankungen zwischen 104 und 230 Monaten. Eine der möglichen Erklärungen für

diese niedrigen Latenzperioden könnte darin liegen, daß in den meisten
Fällen eine mögliche Mischexposition gegenüber vielen Substanzen gar
nicht auszuschließen war. Auf diese Tatsache wurde bei der Datenpräsentation dadurch eingegangen, daß die Autoren alle Auswertungen unter Ein-
schluß und zusätzlich auch ohne eine bestimmte Produktionsstätte darstellen (6).

Die Ergebnisse der anderen in der Bundesrepublik durchgeführten Kohortenstudie wurden in einer englischen Kurzfassung publiziert (7). Die gezogenen
Schlußfolgerungen: Das Risiko, an Krebs zu sterben, ist im ACN-Kollektiv
genauso groß, wie in der Vergleichsbevölkerung; die Studie bestätigt
nicht die Ergebnisse der DuPont-Studie im Hinblick auf das erhöhte Risiko,
an Tumor zu sterben; insbesondere fanden sich keineHinweise darauf, daß
eine erhöhte Risikozeit zu erhöhter Tumorinzidenz oder bestimmten Schwer-
punkten der Tumorlokalisation geführt hat,-lassen sich mit der in der
Langfassung (8) dargestellten Information nicht vereinbaren. Gegen die
Gültigkeit der gezogenen Schlußfolgerung sprechen mehrere Gründe
- ungleiche Behandlung der gesicherten und in einer Liste aufgeführten
  Krebsfälle;
- fehlende Beachtung des gehäuften Auftretens von Tumoren an seltenen
  Lokalisationen;
- Überbewertung statistischer Gesichtspunkte, wobei die biologische Bedeutung des vorverlegten Krebssterbealters und einer erhöhten Krebsinzidenz im Alter unter 60 Jahren unberücksichtigt blieb.
Ausgehend von einer Kohorte von 1 973 Personen wurde auf Grund verschiedener Überlegungen eine wirklich exponierte Subkohorte von 884 Personen
(das sind 54 % der ursprünglichen Kohorte) ausgewählt, um den von Hernberg bereits in seinem Artikel erwähnten Verdünnungseffekt zu vermeiden,
der häufig zu negativen Ergebnissen führte. Insofern sind Bemühungen zur
Bereinigung der tatsächlich exponierten Kohorte in dieser Studie deutlich geworden. Wegen mangelndem Follow-up und ähnlicher Gründe wurden
60 Personen ausgeschlossen, so daß eine Kohorte von 824 Personen zur Berechnung der Personenjahre und des Vergleiches von beobachteten und erwarteten Krebsfällen zur Verfügung stand. In dieser Gruppe traten 35
Krebsfälle auf, von denen 20 verstorben waren. Diese 20 Krebstodesfälle,
das sind 57 % der gesamten beobachteten Inzidenz, konnten in die Mortalitätsstudie einbezogen werden. In der Studie von DuPont, auf die sich
die Schlußfolgerungen der 2. deutschen Studie beziehen, waren 80 % der
beobachteten Krebsfälle verstorben und in die Mortalitätsstudie eingegangen. Doch selbst mit etwas über der Hälfte der beobachteten Krebsfälle
in der Mortalitätsstudie sind einige deutliche Zeichen für ein erhöhtes
Krebsrisiko zu erkennen.

Diskussion der Befunde

Die Zahlentabelle (Abb. 2) zeigt zunächst eine Auflistung der Krebsfälle
in der Kohorte und ihr Alter bei Diagnose. Von dieser Gesamtliste ist
zu erkennen, welche Personen noch lebten und welche verstorben waren.
Unter den Verstorbenen finden sich 3 Todesfälle mit Zentralnervensystem-
tumoren, alle drei bereits 11 Jahre nach Beginn ihrer Beschäftigung diagnostiziert. Die Autoren der Studie kennzeichnen die 4 Blasenkrebsfälle,
die ihrer Meinung nach von der weiteren Auswertung ausgeschlossen werden
können, da sie durch bekannte Expositionen während ihres Berufslebens
gegenüber aromatischen Aminen bereits voll erklärt seien. Bei einem solchen Vorgehen müßten ebenfalls alle Personen, die gegenüber aromatischen
Aminen exponiert waren, von der Analyse ausgeschlossen werden. Aus der
Publikation geht nicht hervor, ob das der Fall war. Es ist befremdlich,
daß 4 Krebstodesfälle in anderen Tabellen unter der Kategorie Unfälle
und Vergiftungen aufgeführt werden.
Aber auch bei der Betrachtung der Vergleiche der beobachteten und erwarteten Sterbefälle mittels unterschiedlicher Methoden ergeben sich Bedenken.

Die erste Methode betrifft den Vergleich der proportionalen Mortalität
mittels der proportionalen Mortalitätsrate (PMR), die gewöhnlich als
nicht ausreichend und nicht sehr verläßlich gilt. Nur für den Fall, daß
man keine vollständige Information über eine Kohorte zur Verfügung hat
und somit nicht in der Lage ist, Personenjahre für die einzelnen Kohor-
tenmitglieder zu berechnen, wird die PMR für Vergleichszwecke verwendet.
Der Vergleich in dieser Studie ist jedoch sehr aufschlußreich, da er
sehr direkt den Überschuß an Krebstodesfällen im Vergleich zu anderen
Todesursachen erkennen läßt. Die Tabelle 3 läßt erkennen, daß alle Todesursachen deutlich vermindert sind gegenüber den Erwartungswerten zu
Gunsten eines starken Überwiegens der Krebstodesursachen. Bei der Interpretation eines solchen Befundes wird gewöhnlich der sog. Healthy Worker
Effect angeführt. Die Literatur über diesen Effekt zeigt deutlich, daß
er sich besonders stark bei chronischen Krankheiten wie z. B. Krebs, aus-
wirkt. Dennoch ist bei einem solchen Befund eines derartig starken Überwiegens der Krebssterblichkeit über den Erwartungswert eine weitere Nach-
forschung und Überprüfung dieses Befundes erforderlich, bevor man dies
mit der Erklärung, daß es sich lediglich um einen solchen Effekt handeln
könnte, zufrieden geben kann. Die Autoren haben daher einen direkten Vergleich der beobachteten mit den erwarteten Werten bei der Wahl der stan-
dardisierten Mortalitätsraten (SMR) angeschlossen.

In Tabelle 4 zeigt sich, daß unterhalb des Alters von 60 Jahren jeweils
eine doppelte Anzahl von beobachteten im Vergleich zu den erwarteten Krebstodesfällen vorliegen, wogegen alle anderen Todesursachen meist auch in
diesen Altersgruppen weit unterhalb der Erwartungswerte liegen. Das Resultat einer erhöhten Krebsinzidenz in den jüngeren Altersgruppen ergibt
sich sogar trotz des erwähnten Ausschlusses von 4 Blasenkarzinomfällen,
von denen einer auch im Alter von 57 Jahren auftrat. Die Autoren schlossen aus der Tatsache einer Übereinstimmung von der über alle Altersgruppen summierten Anzahl von 20 Krebstodesfällen, mit dem Erwartungswert von
20,4 Todesfällen, daß hier kein Krebsrisiko vorliegen dürfte. Dabei wurde
nicht berücksichtigt, daß im Alter unter 60 Jahren 16 der 20 Todesfälle
bei nur 9,8 erwarteten Todesfällen aufgetreten waren.

Ein deutliches Defizit von Krebsfällen in den Altersgruppen über 60 könnte sogar darauf hinweisen, daß entweder eine Vorverlegung der Krebssterblichkeit vorliegen könnte oder daß der Follow-up für die jüngeren
Altersgruppen selektiv besser gewesen ist, so daß Todesfälle in den
hohen Altersgruppen unaufgedeckt geblieben sind.

Für die 3 beobachteten Hirntumoren wurde kein Erwartungswert angegeben,
offensichtlich da eine Anzahl von nur 3 Fällen keine sinnvolle statistische Würdigung erlaube. Nach einer eigenen Schätzung wären in einer Kohorte dieser Größe etwa 0,6 "Fälle" zu erwarten gewesen. Die damit resultierende SMR von 5,0 (oder 500) mit den Vertrauensbereichen zwischen
1,43 (143) und 12,4 (1240) reicht jedoch völlig aus, um eine genauere
Inspektion dieses Befundes als nicht mehr zufällig zu erfordern. Statt
dessen wurde die bekannte Schlußfolgerung gezogen, deren Teilaussage ist,
daß für eine Akzentuierung bestimmter Tumorlokalisationen keine Hinweise
bestanden.

Schließlich muß auf den in dieser Studie extrem starken Healthy Worker
Effect eingegangen werden, der sich aus dem Befund von 58 beobachteten
bei 104 erwarteten Todesfällen ergibt. Zunächst muß die Frage gestellt
werden, ob die Bezugsbevölkerung überhaupt adäquat gewesen sein kann.
Nordrhein-Westfalen ist seit Jahrhunderten ein notorisches Hütten- und
Bergbaugebiet mit recht großen und bekannten Risikopopulationen. Diese
alleine könnten leicht zu erhöhten Erwartungswerten führen, wenn man eine
Kohortenbevölkerung von Chemiearbeitern mit relativ guter medizinischer
Versorgung dazu in Beziehung setzt. Auch den Autoren fielen die Diskre-
panzen zwischen beobachteten und erwarteten Todesfällen in allen Krank-
heitsgruppen außer für die Krebssterblichkeit auf, und sie weisen selbst
sogar auf die Befunde für Krebs in der Altersklasse 55 - 59 in den Jahren

1960-1969 als für sich genommen signifikant hin. Dann stellen sie jedoch fest - und hier ist ein besonderer Grund, diese Ansicht in diesem Forum zu diskutieren und auf ihre Folgen hinzuweisen,- daß die Differenzen für sich genommen zwar signifikant sind, bei der Vielzahl der durchgeführten statistischen Tests die Irrtumswahrscheinlichkeit des Einzeltests jedoch reduziert werden muß, d. h. die Anforderung für ein signifikantes Ergebnis erhöht werden muß, damit die Irrtumswahrscheinlichkeit der Gesamtaussage erhalten bleibt. Beachtet man diesen Gesichtspunkt, so bestünden die erwähnten Signifikanzen nicht mehr.

Diese rein formale Betrachtungsweise geht völlig an der epidemiologisch und biologisch wichtigen Information aus einer derartigen Studie vorbei. Auf keinen Fall ist jedoch eine Schlußfolgerung wie die gezogene gewährleistet.

Mit Hinblick auf die Befunde der anderen Studien mittels der Synopse zeigt sich, daß anschließend an den Befund von Hirntumoren in mehreren Kohorten, deren Erwartungswerte niedriger waren, besonders in der englischen Studie mit gegebener starker Exposition gegenüber ACL, alle Anstrengungen unternommen werden sollten, die Frage auch in Deutschland neu zu bearbeiten. Das wird um so dringlicher, als in einem Position Paper des Regionalbüros Europa (Januar 1982) "hunderttausende von Arbeitern gegenüber ACN exponiert sind und Methoden der Gesundheitsüberwachung verbessert werden müssen" (9). Darüber hinaus wird ACN bereits als Karzinogen für Ratten betrachtet (10), wobei sich interessanterweise die Tumoren im Gehirn, dem Vormagen und den Zymbaldrüsen der Tiere fanden. Neben einem toxischen Effekt, der bereits bekannt war, muß ACN auch als organspezifisches Karzinogen angesehen werden, nachdem in neuesten Berichten aus dem Institute of Environmental Medicine der New York University in Rattenzallkulturen tatsächlich Zelltransformationen nach in vitro-Expositionen gegenüber ACN gefunden wurden.

Abschließend ist zu bemerken, daß zuweilen die Tendenz der Interpretation eines schwachen oder nicht ganz gesicherten Ergebnisses mit dem Auftraggeber einer Untersuchung korreliert. Probleme ähnlicher Art wurden in eleganter Weise von Beaumont und Breslow (14) behandelt, die in ihrer kritischen Auswertung von 9 Mortalitätsstudien nach Vinylchlorid-Exposition die Frage des Einflusses der statistischen Power von Tests auf die oft deutlichen Unterschiede von Ergebnissen sonst identischer Studien untersuchten. Das epidemiologische Vorgehen mit dem Überprüfen von

Ergebnissen positiver oder negativer Hypothesentestung ist nur eine der möglichen Untersuchungsebenen. Epidemiologie hängt bekanntlich stark von Beobachtungen eines ungewöhnlich häufigen Auftretens von Krankheiten ab und viele solcher Beobachtungen haben zu bedeutenden Entdeckungen und Befunden geführt, selbst beim Fehlen von befriedigenden statistischen Methoden. Glücklicherweise wird in letzter Zeit immer häufiger in betreffenden Studien aus den USA auch dann ein Erwartungswert angegeben, wenn die beobachteten Zahlen sehr klein sind. Solche Angaben ermöglichen dem Leser einer Publikation nicht nur die genaue Inspektion der Daten und seine eigenen Schlüsse zu ziehen, bzw. eine eigene statistische Überprüfung vorzunehmen, sondern außerdem tragen sie dazu bei, daß Informationen von verschiedenen Studien zusammengefaßt werden können, selbst wenn jede dieser Studien eine begrenzte statistische Aussagekraft und Dimension hat. Nur so können die dringend benötigten Indikatoren für bis dahin unbekannte Risikofaktoren und Gefährdungen mittels Zusammenführung mit geeigneten Methoden berücksichtigt werden.

Indikatoren in Beziehung auf ACN liegen in Form einer unerwarteten Häufung von Hirntumoren, Lymphomen und Morbus Hodgkin neben Tumoren der Lunge und möglicherweise Nierenkrebs vor. (Abb).

Abschließend ist nochmals auf Beachtung von bestimmten Kriterien bei der Planung und Analyse von epidemiologischen Studien hinzuweisen, da sonst Aussagen zum Fehlen eines Risikos im Sinne eines negativen Ergebnisses nicht gewährleistet sind. Das gilt besonders für den ohnehin sehr komplexen Bereich der Krebsforschung.

KREBSHÄUFIGKEIT IN DEN ACRYLNITRIL-KOHORTENSTUDIEN

Abb. 1 / Tab. 1

KOHORTE	I (USA) BEOBACHT.	ERWARTET NATION.	ERWARTET COMPANY	II (USA) A) BEOBACHT.	A) ERWARTET NATION.	B) BEOBACHT.	B) ERWARTET NATION.	III (ENGLAND) BEOBACHT.	ERWARTET NATION.	IV (BRD) BEOBACHT.	ERWARTET NATION.	ERWARTET LOKAL	V (BRD) BEOBACHT.	ERWARTET REGIONAL
GESAMTANZAHL	1345			A) 326		B) 552		1111		1469			1973	
PERSONENJAHRE	23190			7552		5837		17399		15350			N.A.	
AUSGEWÄHLTE KOHORTE								954		1398			884	
PERSONENJAHRE								13625		13758			13375	
TODESFÄLLE / BEZUGSSTERBERATEN														
GESAMTE KOHORTE	89	121	77.4	26	55.5	15	13	79	94.1	89	99	N.A.		
NATÜRLICHE T.				25	N.A.	8	11.7	N.A.		67	82	73		
NICHT-NATÜRLICHE T.				1	7.8	7	6.3	N.A.		22	17	N.A.		
AUSGEWÄHLTE KOHORTE	71	N.A.	66.4					66	72	74	78.8	N.A.	58	104.3
NATÜRLICHE T.	54	N.A.	56.7					55	68	53	63.8	61.7	53	90
NICHT-NATÜRLICHE T.	17	N.A.	9.7					15	6	21	15	N.A.	5	14
SPEZIFISCHE URSACHEN														
KREBS GESAMT	20	22.4	17.4	4	11	3	2.8	21	18.6	27	21	19	20	20.4
SPEZ. LOKALISATIONEN														
LUNGE	8	7.4	6.1	2	3.7	1	0.8	9	7.6	11	5.6	5.9	6	6.9
MAGEN	0			0		0		5	1.9	3	N.A.	2.8	4	3.4
HIRNTUMOREN	1	N.A.	N.A.	0		0		2	0.7	0			3	N.A.
NIERE	0			2	0.5	0		0		0			0	
LYMPHOMA	1	N.A.	N.A.	0		1	0.5	0		1	1.7	0.6	(1)	N.A.
M. HODKIN	1	N.A.	N.A.	0		0		0		2			1 (2)	N.A.
KREBSINZIDENZ (EINSCHL. LEBENDE FÄLLE)	25		20.5	N.A.		N.A.		N.A.		N.A.			55 (INCL. 1 LYMPHOMA, 1 HODGKIN)	N.A.

Tab.2 : Zusammenstellung der Tumorkranken im ACN-Kollektiv V

Proban-den Nr.	TU–Lokalisation	ICD-Code	Alter (bei Eintritt)	Exp.-Zeit (in Monaten)	Risiko-Zeit (in Monaten)	Status 0 =lebend 1 = tot	Alter bei Diagnose
815	Mundhöhle	145	37	187	206	0	54
814	Magen	151	50	156	205	0	67
820	Magen	151	17	140	357	0	47
832	Magen	151	21	60	101	1	29
840	Magen	151	35	285	382	1	67
849	Magen	151	45	54	54	1	49
864	Magen	151	29	185	210	0	46
885	Magen	151	23	48	189	1	39
839	Mastdarm	154	28	394	452	1	66
853	Dickdarm	153	44	168	262	0	66
813	Galle	156	42	176	185	1	57
819	Kehlkopf	161	39	80	213	0	57
816	Luftröhre	162	30	218	482	1	70
824	Bronchen, Lunge	162	56	49	171	1	70
834	Bronchen, Lunge	162	43	176	204	1	60
858	Bronchen, Lunge	162	35	93	282	1	58
857	Bronchen, Lunge	162	40	27	28	1	42
884	Bronchen, Lunge	162	45	34	142	1	57
867	Haut, Melanom	172	26	211	215	1	44
827	sonst. Haut	173	16	340	344	0	45
847	Prostata	185	29	119	323	0	56
848	Prostata	185	53	130	213	1	71
806 *	Harnblase	188	44	131	158	1	57
818 *	Harnblase	188	40	284	347	0	69
836 *	Harnblase	188	45	86	224	1	64
837	Harnblase	188	46	194	196	0	62
863 *	Harnblase	188	46	20	228	1	64
841	ZNS	191	36	92	142	1	48
852	ZNS	191	46	123	141	1	58
862	ZNS	191	28	83	128	1	39
829	sek. Atem	197	39	149	398	1	72
866	sek. Neubildg.	198	43	106	107	1	52
812	Lymphosarkom	200	26	447	470	0	65
844	Hodgkin	201	26	223	284	1	50
851	Hodgkin	201	43	253	276	0	66
873	gut. Neubildg.	223	41	182	316	0	

Bei diesen Fällen handelt es sich um durch aromatische Amine verursachte Tumoren bei klarer Arbeitsanamnese und anerkannter Berufskrankheit. Diese Fälle wurden im Sinne dieser Studie nicht als Tumorfälle gerechnet.

Tabelle 3

Verteilung der Todesursachen und erwartete Todesfälle in der ACN-Kohorte V.

Todesursache	Beobachtet	Erwartet	Proportionale Mortalitätsrate
Krebs	<u>20</u>	<u>10, 34</u>	<u>193</u>
Herzkreislauf-Krankheiten	15	15, 1	99
Hirngefäss-Krankheiten	2	6	33
Bronchitis	0	1, 3	-
Krankheiten des Verdauungstraktes	3	4, 4	68
Unfälle	4	6, 1	66
Selbstmord	1	2, 5	40
Andere Ursachen	13	11, 8	110

Tabelle 4

Beobachtete und erwartete Todesfälle in der ACN-Kohorte V

Todesursachen	Altersgruppe									
	29		30-44		45-59		60		Gesamt	
	B	E	B	E	B	E	B	E	B	E
Krebs	1	0,2	4	2	11	6,9	4	11,3	20	20,4
Herzkreislauf-Krankheiten	-	0,14	4	2,2	4	8,9	7	19,1	15	30,4
Hirngefäss-Krankheiten	-	0,01	-	0,4	-	2,2	2	9,8	2	12,4
Verdauungstrakt-Krankheiten	-	0,2	1	1,6	-	3,3	2	3,0	3	8,2
Unfälle*	1	1,6	2	4,3	1	2,6	-	1,6	4	10,0
Selbstmord	-	0,2	-	1,8	-	1,5	1	0,4	1	4,0
Andere	-	3,8	3	3,9	-	7,8	13	7,7	13	23,2
Gesamt	2	4,2	14	13,8	16	31,1	26	55,1	58	104,3

S M R: 55,6

B = Beobachtete; E = Erwartete Anzahl

Bezugsbevölkerung: Männliche Bevölkerung von Nordrhein-Westfalen (ca. 7 - 8 Millionen)

* Unter dieser Kategorie werden auch 4 Harnblasentumoren gezählt, die als gegenüber aromatischen Aminen exponiert gelten.

LITERATURVERZEICHNIS

1. HERNBERG, S: "Negative" results in cohort studies--How to
   recognize fallacies.
   Scand J Work Environ Health 7:7-11 (Suppl. 4), 1981.

2. O'BERG, M.T.: Epidemiologic Study of Workers Exposed to
   Acrylonitrile.
   J. Occup Med 22:245-252, 1980

3. GAFFEY, W. and STRAUSS, M: A mortality study of workers
   potentially exposed to Acrylonitrile during start-up,
   Monsanto Decatur Plant.
   Unpublished Report, Monsanto 1981

4. ZACK, J: The mortality experience of Monsanto workers exposed
   to Acrylonitrile.
   Unpublished Report, Monsanto Company, 1981.

5. WERNER, J.B., CARTER, J.T: Mortality of United Kingdom
   acrylonitrile polymerisation workers.
   Brit J Indurstr Med 38:247-253, 1981.

6. THIESS, A.M., FRENTZEL-BEYME, R., LINK, R., WILD, H:
   Mortalitätsstudie bei Chemiefacharbeitern verschiedener
   Produktionsbetriebe mit Exposition auch gegenüber Acrylnitril
   Zbl. Arbeitsmed 30:259-267, 1980.

7. KIESSELBACH, N., KORALLUS, U., LANGE, H.-J., NEISS, A., ZWINGER,T:
   Acrylonitrile-Epidemiological Study--Bayer 1977
   Zbl. Arbeitsmed 10:258-259, 1979

8. KIESSELBACH, N., KORALLUS, U., LANGE, H.-J., NEISS, A., ZWINGER,T:
   BAYER-ACN-Studie 1977
   Bericht über eine prospektive epidemiologische Studie mit
   zurückverlegtem Beginn bei Mitarbeitern des Leverkusener
   Werkes der BAYER AG mit Acrylinitril-Exposition.
   Schriftenreihe Zbl. Arbeitsmed. Band 7, Dr. Curt Haefner
   Verlag Heidelberg, 1980

9. World Health Organization. European Cooperation on Environmental
   Health Aspects of the Control of Chemicals. Integrated
   Monitoring of Exposure to Selected Chemicals and their Health
   Effects. Biological Indicators of Health Effects Caused by
   Acrylonitrile.
   Position paper, 11-14, Copenhagen, 1982

10. National Toxicology Program: Acrylonitrile Second Annual Report
    on Carcinogens, 19-22, USDHHS-PHS, Washington, 1981.

11. COTE, I.L., BATURAY, N.Z., JAEGER, R.J. and SEAGLE, A: Cell
    Transformation of Culture Rat Brain Cells Induced by in
    vitro Exposure to Acrylonitrile.
    Paper read at the Mid-Atlantic Society of Toxicology
    Meeting, Philadelphia, 1982.

12. SEAGLE, A: Personal communication

13. GUENGERICH, P: In vitro metabolism of Acrylonitrile to 2-
    cyanoethylene-oxide and Reaction with gluthathione and
    irreversible Binding to Proteins and Nucleic Acids.
    Cancer Res 41:4925-4933, 1981.

14. BEAUMONT, J.J.,.BRESLOW, N.E: Power Considerations in
    Epidemiologic Studies of Vinyl Chloride Workers.
    Amer J Epidemiol 114:725-734, 1981.

DISKUSSIONSBEMERKUNG[+] ZUM VORTRAG VON HERRN FRENTZEL-BEYME

von H.-J. Lange u. A. Neiß

Als Mitautoren der von Herrn Frentzel-Beyme kritisierten Bayer-ACN-
Studie weisen wir auf folgende Punkte hin:

1. Die statistische Analyse bzw. Interpretation der Ergebnisse wurde
   nicht durch den Auftraggeber beeinflußt; die den Autoren unter-
   stellte Parteilichkeit weisen wir auf das schärfste zurück.

2. Bei den 6o Personen, für die am Stichtag 01.08.1977 keine Angaben
   vorlagen, handelt es sich um 17 Ausländer und 43 Deutsche, die
   entweder ins Ausland verzogen oder deren Aufenthaltsort am letz
   ten zuständigen Meldeamt nicht bekannt war. Eine weitere Aufklä-
   rung des Lebensschicksales war daher nicht möglich; die Nachfor-
   schungen wurden durch die Datenschutzgesetzgebung erschwert.

3. Herr F.-B. bemängelt: "Es ist befremdlich, daß vier Krebstodesfälle in anderen Tabellen unter der Kategorie 'Unfälle und Vergiftungen' aufgeführt werden".
   In einer Fußnote (Tab.5, S.2o) unserer Publikation wird angegeben:
   "Bei diesen Fällen handelt es sich um durch aromatische Amine
   verursachte Tumoren bei klarer Arbeitsanamnese und anerkannter
   Berufskrankheit. Diese Fälle wurden im Sinne dieser Studie nicht
   als Tumorfälle gerechnet". Dies bedeutet, daß diese 4 Tumorfälle
   bereits vor Eintritt in den jeweiligen ACN-Betrieb diagnostiziert
   und als Aminotumoren von der Berufsgenossenschaft anerkannt worden waren. Von diesen Fällen war einer zum Stichtag am Leben, so
   daß in die Auswertung 3 Fälle eingingen, die - wie z.B. Tab. 9a,
   S.29 unserer Publikation ausweist - in der Kategorie 'Sonstige'
   geführt werden. Herr F.-B. hat das Zeichen "+" für "und" bei
   "Unfällen + Vergiftungen" mit dem Zeichen für die Fußnote ver-
   wechselt.

4. Primär beruht die Auswertung auf der Berechnung der SMR - unter
   Benutzung von kalenderzeit-, alters-, geschlechts- und todesursachenspezifischen Mortalitätsziffern von Nordrhein-Westfalen -;
   da der global festgestellte Healthy Worker-Effekt (HWE) die Interpretation der todesursachenspezifischen Mortalität verschleiert,
   wurden zusätzliche Auswertungsverfahren angewandt:

[+]Der Vortrag von Herrn F.-B. konnte aus Zeitmangel nicht diskutiert
   werden.

- Die Darstellung der tumorspezifischen Mortalität aus Gesamtmortalität und proportionaler Tumormortalität. Sie dient als
  Hilfsmittel zur Analyse der tumorspezifischen Mortalität bei
  vorliegendem HWE. Daneben wurden nach Alter und Geschlecht
  standardisierte proportionale Mortalitätsraten (SPMR) berechnet.
- Mit einem retrospektiven Auswertungsansatz wurden Tumorkranke
  (nicht nur Sterbefälle) mit matched-pair-Fällen ohne Tumor
  aus dem ACN-Kollektiv im Hinblick auf die Verteilung der ACN-
  Exposition miteinander verglichen.
- Es wurde ein logistisches Modell den Daten angepaßt. Bei diesen Analysen ließen sich keine statistisch gesicherten Hinweise für eine Assoziation zwischen ACN und Tumor finden. Die tumorspezifische Mortalität im ACN-Kollektiv entspricht der in
  der Bevölkerung, damit ist die Aussage - "das Risiko, an
  Krebs zu sterben, ist im ACN-Kollektiv genauso groß wie in
  der Bevölkerung" - korrekt. Es ist zu fragen, ob Herr F.-B.
  die Begriffe 'Wahrscheinlichkeit' und 'Bedingte Wahrscheinlichkeit' nicht klar auseinanderhält (todesursachenspezifischen Mortalität und durch HWE erhöhte proportionale Mortalität).

5. Herr F.-B. kritisiert weiterhin: "Zunächst muß die Frage gestellt
werden, ob die Bezugsbevölkerung überhaupt adäquat gewesen sein
kann.

Hier widerspricht er sich selbst, denn an anderer Stelle gibt er
die Ansicht von HERNBERG wieder, daß "regionalen Raten" gegenüber der nationalen Mortalitätsstatistik als Referenzbasis der
Vorzug gegeben werden müsse, was in unserer Studie insofern der
Fall war, als die Ziffern von Nordrhein-Westfalen und nicht von
der Bundesrepublik verwendet wurden. Im übrigen: Über Referenz-
bevölkerungen läßt sich trefflich streiten. Es gibt keine ideale
Referenzbevölkerung (siehe z.B. HWE). Trotzdem kann man auf die
Berechnung von SMR als Basisinformation nicht verzichten.

6. Die monierte Diskrepanz zwischen 16 beobachteten und 9,8 erwarteten Tumortodesfällen bei Personen unter 60 Jahren entfällt,
wenn man, wie in der Auswertung vorgenommen, Mindest-Risikozei-
ten von 1o und 15 Jahren berücksichtigt.

7. Den 3 beobachteten Hirntumoren wurden in Anbetracht der zahlreichen durchgeführten statistischen Tests - Problematik der Irrtumswahrscheinlichkeit bei multiplen Testen am gleichen Material

bei ungerichteten Hypothesen - keine statistische Signifikanz
zugesprochen.

Es ist zwar richtig, daß, wenn mehrere Studien in die gleiche
Richtung deuten, auch den in Einzelstudien als nicht signifikant beurteilten Ergebnissen Bedeutung zukommt, jedoch wird vom
Kritiker verschwiegen, daß die andere Studie, bei der 2 Hirntumoren beobachtet wurden, erst ein Jahr nach Veröffentlichung
dieses ACN-Berichtes publiziert wurde und somit zum Zeitpunkt
der Berichtabfassung den Autoren nicht bekannt war.

8. Nach Publizierung dieser anderen Studie wurde von uns damit begonnen, die Resultate unserer Kohorte zu aktualisieren. Bisher
fand sich kein weiterer Hirntumor.

Eine solche Aktualisierung ist von der Studie IV seiner Tab.1,
an der Herr F.-B. lt. Literaturverzeichnis seines Vortrages (6)
als Autor beteiligt war, nicht bekannt. Konsequenzen zu ziehen
erscheint uns wichtiger als ein rabulistischer Streit um Formulierungen, wenn - wie dies bei unserer Studie der Fall war -
die Daten offengelegt wurden.

Nach Erscheinen der diskutierten Arbeiten hat der UA V des AGA
beim Bundesministerium für Arbeit und Sozialordnung beschlossen,
den TRK-Wert für ACN von 6ppm auf 3ppm herabzusetzen.

Seit 1977 wird ACN in den Mitteilungen der DFG-Senatskommission
zur Prüfung gesundheitsschädlicher Arbeitsstoffe im Kap.III
"Krebserzeugende Arbeitsstoffe" unter A2 mit der Fußnote "starker Verdacht eines karzinogenen Risikos auch für den Menschen"
geführt. Bis dahin hatte ein MAK-Wert von 2oppm gegolten.

Abschließend stellen wir fest:
Herr F.-B. sagt über die zweite Studie in der Deutschen Chemischen
Industrie (IV in Tab.1) wörtlich: "Diese Studie stellt sich als
leicht insuffizient heraus". Aus dem Literaturverzeichnis seines
Vortrages ist - wie erwähnt - zu entnehmen (6), daß er selbst zu
den Autoren dieser Studie gehört. Diese in ihrer Ehrlichkeit aner-
kennenswerte Selbstbeurteilung seiner Leistung als "leicht insuffizient" trifft - wie man sieht - auch auf seine Kritik an unserer
Studie zu.

Institut für Medizinische Statistik und Epidemiologie der Technischen Universität München (Vorstand: Prof.Dr.med. H.-J. Lange)

Stellungnahme zur Diskussionsbemerkung der Herren Lange und Neiß:

Daß sich die beiden Autoren der einen Studie durch eine in dem Vortrag
gemachte Anmerkung angesprochen fühlten, verwundert den unbefangenen
Leser vielleicht, kann aber das Interesse an diesem Lehrstück eigentlich nur erhöhen. Die Reihe der erklärenden Darstellungen wäre möglicher
weise unnötig gewesen, wenn einige vor der Publikation der betreffenden
Studie in mündlicher und schriftlicher Form übermittelte Vorschläge
auch nur teilweise beachtet worden wären. Dazu gehörten nicht nur der
Hinweis auf eine auffällige Häufung von Hirntumoren (wozu nicht erst
die Publikation der britischen Studie abgewartet werden mußte),sondern
auch das Angebot, die im DKFZ verfügbaren regionalen Mortalitätsdaten
des Kreises Köln zur Berechnung von Erwartungswerten zur Verfügung zu
stellen. Der Hinweis, daß mit den Daten des Landes Nordrhein-Westfalen
regionale Daten benutzt worden wären, ist bei der im Vortrag ausgeführ-
ten speziellen Situation gerade dieses Bundeslandes ein weiterer un-
tauglicher Versuch, von der Tatsache abzulenken, daß eben wirklich eine
negative Schlußfolgerung aus möglicherweise positiven Daten produziert
worden ist. Demnach ist dem Acrylnitril-Fall nur zu wünschen, daß er
zukünftigen Projekten nutzen möge.

R. Frentzel-Beyme

Die Entwicklung der Krebsmortalität im Kontext
konkurrierender Todesursachen

N. Becker, U. Abel
Deutsches Krebsforschungszentrum Heidelberg
Institut für Dokumentation, Information und Statistik

Eine der Kontroversen ([6]) in der Epidemiologie des Krebses ist die
Frage, wie zeitliche Trends in der Krebsmortalität (bzw. -inzidenz) zu
quantifizieren und zu beurteilen sind. In diesem Zusammenhang ist es un-
zulässig, die Todesursache "Krebs" isoliert zu betrachten. Vielmehr sind
auch Krankheiten, die im Hinblick auf ihre Ätiologie keine Gemeinsamkeiten mit dem Krebs aufweisen, als "konkurrierende" Ursachen über das Zielereignis Tod miteinander gekoppelt ([2],[5]). Wird eine Krankheit durch
Therapieerfolge zurückgedrängt bzw. eliminiert, müssen zwangsläufig andere Todesursachen ihren Platz einnehmen und an Bedeutung gewinnen.
Angesichts des deutlichen Rückgangs der tödlich verlaufenden Fälle von
Infektionskrankheiten ist daher zu erwarten, daß sich die Krebsmortalität
nach oben entwickelt. Eine solche Umverteilung ist das Ergebnis des
Wechselspiels unabhängig agierender (nur von diesen ist hier die Rede)
konkurrierender Todesursachen und hat nichts mit einer Zunahme ätiologisch
wirksamer kanzerogener Faktoren zu tun.

Es stellt sich die Frage, welcher Anteil des Anstiegs der Krebsmortalität diesem Umverteilungsprozess zuzuschreiben ist. Im Artikel wird gezeigt, daß der genannte Effekt im Falle der Infektionskrankheiten überraschend gering ist. Es stellt sich ferner heraus, daß auch bei Annahme
einer "Krebspersönlichkeit" die Vorstellung einer internen Umverteilung
von einer Krebsart zu einer anderen mit den tatsächlich vorliegenden
Daten unter der Voraussetzung wechselseitiger Unabhängigkeit nicht in
Übereinstimmung gebracht werden kann. Schließlich werden die Konsequenzen
des Zurückdrängens der häufigsten Todesursachen - Krebs und Herzinfarkt
(hier ohne die übrigen Kreislauferkrankungen) - erörtert.

Für die mathematische Beschreibung des Problems konkurrierender Todesursachen benötigen wir die Definition der Begriffe der Inzidenz- bzw. Mortalitätsrate. Wir gehen davon aus, daß die Individuen dem Risiko ausgesetzt sind, an einer von k ätiologisch voneinander unabhängigen Todesursachen $C_1, \ldots, C_k$ zu sterben. Die Lebensspanne sei in h Altersgruppen
eingeteilt. Die altersspezifische Mortalitätsrate $\lambda_{i,\alpha}$, $\alpha=1,\ldots,h$,
$i=1, \ldots, k$ im Intervall $(t_\alpha, t_{\alpha+1})$ für C_i ist ein Schätzwert der

Hazardfunktion

$$\lambda_{i,\alpha} = \frac{P(t_\alpha \leq T_{C_i} < t_{\alpha+1} \mid t_\alpha < T_{C_i})}{t_{\alpha+1} - t_\alpha}$$

wobei T_{C_i} der Zeitpunkt des Auftretens eines Todesfalles an der Ursache C_i ist. $\lambda_{i,\alpha}$ gibt die Wahrscheinlichkeit für ein Individuum an, im Intervall $(t_\alpha, t_{\alpha+1})$ an der Todesursache C_i zu sterben, vorausgesetzt, es war zu Beginn des Intervalls noch am Leben. Letztere Einschränkung ist immer zu machen, wenn mit Inzidenz-/Mortalitätsraten gearbeitet wird, auch wenn sie selten explizit erwähnt wird.

Will man den Effekt einer einzelnen Todesursache isoliert betrachten oder die Auswirkung der Eliminierung bestimmter Todesursachen studieren, müssen zusätzlich Begriffsbildungen herangezogen werde. Bei der Definition der folgenden Raten macht man die Annahme, daß das Verhältnis der ursachenspezifischen Sterberate zur Gesamtmortalität in jeder Altersklasse konstant ist ("Proportionalitätsannahme" [4]).

1. Rohe Sterbewahrscheinlichkeit $Q_{i,\alpha}$ für C_i i=1, ..., k im Intervall $(t_\alpha, t_{\alpha+1})$.

Dies ist die Wahrscheinlichkeit, an C_i unter Anwesenheit aller übrigen Todesursachen zu sterben. Sie ist identisch mit obiger Definition der Mortalitätsrate und wird geschätzt durch

$$\hat{Q}_{i,\alpha} = \frac{N_{i,\alpha}}{S_\alpha}$$

Mit $N_{i,\alpha}$ = Anzahl der Fälle im Intervall $(t_\alpha, t_{\alpha+1})$, $\alpha=1,...,h, i=1,...,$
S_α = Anzahl Lebender zum Zeitpunkt α ("unter Risiko").

2. Reine (oder Netto-) Sterbewahrscheinlichkeit $q_{i,\alpha}$ für $C_i, i=1,...,k$ im Intervall $(t_\alpha, t_{\alpha+1})$.

Dies ist die hypothetische Wahrscheinlichkeit des Todes an der Ursache C_i, wenn diese als einzige vorhanden wäre. Sie wird geschätzt durch

$$\hat{q}_{i,\alpha} = 1 - (1-\hat{q}_\alpha)^{\hat{Q}_{i,\alpha}/\hat{q}_\alpha}$$

mit $\hat{q}_\alpha$ = Gesamtmortalität in $(t_\alpha, t_{\alpha+1})$.

3. Partielle rohe Sterbewahrscheinlichkeit $\hat{Q}_{i,\alpha.1,a}$ für C_i, $i=1,\ldots,k$ im Intervall $(t_\alpha, t_{\alpha+1})$.

Dies ist die Wahrscheinlichkeit des Todes an einer bestimmten Todesursache, wenn die Mortalität an C_1 um den Faktor $(1-a)$ reduziert wird und $C_2, \ldots, C_k$ unvermindert wirksam bleiben (3):

$$\hat{Q}_{i,\alpha.1,a} = \frac{\hat{Q}_{i,\alpha}}{\hat{q}_\alpha - a\hat{Q}_{1,\alpha}} \left\{ 1 - (1-\hat{q}_\alpha)^{(\hat{q}_\alpha - a\hat{Q}_{1,\alpha})/\hat{q}_\alpha} \right\}$$

Die Formeln lassen erkennen, daß die Modifikationen beim Übergang von rohen Wahrscheinlichkeiten zu reinen oder partiellen rohen für $\hat{Q}_{1,\alpha}/\hat{q}_\alpha \ll 1$ recht gering sind. Inhaltlich läßt sich das dadurch erklären, daß im Falle der Eliminierung der Todesursache C_1 die an ihr gestorbenen Fälle sich auf die übrigen möglichen Ereignisse verteilen. Das bei weitem wahrscheinlichste Ereignis ist aber in allen Altersgruppen bis auf die letzte das Überleben. Der Wegfall von Todesursachen führt primär daher nicht zum sofortigen Anstieg der Häufung anderer Todesursachen, sondern zu einer Lebensverlängerung.

Die altersspezifische Betrachtungsweise ist somit nicht adäquat. Vielmehr bedarf es zur Beurteilung des Effektes von Ursachenverschiebungen summarischer Maße. Wir bedienen uns hier dreier verschiedener solcher Maße:

1. Die direkt altersstandardisierte Rate mit der Segi'schen Weltbevölkerung als Standard.

2. Die kumulative rohe Rate $RRK_{i,n}$, die bis zur n-ten Altersklasse für die i-te Ursache nach folgender Formel berechnet wird

$$RRK_{i,n} = \sum_{j=i}^{n} \hat{Q}_{i,j} \cdot \prod_{\alpha<j} (1-\hat{q}_\alpha)$$

Die kumulative Netto- bzw. partielle rohe Rate (nach Eliminierung von C_1) ergeben sich analog:

$$RNK_{i,n} = \sum_{j=1}^{n} \hat{q}_{i,j} \prod_{\alpha<j} (1-\hat{q}_{1,\alpha})$$

bzw.

$$RPK_{i,n} = \sum_{j=1}^{n} \hat{Q}_{i\cdot1,j} \cdot \prod_{\alpha<j} (1-SP_{1,\alpha})$$

worin $SP_{1,\alpha}$ die partielle Gesamtsterblichkeit in der α-ten Altersklasse bezeichnet.

3. Die mediane Lebensdauer

Die tatsächlichen bzw. hypothetischen Effekte des Zurückdrängens ausgewählter Todesursachen werden im folgenden anhand einiger Beispiele demonstriert. Die Daten wurden der Mortalitätsstatistik der BRD entnommen
und mit Hilfe von MONITOR ([1]) ausgewertet.

Beispiel 1

In Beispiel 1 wird die Entwicklung der partiellen Gesamtkrebsmortalität
in den letzten dreißig Jahren unter den hypothetischen Bedingungen untersucht, daß die rohe Krebsmortalität konstant auf dem Stand des Jahres
1952 bleibt und die Mortalitätsraten der Infektionskrankheiten und der
Säuglingssterblichkeit so abnehmen, wie es tatsächlich eingetreten ist
(Bild 1). Die durchgezogene Linie markiert die Krebsmortalität von 1952,
die kurzgestrichelte Kurve gibt die tatsächliche Entwicklung der rohen
Krebsmortalitätsrate an, die langgestrichelte die der rohen Mortalitätsrate der Infektionskrankheiten und der Säuglingssterblichkeit. Die punktiert gestrichelte Kurve schließlich zeigt den Anstieg der partiellen
Krebsmortalitätsrate, den Umverteilungseffekt also von den abnehmenden In-
fektions- auf andere Krankheiten. Bei der Berechnung wurden kumulative
Wahrscheinlichkeiten über das gesamte Leben gebildet.

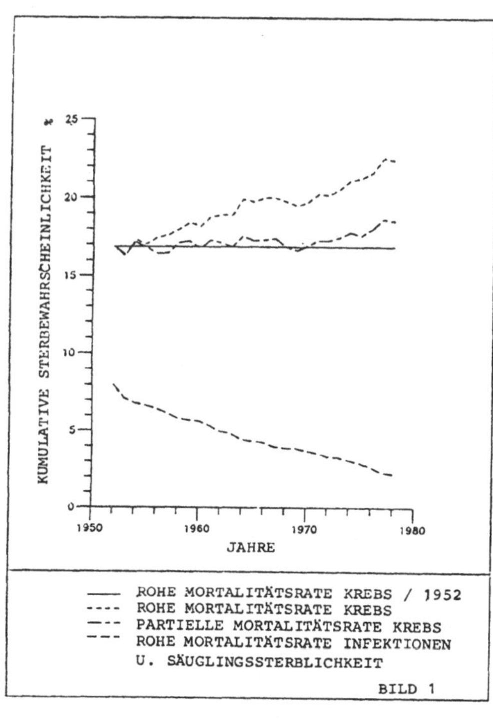

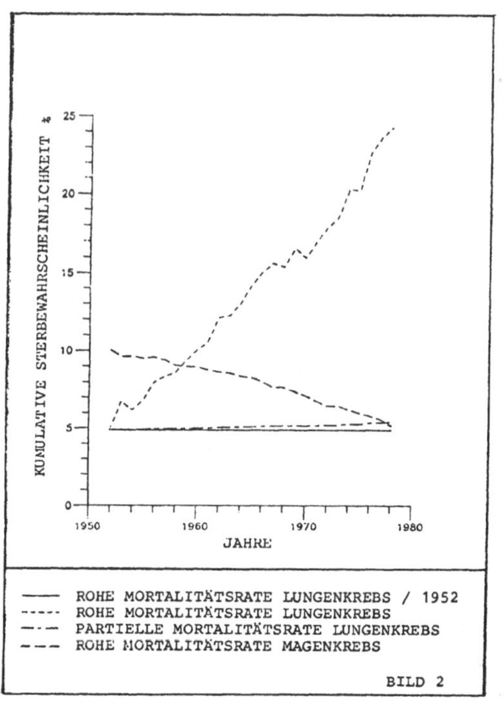

Beispiel 2

In Beispiel 2 wird die Frage behandelt, wie sich die partielle Lungen-
krebsmortalitätsrate in den letzten 30 Jahren entwickelt hätte, wenn die
rohe Rate auf dem Stand von 1952 geblieben wäre und die Magenkrebsrate so
abgenommen hätte wie tatsächlich geschehen. Dabei wurde zur Verschärfung
des hypothetischen Effektes noch unterstellt, daß für Krebsfälle nur die
Wahl zwischen verschiedenen Krebslokalisationen als einzigen Todesursachen besteht (Bild 2).

Die durchgezogene Linie gibt den Stand der Lungenkrebsrate von 1952 an,
die kurzgestrichelte Kurve die tatsächliche rohe Rate der Lungenkrebsmortalität, die langgestrichelte die der Magenkrebsmortalität. Die punktiert
gestrichelte Kurve zeigt die durch die sinkende Magenkrebsrate beeinflußte
partielle Lungenkrebsmortalität. Es fällt auf, daß selbst unter diesen
extrem gewählten Bedingungen der Anstieg nur gering ist. Dabei wurde die
Gesamtkrebsmortalität von 1952 festgehalten.

Beispiel 3

A. Tafel 1 enthält verschiedene kumulative Sterberaten bei Männern in
   der Bundesrepublik Deutschland und zwar sowohl über die gesamte Lebensspanne als auch bis zum Alter < 85, < 80 und < 75 Jahre. Den Rechnungen wurden die Daten des Jahres 1977 zugrundegelegt. Es zeigt sich,
   daß nach Eliminierung der Herzinfarktmortalität die kumulative Sterberate von 22.5 auf 28.2 % ansteigen und daß umgekehrt der Wegfall
   der Krebsmortalität zu einer Erhöhung der kumulativen Herzinfarkt-
   sterberate von 22.9 auf 29.5 % führen würde.

B. Die Effekte sind weniger deutlich zu erkennen, wenn man die jährlichen direkt altersstandardisierten Raten heranzieht (Tafel 2). So
   unterscheiden sich jeweils die partiellen rohen Raten der beiden
   Todesursachen um weniger als 4 % von den ursprünglichen rohen Raten.

Kumuliert bis zum Alter [Jahre]

		∞	< 85	< 80	< 75
Rohe	G	100	94	79.1	60.5
Raten	K	22.5	21.8	19.1	14.8
	H	22.9	21.6	18.2	13.8
Nettoraten	K	100	45.7	31.6	20.8 .
	H	100	48.3	30.9	19.8
Kumulative	G	100	89	69.5	50.1
partielle Raten	H	29.5	26.8	21.3	15.3
nach Wegfall					
der Krebsmortalität					
desgl. nach	G	100	88.5	69.8	50.7
Wegfall der					
Infarktmortalität	K	28.2	26.4	21.9	16.2

Tafel 1. Kumulative Sterberaten (in Prozent) bei Männern der BRD basierend auf Daten des Jahres 1977 (G = Gesamtsterberate, K und H = Sterberate für Krebs bzw. Herzinfarkt, ICD-Nr. 140–209 bzw. 410).

rohe Raten			Nettoraten	
G	K	H	K	H
878.3	183	185.6	206.4	210.9

partielle rohe Raten (ohne K)		partielle rohe Raten (ohne H)	
G	H	G	K
714.5	191.6	712.9	189.5

Tafel 2. Direkt altersstandardisierte Sterberaten bei Männern der BRD im Jahr 1977 (Standard = Segische Weltbevölkerung).

Beispiel 4

Abbildung 3 zeigt den Effekt simultaner Verringerungen der Krebs- bzw. Infarktmortalität auf die mediane Lebensdauer bei Männern (Daten des Jahres 1977). Ausgehend vom tatsächlichen Wert (71.04 Jahre) läßt sich auf diese Weise bestenfalls eine Lebensverlängerung um 6.4 Jahre erreichen.

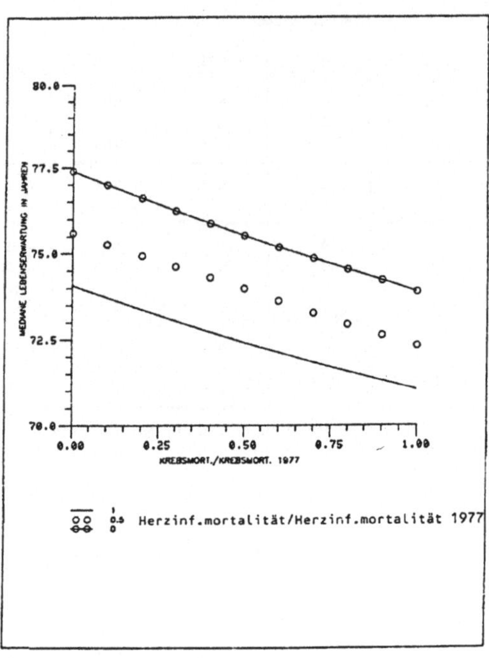

Abb.3

Mediane Lebenserwartung bei Verringerung der
Krebs- bzw. Herzinfarktmortalität

Literatur

1. Becker, N. Stenger, H.J. (1979): MONITOR - Ein Programmpaket zur
   Auswertung von Mortalitätsdaten, Deutsches Krebsforschungszentrum/
   Epidemiologie, Heidelberg, Technical Report Nr. 1

2. Chiang, C.L. (1961): On the Probability of Death from Specific Causes
   in the Presence of Competing Risks. Proc. 4th Berkely Symp. Meth.
   Statist. Prob. Vol. IV, 169-80

3. Chiang, C.L. (1970): Competing Risks and Conditional Probabilities,
   Biometrics 26, 767-76

4. David, H.A. (1970): On Chiang's Proportionality Assumption in the
   Theory of Competing Risks,Biometrics 26, 336-39

5. David, H.A.,Moeschberger, M.L. (1978): The Theory of Competing Risks
   C. Griffin & Co., London

6. Oeser, H. (1980): Krebs: Schicksal oder Verschulden? G. Thieme,
   Stuttgart

SIMPSONSCHES PARADOXON BEI DER KREUZKLASSIFIKATION VON EXPOSITION UND
KRANKHEIT

Lutz Edler

Aus dem Institut für Dokumentation, Information und Statistik (Dir.: Prof. Dr.med. G.Wagner)
am Deutschen Krebsforschungszentrum, Abt. Biostatistik, 6900 Heidelberg

Einführung

Assoziationen oder Wechselwirkungen (Interaktionen) bestimmter Attribute oder Variabler sind
seit langem ein wichtiger Aspekt bei der statistischen Analyse kreuz-klassifizierter Daten.
Yule (1903) befaßte sich damit bereits im 2. Band der "Biometrika" im Rahmen eines
Vererbungsbeispiels und zeigte, wie durch das Zusammenfassen von Populationen irreführende
Assoziationen auftreten können, insbesondere dann, wenn ungleichgewichtige Anteile vorliegen. Und erst kürzlich erschienen im "American Statistician" zwei Arbeiten über das
sogenannte Simpsonsche Paradoxon, Shapiro (1982) und Wagner (1982). In diesem Zeitraum
haben sich wiederholt verschiedene Autoren mit diesem Thema beschäftigt. So hat Simpson
(1951) bei der Analyse von Wechselwirkungen 2. Ordnung beobachtet, daß eine positive
Assoziation in zwei Teilpopulationen vorhanden sein kann, jedoch verschwindet, wenn man
beide Gruppen wieder zur Gesamtpopulation zusammenfaßt. Dieses Vorkommen scheinbar
paradoxer Resultate bei Inzidenzraten wurde dann von Blyth (1972) als Simpsonsches Paradoxon
bezeichnet. Obwohl dieses Phänomen, wie wir unten sehen werden, im Rahmen wahrscheinlich-
keitstheoretischer Betrachtungen erklärt werden dann, ist es ein oftmals überraschendes
Resultat, das auf Gefahren beim Zusammenfassen (collapsing) von mehrdimensionalen
Kontingenztafeln in eine Folge von überschaubaren niedrig dimensionalen Tafeln, z.B. 2x2
Tafeln, aufmerksam macht. Es soll hier aufgezeigt werden, was dabei passieren kann, warum es
passiert und ob und wie man sich dagegen schützen kann.

Ich möchte mich im folgenden auf 3-dimensionale Tafeln der Form 2x2xm beschränken, einen
Tafeltyp, wie er bei epidemiologischen Fragestellungen bevorzugt auftritt, wenn man z.B. den
Zielfaktor Krankheit D mit vorhanden ($D=d_1$) und nicht vorhanden ($D=d_2$), den Untersuchungs-
faktor Exposition E mit exponiert ($E=e_1$) und nicht-exponiert ($E=e_2$) und einen Nebenfaktor
(confounder) F mit m Ausprägungen ($F=f_k$, $k=1,\ldots,m$) hat.

Eine solche Kontingenztafel ist gegeben als die gemeinsame Verteilung von (D,F,F)

$$\underline{P} = \left\{ \ P_{ijk} = P(D=d_i, E=e_j, F=f_k) \text{ für } i,j = 1,2, \text{ und } k=1,\ldots,m \ \right\} \ .$$

Verallgemeinerungen auf höher dimensionale Tafeln und auf Tafeln mit mehr als zwei Ausprägungen für D und E sind möglich, nicht immer einfach und bedürfen weiterer Untersuchungen. Darauf soll im folgenden jedoch nicht eingegangen und stattdessen auf entsprechende
Literatur verwiesen werden.

<u>Beispiel</u>

Tabelle 1 gibt ein von Blyth (1972) konstruiertes Beispiel formuliert für Exposition und Auftreten einer Krankheit wieder. Der Faktor F hat ebenfalls zwei Ausprägungen $F=f_1$ und $F=f_2$. Das relative Risiko der Exponierten zu den Nicht-Exponierten ist unter $F=f_1$ gleich $(50/1000) / (1000/10000) = 0.50$ und unter $F=f_2$ gleich 0.53, also jeweils um ca. den Faktor 2 erniedrigt. In der über F zusammengefaßten Tafel ist es jedoch um mehr als den Faktor 4 erhöht : $(5050/11000) / (1095/10100) = 4.23$. Dieselbe paradoxe Situation ergibt sich für den Kreuzprodukt-Quotienten oder 'odds ratio' : Unter $F=f_1$ erhält man 0.47 unter $F=f_2$ 0.05 aber in der über F zusammengefaßten Tafel 6.98.

| | F = f_1 | | F = f_2 | | Zusammengefaßt über F | | |
	expon. E = e_1	nicht expon. E = e_2	E = e_1	E = e_2	E = e_1	E = e_2	
krank D = d_1	50	1 000	5 000	95	5 050	1 095	6145
gesund D = d_2	950	9 000	5 000	5	5 950	9 005	14955
	1000	10 000	10 000	100	11 000	10 100	21100

<u>Tabelle 1</u>. 2 x 2 x 2 Tafel von Blyth (1972) formuliert für Krankheit D, Exposition E und einen Faktor F.

Die Kontingenztafel der Anzahlen in Tabelle 1 ist hier ein Beispiel eines endlichen Wahrscheinlichkeitsraums. Die gemeinsame Verteilung von (D,E,F) $\left\{ p_{ijk} \right\}$ erhält man sofort durch Division dieser Anzahlen durch die Gesamtzahl 21100. Wir werden unten auf beobachtete Kontingenztafeln $\underline{n} = \left\{ n_{ijk} \right\}$ und Parameterschätzung in denselben eingehen, wenn n_{ijk} gleich der Anzahl von Individuen in einer Stichprobe ist, für die $D=d_i$, $E=e_j$ und $F=f_k$ gilt.

<u>Simpsonsches Paradoxon</u>

Die Beobachtung in dem obigen Beispiel läßt sich zusammenfassen :

Eine <u>positive</u> (negative) <u>Assoziation</u> zwischen D und E in allen Untergruppen bez. F <u>kehrt sich um in eine negative</u> (positive) <u>Assoziation</u> in der über F zusammengefaßten Tafel.

Die bedingten Wahrscheinlichkeiten

$$x_1 = P(D=d_1 \mid E=e_1) \qquad x_2 = P(D=d_1 \mid E=e_2)$$

$$x_{1k} = P(D=d_1 \mid E=e_1, F=f_k) \qquad x_{2k} = P(D=d_1 \mid E=e_2, F=f_k)$$

sind die Erkrankungsrisiken bei Exposition und Nicht-Exposition in der über F zusammengefaßten und in den einzelnen Untertafeln für k=1,...,m. Dann bezeichne

$$RR = x_1 / x_2 \qquad \text{und} \qquad RR_k = x_{1k} / x_{2k}$$

entsprechend die relativen Risiken von Exponierten zu Nicht-Exponierten. Das Auftreten des
Simpsonschen Paradoxons ist dann formal die gleichzeitige Gültigkeit von

(R1) $\qquad RR_k < 1 \qquad\qquad$ für <u>alle</u> k = 1,...,m

(R2) $\qquad RR > 1$

oder umgekehrt.

Äquivalent ist eine Formulierung mit "begünstigenden" (favorable) und "beungünstigenden"
(unfavourable) Ereignissen, vgl. Blyth (1973). Sie zeigt die Möglichkeit der Beobachtung einer
"Begünstigung" der Gesundheit durch die Exposition in allen Untergruppen und einer
gleichzeitigen "Begünstigung" der Krankheit in der zusammengefaßten Tafel.

Die Quotienten von bedingten Wahrscheinlichkeiten

$$Q_i = P(D=d_1 \mid E=e_i) / P(D=d_2 \mid E=e_i)$$

$$Q_{ik} = P(D=d_1 \mid E=e_i, F=f_k) / P(D=d_2 \mid E=e_i, F=f_k)$$

beschreiben die 'odds' zu erkranken unter der Exposition $E = e_i$ in der über F zusammengefaßten Tafel und in den Untertafeln mit $F=f_k$, k=1,...,m, und i=1,2. Die entsprechenden
Kreuzprodukt-Quotienten oder 'odds ratios' sind definiert als

$$OR = O_1/O_2 \qquad \text{und} \qquad OR_k = O_{1k}/O_{2k} \cdot$$

Aus $P(D=d_2 \mid A) = 1 - P(D=d_1 \mid A)$ für ein beliebiges Ereignis A folgt sofort eine weitere
äquivalente Form des Simpsonschen Paradoxon ausgedrückt durch die gleichzeitige Gültigkeit
von

(O1) $\qquad OR_k < 1 \qquad\qquad$ für alle k = 1,...,m

(O2) $\qquad OR > 1$

<u>Unabhängigkeitsbedingungen</u>

Eine Diskussion des Auftretens des Simpsonschen Paradoxon ist durch die oben eingeführten
bedingten Wahrscheinlichkeiten wesentlich erleichtert. Man sieht sofort, daß die Erkrankungsrisiken x_1 und x_2 Linearkombinationen der Erkrankungsrisiken im k-ten Zustand x_{1k} bzw. x_{2k}
sind, vgl. Shapiro (1982). Bezeichnet $\alpha_{ik} = P(F=f_k \mid E=e_i)$ die Aufenthaltswahrscheinlichkeit
im k-ten Zustand bei gegebener Exposition e_i, so gilt

$$x_i = P(D=d_1 \mid E=e_i) = \sum_{k=1}^{m} \alpha_{ik} \, x_{ik}$$

mit $\sum_{k=1}^{m} \alpha_{ik} = 1$ für i = 1,2. Das relative Risiko RR ist somit ein Quotient von zwei im allgemeinen verschieden gewichteten Linearkombinationen von $(x_{11}, \ldots, x_{1m})$ und

$(x_{21}, \ldots, x_{2m})$:

$$RR = \sum_{k=1}^{m} \alpha_{1k}\, x_{1k} \; / \; \sum_{k=1}^{m} \alpha_{2k}\, x_{2k}$$

und Simpsons Paradox tritt genau dann ein, wenn diese beiden Skalarprodukte in umgekehrter Relation wie ihre Komponenten stehen. Das Paradox erklärt sich somit aus dem intuitiven Fehlschluß von einer paarweisen Komponentenrelation (der x_{1k} und x_{2k}) auf die Relation der beiden Durchschnittswerte (x_1 und x_2) unter Nichtbeachtung der verschiedenen Gewichtung, vgl. Blyth (1972). Sind E und F marginal unabhängig, so hängt α_{ik} nicht von der Bedingung $E=e_i$ ab und es gilt $\alpha_{1k} = \alpha_{2k}$. Sind dann die relativen Risiken RR_k in allen Untergruppen gleich einem konstanten Wert a, so folgt auch $RR = a$. Diese Eigenschaft bezeichnet man auch als <u>Zusammenfaßbarkeit der Kontingenztafel</u> $\underline{p}$ über den Faktor F bezüglich des relativen Risikos als Assoziationsmaß.

Man sieht leicht, daß im Fall eines Faktors F mit genau zwei Ausprägungen, $m=2$, die marginale Unabhängigkeit von E und F hinreichend und notwendig für die Zusammenfaßbarkeit von $\underline{p}$ über F ist. Im Fall $m > 2$ ist diese marginale Unabhängigkeit aber nur hinreichend, denn es gibt dafür Tafeln, die zusammenfaßbar sind und in denen E und F nicht marginal unabhängig sind, vgl. Whittemore (1978).

Für den 'odds ratio' gelten analoge Überlegungen, die bei Shapiro (1982) ausführlicher dargelegt werden. Mit $\beta_{ik} = P(F=f_k \mid D=d_2,\, E=e_i)$ ist der 'odds ratio' der Quotient von zwei im allgemeinen verschieden gewichteten Linearkombinationen

$$OR = \sum_{k=1}^{m} \beta_{1k}\, O_{1k} \Big/ \sum_{k=1}^{m} \beta_{2k}\, O_{2k}$$

$$\text{mit} \sum_{k=1}^{m} \beta_{ik} = 1,\ i = 1,2.$$

Für $m=2$ ist $\underline{p}$ zusammenfaßbar über F bezüglich des 'odds ratio' als Assoziationsmaß genau dann, wenn E und F gegeben D oder D und F gegeben E bedingt unabhängig sind. Für $m > 2$ ist diese bedingte Unabhängigkeit wiederum nur hinreichend, vgl. Whittemore (1978).

<u>'Confounding'</u>

Das Simpsonsche Paradoxon ist das Resultat eines 'confounding' Effekts des Faktors F. Dies soll an dem obigen Zahlenbeispiel verdeutlicht werden. Zunächst wollen wir jedoch die Darstellung des relativen Risikos als Quotient von zwei gewichteten Linearkombinationen für dieses Beispiel angeben. Es ist

$$RR = \frac{P(d_1 \mid e_1)}{P(d_1 \mid e_2)} = \frac{0.46}{0.11}$$

$$= \frac{P(d_1|e_1 f_1)\ P(f_1|e_1) + P(d_1|e_1 f_2)\ P(f_2|e_1)}{P(d_1|e_2 f_1)\ P(f_1|e_2) + P(d_1|e_2 f_2)\ P(f_2|e_2)}$$

$$= \frac{0.05 \cdot 0.09\ +\ 0.5 \cdot 0.91}{0.10 \cdot 0.99\ +\ 0.95 \cdot 0.01} = \frac{0.005 + 0.455}{0.099 + 0.0095}\ .$$

Man sieht dabei deutlich, wie durch die relativ kleinen Wahrscheinlichkeiten $P(f_1|e_1)=0.1$ und $P(f_2|e_2)=0.01$ und die großen Wahrscheinlichkeiten $P(f_1|e_2)=0.99$ und $P(f_2|e_1)=0.91$ das relative Risiko RR größer als 1 wird, obwohl $RR_k = P(d_1|e_1 f_k)\ /\ P(d_1|e_2 f_k)$ kleiner als 1 ist. In dem vorliegenden Beispiel ist $P(F{=}f_1) = P(E{=}e_1) = 0.52$ und $P(F{=}f_2) = P(E{=}e_2) = 0.48$, folglich ist mit $P(F{=}f_1\ |\ E{=}e_1) = 0.09$ auch $P(E{=}e_1\ |\ F{=}f_1) = 0.005$ klein und mit $P(F{=}f_1|E{=}e_2) = 0.99$ auch $P(E{=}e_1\ |\ F{=}f_2) = 0.495$ groß. Gleichzeitig ist $P(D{=}d_1|F{=}f_1) = 0.095$ klein und $P(D{=}d_1|F{=}f_2){=}\ 0.99$ groß. Einem niedrigen Erkrankungsrisiko und einer niedrigen Exposition unter $F{=}f_1$ steht somit ein hohes Erkrankungsrisiko und eine hohe Exposition unter $F{=}f_2$ gegenüber. In dieser Situation bezeichnet man den Faktor F als 'confounder', vgl. Breslow & Day (1980).

Graphische Darstellung

Shapiro (1982) schlägt für eine graphische Diskussion des Simpsonschen Paradoxon eine Darstellung der relativen Risiken bzw. der 'odds ratios' vor, die ursprünglich auf Rothman (1975) zurückgeht und dort auch bei der Interpretation von 'confounding' benutzt wird.
Die Erkrankungsrisiken werden als Punkte $P=(x_2,x_1)$ und $P_k = (x_{2k},x_{1k})$ $k=1,...,m$ in das Einheitsquadrat mit den beiden Achsen nicht-exponiert ($E{=}e_2$) und exponiert ($E{=}e_1$) eingetragen und mit dem Ursprung verbunden. Die Winkel α und α_k der so gewonnenen Vektoren mit der Abszisse sind dann gleich dem Arcustangens der entsprechenden relativen Risiken. In Figur 1, linker Teil, sind diese Größen für das eingangs beschriebene Beispiel von Blyth eingetragen. Die Diagonale entspricht einem relativen Risiko von 1 und Kollinearität der Punkte $P_1,...,P_m$ entspricht der Homogenität der relativen Risiken. Liegt P ebenfalls auf einer solchen Kollinearitätsgeraden, so ist auch $RR = RR_1 = \ldots = RR_m$. Im Falle der Heterogenität der relativen Risiken RR_k liegt P stets in dem kleinsten von $P_1, \ldots, P_m$ aufgespannten achsen-parallelen Rechteck. Das Simpsonsche Paradoxon kann also nur eintreten, wenn dieses Rechteck Punkte von beiderseits der Diagonalen enthält und alle $P_1, \ldots, P_m$ auf einer Seite dieser Diagonalen liegen. Es tritt ein, wenn P auf der anderen Seite liegt. Zusammenfaßbarkeit ist äquivalent dazu, daß P auf der Diagonalen des Rechtecks liegt. In Figur 1, linker Teil, ist das von P_1 und P_2 aufgespannte Rechteck punktiert eingezeichnet. P_1 und P_2 liegen rechts von der Diagonalen und P liegt extrem links von der Diagonalen innerhalb dieses Rechtecks. Die Größe des Rechtecks ist ein graphisches Maß für Assoziation zwischen E und F, vgl. Rothman (1975).

Eine analoge graphische Darstellung kann für den 'odds ratio' gegeben werden. Dazu werden die Punkte $Q = (O_2,O_1)$ und $Q_k = (O_{2k},O_{1k})$ $k=1,...,m$ in den positiven Quadranten eingetragen. Die Winkel mit der Abszisse sind dann gleich dem Arcustangens der 'odds ratios' und bei

Heterogenität der OR_k liegt Q wiederum in dem von $Q_1, \ldots, Q_m$ aufgespannten achsenparallelen Rechteck. Simpsons Paradox tritt ein, wenn die Diagonale das Rechteck schneidet und Q von allen Q_k's trennt. Figur 1, rechter Teil, zeigt diese graphische Darstellung für das obige Beispiel (Beachte die unterschiedlichen Einheiten auf den beiden Koordinatenachsen!)

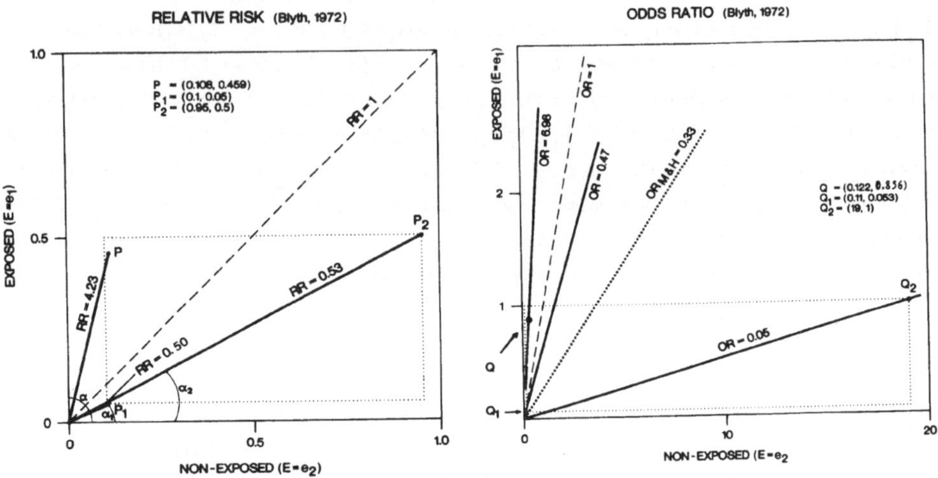

Figur 1. Graphische Darstellung der relativen Risiken und der 'odds ratios' für das Beispiel nach Shapiro (1982).

Schätzung von relativem Risiko und 'odds ratio'

Bisher haben wir das Simpsonsche Paradox als eine Eigenschaft der gemeinsamen Verteilung des Tripels (D,E,F) in Form der Kontingenztafel $\underline{p}$ kennengelernt. In der Praxis wird man jedoch eine Kontingenztafel $\underline{n} = \{ n_{ijk} \}$ (n_{ijk} = Anzahl der Objekte mit $D=d_i$, $E=e_j$ und $F=f_k$) von Anzahlen beobachten und darin relative Risiken oder 'odds ratios' schätzen. Wie üblich kennzeichne die Ersetzung eines Index durch einen Punkt die Summation über denselben, z.B.

$$n_{\cdot j \cdot} = \sum_{i,k} n_{ijk}.$$

Wir nehmen im folgenden eine Querschnittserhebung an, was einer multinomialen Stichprobe entspricht. Bezüglich Fragen der Schätzbarkeit bei Kohorten- oder Fall-Kontrollstudien sei auf den Beitrag von Prof. Schach in diesem Band verwiesen. Die relativen Risiken werden geschätzt durch

$$\widehat{RR} = \frac{n_{11\cdot} n_{\cdot 2 \cdot}}{n_{12\cdot} n_{\cdot 1 \cdot}} \quad , \qquad \widehat{RR}_k = \frac{n_{11k} n_{\cdot 2k}}{n_{12k} n_{\cdot 1k}} \quad ,$$

die 'odds ratios' durch

$$\widehat{OR} = \frac{n_{11\cdot} n_{22\cdot}}{n_{12\cdot} n_{21\cdot}} \quad , \qquad \widehat{OR}_k = \frac{n_{11k} n_{22k}}{n_{12k} n_{21k}} \quad .$$

Es gibt mehrere Verfahren zur Berechnung von exakten oder zumindest asymptotisch approximativen Vertrauensbereichen für diese Schätzungen, vgl. Breslow & Day (1980), auf die hier nicht eingegangen werden soll. Eine Analyse dieser Schätzergebnisse eventuell unter Einbeziehung der obigen graphischen Darstellung wird dann ergeben, ob zur Bestimmung des globalen relativen Risikos der Exponierten zu Nicht-Exponierten oder des globalen 'odds ratio' die Tafel bezüglich F zusammenfaßbar ist oder ob bei einer Zusammenfassung die in den einzelnen Untergruppen vorhandenen Assoziationen verwischt oder gar bei Eintreten des Simpsonschen Paradox umgekehrt werden.

Für den Fall einer nicht über F zusammenfaßbaren Tafel wird eine stratifizierte Berechnung eines globalen Wertes über die einzelnen Untergruppen empfohlen. Für das relative Risiko kann man nach Vorschlag von Miettinen (1972) eine Art standardisierte Mortalitätsrate berechnen:

$$\widehat{RR}_{Miettinen} = n_{11\cdot} \Big/ \sum_{k=1}^{m} n_{12k}\, n_{\cdot 1k} / n_{\cdot 2k} = n_{11\cdot} \sum_{k=1}^{m} \frac{n_{11k}}{RR_k} \ .$$

Der Nenner ist eine Anzahl von erwarteten Fällen summiert über alle Untergruppen, während der Zähler gerade die Gesamtanzahl von beobachteten Fällen mit $D=d_1$ und $E=e_1$ ist. Für die Berechnung des 'odds ratio' kann man die Mantel & Haenszel-Prozedur anwenden :

$$\widehat{OR}_{M\&H} = \sum_{k=1}^{m} (n_{11k}\, n_{22k}/n_{\cdot\cdot k}) \Big/ \sum_{k=1}^{m} (n_{12k} n_{21k}/n_{\cdot\cdot k}) \ .$$

Für das obige Beispiel erhalten wir $\widehat{RR}_{Miettinen} = 0.5260$. Dies ist praktisch identisch mit $\widehat{RR}_2 = 0.5263$ und wurde deswegen nicht zusätzlich in Figur 1 eingetragen. Der Mantel & Haenszel-Schätzer berechnet sich zu $\widehat{OR}_{M\&H} = 0.33$ und ist in Figur 1, rechter Teil, eingezeichnet.

Zusammenfassung und Folgerungen

Der vorliegende Beitrag beschäftigte sich mit dem Auftreten von widersprüchlichen Assoziationen in Kontingenztafeln, wobei das sogenannte Simpsonsche Paradoxon eine extreme Situation beschreibt, in der Assoziationen in allen Untergruppen bezüglich eines bestimmten Faktors entgegengesetzt sind zur Assoziation in der zusammengefaßten Tafel. Dies ist das Resultat eines starken 'confounding' Effekts. Für die beiden Assoziationsmaße relatives Risiko und 'odds ratio' ist das Auftreten dieses Paradox äquivalent. Eine graphische Darstellung dieser Maße in einem Exponiert / Nicht Exponiert-Diagramm veranschaulicht sowohl das Simpsonsche Paradoxon als auch den zugehörigen 'confounding' Effekt und bietet darüberhinaus eine auch für den Anwender nicht zu verachtende bildliche Interpretationshilfe.

Das Simpsonsche Paradoxon warnt davor, in einer multivariaten Ausgangssituation aus einfachen Vierfeldertafeln oder nxm Tafeln Assoziationen abzuleiten. Zwei Aspekte sollen hervorgehoben werden.

1. Faßt man in einer konkreten Situation eine Kontingenztafel über einen bestimmten Faktor zusammen, um ein globales Assoziationsmaß zu bestimmen, so sollte die Zusammenfaßbarkeit überprüft werden, um eine Fehlinterpretation zu vermeiden. Hat man den 'odds

ratio' als Assoziationsmaß gewählt, bietet neben den oben genannten Verfahren die Anwendung eines Log-linearen Modells eine weitere Überprüfungsmöglichkeit, die im Prinzip auch auf I x J x K und höher dimensionale Tafeln anwendbar bleibt, siehe dazu Whittemore (1978). Erweist sich eine Tafel bezüglich eines Faktors als nicht zusammenfaßbar, so ist ein globales Assoziationsmaß über eine stratifizierte Berechnung zu bestimmen, z.B. die Mantel & Haenszel-Prozedur.

2. Das Simpsonsche Paradoxon fordert zu einer multivariaten Analyse und damit auch zu einer multivariaten Erhebung auf, um mögliche 'confounder' zu berücksichtigen. Hat man einen Faktor F wie in unserem Beispiel nicht erhoben, so wird man nicht nach ihm stratifizieren und -in einer zugegeben extremen Situation- die falsche Assoziation behaupten! Die praktische Konsequenz ist auf der einen Seite die Berücksichtigung aller denkbaren 'confounder' und wenn möglich eine Randomisation und auf der anderen Seite eine vorsichtige Interpretation gefundener Assoziationen, die sie mit anderen Ergebnissen derselben Untersuchung in Beziehung setzt und damit zwangsläufig multivariat wird.

Literatur

Blyth, C.R. (1972) : On Simpson's Paradox and the Sure-Thing Principle.
J. Amer. Stat. Assoc. 67, 364-366.

Blyth, C.R. (1973) : Simpson's Paradox and Mutually Favorable Events.
J. Amer. Stat. Assoc. 68, 746.

Breslow, N.E. and Day, N.E. (1980) : Statistical Methods for Cancer Research. Volume I.
The Analysis of Case-Control Studies. Lyon, International Agency for Research
on Cancer (IARC Scientific Publications No. 32).

Miettinen, O.S. (1972) : Components of the Crude Risk Ratio.
Amer. J. of Epid. 96, 168-172

Rothman, K.J. (1975) : A Pictorial Representation of Confounding in Epidemiologic Studies.
J. Chron. Dis. 28, 101-108.

Simpson, E.H. (1951) : The Interpretation of Interaction in Contingency Tables.
J. Roy. Statist. Soc. B, 13, 238-241.

Shapiro, S.H. (1982) : Collapsing Contingency Tables - A Geometric Approach.
The Amer. Statist. 36, 43-46.

Wagner, C.H. (1982) : Simpson's Paradox in Real Life.
The Amer. Statist. 36. 46-48.

Whittemore, A.S. (1978) : Collapsibility of Multidimensional Contingency Tables.
J. R. Statist. Soc. B 40, 328-340.

Yule, G.U. (1903) : Notes on the Theory of Association of Attributes in Statistics.
Biometrika 2, 121-134.

Eine umfangreichere Literaturliste ist vom Autor erhältlich.

QUERSCHNITT- UND LÄNGSSCHNITTUNTERSUCHUNG DES GESETZLICHEN KRANK-
HEITSFRÜHERKENNUNGSPROGRAMMS BEI KINDERN

Allhoff, P.; Brecht, J.G.

Zentralinstitut für die kassenärztliche Versorgung in der Bundesrepublik Deutschland (ZI), Köln

1971 wurde das Krankheitsfrüherkennungsprogramm für Säuglinge und
Kleinkinder eingeführt. 1977 wurde das Programm überarbeitet und
die bis dahin 7 Untersuchungsstufen auf 8 ausgedehnt. Zu diesem
Zeitpunkt wurde auch das blaue Heft durch ein wesentlich erweitertes
gelbes Heft abgelöst (Theopold u. Schwartz 1976).

In dieses gelbe Heft werden die bei den Untersuchungen erhobenen Befunde vom Arzt eingetragen. Die Diagnosen werden nach einem im vorderen Umschlagblatt eingedruckten Kennziffernkatalog verschlüsselt.
Die einzelnen Blätter des Heftes, in denen die Befunde dokumentiert
worden sind, gehen an die kassenärztlichen Vereinigungen und von dort
zur zentralen Dokumentation und statistischen Auswertung an die Kassenärztliche Bundesvereinigung bzw. an das Zentralinstitut für die
kassenärztliche Versorgung (ZI). Die Auswertungsergebnisse werden
jährlich von der Kassenärztlichen Bundesvereinigung und den Spitzen-
verbänden der Krankenkassen publiziert (1979, 1980, 1981, 1982).

In diesem Beitrag wird versucht, eine Qualitätsbewertung dieser
jährlichen Querschnittsauswertung der Dokumentationsblätter vorzunehmen. Dazu werden Daten einer Längsschnittstudie im Bereich der kassenärztlichen Vereinigung Bremen herangezogen. Diese Längsschnittstudie erlaubt, die querschnittlich gewonnenen Ergebnisse mit denen
aus der längsschnittlichen Auswertung zu vergleichen.

Die Bremer Längsschnittstudie

Eine längsschnittliche Auswertung der Bremer Dokumentationsblätter
wird dadurch ermöglicht, daß im Bereich der kassenärztlichen Vereinigung Bremen 1977 bis 1981 numerierte gelbe Untersuchungshefte ausgegeben worden sind. Aufgrund dieser Heftnumerierung sind die aus den
Abrechnungsquartalen I/77 bis IV/80 stammenden Dokumentationsblätter zusammengeführt worden. Dabei wurden 8337 Kinder dem Geburts-
jahrgang 1977 zugeordnet. In der oben genannten Zeitspanne von

4 Jahren sind allerdings nicht alle Dokumentationsblätter der U 8
eingegangen, so daß diese Untersuchung bei den folgenden Vergleichen
nicht berücksichtigt werden kann.

Teilnahmeverhalten

In der Ergebnispublikation aus der Standarddokumentation werden neben den relativen Teilnahmehäufigkeiten der einzelnen Untersuchungsstufen - die hier nicht weiter interessieren sollen - die Auslassungen von Untersuchungen aufgeführt. In Tabelle 1 sind die Ergebnisse
dementsprechend für den Jahrgang 1977 in Bremen dargestellt. Außerdem enthält die Tabelle 1 die längsschnittlich errechneten Werte,
die aus den Angaben über die Teilnahme an den einzelnen Untersuchungen gebildet wurden.

Bei den querschnittlichen Ergebnissen fallen die Werte in der Diagonalen kontinuierlich bis zu U 6 / U 7, was oberflächlich betrachtet,
dem Trend der relativen Häufigkeiten pro Untersuchungsstufe entspricht. Betrachtet man dagegen die längsschnittlichen Ergebnisse
in der Diagonalen, so lassen sich dort erhebliche Abweichungen von
den querschnittlichen Ergebnissen feststellen. Hier sinken die Zahlen
nicht kontinuierlich bis zu U 6 / U 7, sondern steigen von U 4 / U 5
bis zu U 6 / U 7. Auffällig ist vor allem der niedrige Wert der
Teilnahme an U 2 und U 3, der vermutlich ein Artefakt darstellt. Be-
gründen läßt sich diese Annahme dadurch, daß zwar die Untersuchungen
in den Krankenhäusern durchgeführt werden, diese aber in vielen Fällen die Untersuchungsbögen nicht an die kassenärztlichen Vereinigungen schicken. Bei der Querschnittauswertung fällt dies nicht ins Gewicht, da dort eine Eintragung im gelben Heft zugrunde gelegt wird,
die erst eine Untersuchung später erfolgen muß. Da die Krankenhäuser
zwar die Blätter häufig nicht einsenden, aber in der Regel das Unter-
suchungsheft ausfüllen, hat der nächste Untersucher die zur Eintragung der Teilnahme an der letzten Untersuchung notwendige Information.

Zusammenfassend ist zu bemerken, daß die querschnittlichen Ergebnisse
die Zahl der Auslassungen eher verharmlosen. Betrachtet man allerdings die vollständigen Teilnahmemuster U 1 bis U 7, so nehmen fast
80 % der Kinder an 5 oder mehr Untersuchungen teil, wobei die Dunkelziffer bei U 8 nicht berücksichtigt ist.

Letzte Untersu-ghung	U 2		U 3		U 4		U 5		U 6		U 7	
	absolut	%	absolut	%	absolut	%	absolut	%	absolut	%	absolut	%
U 1	6879*	100	41	0.63	8	0.13	15	0.24	7	0.11	0	0.0
	6989**	100	1183	17.38	28	0.43	39	0.60	20	0.32	2	0.04
U 2			6430	99.37	133	2.13	26	0.41	13	0.21	4	0.07
			5622	82.62	481	7.44	259	3.99	144	2.28	30	0.53
U 3					6100	97.74	220	3.49	54	0.88	33	0.60
					5955	92.13	330	5.09	79	1.25	39	0.69
U 4							6040	95.86	181	2.94	30	0.54
							5859	90.32	259	4.09	34	0.60
U 5									5899	95.86	103	1.87
									5823	92.06	188	3.32
U 6											5345	96.92
											5370	94.82
Gesamt	6880	100	6471	100	6241	100	6301	100	6154	100	5515	100
	6989	100	6805	100	6464	100	6487	100	6325	100	5663	100

* Querschnitt

** Längsschnitt

Tab. 1: Auslassung - Übergehung von Früherkennungsuntersuchungen U 1 bis U 7
des Jahrgangs 1977

Der Vergleich läßt erkennen, daß die Tabelle mit den querschnittlich
gewonnenen Ergebnissen eher mit Vorsicht zu interpretieren ist und
eine Überarbeitung dieser Tabelle angezeigt scheint.

Diagnostische Qualität

Als weiteres Beispiel sollen die querschnittlich gewonnenen Zahlen
über die diagnostische Qualität des Kinderscreenings überprüft werden.

Bei positivem Befund werden die Diagnosen in die dafür vorgesehene
Rubrik eingetragen. Zusätzlich wird vermerkt, zu welchem Zeitpunkt
die Diagnose erstmals gestellt worden ist (Referenz-U-Stufe) und
ob die Behandlung gleichzeitig eingeleitet bzw. fortgeführt worden
ist.

Zur Verbesserung der Dokumentation wurde 1978 eine Methode eingeführt, um Doppelzählungen zu vermeiden. Dabei wird die aktuelle
U-Stufe mit der Referenz-U-Stufe verglichen. Gezählt werden dann
nur die Eintragungen, bei denen diese beiden Zahlen übereinstimmen.
Der Nachteil dieser Methode kann unter Umständen darin liegen, daß
eine gewisse Zahl von gesicherten Diagnosen wegfällt.

Diese Methode wurde auch hier verwendet und die Ergebnisse denen aus
dem längsschnittlichen Verlauf gegenübergestellt. Beispielhaft
werden dazu zwei Diagnosekennziffern, nämlich Anfallsleiden (DKZ 19)
und cerebrale Bewegungsstörungen (DKZ 17) herangezogen.

Diese beiden Diagnosen unterscheiden sich dadurch, daß die Anfallsleiden relativ sicher zu diagnostizieren sind, während die Diagnose
cerebrale Bewegungsstörung aufgrund fehlender eindeutiger Abklä-
rungsdiagnostik eher als unsicher gilt. Außerdem besteht bei cerebralen Bewegungsstörungen leichterer Form die Möglichkeit der Heilung
durch entsprechende frühzeitige Therapie.

Betrachtet man die Tabelle 2, so stellt man identische Häufigkeiten
bei Anfallsleiden fest. Bei cerebralen Bewegungsstörungen wird dagegen die Anzahl erstmals gestellter Diagnosen im Querschnitt leicht
überbewertet.

	Anfallsleiden (DKZ 19)	cerebrale Bewegungsstörungen (DKZ 17)
Querschnitt	8.4	181.1
Längsschnitt	8.4	153.5

Tab. 2: Häufigkeiten der erstmaligen Diagnosestellung pro
10 000 Kinder bei U 1 bis U 7

In Tabelle 3 werden die Häufigkeiten der Diagnose cerebrale Bewegungsstörungen pro Untersuchungsstufe im Querschnitt denen aus der längsschnittlichen Auswertung gegenübergestellt.

	Querschnitt	Längsschnitt
U 0	23	12
U 1	-	2
U 2	11	13
U 3	23	23
U 4	57	45
U 5	23	17
U 6	11	12
U 7	3	4

Tab. 3: Häufigkeiten der erstmaligen Diagnosestellung bei
cerebralen Bewegungsstörungen (DKZ 17)

Unterschiede zeigen sich hauptsächlich zum Zeitpunkt der U 4 und
U 5. Diese Unterschiede lassen sich durch die 46 Diagnosen erklären,
die im Laufe des Programms nicht bestätigt werden konnten. Wieweit
es sich hier um echte falsch-positive Fälle handelt, oder ob diese
im Verlauf des Untersuchungszeitraums geheilt worden sind, läßt
sich nicht aus unseren Daten entscheiden.

Behandlungseinleitung

Zu guter Letzt sei noch das Problem der Behandlungseinleitung angesprochen. Im Querschnitt werden deutlich weniger Behandlungseinlei-

tungen gezählt (Tabelle 4). Die Ursache dafür liegt sicher darin,
daß im Längsschnitt die Behandlungseinleitungen bei der nächsten Untersuchungsstufe mit berücksichtigt werden können. Es zeigt sich im
Längsschnitt, daß wesentlich häufiger eine diagnostizierte Krankheit
behandelt wird, als die Querschnittsauswertung vermuten läßt.

	Anfallsleiden (DKZ 19)	cerebrale Bewegungsstörungen (DKZ 17)
Querschnitt	57 %	77 %
Längsschnitt	71 %	92 %

Tab. 4: Anteil der Behandlungen an den Diagnosen

Es wurde gezeigt, daß Vergleiche von Querschnittauswertungen mit
Längsschnittauswertungen wertvolle Hinweise auf die Gültigkeit
der Querschnittergebnisse geben können. So wurden Ansatzpunkte für
eine Verbesserung des Programms und der Dokumentation deutlich.
Außerdem stellte sich heraus, daß die Entdeckungshäufigkeiten aus
Querschnittuntersuchungen zumal für unproblematische Diagnosen gut
verwertbar sind.

Entdeckungshäufigkeit und Entdeckungszeitpunkt sind wesentliche
Anhaltspunkte für die Prozeßqualität des Screenings. Dem sollen
die hier vorgestellten Auswertungen dienen.

Literatur:

Theopold, W.; Schwartz, F. W.: Krankheits-Früherkennungsprogramm
        für Kinder neu gefaßt.
        In: Deutsches Ärzte-Blatt 73 (1976) 51, S. 3296-3300.

Kassenärztliche Bundesvereinigung und Spitzenverbände der Kranken-
        kassen (Hrsg.): Gesetzliche Krankheits-Früherkennungs-
        maßnahmen. Dokumentation der Untersuchungsergebnisse
        1977, 1978, 1979, 1980 - Kinder -. 1979, 1980, 1981,
        1982.

K A P I T E L 5

DATENQUELLEN

DATA SOURCES FOR EPIDEMIOLOGICAL STUDIES WITH SPECIAL
REGARD TO THE ROLE OF CANCER REGISTRATION

O. Møller Jensen

Danish Cancer Registry
49 Strandboulevarden
DK-2100 Copenhagen

The key to epidemiological studies is the information on disease oc-
curence and exposure, as epidemiology uses observations of the distribution of disease in human populations to search for determinants. It
is worth emphasizing that this classical epidemiological approach
which starts from observations of the disease and goes through hypothesis generation and testing has proven valuable in widening our
understanding of chronic disease "causation" over the past decades.
As our sources of information on disease occurrence become more
widespread and contain more detailed information additional research
along these lines will be productive. Ideas leading to hypotheses of
disease causation may of cause also arise from other observations.
Tests of such hypotheses by epidemiological methods are often greatly
facilitated by the ready accessibility to adequate data.
Although such basic requirements for the conduct of epidemiological
studies have been recognized for several decades our knowledge of
disease distribution in human populations is limited. The information
on such characteristics of the population that may determine the
disease development is even poorer. In the following discussion of
data sources for epidemiological research I shall draw on the experience from the field of cancer both in describing the occurrence of
cancer with the aim of proposing hypotheses and for the testing of
such hypotheses drawing upon additional information on exposures.
DATA SOURCES
In epidemiological research there are important differences between
population based information which can be related to a population
denominator and information that cannot. In other words, can absolute
risks be derived or must one be satisfied with relative measures or
estimates. Disease or death registries are typical examples of data
sources which provide population based statistics, whereas hospital
based patient series or registries have no denominators. POPULATION
BASED INFORMATION Cancerincidence - The measurement of the incidence
of cancer is carried out by a cancer registry's systematic ennumera-

tion of all new cancer cases that arise in a given population.
Although the Danish Cancer Registry was founded in 1942 as the first
registry with national coverage (Clemmesen, 1965) there is still a
profound lack of knowledge of cancer incidence in Southern and Middle
Europe not to speak of Africa, Asia und South America. (Waterhouse et
al., 1976).

In epidemiological research it is important to classify persons cor-
rectly with regard to disease status. As the population based cancer
registry drwas on multiple sources of information a high degree of
precision may be obtained. In the Danish Cancer Registry the information is thus linked together centrally from notifications on the same
patient from various hospital departments, where the patient is treated supplement with information from autopsies and death certificates.
(Danish Cancer Registry, 1982): Discrepancies between the information
from various sources are further investigated so that a high degree
of validity is obtained. As mentioned later this is one of the major
advantages of cancer registry information compared with information
derived from death certificates.

The question is often raised of what information should be contained
in a population based cancer registry. Due to the logistic problems
to complex registration systems information should in our experience
be limited to such items, which can be assembled reliably and systematically over long periods of time. The limitations thus lie at the
human level, and modern data processing equipment cannot compensate
for human fallibility.

Table 1: Data contained in the Danish Cancer Registry

Identification/	Indentification
Demography	Age
	Sex
	Place of residence at diagnosis
	Occupation
	Marital status
Tumour:	Hospital
	Date of diagnosis
	Topography (ICD-O)
	Histology (ICD-O)
	Behaviour (ICD-O)
	Grading
	Laterality

Extent of Tumour
Diagnostic basis
Treatment
Number of cancers

Death: Date of death
                        Cause of death
                        Place of death

The data content of the Danish Cancer Registry is shown in Table 1. We
concentrate on obtaining as detailed information as possible on the
disease in question, whereas our demographic information is limited
to place of residence, marital status and occupation of which the latter two already provide difficulties, although they would seem rather
simple to register. The only follow-up information registered is date
of death and cause of death.
With the collaboration and understanding of the medical profession and
authorities it has proven possible to obtain a high degree of completeness of cancer registration. In Denmark two studies make us confident
that around 97-99% of all cancer cases diagnosed in the period 1943-
1977 are included in the Registry; similar figures obtain in Norway
(Norwegian Cancer Registry, 1981). Studies based on such data can be
generalized to the population level with confidence. Death registration - Mortality statistics is the single most widespread data source
for epidemiological research. Its outstanding advantage is indeed that
it is so widely available internationally. Although mortality for rapidly fatal diseases is a fairly good indicator of morbidity, as for
instance for cancer of the lung and stomach, it is bound to give incorrect estimates of the incidence of less fatal diseases like f.ex.
cancer of the colon and malignant melanoma, Table 2. Furthermore, it
has long been known that what appears on the death certificate as the
cause of death is not necessarily correct. In a recent study based on
the 3rd National Cancer Survey of the United States there was a rather
poor correspondance between the cancer diagnosis appearing on the
death certificate and the type on cancer diagnosed in hospital.
(Percy, 1981) In the Danish Cancer Registry we resently compared our
information with that on death certificates for 1977. (Storm et al.,
1982) out of a total off 13.964 cancers on the death certificates some
525 (3,8%) were uncertain cancer cases or precancerous lesions.

Table 2: Mortality as an indicator of incidence for
         selected cancers in Finland
         (From: Teppo et al., 1975)

Site	Males		Females	
	Incidence per 10**5	Mortality per 10**5	Incidence per 10**5	Mortality per 10**5
Lung	76.5	66.3	4.7	3.8
Stomach	37.5	34.1	19.3	17.5
Prostate	22.7	11.9	-	-
Skin	8.3	2.6	6.3	No inform.
Colon	7.9	5.5	8.0	5.4
Leukaemia	7.2	6.5	5.3	5.0

The reliability of the mortality statistics is measured by the detection rate and the confirmation rate.
The detection rate is the proportion of all true deaths from cancer of a given site that is pickedup by the mortality statistics, whereas the confirmation rate is the proportion of all reported deaths of cancer of a given site that is truly due to cancer of that site. High detection and confirmation rates indicate that the mortality statistics fairly accurate reflect the true number of cancer deaths. A higher detection than confirmation rate means that overreporting of the cancer on death certificates takes place, whereas the opposite situation of a higher confirmation than detection rate means under-reporting.
The examples in table 3 show that cancer of the ovary is fairly well-reported on the death certificate whereas there seems to be overreporting of testis cancer and lung cancer as a cause of death and under-reporting of rectum, breast and bladder cancer. Storm et al. (1982) also investigated the Cancer Registry cases who died in 1977 without a mention of cancer as the underlying or contributing cause of death. It is surprising to find that even for rapidly fatal cancers like oesophageal cancer, stomach cancer, lung cancer, cancer of the liver and pancreas cancer significant proportions of around 40-85% are diagnosed within one year prior to the date of death. It is inconceivable that the cancer has not contributed to the death of the person.

Table 3: Proportion of selected cancer deaths corretly
classified in the Danish mortality statistics
in 1977. (From: Storm et al., 1982).

Site	Detection rate	Confirmation rate
Ovary	87.4	84.6
Testis	90.4	83.9
Colon	80.7	79.0
Rectum	77.2	80.3
Lung	91.2	87.7
Breast	85.3	93.9
Bladder	80.2	84.2
Connective tissues	38.9	38.9

In view of the advantages of mortality statistics for epidemiological
research such shortcomings of mortality statistics should encourage
medical statisticians and epidemiologists together with the medical
profession to improve the quality of death certification rather than
refuting studies based on such documents. Hospital discharge registration - Hospital based registration systems for various purposes exit
in most European countries (Roger, 1981). The advent of computers and
the existence of unique personal identifacation systems in the Scandinavian countries have thus led to the creation of large registration
systems of all in-patients. In Denmark such a systems was gradually
introduced in the 1970'ies. In 1978 it almost attained nationwide coverage of all patients discharged from hospital, and a minimum set of
information is stored centrally for each person discharge from hospital. (Dreyer, 1982). Although the systems mainly serves administrative
purposes it is possible to link up the single records for each individual morbidity rather than mortality statistics may thus gradually become available for a number of diseases for which such measures are
not normally available. The full exploitation of this data source has
yet to come.
USE OF INFORMATION FOR EPIDEMIOLOGICAL RESEARCH.
With the census information as denominators even a rather limited
amount of information in a cancer or death registry gives the possibility for routine investigations of differences in cancer incidence
with age, between the sexes, with marital status, between various
parts of the country both at country and municipality level and between urban and rural areas. 40 years' of valid data in the Danish

Cancer Registry also makes it possible to examine trends over time
including generation or so-called cohort patterns. The continous exploitation of such simple routine statistics, alone or in combination
with other data is used both to generate hypotheses concerning cancer
development and as a means of checking the population relevance of
proposed associations. Ultimately it is important to use incidence or
mortality data to monitor the effects of intervention.

The Scandinavian countries provide clear evidence of the importance
of a close link between cancer registration and epidemiological research. As described by Clemmesen (1981) numerous observations have
thus evolved from the Danish Cancer Registry. More than 30 years ago
the detailed statistics thus led to the observation of the menopausal
hook in breast cancer (Clemmesen's hook) possibly related to hormonal
influence on breast cancer development. There are clear urban and male
predominance of cancer of the lung and upper aero-digestive tract. Recent investigations of time trends in the incidence of invasive cervical cancer in Danish counties with different screening strategies support the view that population-based screening programmes lead to a
diminished risk of this cancer (Lynge, 1982).

The importance of cancer morbidity data was also demonstrated in the
mid-1950'ies when a continous increase in bladder cancer and papilloma
of the urinary was observed in Copenhagen. The pattern resembled that
of lung cancer and the suggestion that tobacco -smoking was an aetiological factor for bladder cancer could later be confirmed by a case-
control study (Clemmesen, 1965). More recently we combined the information of a substantial increase in the use of artificial sweeteners
during W.W.II with Cancer Registry data on the risk of bladder cancer
in persons born during the same period to provide the first piece of
human evidence of an absence of risk associated also with intrauterine
exposure to saccharine (Jensen and Kamby, 1982).

While the studies mentioned above can be carried out on the basis of
tabulated mortality or incidence statistics, population-based data
sources become many times more useful for epidemiological research.

If they contain identifying information on individuals Death or disea-
se-registries can then be used as end points for follow-up or cohort
studies in which a group of persons has typically been identified on
the basis of a common exposure. Most epidemiologically confirmed
occupaational cancer risks have in fact been investigated in this way.
Groups of persons may also be characterized by exposures outside the
occupational setting. The study of epileptics in Copenhagen thus
showed no increased risk of cancer that could be attributed to the

heavy use of phenobaritones and phenytoine. (Clemmesen and Hjalgrim Jensen, 1980). Seventh-Day-Adventists have low risks of alcohol and tobacco related cancer and possibly of others related to their dietary practices (Phillips, 1975; Jensen, 1982).

The whole range of possible cancer risks associated with medical irradiation, cancer chemotherapy, and medical and surgical procedures are now under evaluation in many parts of the world including Denmark. When unconfounded such cohort studies come close to the ideal of randomized trials in epidemiology due to the unbiased information on exposure.

In the future such data sources which contain medical information may be linked with other routinely collected information that contains personal identification. Occupational studies have thus been carried out or are under way in the Scandinavian countries using the information collected at the population censuses (Jensen and Lynge, 1982). This approach may be regarded as a further refinement of descriptive statistics for the generating of aetiological hypotheses.

The immense storage capabilities and facilities for record linkage provided by the computer technology may thus be used for the building-up of complex and comprehensive data banks. This leads to a conflict between the increasing awareness of the influence of environmental factors on health and the protection of the integrety of the individual. It must be required of the research worker in the field of epidemiology and the managers of medical information system to minimize the risk of data leakage, and to admit public insight into the use of the data collected. On the other hand both the public and the authorities should be aware of the potential harm that may be caused to the pursuit of goals in public health as a result of inflicting heavy restrictions on the use of data sources for epidemiological research.

DATA SOURCES WITHOUT DENOMINATORS HOSPITAL REGISTRIES AND PATIENT SERIES.

Series of patients may provide a useful first look into the distribution of disease, although the population from which these patients arise is unknown. This may be because the exact population covered by a single hospital is unknown or because no population figures exist like in many developing countries. The main purpose of hospital-based registries lie in the field of hospital administration and patient care including evaluation of treatment. Their limitation from an epidemiological viewpoint is the lack of possibilities for the calculation of morbidity rates. Furthermore many hospital registries are subject to selection bias in patient referral. The size of this is

often unknown, but it may lead to severe distortions of the estimates
of the relative frequency of disease.

Although major cancer patterns may be identified the patient series
or hospital registries should be regarded only as a step in the direction of systematizing information from several sources to build-up
population-based data sources or registries.

CASE CONTROL STUDIES

The case control-study has proven extremely usefull in chronic disease
epidemiology and in the field of cancer in particular. Case-control
studies may be regarded as a data source, which is created on an ad
hoc basis to serve well-defined purposes of testing specific hypotheses. Although cancer registries or other populationbased registries
may serve as a source of cases in case-control studies they are not
well suited for this purpose when a direct contact with the cases and
controls is required - for instance for interviewing. Due to the delay between the diagnosis of the disease in question and the appearan-
ce of the case in the registry it is our experience that special
notification systems have to be set up for case-control studies. The
Cancer Registry may however be used for continous cross-checking to
ensure that all cases in a given period are enroled. Also the Cancer
Registry serves as a vera important source of reference to determine
the representativeness of all case series, which is important when
generalizing the results to a total population. Cancer registries
like other disease registries or mortality registries may act as a
source of both cases and controls for studies where the exposures or
factors under investigation are obtained from other routine records
like for instance medical records. This approach has been insuffi-
ciently or inadequately used in the past. It may prove a very rapid
and economical way of expanding the use of cancer registry information.

SUMMARY AND CONCLUSION

Although routinely available information on the relative distribution
of diseases may prove useful to the epidemiologist, it should be regarded only as an intermediate step towards studies drawing upon population-based data sources like morbidity or mortality statistics.

While mortality statistics have serious limitations as indicators
of morbidity, they have the advantage of a wide availability both na-
tionally and internationally of data collected and teated in standard
fashions according to the rules of the World Health Organization. It
should be an immediate objective for bureaus of medical statistics to
improve the quality of mortality statistics in collaboration with the
medical profession.

Ultimately the routine registration of disease will provide the only satisfactory source of information on disease distribution. With the experience from cancer registration the content of such systems should be limited to few items that can be collected systematically over.long periods of time. The information contained in morbidity and mortality registries should carry personal identification. The records of disease or death must be stored for decades to attain maximum usefulness for epidemiological studies of chronic diseases carried out by the linkage with records of individuals with wellknown characteristics on exposures. The protection of the individual must be assured but the research advantages provided by such registries should not be outweighed by hesitations concerning medical confidentiality. It has proven possible in Scandinavia to strike a balance which does not create insurmountable obstacles that counteract society's interest in a high level of public health.

REFERENCES:

Clemmesen J: Statistical Studies in the Aetiology of
    Malignant Neoplasms. Vol. I. Acta. Pathol. et
    Microbiol Scandin. Suppl. 174, 1965.
Clemmesen J: Uses of Cancer Registration in the Study
    of Carcinogenesis. J Natl Cancer Inst. 67:5-13, 1981.
Clemmesen J, Hjalgrim Jensen S: Does phenobarbitol
    cause intracranial tumours ? A follow-up through
    35 years. Exotox. Env. Safety 5:255-266, 1981.
Danish Cancer Registry.: Incidence of cancer in Denmark
    1973-1977. Danish Cancer Registry, Copenhagen, 1982.
Dreyer K: Regional and national population based hospital
    epidemiology. In: Lambert PM and Roger FH (Eds).:
    Hospital statistics in Europe. North Holland Publishing
    Company, Amsterdam, 1982.
Jensen OM: Cancer risk among Danish male Seventh Day
    Adventists and other Tenperance Society members.
    (Submitted for publication).
Jensen OM and Kamby C: Intrauterine exposure to
    saccharine and risk of bladder cancer in Man.
    Int J Cancer 29:507-509, 1982.

Jensen OM and Lynge E: Job exposure linkage systems for cancer research in Scandinavia (in press).

Lynge E: Regional trends in incidence of cervical cancer in Denmark in relation to local smear taking activity. (Submitted for publication).

Norwegian Cancer Registry: Incidence of cancer in Norway 1978. The Cancer Registry of Norway, Oslo, 1981.

Percy C, Stanek E, Gloechler, L: Accuracy of cancer death certificates and its effects on cancer mortality statistics: A.J.P.H. 71:242-250, 1981.

Phillips RL: Role of life style and dietary habits in risk of cancer among Seventh Day Adeventists. C. Res. 35:3513-3522, 1975.

Roger FH: The minimum basic data-set for hospital statistics in the EEC. Review of availability and comparability. Commission of the European Communities, Publication EUR 7162EN, 1981.

Storm HHS, Schou G and Møller CD: Validity of death certificates and effects on mortality statistics in Debmark in relation to cancer diagnoses (In preparation).

Teppo L, Hakama M, Hakulinen T, Lektonen M, Saxen E: Cancer in Finland 1953-1970: Incidence, mortality, prevalence. Acta. Path. Microbiol. Scandin. Suppl. 252, 1975.

Waterhouse JAH, Muir CS, Correa P, Powell J: Cancer Incidence in Five Continents. Vol. III. IARC Scientific Publications No. 16. International Agency for Research on Cancer, Lyon, 976.

Mißbildungsregister - Möglichkeiten und Grenzen

J. Hasford und H.K. Selbmann

Institut für Medizinische Informationsverarbeitung, Statistik und
Biomathematik der Ludwig-Maximilians-Universität München

Angeborene Mißbildungen zählen zu den häufigsten Todesursachen bei Kindern (1,2). Das Wissen über ihre Ursachen ist jedoch sehr begrenzt. Recht übereinstimmend werden rund 20% der Mißbildungen als erbbedingt angesehen, 5-10% auf chromosomale Aberrationen und 2-10% auf Virusinfektionen zurückgeführt (3-5). Seit der Contergan-Katastrophe mit rund 6000 schwermißgebildeten Neugeborenen sind auch Arzneimittel und Chemikalien ins Licht der Aufmerksamkeit geraten. Ihr Anteil wird von Wilson (3) auf 2-3% geschätzt. Die Ursachen von 60-70% aller Mißbildungen scheinen dagegen bis heute ungeklärt. Die dringende Notwendigkeit der weiteren Erforschung dieser 'Dunkelziffer' wird durch unsere Kenntnisse vom Arzneimittelkonsum während der Schwangerschaft unterstrichen (Tab. 1).

Tab. 1:   Arzneimittelverbrauch während der Schwangerschaft
           - Literaturübersicht -

| | | 1. Trimenon | | gesamte Schwangerschaft | |
		mind. 1 Med.(%)	Ø	mind. 1 Med.(%)	Ø
Fetal Life Study	(6)	50			5,1
Brocklebank et al.	(7)			62-82	
Nora et al.	(8)	40	3,1		5,4
Nelson & Forfar	(9)	66	1,8	97	3,5
Heinonen et al.	(10)			94	3,8
Hill	(11)	67		64	10,3
Forfar & Nelson	(12)	39		82	4
DFG - Studie	(13)	80			
Doering & Stewart	(14)			100	11

Da sich das teratogene Potential von Medikamenten in der Phase vor der Marktzulassung nicht zuverlässig beurteilen läßt, werden in der BRD für die Risikobeurteilung in der Nachzulassungsphase Kohorten-Studien, Fall-Kontroll-Studien und die Mißbildungsmeldepflicht eingesetzt, allerdings mit unterschiedlichem, letztlich nicht befriedigendem Erfolg. So sind seit 1971 erkennbare Fehlbildungen bei Neugeborenen in der BRD melde-

pflichtig. Die zeitliche Begrenzung der Diagnose auf drei Tage nach der
Geburt mit der daraus folgenden Selektion, die Abhängigkeit der Meldung
vom Personenstand (Totgeburten ≥ 1000 g) sowie die jährliche Weitergabe
der Meldungen lassen die Daten der statistischen Landes- und Bundesämter
- höchstens jede 10. Mißbildung wird gemeldet - weder für die Errechnung
von Basishäufigkeiten noch für die Ursachenforschung geeignet erscheinen.

In jüngster Zeit wird verstärkt von Karkut (15), Klingberg (16), Hecker
(17) und anderen die Errichtung eines Mißbildungsregisters in der BRD
auch mit dem Argument gefordert, nur so könne eine Wiederholung der
Contergan-Katastrophe sicher verhindert werden. Wir halten es daher für
sinnvoll, die Erfahrungen, die im Ausland mit Mißbildungsregistern gesammelt wurden, zu analysieren, um sie für das weitere Vorgehen in der BRD
nutzbar zu machen.

Evaluation existierender Mißbildungsregister

Mißbildungsregister, im folgenden als Fallregister verstanden, gibt es
seit mehr als 20 Jahren in über 20 Ländern. Allein die 19 Mißbildungsregister, die im International Clearinghouse for Birth Defects Monitoring
Systems zusammenarbeiten, übersehen pro Jahr 2,6 Millionen Geburten (18).
Die Evaluation der bisherigen Leistungen und Erfolge der über zwanzigjäh-
rigen "Registerbewegung" konzentriert sich auf zwei Problembereiche, deren Bewältigung sich alle uns bekannten Mißbildungsregister zum Ziel gesetzt haben:
1. Die Bestimmung von Basishäufigkeiten einzelner Mißbildungen um, von
   diesen ausgehend, Erhöhungen der Inzidenz frühzeitig erkennen zu
   können (Frühwarnsystem).

2. Die Unterstützung der Suche nach den Ursachen der Inzidenzveränderungen

Stellt man in einem Register einen Anstieg der Mißbildungsmeldungen fest,
sind zahlreiche Ursachen denkbar, deren Einfluß erst geprüft werden sollte, bevor von einer echten Inzidenzsteigerung gesprochen werden darf:
1. Die Erkennbarkeit von Mißbildungen hängt im wesentlichen von der Quali
   tät der Untersuchung der Neugeborenen, der Einführung oder Verbreitung
   neuer diagnostischer Verfahren und der Intensität bei der Suche nach
   Mißbildungen (z.B. Autopsie) ab.
2. Qualitative und quantitative Veränderungen der beobachteten Bevölkerun
   wie Größe, Mobilität, Altersstruktur und Ausländerrate, aber auch Ände
   rungen der Abortfrequenzen müssen berücksichtigt werden.
3. Veränderungen des Meldezeitpunkts, der Verlegungshäufigkeit schwermiß-
   gebildeter Kinder oder der Definition spezifischer Mißbildungen sollte
   als mögliche Einflußfaktoren nicht außer Acht gelassen werden.

4. Erfahrungsgemäß unterliegt das Meldeverhalten vielfältigen veränderlichen Einflüssen, die sich kaum quantifizieren lassen. Auch Daten-
   schutzaspekte spielen hier eine Rolle.

Von einem wahren 'Inzidenzanstieg' kann erst dann gesprochen werden, wenn
der Einfluß dieser Faktoren angemessene Berücksichtigung fand. Die Qualität eines Registers hängt von der Repräsentativität der erfaßten Fälle
und der Validität der erhobenen Daten ab. Die Verfahren zur Prüfung der
Vollständigkeit und Validität sind noch wenig entwickelt und die vorhandenen zu aufwendig (19). So liegen nur über einige wenige Register z.T.
schon ältere Untersuchungen vor (20). Die 100%ige Vollständigkeit eines
Registers auch für begrenzte Regionen bleibt wohl ein unerreichbares Ziel.
Daß die Selektion jedoch besonders groß bei multiplen Mißbildungen, Totgeburten sowie asphyktischen und sonstigen schwerstkranken Neugeborenen
ist, gibt zu denken. Denn nach dem gegenwärtigen Stand des Wissens über
arzneimittelinduzierte Mißbildungen sind gerade diese Untergruppen für
die Erkennung neuer teratogener Agenzien von besonderer Wichtigkeit.

Repräsentativität und Validität sind, soweit beurteilbar, bei keinem der
Register gegenwärtig als zufriedenstellend einzustufen. Diese Qualitäts-
defizite schränken die Funktion der Mißbildungsregister als Frühwarnsysteme erheblich ein.

In den letzten 10-15 Jahren wurden mit Hilfe von Mißbildungsregistern
einige Häufungen von Mißbildungen publiziert, die auf nicht ganz nachvoll-
ziehbare Weise als echte Inzidenzanstiege betrachtet werden. Als Beispiele
seien genannt:

Gliedmaßenanomalien	in Kanada	(21),	
Urogenitale Mißbildungen	in Norwegen	(22)	und Schweden (25),
Gaumenspalten	in Atlanta	(23)	und
Hüftgelenksdysplasien	in Israel	(24).	

Von keinem dieser Mißbildungsanstiege konnte die Ätiologie geklärt werden.
Klingberg (24) vom israelischen, Bakketeig (26) vom norwegischen, Miller
(27) vom amerikanischen und Källén (25) vom schwedischen Mißbildungsregister gestehen auch zu, daß es bis jetzt nicht gelungen sei, mit Hilfe von
Registern auch nur _ein_ bisher unbekanntes Teratogen zu entdecken.

Wo könnten die Ursachen für dieses Versagen der Register bei der Ursachenforschung liegen? Das Denkmodell, das zur Errichtung von Mißbildungsregistern führte, sieht bei einer wahren Erhöhung der Mißbildungsinzidenzen
im wesentlichen drei Ursachen als möglich an: 1. Auftreten eines neuen
Teratogens, 2. vermehrte Exposition durch ein altes Teratogen oder

3. Auftreten eines Stoffes, der auch mißgebildete Kinder zur Austragung
bringt.

Es kann hier nicht auf alle Probleme, die sich bei der epidemiologischen
Forschung und im besonderen bei Fall-Kontroll-Studien stellen, eingegangen werden. Von herausragender Bedeutung erscheint uns aber das ungelöste
Problem der exakten Erhebung der Expositionsanamnese, da der Nachweis und
die Messung der Exposition die "conditio sine qua non" der Ursachenforschung ist.

<u>Schwierigkeiten bei der Erhebung der Exposition</u>

1. Die Exposition wird überwiegend retrolektiv erhoben. Zwischen vulne-
rabler Phase der Schwangerschaft und der Erhebung möglicher Expositionen liegen i.d.R. mindestens 6 Monate oder noch längere Zeiträme, da
üblicherweise erst nach 'abgesichertem' Inzidenzanstieg die Entscheidung für die Erhebung der Expositionsanamnese gefällt wird. Somit
hängt die Expositionsanamnese von dem Gedächtnis der Befragten ab
(recall-bias). Untersuchungen von Klemetti und Saxén weisen darauf
hin, daß retrolektive Expositionsanamnesen mit einer so hohen Rate
falsch-positiver Angaben verbunden sind, daß sie für die ätiologische
Forschung von Mißbildungen nur sehr eingeschränkt zu verwenden sind
(28). Ärztliche Unterlagen über Verordnungen und Versicherungsdaten
sind häufig nicht zugänglich und insbesondere, was die Selbstmedika-
tion betrifft, nicht vollständig.

2. Methodische Standards, wie sie z.B. von Horwitz und Feinstein gefordert werden (z.B. hypothesenfreies, blindes Erheben) dürften, wie auch
Lenz es beim Thalidomid zeigte, bei retrolektiver Erhebung häufig nicht
zum Ziel führen (29,30).

Soweit beurteilbar, verfügt kein Register über eine prolektiv erhobene Expositionsanamnese weder für im Register erfaßte Fälle noch für Kontrollen.

<u>Phasenspezifische Schädigungsmöglichkeiten und Probleme der Erkennbarkeit</u>

Untergliedert man die Schwangerschaft unter dem Gesichtspunkt phasenspezi-
fischer Schädigungsmöglichkeiten, lassen sich im wesentlichen drei Zeiträume voneinander abgrenzen: In der Blastogenese führen Noxen überwiegend
zum Abort oder zur Restitution ohne Defekt. Die Erkennung von Abortinzi-
denzänderungen ist jedoch mit Registern nicht möglich. In der Embryogenese
können Noxen zwar einen Abort bewirken, führen aber in einem sehr viel höheren Anteil zu austragefähigen Mißbildungen. Dieser Bereich der struktu-
rellen Mißbildungen dürfte die Domäne von Mißbildungsregistern sein. In
der fetalen Periode nach dem 80. Tag bis zur Geburt können Noxen zu funk-

tionellen Defekten, Retardierungen, Anpassungsstörungen und der transplazentaren Karzinogenese führen. Der Beitrag, den Register für diesen Bereich leisten, ist gering.

Dieses Urteil wird verständlich, wenn man die Erkennbarkeit von Schwangerschaftsschäden in Abhängigkeit von der Zeit nach der Geburt betrachtet: Grobe Strukturdefekte wie Anencephalie oder Phokomelie sind bereits bei der Geburt erkennbar, Störungen der Sinnesorgane wie Hören und Sehen lassen sich erst bis zum 3. Lebensjahr einigermaßen vollständig erkennen, die Folgen der transplazentaren Karzinogenese durch DES erst nach 15-25 Jahren. Karkut schätzt, daß bei Geburt nur rund 50% der Mißbildungen erkannt werden (15).
Aus Praktikabilitätserwägungen ist der Diagnosezeitraum für Registermeldungen i.d.R. auf einen Zeitraum von 2-10 Tagen beschränkt. Diese Beschränkung reduziert den Wert von Mißbildungsregistern erheblich (31). Es entsteht der Eindruck, daß Mißbildungsregister sich eher pragmatisch orientieren, und vielleicht die Erfassung und Analyse wichtigerer Schädigungen vernachlässigen.

Die Einbeziehung von Kinderärzten in das Meldesystem könnte hier einige Abhilfe schaffen, würde allerdings nur versorgungsbedürftige Mißbildungen betreffen. Mehrfachmeldungen und die Schwierigkeiten, prä- von postnatal erworbenen Schädigungen zu unterscheiden, könnten Probleme bereiten.

<u>Bestimmung von Basishäufigkeiten</u>

Die Mißbildungsinzidenzen eines Beobachtungszeitraums werden oft im Rahmen der Auswertung mit sogenannten Basishäufigkeiten verglichen. Die Wahl der Basishäufigkeiten, an die dieselben Anforderungen wie an Referenzwerte zu stellen sind, erfolgt in vielen Mißbildungsregistern nach nicht ausgewiesenen Kriterien. Dies hängt sicher mit dem ungenügenden Wissensstand über den Einfluß des Jahres, der Region, der Jahreszeit, der Rasse etc. zusammen. Auch die exakte Bestimmung des Nenners der Mißbildungsrate bereitet oftmals Schwierigkeiten. Somit ist die Forderung, die Basishäufigkeiten dem jeweiligen Wissensstand anzupassen, d.h. entsprechend der Zu- oder Abnahme bekannter teratogen wirkender Faktoren zu standardisieren, gegenwärtig kaum zu realisieren.

Die folgenden zwei Tabellen über Mißbildungshäufigkeiten in der Bayerischen Perinatal-Erhebung verdeutlichen weitere Probleme. Bei der Trendanalyse für relative Häufigkeiten erwiesen sich die Anstiege der Inzidenzen für 'multiple' und 'andere' Mißbildungen auf dem 1%-Niveau signifikant. Gleichzeitig gab es aber einen ebenfalls auf dem 1%-Niveau signifikanten Abfall bei Mißbildungen des Harntraktes und des Skeletts. Bei den Mißbildungen des Thorax findet sich ein nichtlinearer Trend (Tab. 2). Es bleibt zu fragen, warum bei allen Mißbildungsregistern nur der Anstieg von Inzidenzen nicht aber der Abfall Alarm auslöst bzw. weitere Untersuchungen veranlaßt.

Tab. 2: Ausgewählte Mißbildungshäufigkeiten in der Bayerischen Perinatal-Erhebung

%	80/1.H.	80/2.H.	81/1.H.	81/2.H.
Multiple	1,4	1,5	1,6	2,4
Thorax	4,6	3,3	4,4	3,3
Harntrakt	6,1	4,4	4,5	3,6
Skelett	16,6	13,4	12,6	12,6
Andere	1,4	1,9	2,5	2,2
n	39326	40576	41592	41983

Auch die Betrachtung der regionalen Häufigkeiten - zum Beispiel von Skelettmißbildungen - unterstreicht u.E. die Notwendigkeit, nicht nur auf Erhöhungen der Inzidenz im zeitlichen Verlauf zu reagieren (Tab. 3). Bei dieser Auswertung, regional gegliedert nach Postleitzahlbezirken, fällt die zeitliche Konstanz der regionalen Unterschiede, die fast den Faktor 3 betragen, auf. Dabei bleibt zu Recht zu fragen, ob die Auswertung nach Postleitzahlbezirken die optimale Strategie darstellt, ursachenorientierte regionale Cluster zu finden. Hier sind neue methodische Entwicklungen angezeigt.

Tab. 3: Skelettmißbildungen (%) in ausgewählten Postleitzahlbezirken der Bayerischen Perinatal-Erhebung

Postleitzahlbezirk	80/1	80/2	81/1	81/2
8000	1,4	1,2	1,0	1,2
8300	3,0	2,1	2,4	2,3
8400	1,1	1,4	0,9	1,2
8500	2,3	1,9	3,1	2,5
8600	2,9	1,1	0,7	0,7
8800	1,0	0,6	0,5	1,0

Schlußfolgerungen

Wie unsere Untersuchung zeigt, können die Erfolge von Mißbildungsregistern weder in ihrer Funktion als Frühwarnsystem noch als Instrument zur Ätiologieforschung derzeit überzeugen. Allerdings haben sie gewisse Dienste bei der Prüfung vorhandener Hypothesen geleistet (32). Inwieweit diese Ergebnisse auch für andere Register z.B. im Krebsbereich Gültigkeit haben, bedarf weiterer Untersuchungen.

Um die Effektivität von Mißbildungsregistern zu erhöhen, sind bei der Einrichtung u.E. unbedingt folgende Forderungen zu berücksichtigen:

1. Festlegung der Bevölkerungsstichprobe, ihre sorgfältige Beschreibung und Überwachung
2. Exakte Definition der zu meldenden Mißbildungen - wo möglich
3. Monatliche Weitergabe der Daten an das Auswertungszentrum durch Frauen- und Kinderärzte
4. Sorgfältige Kontrolle der eingehenden Meldungen auf Vollständigkeit evtl. unter Hinzuziehung von Daten der Gesundheitsämter oder statistischen Landesämter
5. Kodierung der klartextlich und bildlich (Graphik, Photo, Röntgenbild) dokumentierten Mißbildungen im Auswertungszentrum
6. Regelmäßige Analyse der Mißbildungsraten im zeitlichen und regionalen Bezug
7. Kontrolle möglicher intervenierender Faktoren wie z.B. Autopsie, Amniozentesen und Abtreibungen
8. Fallidentifikationsmöglichkeiten
9. Prospektive Dokumentation der Expositionen der Eltern z.B. über den Mutterpaß.

Da in Register i.a. nur Fälle aufgenommen werden, ist aus methodischen Gründen für die Ätiologieforschung eine Vergleichsgruppe dringend erforderlich. Eine genügend große Zahl von Schwangerschaften sollte unter Erfassung möglichst vieler möglicher Noxen prospektiv beobachtet werden. Diese Kohorte dient der Bereitstellung von Kontrollen, dem wechselseitigen Generieren und Prüfen von Hypothesen und der Prüfung auf Vollständigkeit und Validität der Registerdaten.

Die Infrastruktur für notwendige Fall-Kontroll-Studien im Alarmfall und die intensive Beobachtung von Schwangerschaften kann nur wenigen Zentren vorbehalten sein, während Frühwarnsysteme sich eher flächendeckend installieren lassen. Die Hoffnung, mit der Einrichtung eines zentral geführten Mißbildungsregisters vor der Wiederholung einer contergangleichen Katastrophe geschützt zu sein, teilen wir nicht. Register dürfen nicht zur Delegation der individuellen Wachsamkeit führen.

<u>Literatur</u>:

1. Flynt, J.W.: Pediatr. Ann. 10,10 (1973)

2. Der Bundesminster für Jugend, Familie und Gesundheit (Hrsg.): Todesursachen der Gestorbenen, Fehlbildungen bei Geborenen. Stuttgart:
   Kohlhammer 1980

3. Wilson, J.G.: Teratol. 7, 3 (1973)

4. Klingberg, M.A., Papier, Ch.M.: J.biosoc.Sci. 11, 233 (1979)

5. Töndury, G.: Wiener Med. Wochenschr. 117, 376 (1967)

6. Mellin, G.W.: Am.J.Obst. & Gynecol. 90, 1169 (1964)

7. Brocklebank, J.G., Ray, W.A., Federspiel, Ch.F., Schaffner, W.:
   Am.J.Obst. & Gynecol. 132, 235 (1978)

8. Nora,J.J., Nora,A.H., Sommerville,R.J., Hill,R.M., McNamara,D.G.:
   JAMA 202, 1065 (1967)

9. Nelson,M.M., Forfar,J.O.: Br.Med. J.I., 523 (1971)

10. Heinonen,O.P., Slone,D., Shapiro,S.: Birth Defects and Drugs in
    Pregnancy. Littleton, Mass.: PSG Publishing Co., Inc. 1977

11. Hill,R.M.: Clin. Pharmacol. Ther. 14, 654 (1973)

12. Forfar,J.O., Nelson,M.M.: Clin. Pharmacol. Ther. 14, 632 (1973)

13. Deutsche Forschungsgemeinschaft (Hrsg.): Schwangerschaftsverlauf
    und Kindesentwicklung, Forschungsbericht. Boppard: Harald Bold 1977

14. Doering,P.L., Stewart,R.B.: JAMA 239, 843 (1978)

15. Karkut,G.: Einführung. In: Tagungsbericht: Frauenklinik im Klinikum
    Steglitz, pp. 7, Berlin 1981

16. Klingberg,M.A.: In: Tagungsbericht: Frauenklinik im Klinikum
    Steglitz, pp. 47, Berlin 1981

17. Hecker,W.Ch., Angerpointner, Th.A.: Fortschr. Med. 98, 1867 (1980)

18. International Clearinghouse for Birth Defects Monitoring Systems:
    Annual Report 1980. Stockholm 1982

19. Goldberg,J., Gelfand,H.M., Levy,P.S.: Epidemiol. Rev. 2, 210 (1980)

20. Källén,B., Winberg,J.: Pediatr. 41, 765 (1968)

21. Banister,Ph.: Canad. Med. Ass. J. 103, 466 (1970)

22. Bjerkedal,T., Bakketeig,L.S.: Int. J. Epidemiol. 4, 31 (1975)

23. Safra,M.J., Oakley,G.P.: Lancet 2, 478 (1975)

24. Klingberg,M.A., Papier,C.M.: Contr. Epidemiol. Biostatist. 1,1(1979)

25. Källén,B., Winberg,J.: Acta Paediatr.Scand., Suppl. 275, 66 (1979)

26. Bakketeig, L.S.: Contr. Epidemiol. Biostatist. 1, 53 (1979)

27. Miller,R.W.: Pediatr. 53, 792 (1974)

28. Klemetti, A., Saxén,L.: Am.J. Public Health 57, 207 (1967)

29. Horwitz,R.I., Feinstein,A.R.: Am.J. Med. 66, 556 (1979)

30. Lenz,W., Knapp,K.: Dtsch. Med. Wochenschr. 87, 1232 (1962)

31. Neubert, D.: Internist 19, 304 (1978).

32. Edmonds,L.D., Layde,P.M., Levy,M.J., Flynt,J.W., Erickson,F.D.,
    Oakley, G.P.: Int. J. Epidemiol. 10, 247 (1981)

METHODISCHE PROBLEME BEI DER SEKUNDÄR-STATISTISCHEN NUTZUNG VON

MORTALITÄTSDATEN

Ursula Kellhammer

Institut für Med. Informationsverarbeitung, Statistik und Biomathematik
(Vorstand: Prof. Dr. K. Überla), Ludwig-Maximilians-Universität, München

Einleitung

An der Ludwig-Maximilians-Universität wird im Auftrag des Bayerischen
Staatsministeriums für Landesentwicklung und Umweltfragen ein Forschungs-
vorhaben durchgeführt, in dem die Auswirkung von Luftverunreinigungen
auf den Menschen untersucht wird.
Die Untersuchung erstreckt sich auf den potentiellen Zusammenhang zwischen Schadstoffkonzentrationen in der Luft (hauptsächlich Staub und SO_2)
und Auftreten bzw. Verschlimmerung von Beschwerden und Krankheiten (hauptsächlich der Atemwege und des Herz-Kreislauf-Bereichs). Zielkriterien für
die Auswirkungen sind Morbidität und Mortalität in den genannten Bereichen. Die Untersuchung ist als Vergleich angelegt zwischen zwei höher belasteten Gebieten (Raum Erlangen-Nürnberg und Raum Ingolstadt-Kelheim)
und zwei weniger belasteten Gebieten (Augsburg und Raum Schrobenhausen-
Pfaffenhofen).

Die Daten

Die Schadstoffdaten werden vom Landesamt für Umweltschutz bereitgestellt.
Daten über die Infrastruktur der untersuchten Gebiete (wie z.B. Industri-
alisierungsgrad, Pendleranteil usw.) sind der Gemeindedatenbank des
Bayerischen Statistischen Landesamts zu entnehmen.
Die Mortalitätsdaten sind vom Bayerischen Statistischen Landesamt zu beziehen. Ein großer Teil der im folgenden zu diskutierenden Probleme hängt
damit zusammen, in welcher Form diese Mortalitätsdaten zur Verfügung stehen. Die wesentlichen Einschränkungen sind:
1. Die Todesursache steht nicht im Klartext zur Verfügung, sondern nach
   ICD 3stellig verschlüsselt.
2. Die Mortalitätsstatistik wird monokausal geführt, d.h. aus der bis zu
   3 Krankheiten umfassenden Todesursachenkette und den evtl. genannten
   Begleitkrankheiten mit zugehörigen Zeitangaben der Todesbescheinigung
   (TB) wird nur das Grundleiden der Todesursachenkette (ohne Zeitangabe)
   verschlüsselt.
3. Das Bayerische Statistische Landesamt weist die Todesfälle nur regions-
   bezogen aus und da auch nur dann, wenn pro ICD-Nummer in der Region

mindestens 3 Todesfälle vorhanden sind. Die Rückgriffsmöglichkeit von
den Mortalitätsdaten des Statistischen Landesamts auf die zugehörigen
TB ist nicht vorgesehen.

Um abzuschätzen, inwieweit die Monokausalität der Todesursachenstatistik
insbesondere im Bereich der Atemwegserkrankungen zu einer verzerrten Darstellung der Realität führt, wurde aus den TB des Städtischen Gesundheits-
amts München von 1981 ein weiterer Datenbestand neu erhoben. Aus den ca.
15000 TB von 1981, die nach dem Sterbedatum abgelegt sind, wurden 2 Stichproben gezogen: In Stichprobe I wurden die ersten 90 TB jedes Monats gezogen. Von diesen wurden die Merkmale "Geburtsdatum", "Todesdatum", "Geschlecht", "Leichenschau durch den behandelnden Arzt ja/nein" und "Begleitkrankheit genannt ja/nein" erfaßt.
Stichprobe I diente dazu festzustellen, ob sich mit den auf der TB enthaltenen Daten eine "Risikogruppe" herauskristallisieren läßt, bei der die
Nennung von Begleitkrankheiten gehäuft auftritt.

__TAB. 1:__ Darstellung des Zusammenhangs zwischen den TB-Merkmalen in
Stichprobe I (n = 1067)

Merkmale der Kontingenztafel	Wahrscheinlichkeit des χ^2
Begleitkrankheit, Alter	0,186
Begleitkrankheit, Geschlecht	0,162
Begleitkrankheit, "Hausarzt"*	0,142
Begleitkrankh., Alter/Geschlecht	0,235
Begleitkrankh., Alter/"Hausarzt"*	0,093
Begleitkrankh., Geschlecht/"Hausarzt"*	0,161
Begleitkrankh., Alter/Geschlecht/"Hausarzt"*	0,074

*"Hausarzt" = Leichenschau durch behandelnden Arzt ja/nein

Da dies (s. Tab. 1) nicht der Fall war, wurde für Stichprobe II folgende
Definition gewählt: Von den verbleibenden TB mit Nennung mindestens einer
Begleitkrankheit ist jede vierte zu ziehen. Von dieser Stichprobe
(n = 1027) wurden alle in Stichprobe I erhobenen Merkmale erfaßt sowie
die Todesursachenkette und die Begleitkrankheiten im Klartext mit den zugehörigen Zeitangaben exzerpiert.

Das Modell

Die Zielvorstellung bestand darin, in einem Regressionsansatz a) für jedes der 4 Untersuchungsgebiete den zeitlichen Zusammenhang zwischen Schadstoffexposition und Mortalität zu schätzen und b) im Vergleich zwischen

den Regionen den Niveauunterschied der Schadstoffbelastung zu bewerten. Aus der Diskrepanz zwischen den dafür erforderlichen und den zur Verfügung stehenden Daten resultieren die Probleme, die im folgenden diskutiert werden sollen.

Die Probleme

Problem 1: Die Falldefinition für die Regressionsgleichungen

Da der Individualbezug zwischen den Mortalitätsdaten und den restlichen Variablen nicht hergestellt werden kann, scheidet die Anwendung eines logistischen Modells aus. Die nächstliegende Variante wäre, lokale Untereinheiten der Untersuchungsgebiete als Fälle zu definieren und für diese Fälle Mortalitätsraten zu schätzen. Wenn man aber die Siedlungsdichte im Belastungsgebiet Ingolstadt-Kelheim und im ländlichen Vergleichsgebiet berücksichtigt, so wird man auch diesen Ansatz wegen der zu niedrigen Anzahl von Gleichungsrealisationen bei den in Frage stehenden Todesursachen (chronische Atemwegserkrankungen und Herz-Kreislaufkrankheiten) verwerfen müssen.
Wir beabsichtigen deshalb, Zeiteinheiten (Jahre oder Halbjahre) evtl. in Kombination mit einer lokalen Abgrenzung zumindest für die Stadtgebiete als "Fälle" zu definieren. Da aber die Todesfälle im Jahr t nicht unabhängig sind von den Todesfällen im Jahr t-1, folgt aus der Entscheidung, daß ein zeitreihenanalytisches Modell zur Schätzung herangezogen werden muß. Selbst mit diesem "Kunstgriff" ist das Problem aber nicht aus der Welt geschafft, da wegen der Gebietsreform 1971 mit ihrer starken Auswirkung auf Gemeindegrenzen die Daten nur über die letzten 10 Jahre zurückverfolgt werden können und somit immer noch verhältnismäßig wenig Gleichungsrealisationen zur Verfügung stehen.

Des weiteren ergeben sich bei der Zeitreihenanalyse in ihrem Schweregrad nur ungenau abschätzbare Probleme aus dem in den Untersuchungszeitraum fallenden Wechsel im ICD von der 8. zur 9. Revision.

Problem 2: Auswahl der Regressoren

Ein Teil der Zielkriterien (z.B. Lungenkrebs) ist sinnvollerweise nicht im Zusammenhang mit akuten Schadstoffkonzentrationen zu analysieren, sondern (aufgrund langer Latenzzeiten) zur Schadstoffexposition vor 15-25 Jahren in Beziehung zu setzen. Dieses Vorgehen erscheint aber wiederum nicht gerechtfertigt, wenn man bedenkt, daß die Mortalitätsdaten ja nicht personenbezogen vorliegen. Es besteht gegenwärtig keine Möglichkeit, herauszufinden, ob die vom Statistischen Landesamt erfaßten Toten vor 15-25 Jahren überhaupt im jeweiligen Untersuchungsgebiet ansässig waren.

Schadstoffvariable sind somit für die Analyse der Mortalität als Regressoren nur sehr begrenzt verwendbar. Ein weiterer gravierender Nachteil der regionsbezogenen Ausweisung von Mortalitätsdaten ist, daß konkurrierende Risiken wie z.B. "Schadstoffexposition am Arbeitsplatz" oder "Rauchen" nicht berücksichtigt werden können. Als Regressoren in Frage kommen hauptsächlich demographische Variable und Infrastrukturvariable für die als Fälle definierten Raum-Zeit-Einheiten.

Problem 3: Potentiell verzerrte Prävalenzschätzung chronischer Krankheiten in der monokausalen Todesursachenstatistik

Hypothese

Die Hypothese, die uns veranlaßte, TB-Inhalte empirisch zu untersuchen, bestand darin, daß chronische Atemwegserkrankungen wie z.B. Asthma oder Bronchitis auf der TB selten als Grundleiden in der Todesursachenkette genannt werden, sondern eher als Begleitkrankheit neben einer akuteren Abfolge von Todesursachen genannt werden. Wenn das so ist, unterschätzt man aber möglicherweise den Effekt von Luftschadstoffen in einer Mortalitätsanalyse, da diese ja auf dem nach ICD verschlüsselten Grundleiden der Todesursachenkette beruht.

Daten

Der zweistufige Stichprobenansatz wurde eingangs bereits geschildert. Stichprobe I umfaßte 1064 TB des Jahres 1981. Stichprobe 2 umfaßte 1027 sich damit nicht überlappende TB des gleichen Jahres.

Ergebnisse

Die Klartextdiagnosen wurden mit dem "Diagnoseverzeichnis Großhadern"(1) halbautomatisch verschlüsselt (2). Als Atemwegserkrankung für die Analyse wurden die Diagnosen gewertet, die den Nummern 162, 163, 231 (Neubildungen) oder 465, 466 (akute Infektionen) oder 480-486 (Pneumonie) oder 490-493 (Bronchitis, Emphysem, Asthma) in der ICD-Version von 1968 (3) entsprechen. Akute Erkrankungen wurden mit aufgenommen, soweit sie auch als Verschlimmerung chronischer Beschwerden in Belastungssituationen wahrscheinlich sind. Das Auftreten von so definierten Atemwegserkrankungen (im folgenden = ATEM) wurde dann für 3 mögliche Positionen auf der TB untersucht:
1) als Grundleiden
2) als Folgeerkrankung in der Todesursachenkette
3) als Begleitkrankheit

In 230 Fällen (22,4% des Materials) wird ATEM an mindestens einer Position der TB genannt. Die Überschneidungen zwischen den Auftretensmöglichkeiten sind sehr niedrig (s. Tab. 2), nur 17 von den 230 Fällen haben ATEM an 2 Stellen der TB stehen.

TAB. 2: Atemwegserkrankungen (= ATEM) auf der Todesbescheinigung (=TB)

Atemwegserkrankungen	Häufigkeit absol.	in % (Basis n=1027)
nur als Grundleiden	37	3,6
als Grundleiden und Folgeerkr.	8	0,8
als Grundleiden und Begleiterkr.	4	0,4
als Grundleiden und Folge- und Begleiterkr.	/	/
Zwischensumme 1	49	4,8
nur als Folgeerkrankung	95	9,3
nur als Begleiterkrankung	81	7,9
als Folgeerkr. und Begleiterkr.	5	0,5
Zwischensumme 2	181	17,6
Summe	230	22,4

Dementsprechend hoch ist die Unterschätzung der Häufigkeit von ATEM aus einer monokausalen Todesursachenstatistik: 78,7% der Fälle mit ATEM auf den TB sind, da die Nennung an anderen Positionen als dem Grundleiden steht, in der Mortalitätsstatistik des Statistischen Landesamts nicht mehr wiederzufinden. Erschwerend kommt hinzu, daß sich anscheinend keine Beziehung herstellen läßt zwischen der Nennung von ATEM als Folge- oder Begleiterkrankung einerseits und der Ausprägung in den Merkmalen Alter oder Geschlecht andererseits (vgl. Tab. 3).

TAB. 3: Darstellung des Zuammenhangs zwischen Atemwegserkrankungen (=ATEM) in den verschiedenen Positionen der TB und Alter, Geschlecht. (Stichprobe II, n = 1027)

Merkmale der Kontingenztafel	Wahrscheinlichkeit des χ^2
ATEM als Grundleiden, Alter	0,708
ATEM als Grundleiden, Geschlecht[*]	0,008
ATEM als Folgeerkrankung, Alter	0,428
ATEM als Folgeerkrankung, Geschlecht[*]	0,008
ATEM als Begleitkrankheit, Alter	0,792
ATEM als Begleitkrankheit, Geschlecht[*]	0,051

[*]Die Kontingenztafeln von ATEM mit "Geschlecht" zeigen lediglich, daß solche Atemwegserkrankungen bei Männern häufiger sind als bei Frauen. Sie lassen keine Rückschlüsse vom Geschlecht auf die Position der Atemwegserkrankung auf der TB zu.

Das bedeutet, daß sich auch durch die Schätzung von alters- und ge-
schlechtsspezifischen Mortalitätsraten im Bereich der oben definierten
Atemwegserkrankungen die durch die monokausale Todesursachenstatistik
begründeten Probleme nicht vermindern lassen.

Diskussion

Bei der Analyse des Zusammenhangs zwischen Luftschadstoff-Exposition und
Atemwegserkrankungen unter dem Zielkriterium "Mortalität" ergeben sich,
wenn man auf die bei den Statistischen Landesämtern verfügbaren Daten zu-
rückgreift, massive Probleme im Modell-Aufbau:
- Naheliegende regressionstheoretische Ansätze können nicht benutzt werden, da die relevanten Informationen nicht auf Fall-Niveau herausgegeben werden.
- Konkurrierende Risiken sind aus dem gleichen Grund nicht einmal durch
  Zusatzerhebungen abgrenzbar, da ja nicht feststellbar ist, bei wem die
  Zusatzerhebung durchzuführen wäre. Dies ist eine erhebliche Einschränkung der Aussagekraft von Mortalitätsanalysen in solchen Umweltprojek-
  ten, da in der Regel anzunehmen ist, daß das Rauchen oder die Expositio
  am Arbeitsplatz ein höheres gesundheitliches Risiko darstellen als die
  Außenluft-Exposition.

Um beurteilen zu können, ob die Mortalität als Indikator für die Verbreitung von Atemwegserkrankungen geeignet ist, wurde eine Zufallsstichprobe
von 1027 Todesbescheinigungen (TBs) empirisch untersucht. Dabei zeigte
sich, daß im Übergang von der auf der TB vorhandenen Information zu der
am Statistischen Landesamt verfügbaren Mortalitätsstatistik (Grundleiden)
über drei Viertel der vorhandenen Nennungen an Atemwegserkrankungen verloren gehen. Das Problem verschärft sich noch, wenn man das Diagnosespek-
trum innerhalb der analysierten Atemwegserkrankungen betrachtet: Maligne
Neubildungen sind erwartungsgemäß häufiger in der Position "Grundleiden"
anzutreffen (35% der Nennungen) als z.B. in der Position "Begleitkrankheit" (7% der Nennungen). Gerade bei diesen Diagnosen sind aber auch die
modelltheoretischen Probleme (weit zurückliegende Schadstoff-Exposition
und Rauchen als hohes konkurrierendes Risiko) von besonderer Bedeutung.

Zusammenfassung

Die sekundärstatistische Nutzung von Mortalitätsdaten zur Analyse des Zusammenhangs zwischen Schadstoffkonzentrationen in der Außenluft und Atemwegserkrankungen ist aus modelltheoretischen Erwägungen höchst problematisch: Die naheliegenden Regressionsansätze sind bei den eingangs genannten Untersuchungsgebieten nicht realisierbar, da man hierzu Daten auf

Fallniveau zur Verfügung haben müßte.

Die inhaltlich bedeutenden konkurrierenden Risiken "Rauchen" und "Arbeits-platz-Exposition" können aus dem gleichen Grund nicht berücksichtigt wer-den.

Eine Prävalenzschätzung von Atemwegserkrankungen über die Mortalitätsda-ten ist - wie empirisch gezeigt wird - wegen der Einengung auf Verschlüs-selung des Grundleidens nur sehr begrenzt möglich.

Die genannten Probleme ließen sich aus der Welt schaffen, wenn für derar-tige Studien der Rückgriff von den Todesfällen in der amtlichen Statistik auf die zugehörigen Todesbescheinigungen möglich wäre.

Literaturangaben

1. Schewe, St.: Das Schlüsselverzeichnis "Großhadern". In: Schwartz,F.W.; Schwefel,D. (Hrsg.): Diagnosen in der ambulanten Versorgung. Eine Ex-pertenumfrage in der Bundesrepublik Deutschland. Deutscher Ärzte-Verlag, Köln-Lövenich, 1978

2. Hölzel, D.: Computerunterstützte Diagnosendokumentation. Meth. Inform. Med. 16, Heft 4, S.205-210, 1977

3. Bundesminister für Jugend, Familie und Gesundheit (Hrsg.): Meldungen über Todesursachen der Gestorbenen und erkennbare Fehlbildungen bei Geborenen. Kohlhammer, Stuttgart Berlin Köln Mainz, 1974

Anerkennung

Wir sind Herrn Medizinaldirektor Dr. Norbert Kathke (Städtisches Gesund-heitsamt München) zu Dank dafür verbunden, daß er die Daten der Todesbe-scheinigungen für die Analyse zugänglich gemacht hat.

SCHULÄRZTLICHE DATEN ALS QUELLE FÜR EPIDEMIOLOGISCHE UNTERSUCHUNGEN

W. Gerdel

1. Einleitung: Ziele und Verfahren der schulärztlichen Untersuchung und Dokumentation

Die schulärztlichen Reihenuntersuchungen (insbesondere der Schulanfänger) sind die einzigen Untersuchungen, bei denen einzelne Jahrgänge der Gesamtbevölkerung vollständig erfasst werden. Sie sind daher für die epidemiologische Auswertung von besonderem Interesse (PFLANZ 1973). Seit mehr als zwei Jahrzehnten arbeiten in der Bundesrepublik und in Berlin (West) Arbeitsgruppen an den Voraussetzungen, die Ergebnisse der schul- und jugendärztlichen Untersuchungen für epidemiologische Fragestellungen in stärkerem Maße nutzbar zu machen. In Berlin (West) gibt es ein Verfahren, das ein Maximum an Erschließungstiefe und damit auch Auswertungsmöglichkeiten bietet (FUNKTIONSDIAGNOSTISCHE TABELLEN 1974), das jedoch wegen seiner Aufwendigkeit auf die Anwendung in Flächenstaaten nicht ohne weiteres übertragbar ist. Als "Bielefelder Modell" ist ein Verfahren der schul- und jugendärztlichen Untersuchung und Dokumentation bekannt geworden, das - 1965 von NACKE initiiert - seitdem eine zunehmende Verbreitung findet (Stand Anfang 1982: Teilnahme von mehr als 80 Gesundheitsämtern in allen Bundesländern außer Berlin und Hamburg.

2. Probleme der epidemiologischen Auswertung schulärztlicher Daten

2.1 Die Motivation schulärztlicher Dienste zur statistisch orientierten Dokumentation

Die epidemiologische Zielsetzung ist nur einer unter vielen Ansprüchen (oft der letzte) an die schulärztliche Untersuchung. Vorrangige Ziele sind:

- der Schularzt ist der Arbeitsmediziner für den Arbeitsplatz Schulbank und bereitet Entscheidungen über die beste Beschulungsform vor (Schulfähigkeit, Sportfähigkeit, Teilsportfähigkeit, Schwimmfähigkeit, kompensatorischer Sport, Förderungsmöglichkeiten bei leichteren und schwereren Behinderungen).

- Die schulärztliche Untersuchung ist eine Siebuntersuchung auf Schäden und Gefährdungen im Sinne von Früherkennung und Vor-

sorge und führt zur Einleitung und Überwachung von Maßnahmen
(z.B. Überweisung an den niedergelassenen Arzt).

- In den entsprechenden Fällen werden auch Maßnahmen der **Gesund-**
  heitsfürsorge, der Sozialfürsorge oder Jugendfürsorge eingeleitet
  und überwacht.

Die Vielfältigkeit dieser Aufgaben mindert das Interesse des einzelnen Schularztes an der statistischen Auswertung seiner Unter-
suchungsergebnisse, zumal noch hinzukommt:
- Amtlicherseits werden aus der schulärztlichen Statistik nur
  grobe Zählwerte erfaßt.

- Nur selten wird für Entscheidungen auf die Daten der schulärztlichen Statistik zurückgegriffen und dann gelegentlich
  noch mit ungenügendem Sachverstand und einer für den Schularzt
  unverständlichen Tendenz (etwa "Schule macht die Kinder gesund").

- Die Ergebnisse über die Statistik seiner eigenen Arbeit bekommt
  der Schularzt häufig nicht einmal zu Gesicht.

2.2 Die Operationalisierung

Die Arbeitsrichtlinien des "Bielefelder Modells" definieren alle
zu untersuchenden Merkmale operational. Dabei hat man es zwar vermieden, eingeführte Termini mit völlig entgegengesetzter Bedeutung
zu verwenden, jedoch bedeutet die Anwendung operationaler Regeln
den Verzicht auf den "klinischen Blick": bei einzelnen Merkmalen
gibt es eine nicht zu verleugnende Differenz zwischen der üblichen
Bedeutung der Bezeichnung und der in den Arbeitsrichtlinien gegebenen operationalen Definition. Die Arbeitsrichtlinien bringen
dies zum Ausdruck, indem sie die Benennungen mit einem Zusatz versehen: "Neigung zu Bronchitis (s)". "(s)" bedeutet "standardisiert".

Die Operationalisierung und Standardisierung zielt auf Gleich-
artigkeit der Untersuchungen und statistische Vergleichbarkeit
der Ergebnisse. Darüber hinaus wäre eine ausführliche Einweisung und
eine Nachschulung in regelmäßigen Abständen für die Untersucher zu
begrüßen, letztere scheitert jedoch zur Zeit noch an der fehlenden
Personalkapazität.

2.3 Die Untersuchervariabilität

Die Abb. 1 zeigt die Häufigkeit des Merkmals "Neigung zu Bronchitis"
bei Jungen und Mädchen in Städten und Kreisen von Nordrhein-Westfalen
im Jahre 1980 nach der Bevölkerungsdichte. Hier sollte ein etwaiger

Einfluß der größeren Luftverunreinigung in Städten gegenüber Kreisen
auf die Bronchitishäufigkeit sichtbar gemacht werden. Die Abbildung
zeigt deutlich die erhebliche Streuung. Die Korrelationsrechnung
- sinnvoll oder auch nicht - ergibt Korrelationskoeffizienten von
$r = 0,0868$ bei Jungen und $r = 0,0342$ bei Mädchen. Betrachtet man
die von einzelnen Ärzten erzielten Häufigkeiten, so zeigt sich, daß
sich die für die kommunalen Einheiten ermittelten Häufigkeitswerte
aus einer Reihe von höchst unterschiedlichen Feststellungen zu-
sammensetzen. In diesen Vergleichen sind nur die Ergebnisse derjenigen Untersucher berücksichtigt, die uns schriftlich versichert
haben, daß sie sich an die Arbeitsrichtlinien gehalten haben. Die
festgestellten Unterschiede sind ohne zusätzliche Informationen
über mögliche Einflüsse nicht zu deuten. Bisher konnten hierzu noch
keine eigenen Untersuchungen durchgeführt werden.

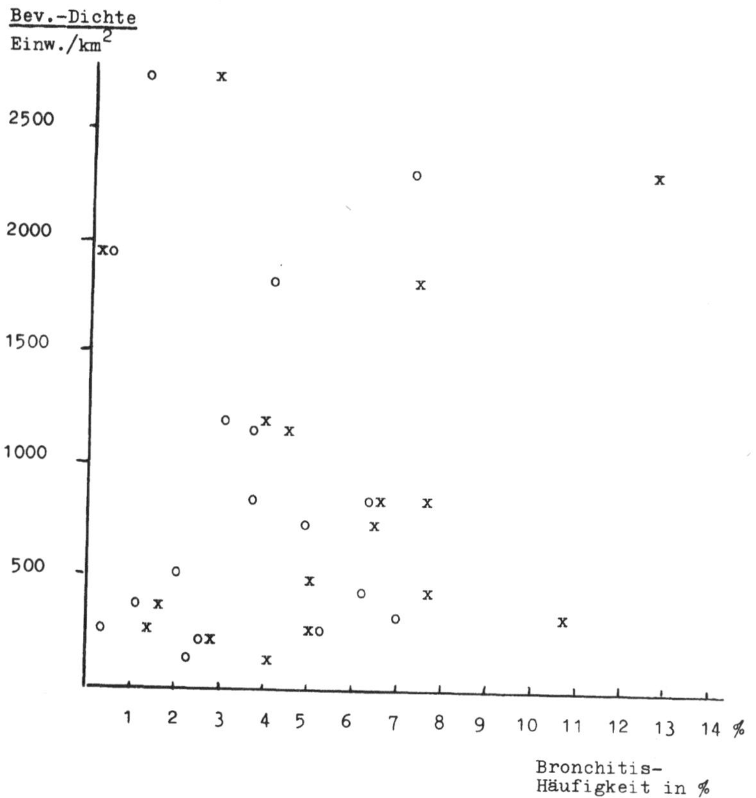

Abbildung 1:

Bronchitis-Häufigkeit nach Bevölkerungs-Dichte
(Städte und Kreise NW 1980)
(x = Jungen, o = Mädchen)

2.4 Die Validität

Die Frage, ob festgestellte Unterschiede auf den Untersuchereinfluß
oder auf echte Unterschiede im Kollektiv zurückgehen, ließe sich
eher entscheiden, wenn die Prävalenzen der bei der schulärztlichen
Untersuchung geprüften Merkmale bekannt wären. Das gilt jedoch nur
für wenige Merkmale. Die Validität eines schulärztlichen Unter-
suchungsverfahrens ergibt sich aus dem Vergleich der mit diesem Verfahren festgestellten Befunde mit einem Außenkriterium. Die schulärztliche Untersuchung als Screeninguntersuchung müßte eher in
Richtung einer höheren Sensitivität auf Kosten der Spezifität unter
Inkaufnahme einer Reihe falsch positiver Befunde gestaltet sein.
Aus Unterschieden (etwa von Region zu Region oder von Zeitraum zu
Zeitraum) kann man jedoch auf Unterschiede in den Prävalenzen
schließen (es sei denn, es handelt sich um Untersuchervariabili-
täten). Sofern die Validität der betreffenden schulärztlichen Verfahren bekannt ist, ist auch ein Rückschluß auf die Prävalenz
möglich.

2.5 Die Erreichung der vollständigen Durchuntersuchung und Doku-
mentation und die Vermeidung von Mehrfachnennungen

Die Attraktivität der schulärztlichen Reihenuntersuchungen für
epidemiologische Auswertungen liegt unter anderem in der Vollständigkeit der Durchuntersuchung ganzer Jahrgänge. Die Erreichung
einer vollständigen Dokumentation ist jedoch nicht immer gesichert.
Insbesondere Kinder mit schwereren gesundheitlichen oder auch
schulischen Problemen (z.B. Sehbehinderte, Hörbehinderte, Körper-
behinderte) sind bereits im Kleinkindalter besonders erfaßt und
werden oft auch bei der Schulanfängeruntersuchung gesondert geführt.

Andererseits werden Kinder in Sonderschulen meist intensiver schul-
ärztlich betreut als die Kinder in den Normalschulen. Es findet in
der Regel jährlich eine Untersuchung statt gegenüber etwa alle vier
Jahre in den Normalschulen. Wir müssen daher bei der Dokumentation
dafür sorgen, daß die überzähligen Untersuchungen der Sonderschüler
von den übrigen Untersuchungen getrennt behandelt werden (jedoch _nur_
die überzähligen Untersuchungen). Diese subtileren Unterscheidungen
sind jedoch in den schulärztlichen Diensten nur mit Schwierigkeiten
zu verankern.

2.6 Die Verknüpfung mit anderen Daten, insbesondere der sozialen oder Umweltbelastung

Bei der schulärztlichen Untersuchung können Angaben über soziale Verhältnisse oder Umweltbelastungen nicht dokumentiert werden. Die in der Öffentlichkeit in den letzten Jahren geführten Diskussionen um den Persönlichkeitsschutz haben die "Sorgeberechtigten" sogar gegen Fragen nach Familienstand, Berufstätigkeit oder ihrem Verhältnis zum Kind (leibliche Eltern, Adoptiveltern, Pflegeeltern) sensibilisiert, die daher vielerorts nicht mehr gestellt werden dürfen, obwohl sie für den Schularzt zur Beurteilung der Kindesentwicklung und bei Entscheidungen über Förderungsmöglichkeiten von erheblicher Bedeutung sind. Weitergehende Fragen etwa nach dem Sozialstatus oder den Wohnverhältnissen sind heute ganz undenkbar. Daher ist die Frage nach der möglichen Zusammenführung schulärztlicher Daten mit anderen Daten von Bedeutung. Da die schulärztlichen Daten anonymisiert dokumentiert werden, kommt eine Verknüpfung nur von Daten-Aggregaten in Frage. Dabei zeigt sich erschwerend, daß eine Zuordnung von Schularztbezirken zu den definierten statistischen Bezirken nicht eindeutig möglich ist. Umweltbelastungen können aus ähnlichen Gründen nicht zugeordnet werden. Zudem liegen über Umweltbelastungen keine flächendeckenden Daten vor.

2.7 Längsschnittauswertungen

Schulärztliche Untersuchungen, die in regelmäßigen Abständen alle vier Jahre beim gleichen Kollektiv durchgeführt werden, legen eine Längsschnittbeobachtung nahe. Entsprechende Vorkehrungen waren bei der Entwicklung des "Bielefelder Modells" getroffen worden. Alle Datenstreifen eines Untersuchungsbogens waren mit der gleichen Nummer durchpaginiert, diese Nummer kam im gesamten System nur ein einziges mal vor. So erhoffte man sich die Zusammenführung der Untersuchungsdaten eines Individuums über einen längeren Zeitraum. Solche prospektiv orientierten Auswertungen zählen zu den aussagekräftigeren epidemiologischen Methoden. Doch bevor erste Auswertungen an einem größeren Zahlenmaterial durchgeführt werden konnten, wurde im Jahr 1978 die Beibehaltung dieses Verfahrens aus Datenschutzgründen untersagt. Neuerdings hat der Datenschutz die Vergabe eines Verketters unter der Auflage, daß die Zuteilung rein zufällig erfolgt, wieder erlaubt. Durch diesen Schildbürgerstreich sind mehr als ein Dutzend Jahre Dokumentationsarbeit in ihrer epidemiologischen Bedeutung erheblich abgewertet worden. Die schulärztliche Epidemiologie steht vor einem neuen Anfang.

3. Schluß: Verbesserung der epidemiologischen Leistungsfähigkeit
   der schulärztlichen Reihenuntersuchungen durch gezielte
   Forschungs- und Entwicklungsarbeiten

Um die Leistungsfähigkeit der schulärztlichen Reihenuntersuchungen
- insbesondere im Hinblick auf epidemiologische Auswertungen - zu
verbessern, ist ein Antrag auf Förderung eines Projekts gestellt
worden, das sich mit den folgenden drei Aspekten beschäftigen soll:

1. Ermittlung der Prävalenzen schulärztlicher Merkmale und der
   Validität schulärztlicher Verfahren (durch Literaturauswertung,
   Expertenbefragung und ggf. eigene empirische Untersuchungen).

2. Systemanalyse der schulärztlichen Dienste, um Hinweise für die
   Gestaltung der Organisation und der Organisationsmittel zur
   Unterstützung der schulärztlichen Untersuchung zu bekommen.

3. Transferuntersuchung zur Entwicklung von Verfahren und Mate-
   rialien zum Zwecke der Einweisung und der regelmäßigen Nachschulung der Schulärzte und ihrer nichtärztlichen Mitarbeiter
   in den Verfahren der Untersuchung und der Dokumentation.

Die Durchführung dieses Projektes, bei dem einschlägige universitäre
und nichtuniversitäre Forschungsinstitutionen beteiligt werden sollen,
würde die oben angesprochenen epidemiologischen Probleme einer
Lösung näherbringen.

Literaturverzeichnis

Nacke, O.: Dokumentation der schulärztlichen Untersuchung.
1. Arbeitstagung der Arbeitsgemeinschaft für jugend- und schulärztliche Untersuchung und Dokumentation, Berlin. Bielefeld: Doku-
mentationsstelle für Versorgungsmedizin 1965

Pflanz, M.: Allgemeine Epidemiologie. Stuttgart 1973

Arbeitsrichtlinien für die jugendärztliche Untersuchung und Dokumentation - Bielefelder Modell. 5. verbesserte Auflage. Bielefeld:
Institut für Dokumentation und Information über Sozialmedizin und
öffentliches Gesundheitswesen 1980

Dokumentation schulärztlicher Untersuchungen. Bielefeld: Institut für
Dokumentation und Information über Sozialmedizin und öffentliches
Gesundheitswesen 1969-
Funktionsdiagnostische Tabellen für die Untersuchungen von Kindern
und Jugendlichen in Berlin (West) Berlin: Senator für Gesundheit
und Umweltschutz 1974

K A P I T E L 6

DATENBANKEN   UND   INFORMATIONSSYSTEME I

ÜBER DEN EINSATZ VON PETRINETZEN   ZUR BESCHREIBUNG UND
ANALYSE VON INFORMATIONSSYSTEMEN IM KRANKENHAUS

Claus-J.Peimann

Institut für Mathematik und Datenverarbeitung
in der Medizin
Universitäts-Krankenhaus Hamburg

1. Einleitung

Im Rahmen der Entwicklung von Informationssystemen im Krankenhaus wird
der Bereich, für den der Einsatz geplant ist, mit systemanalytischen
Methoden untersucht und beschrieben (WEDE 73),(WEST 81). Aufgrund der
Größe und Komplexität des Krankenhauses treten hierbei erhebliche
Schwierigkeiten auf. Man benötigt deshalb eine Beschreibungsmethode,
die diese Komplexität und die einem Informationssystem innewohnende Dynamik ausreichend berücksichtigt.

Ein Krankenhaus ist aus der Sicht der Systementwicklung ein großes System. Darunter
versteht man ein System, bei dem eine einzelne Person wegen der Anzahl der Komponenten und der Komplexität der Struktur nicht mehr in der Lage ist, alle für das
Systemverhalten relevanten Details zu überschauen. Große Systeme werden
in der Regel schrittweise vom Allgemeinen zum Speziellen (top - down)
entwickelt. Aus diesen Eigenschaften ergibt sich als erste Forderung,
daß die Modellierungsmethode einen hierarchischen und modularen Entwurf
gestatten muß.

Ein weiterer Aspekt ist, daß es sich bei Infomationssystemen um dynamische Systeme handelt. Durch das Modell müssen nicht nur die statischen
Beziehungen der Komponenten wiedergegeben werden, sondern auch der Informationsfluß innerhalb und zwischen den Komponenten. Damit erhält man
als zweite Forderung, daß die Beschreibungsmethode struktur- und verhal-
tensäquivalente Systembeschreibungen liefern soll.

Eine andere Eigenschaft von Informationssystemen ist, daß der Informa-
tionsaustausch innerhalb des Systems nicht nur sequentiell, sondern
auch parallel (nebenläufig) erfolgen kann. Daraus ergibt sich als drit-
te Forderung, daß auch die aus der Parallelität resultierenden Abhängig-
keiten von der Beschreibungsmethode erfaßt werden.

Eine weitere Forderung, die aber nicht speziell auf die Eigenschaften
von Informationssystemen abzielt, ist daß die Funktionsweise des Ist-

Systems und des daraus entwickelten Sollkonzeptes untersucht werden
kann. Dazu müssen Systemeigenschaften nachgewiesen werden können,
Korrekheitsbeweise sind zu führen und die Methode muß analytische Entscheidungshilfen liefern, die wirklichkeitsnah sind.

Im folgenden soll anhand von Beispielen aus dem Krankenhaus gezeigt
werden, daß diese Forderungen von dem Beschreibungsmittel Petrinetze
erfüllt werden (Petr 79).
Zuvor jedoch sollen in einem kurzen Überblick die Elemente eines Petri-
netzes mit Hilfe eines ersten einfachen Beispieles vorgestellt und erläutert werden.

2. <u>Überblick über die Elemente und einige Eigenschaften von Petri-
    netzen.</u>

Abb. 1 zeigt das Netz eines einfachen Computersystems. Die Kreise, Stellen genannt, stellen die statischen Elemente des Systems dar In diesem
Beispiel werden in ihnen Informationen gespeichert, die zur Synchronisation von Ein-Ausgabe-Werk und Zentraleinheit notwendig sind. Ob ein
bestimmter Betriebszustand eingetreten ist, wird durch eine Marke in
der entsprechenden Stelle angezeigt. Im Beispiel ist ein Job im System
und der Prozessor ist leer, so daß mit der Bearbeitung begonnen werden
kann.

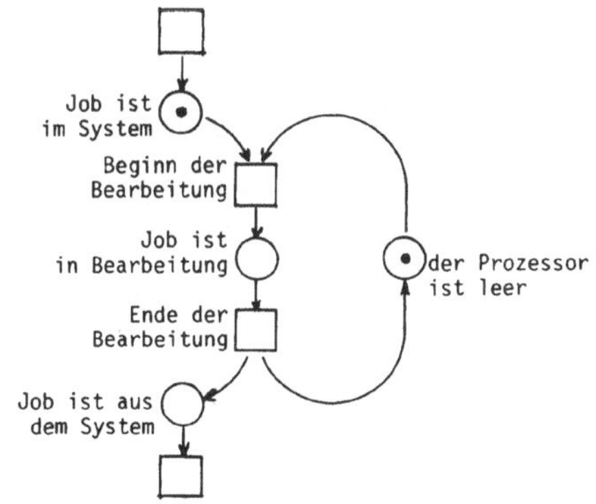

<u>Abb.1 :</u> Petrinetz eines
einfachen Computersystems

Die Quadrate, als Instanzen bezeichnet, sind die dynamischen Elemente
des Systems. Sie transportieren die
Marken durch das Netz, in dem alle
Marken in den Eingangsstellen gelöscht und in den Ausgangsstellen jeweils eine hinzugefügt wird. Dabei
gilt die Regel, daß eine Instanz nur
dann Marken transportieren darf
(schalten darf), wenn alle Eingangsstellen markiert sind. Im gezeigten
Beispiel darf die Instanz "Beginn
der Bearbeitung" schalten, d.h. die
beiden Marken in den Eingangsstellen löschen und in der Stelle "Job ist
in Bearbeitung" eine neue Marke erzeugen.

Man sieht an diesem Beispiel, daß durch den Fluß der Marken der Informationsfluß und damit die Funktionsweise dieses Systems modelliert wird.

Dabei spielt für den Fluß die Zeit keine Rolle, sondern immer nur, ob
die Eingangsbedingungen erfüllt sind.

Von einem funktionsfähigen Informationssystem ist zu fordern, daß

- alle Komponenten funktionsfähig sind, d.h. sie müssen benutzbar
  sein, aber nicht unbedingt benutzt werden;
- der Informationsfluß nicht unterbrochen wird;
- in den Speicher- und Darstellungsmedien (z.B. Bildschirme, Speicherplatten, Formulare usw.) kein Überlauf auftritt.

Diese Forderungen werden in der Netztheorie durch die beiden Begriffe
Lebendigkeit und Sicherheit beschrieben (Reis 82), (Pete 81). Im Beispiel kommt es in der Stelle "Job ist aus dem System" zum Überlauf,
wenn nicht dafür gesorgt wird, daß die Marken aus dieser Stelle ab-
fließen können. Ein Netz, in dem es zu keinem Überlauf kommen kann,
heißt sicher.

Wenn die Instanz "Ende der Bearbeitung" nicht mit der Stelle "Prozessor
ist leer" verbunden wäre, würde das System nach einmaligem Durchlauf
still stehen, weil die Eingangsbedingungen nicht mehr zu erfüllen sind.
Ein Netz, in dem es zu keinem Systemstillstand kommen kann, heißt
lebendig.

3.   Ein Beispiel-System

Abb. 2 zeigt das Petrinetz eines Miniatur-Krankenhauses, das aus nur
wenigen Komponenten besteht. Ein wesentlicher Aspekt von Informationssystemen ist, daß sie auch mit ihrer Umgebung kommunizieren. Deshalb
ist das Gesamtsystem unterteilt in Systemkern und Systemumgebung.

Die Abbildung 2 zeigt ein strukturäquivalentes Modell dieses Systems.
Es ist vergleichbar mit einem Organigramm und stellt lediglich dar, aus
welchen Komponenten das System besteht und welche Komponenten miteinander in Verbindung stehen. Es zeigt eine geringe Detaillierung und ist
nicht lebendig markierbar. Es hat hier lediglich die Aufgabe, einen Überblick über die Struktur zu liefern. Ferner dient es als Ausgangspunkt
für weitere Detaillierung, in der Unternetze isoliert werden sollen,
die dann so reorganisiert werden, daß sie lebendig markierbar sind.
Diese dann funktionsfähigen Unternetze werden zu einem neuen Gesamtnetz
integriert, an dem dann anschaulich Funktionsweise und Funktionsfähig-

keit studiert werden können.

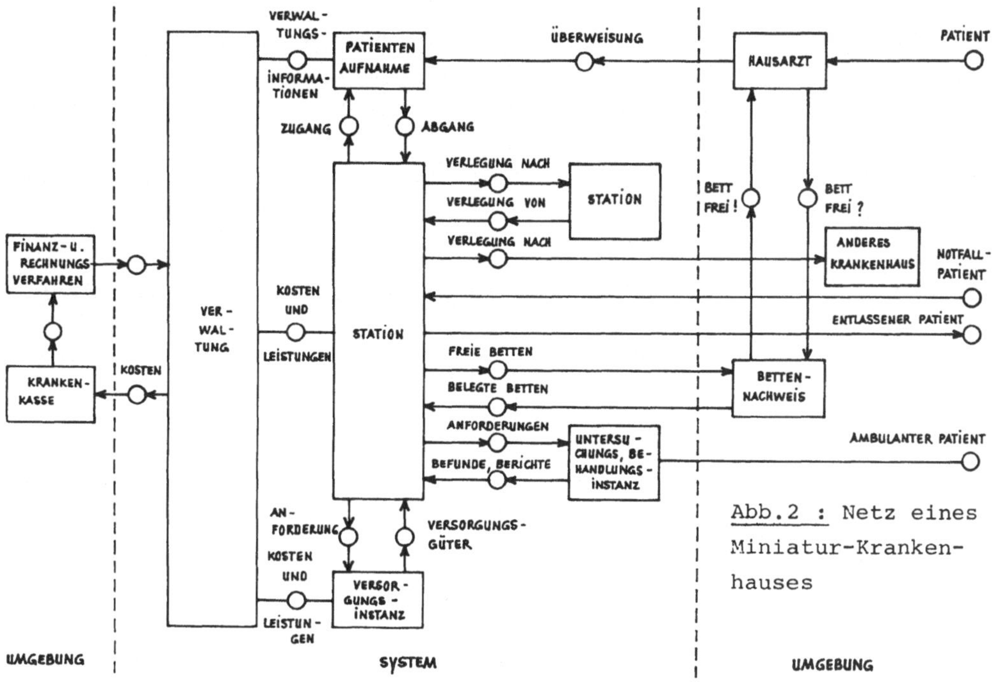

Abb.2 : Netz eines Miniatur-Krankenhauses

4. Die Unternetze

Abb. 3 zeigt das erste Unternetz, den sogenannten Patientenkreislauf.

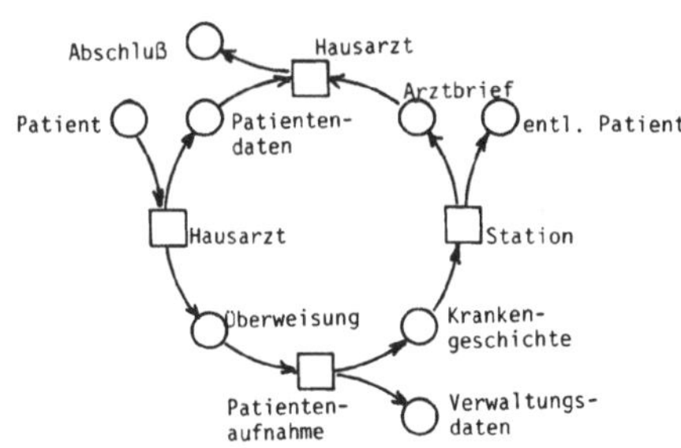

Abb. 3 : Der sog. Patienten-kreislauf

Nach Initialisierung des Netzes durch Markierung der Stelle "Patient". durchlaufen die Marken das Netz ohne Unterbrechung bis zur Endmarkierung. Hier symbolisiert die Marke sowohl den Patienten wie auch die ihm zugeordneten Informationen. Im Durchlauf werden Marken, d.h.Informationen,erzeugt (z.B.Verwaltungsdaten und Abschlußdaten), die dann als Eingangsdaten in ein anderes Unternetz dienen und dieses steuern können. Da sich Material- und Informationsfluß überlagern und sich gegenseitig beeinflussen ist es notwendig, in einer weiteren Detaillierung diese Flüsse zu trennen.

Abb. 4 stellt die Steuerung des sog.Bettenkreislaufes dar. Die Instanz "Bettennachweis" hat hier die Vermitt-lerrolle zwischen den Instanzen "Hausarzt" und "Station". Es ist zu erkennen, daß die Stelle "Bett frei" Nebenbedingung für die Instanz "Bettennachweis" ist. Diese Stelle steuert den Bettenkreislauf.

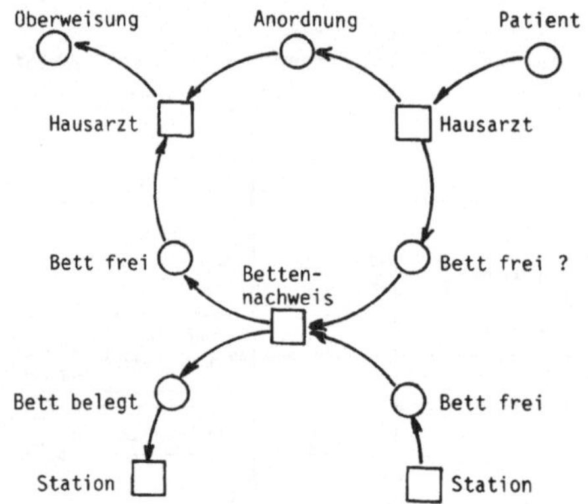

Abb. 4 : Der sog. Bettenkreislauf

In Abb. 5 wurde der Patientenkreislauf aus Abb.3 um eine Untersuchungs- und Behandlungseinheit erweitert. Sie wird von der Station durch eine Anforderung aktiviert und erzeugt Befunde und Berichte, die zurück zur Station gehen. Die Anforderung durch die Station wird ausgelöst durch die Stelle "medizinische Anordnung". Sie ist Nebenbedingung für diesen Teil des Netzes und steuert den Ablauf. Da der Kreis mehrfach durchlaufen werden kann, wird auch die Stelle "Krankengeschichte" markiert. Sie ist Eingangsbedingung für die Instanz "Station".

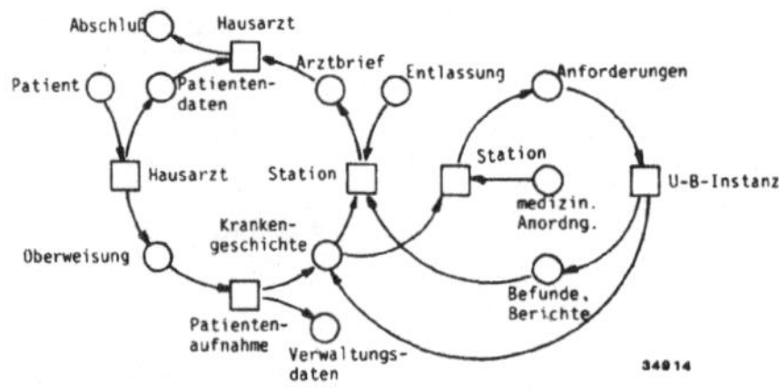

Abb. 5 : Erweiterung der Abb. 3
um eine U-B-Instanz

5. Integration der Unternetze und weitere Detaillierung

Abb. 6 zeigt die Integration der Unternetze zu einem Gesamtsystem, das zusätzlich um den Verwaltungsbereich zur Kosten- und Leistungsabrechnung und um die Versorgung von Notfallpatienten erweitert wurde.

Die Buchstaben A und E kennzeichnen die Stellen der Anfangs- und Endmarkierung. Da der Ablauf für Patienten und für Notfallpatienten nicht synchronisiert ist, ist dieses Modell nicht simultan für beide Arten von Patienten benutzbar. Der Ablauf wird wie in Abb. 4 und 5 über Neben-bedingungen gesteuert (z.B. medizinische Anordnung). Ferner überlagern sich Material- und Informationsfluß, z.B. Laboranforderung und Probe, die sich gegenseitig beeinflussen. Es ist also notwendig, das Netz weiter zu detaillieren.

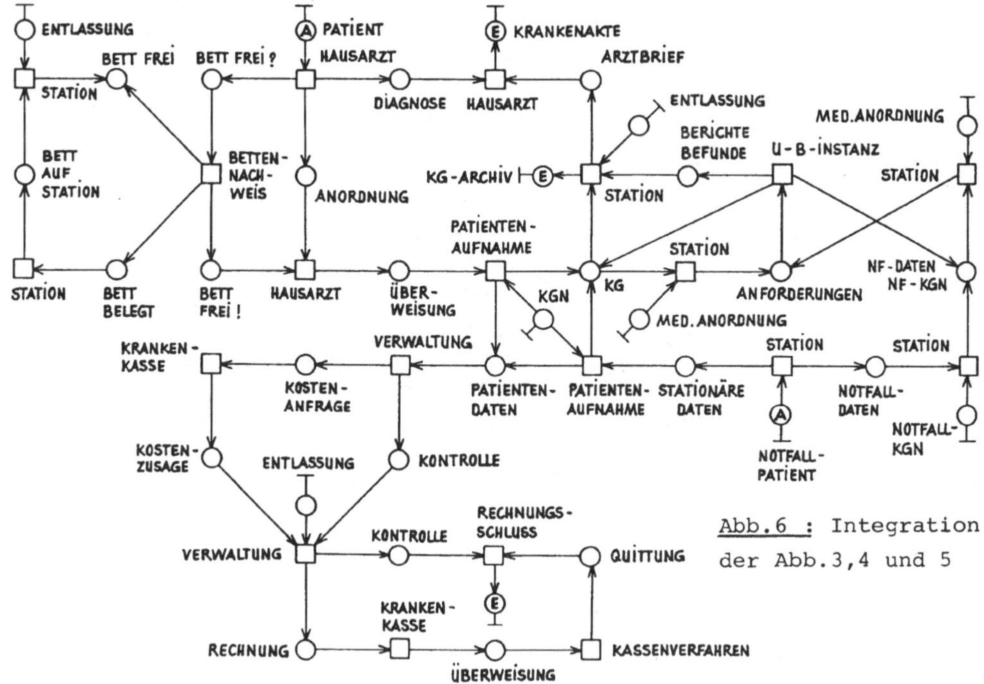

Abb.6 : Integration der Abb.3,4 und 5

In Abb. 7 ist diese Vermischung aufgehoben worden. Der Untersuchungs- und Behandlungsbereich ist auf die Laboruntersuchung von Proben beschränkt worden.

Auch in diesem Netz ist, wie im vorhergehenden, die Funktionsweise und die Funktionsfähigkeit grafisch nachvollziehbar und prüfbar, indem der Fluß der Marken durch das Netz visuell verfolgt wird. Das Netz ist lebendig und auch sicher, mit der Einschränkung, daß die Stellen der Endmarkierung in einem realen System beschränkt sind.

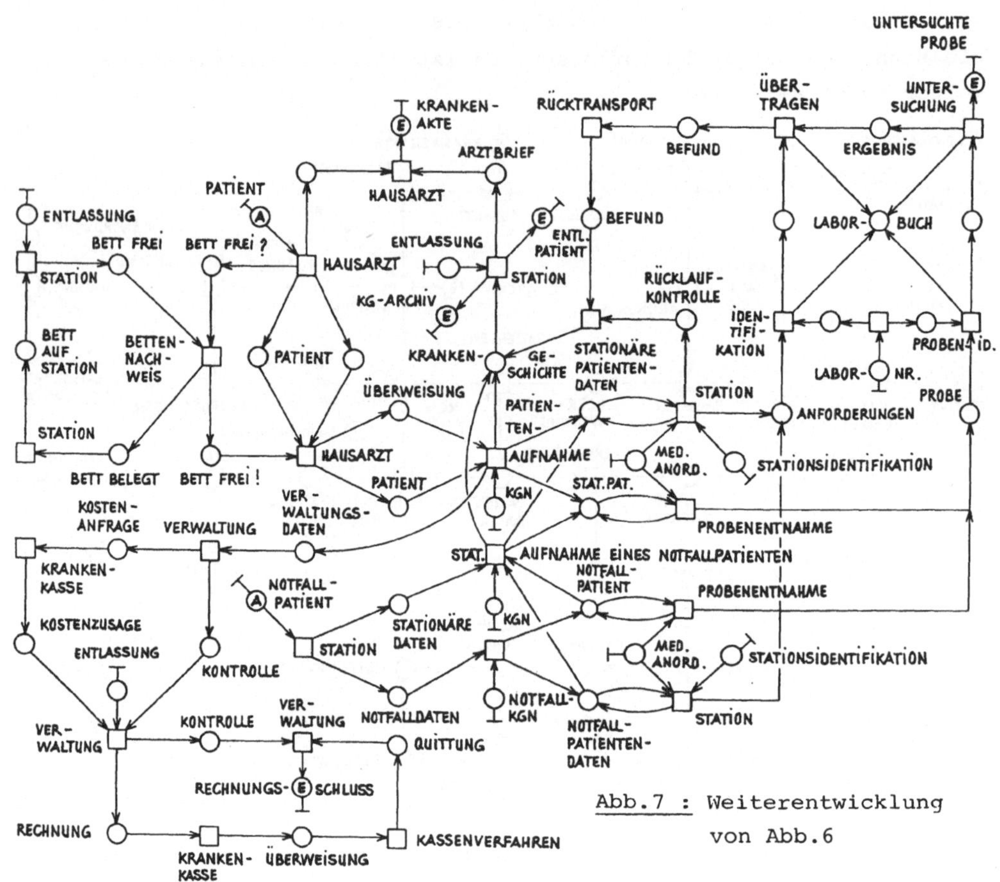

Abb.7 : Weiterentwicklung
von Abb.6

6. Zusammenfassung

Es wurde gezeigt, daß mit Petrinetzen als Beschreibungsmittel, Informationssysteme, insbesondere in Bezug auf die Kommunikationsabläufe, anschaulich und einfach dargestellt werden können. Aus der grafischen Darstellung läßt sich auch für nichtsequentielle Prozesse direkt entnehmen, welche Aktionen im System von welchen Informationen abhängen. Dadurch werden auch bei komplexen Systemen Einblicke in die Funktionsweise und die Funktionsfähigkeit des Systems möglich. Weil Petrinetze detaillierbar, reorganisierbar und in Unternetze zerlegbar sind, unterstützen sie einen hierarchischen und modularen Entwurf.
Mit Petrinetzen gelingt es, die sich aus der Komplexität eines großen Krankenhauses ergebenden Probleme bei der Entwicklung von Informationssystemen leichter zu beherrschen.

7.   <u>Literatur</u>

(Wede 73)   Wedekind, H.:
             Systemanalyse
             Carl Hanser Verlag, München, 1973

(Petr 79)   Petri, C.A. (Hrsg.):
             Ansätze   zur Organisationstheorie rechnergestützter
             Informationssysteme
             GMD, Bonn, Bericht-Nr. 111,
             Oldenbourg, München, Wien, 1979

(West 81)   Westphal, I.:
             Allgemeine Petri-Netze als Hilfsmittel zur Analyse von
             Systemen
             Diplomarbeit, FB Informatik, Uni Hamburg, 1981

(Pete 81)   Peterson, J.L.:
             Petri Net Theory and Modelling of Systems
             Prentice Hall, 1981

(Reis 82)   Reisig, W.:
             Petrinetze, Eine Einführung
             Springer, Heidelberg, 1982

OBJEKTBILDUNG UND -KLASSIFIKATION ALS HILFSMITTEL BEIM ENTWURF

VON MEDIZINISCHEN DATENBANKEN

K. Aßmann
Institut für Mathematik und Datenverarbeitung in
der Medizin
Universitäts-Krankenhaus Hamburg-Eppendorf

Zusammenfassung

Im Institut für Mathematik und Datenverarbeitung in der Medizin (IMDM)
wurde ein DV-Konzept entwickelt, dessen wesentlicher Bestandteil zum
Aufbau von Informationssystemen eine relationale Datenbank sein soll.
Die Methoden bei deren Entwurf werden dargestellt. Als schwierige Aufgabe dabei hat sich die Definition und Auswahl von Objekten erwiesen,
weil es dafür keine allgemeinverbindliche Methode gibt. Es können deshalb nur pragmatische Ansätze verfolgt werden. Für die Realisierung
von Datenstrukturen bedingt dies eine Flexibilität, wie sie nur vom
relationalen Datenmodell erbracht wird .

Trotz dieser Probleme können Objektklassen gebildet werden, für die es
gelingt, charakteristische Bedingungen für Integrität und Konsistenz
zu formulieren. Damit sind Operationen auf den Strukturen besser zu
kontrollieren und somit die Programmiersicherheit zu erhöhen. Ein wesentliches Hilfsmittel dabei sind Data Dictionaries. Die Vorgehensweise wird anhand von Beispielen erläutert. Schließlich werden die Anforderungen an ein Datenbankverwaltungssystem (DBMS) dargestellt.

1. Einleitung

Für das Universitäts-Krankenhaus Hamburg-Eppendorf (UKE) stellte sich
das Problem des Datenbankentwurfs als Teil der Planung für den Ersatz
der vorhandenen Rechner; diese sollen gemäß einem übergeordneten DV-
Konzept (1) abgelöst werden. Die grundlegenden Gedanken des Datenbank-
konzeptes innerhalb des DV-Konzeptes sind in Abb. 1 dargestellt:

Ein Datenbankverwaltungssystem wird als Infrastruktur für die vielfältigen Informationssysteme betrachtet, von denen in der Abbildung das
Labor- und das Verwaltungssystem angedeutet sind.

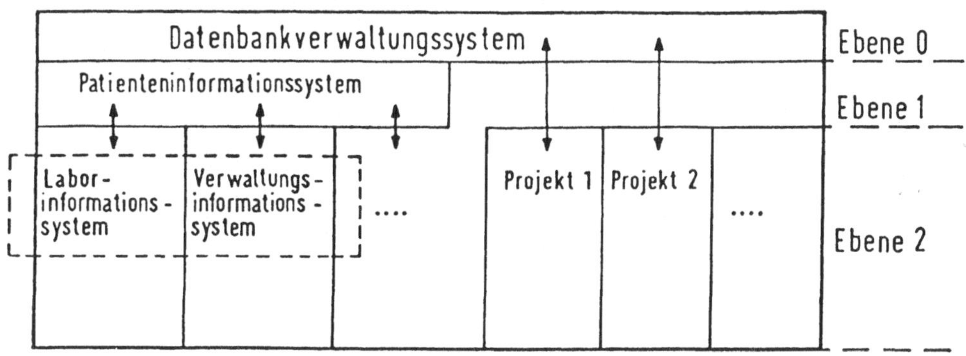

Vorgesehene Datenbank-Struktur

Abb.1

2. Datenbankentwurf

Vielfältige Veröffentlichungen zum Thema Datenbankentwurf zeigen, daß
mit einer einheitlichen Methode derzeit nicht zu rechnen ist und der
Datenbankentwurf ohne einheitliche formale Grundlage bleiben wird.
Zwar gibt es Methoden, die Realität oder den Realitätsausschnitt mit
Modellen wie dem "entity-relationship" (2) oder "object-role"-Modell (3)
zu beschreiben, der dort gewählte Ansatz setzt jedoch voraus, daß der

Datenbankdesigner in der Lage ist, Objekte oder "entities" zu formulieren, was keineswegs immer in eindeutiger Weise möglich ist. In der
Umgebung eines Universitäts-Krankenhauses mit sich dauernd ändernden
Anforderungen an Informationssysteme wird das besonders deutlich. Dies
bedingt eine Flexibilität für das einzusetzende DBMS, wie es modell-
mässig nur das Relationale Datenmodell ermöglicht.

3. Bildung der Objekte

Wie im vorhergehenden Abschnitt erwähnt, greifen bekannte Methoden des
Datenbankentwurfs auf Objekte oder entities zurück. Dabei wird schlicht
vorausgesetzt, daß es in jedem Fall gelingt, in eindeutiger Weise Objekte zu definieren. Die Anforderungen an ein Informationssystem ändern sich jedoch im Laufe der Anwendung, so daß die beim Erstentwurf
getätigte Aufteilung in Objekte oft nicht weiter aufrechterhalten werden kann. Die im folgenden beschriebenen Gesichtspunkte der Aufteilung
können aber ein Anhaltspunkt sein.

- "natürliche" Gesichtspunkte
  Objekte werden nach einer intuitiven Auswahl festgelegt, nach Kri-
  terien, die jedermann sofort einsichtig sind. Beispiel: PATIENT,
  VERSICHERUNG

- "sachliche" Gesichtspunkte
  Objekte werden nach sachlichen Gemeinsamkeiten ihrer Eigenschaften
  gebildet. Beispiel: LEBERWERTE, DIFF_BLUTBILD

- "vorhandene" Gesichtspunkte
  Objekte werden nach schon vorhandener Gruppierung (z.B. auf kon-
  ventionellen Formularen) gebildet. Beispiel: SPERMIOGRAMM, ANTIBIO-
  GRAMM.

Wendet man nun bekannte Verfahren zur Bildung von Relationen aus Objekten an, wie etwa in (7) beschrieben, dann erhält man ein Relationa-
les Schema der Datenbank, das in Abb. 2 dargestellt ist.

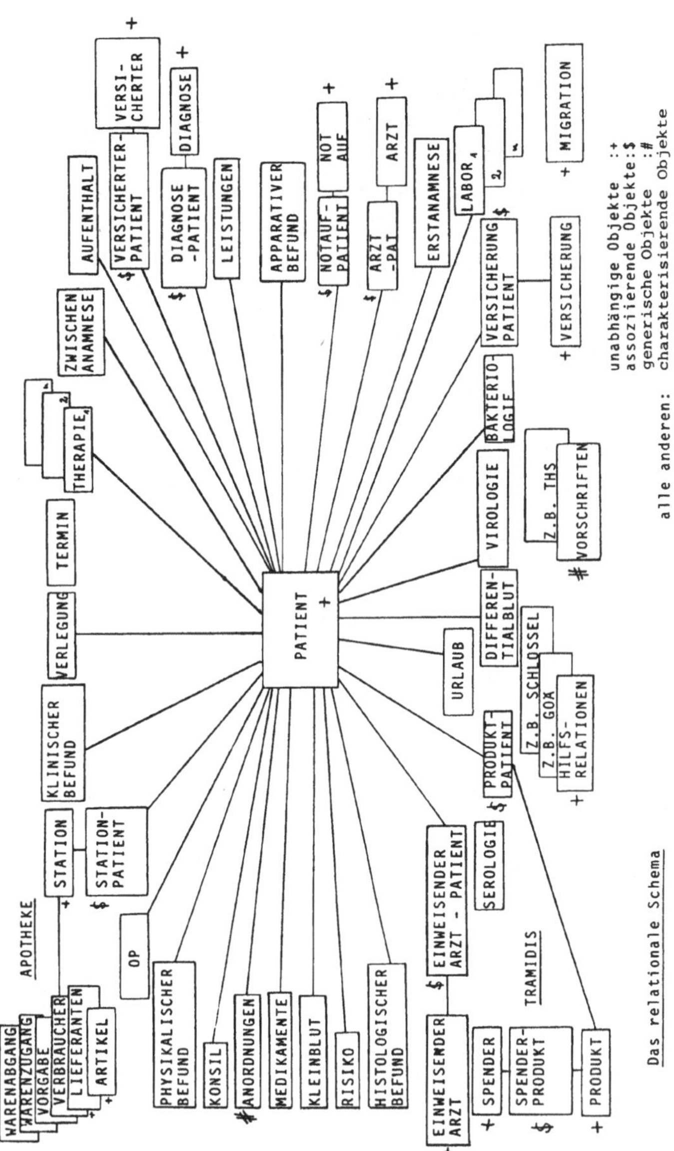

Abb. 2 Das Relationale Schema

4. Typisierung von Objekten

Ist es nun gelungen, Objekte zu bilden, kann man Objektklassen definieren, für die man gemeinsame Bedingungen für das Einfügen, Löschen und Modifizieren zu finden sucht. Von Vorteil dabei ist die Definition von möglichst großen Klassen über Relationen oder Objekte. Mit Hilfe dieser Bedingungen gelingt es, die Konsistenz und Integrität der Daten von seiten des DBMS über weite Bereiche zu garantieren. Nach (4) können folgende Klassen gebildet werden:

- unabhängige Objekte
  Beispiel: PATIENT, VERSICHERUNG

- charakterisierende Objekte
  Beispiel: MEDIKATION, DIFF_BLUTBILD

- assoziierende Objekte
  Beispiel: PATIENT-VERSICHERUNG (einander zuordnend)

Die Einteilung wird ergänzt um Objekte, wie in (5) beschrieben:

- generative Objekte
  Beispiel: THERAPIESCHEMA

Die unabhängigen Objekte kennzeichnet, daß sie unabhängig von anderen Objekten in der Datenbank existieren können. Von ihnen abhängig sind charakterisierende Objekte (die charakterisierenden Objekte sind ohne ein zugehöriges unabhängiges Objekt semantisch sinnlos). Eine Beziehung zwischen unabhängigen Objekten kann, muß aber nicht, über assoziierende Objekte hergestellt werden. Schließlich ist mit generativen Objekten eine Modellierung generischer Eigenschaften möglich (so "generiert" das THERAPIESCHEMA aufgrund seines Vorschriftencharakters Tupel in der Datenbank, z.B. Ausprägungen von MEDIKATION, DIFF_BLUT-BILD). Eine genaue Definition der einzelnen Objekttypen findet man in der zitierten Literatur.

Für diese Arten von Objekten lassen sich nun "Klassenbedingungen" für das Einfügen (K_E), Löschen (K_L) und Modifizieren (K_M) angeben, also Bedingungen, die für die ganze Klasse gelten. Analog werden Bedingungen für die Integritätserhaltung notiert.

Beispielhaft werden die Klassenbedingungen für die unabhängigen Objekte informal angegeben:

K_E Es darf beliebig eingefügt werden (s. Definition der unabhängigen Objekte)

K_L Löschen in einer Relation vom Typ unabhängig bedingt:

    1)   Löschen in assoziierenden Relationen mit Schlüssel=
Primärschlüssel in der Relation vom Typ unabhängig, in
der gelöscht wurde

    2)   Löschen in allen charakterisierenden Relationen mit
Fremdschlüssel=Primärschlüssel in der Relation vom Typ
unabhängig, in der gelöscht wurde.

K_M Es darf beliebig geändert werden (s. Definition der unabhängigen Objekte)
Wird allerdings der Primärschlüssel verändert, dann müssen
in allen anderen Relationen die Fremdschlüssel auch verändert
werden. Daher sollte diese Änderung die Ausnahme bleiben.

Eine vollständige Beschreibung der Bedingungen findet man in (6). Wendet man nun die Bedingungen für die unabhängigen Objekte PATIENT und
VERSICHERUNG an, dann gilt:

- Es dürfen beliebig viele Tupel eingefügt werden
- Löschen bedingt Löschen in den Relationen PATIENT_VERSICHERUNG
  und PRODUKT-PATIENT und in allen charakterisierenden Relationen,
  die den Primärschlüssel Pat_id als Fremdschlüssel haben.
- Modifikationen sind ohne Auswirkungen. Der Sonderfall des Modifi-
  zierens auf den Primärschlüssel zieht das Modifizieren in allen
  assoziierenden und charakterisierenden Relationen nach sich und
  sollte unbedingt vermieden werden.

Analog zu diesen Klassen lassen sich auch Klassen für das Ändern am
Konzeptuellen Schema formulieren und Bedingungen für das Sperren von
Relationen während der Änderung angeben (6).

5. Anforderungen an ein DBMS

Um die durch Objekt- und Klassenbildung erreichten Vorteile auch in
einer Implementation nutzbar zu machen, werden im DBMS bestimmte Werkzeuge vorausgesetzt, die im folgenden beschrieben werden:

- Trigger
- Assertions
- Data Dictionaries (DD)

5.1. Trigger

Mit Triggern können auslösende Ereignisse und ihre Folgen beschrieben
werden. Damit sind die oben angegebenen Bedingungen direkt in einer
Datenmanipulationssprache (DML), wie etwa SQL, umsetzbar. Die folgenden Anweisungen können z.B. sicherstellen, daß beim Löschen eines
Tupels in der Relation HAUSARZT auch die nach der Klassenbedingung
notwendigen Folgeoperationen ausgeführt werden.

```
DEFINE TRIGGER ARZT_Löschen
ON DELETE OF Hausarzt:

(DELETE Einweisender_Arzt-Patient WHERE
 Hausarzt_id = Einweisender_Arzt_id;
```

Diese Anweisungsfolge wird nur einmal an einer Stelle im DBMS festgelegt.

5.2. Assertions

Mit Assertions können die Integritätsbedingungen direkt in einer DML
formuliert werden. Die folgende, sehr einfache Anweisungsfolge stellt
sicher, daß die angegebenen Integritätsbedingungen eingehalten werden.

```
ASSERT Beginn_Datum ON Patient-Versicherung:
     Beginn ≤ Ende;
```

Wie schon bei den Triggern, wird auch diese Anweisungsfolge nur einmal
an einer Stelle im DBMS festgelegt und gilt für alle Einfügungen und
Änderungen in der Relation.

5.3 Data Dictionaries

In Data Dictionaries (DD) werden Beschreibungen über die Daten in der
Datenbank gespeichert. Diese Funktion kann erweitert werden, um die
Operationen auf den Datenstrukturen zu kontrollieren, wie in den Be-
dingungen beschrieben. Dazu muß zusätzlich gespeichert werden:

- die Art des Objekts oder der Relation (Klasse)
- Schlüsselnamen und -typ

- Die Programmnamen und die Operationen, die sie
  ausführen

Der letzte Punkt setzt voraus, daß es sich um ein aktives DD handelt,
das also während der Ausführung von Datenbankprogrammen deren korrek-
ten Ablauf bzgl. Datenbankoperationen kontrollieren kann. Idealerwei-
se ist auch das DD in Relationen organisiert, so daß die Datenmanipulationssprache allgemein, also für Daten und ihre Beschreibungen,
eingesetzt werden kann.

6. Schlußfolgerungen

Das äusserst komplexe Unterfangen des Entwurfs und Betriebes einer
medizinischen Datenbank kann durch geeignete Methoden und Werkzeuge
in weiten Teilen beherrscht werden. Dazu dienen während der Phase des
Entwurfs Klassifizierung von Objekten, die durch Sprach-Konstrukte wie
TRIGGER und ASSERT von der Seite des DBMS unterstützt werden. Die
derart gewonnene Sicherheit im Umgang mit der Datenbank ist bei so
sensiblen Daten wie im medizinischen Bereich von besonderer Bedeutung.

LITERATUR

(1) HÖHNE, K.H., LENSCH, S.: "DV-Konzept für das Universitäts-
     Krankenhaus Eppendorf", IMDM-Bericht, 1981

(2) CHEN, P.P.: "The Entity-Relationship-Model-Towards a Unified
     View of Data", Proc. VLDB, Framingham, Mass., Sept. 1975

(3) FALKENBERG, E.: "Concepts for Modelling Information" in
     G.M. Nijssen (ed.): "Modelling in Data Base Management Systems",
     North Holland P.C., Amsterdam, 1976

(4) SCHMID, H.A., SWENSON, J.R.: "On the Semantics of the Relational
     Data Model", Proc. ACM SIGMOD Conf., San José, Cal., S. 211-223

(5) BUBENKO, J.A.: "Data Models and their Semantics", Infotech State
     of the Art Conference on Data Design, London, Sept. 1979

(6) AßMANN, K.: "Das Datenbankkonzept für das Universitäts-Kranken-
     haus Hamburg-Eppendorf", IMDM-Bericht, 1982 (in Druck)

(7) TSICHRITZIS, D., LOCHOVSKY, T.: "Using Data Models", Lecture
     Notes Summer School on Data Base Design, Urbino, 1979.

<u>Die relationale Patienten-Datenbank der Universitäts-Klinik Frankfurt.</u>
<u>Das Umfeld bei Konzeption und Implementation.</u>
R. Göhring
Zentrum der Medizinischen Informatik
Universitäts-Klinik Frankfurt

Abstract

Bei der Konzeption und Implementation der relationalen Patientendatenbank der Universitäts-Klinik Frankfurt hat sich gezeigt, daß bei dem
ganzen Prozeß auch Aspekte wichtig sind, die außerhalb des eigentlichen
Datenbanksystems liegen. Das sind einmal Richtlinien für die Konzeption
der Datenbank, zum anderen Vorschriften für die Dokumentation und für
den Aufbau des Data Dictionary's. Nötig ist aber auch Disziplin, diese
Richtlinien über den gesamten Entstehungsprozeß durchzuhalten. Der Vorteil dieses Vorgehens zeigt sich dann aber in einem reduzierten Pflege-
aufwand für die Datenbank.

1. Einleitung

Für die drei Universitätsklinika in Hessen - die Kliniken in Marburg,
Gießen und Frankfurt - wurde ein einheitliches Datenverarbeitungskonzept
entwickelt /6/. Das System soll im Endeffekt die patienten- und betriebsbezogenen Administrationsaufgaben abdecken, aber auch für medizinische
Aufgaben Unterstützung liefern. Es war von Anfang an selbstverständlich,
für die Verwaltung der systemweit geltenden Daten ein Datenbank-Manage-
ment-System (DBMS) einzusetzen. Die Gründe für den Einsatz eines DBMS
sind aus der einschlägigen Fachliteratur bekannt (siehe z.B. Wiederhold
/12/). Zwei Punkte seien hier aber nochmals angeführt, die für unseren
Einsatz von ausschlaggebender Bedeutung waren:

- Freie, d.h. mit einer high-level Abfrage-Sprache formulierbare Anfragen
  an den Inhalt der Datenbank müssen jederzeit möglich sein, denn
- die Gewinnung von Informationen ist das zentrale Ziel des Einsatzes
  einer Datenbank /13/.

Zur Konzeption unserer Datenbank setzten wir uns folgende Leitlinien, die streng einzuhalten waren:

1. Das 3-Ebenen-Konzept nach ANSI X3 SPARC /1/ wird konsequent eingehalten.

2. Die Schemata, insbesondere das konzeptuelle Schema, müssen streng
   nach dem relationalen Modell konzipiert werden /2/.

3. Inhalt und Struktur des Datenmodells der Datenbank orientieren sich
   alleine an den Informationsbedürfnissen der Anwender und Nutzer der
   Datenbank.

4. Alle relevanten Informationen zu den abgespeicherten Daten (z.B.
   Datentyp, Wertebereich ...) muß im Data Dictionary niedergelegt werden
   (siehe auch /10/).

Die Benutzung eines Datenbanksystems gewährleistet nicht automatisch,
daß auch eine "gute" Datenbank daraus wird. Dazu gehören z.B. auch die
oben genannten Richtlinien für die Konzeption der Datenbank und Disziplin, diese Richtlinien über den gesamten Entstehungsprozeß einer Datenbank auch durchzuhalten (hierüber wird detailliert in /7/ berichtet).
Dann kommen aber auch alle Vorteile einer relationalen Datenbank zum
Tragen, wie volle Datenunabhängigkeit der Anwendungsprogramme, problem-
lose Erweiterung der Datenbank oder Einsatz einer high-level Abfrage-
sprache auf der Basis der Relationenalgebra (in unserem Falle ENFORM /5/),
um nur einige Beispiele zu nennen.

2. Die Datenbank-Schemata

Aus den externen Schemata, der "user views", wird das konzeptuelle Schema
nach der Methode der kanonischen Synthese /11/ erstellt. In unserem Falle
heißt das, daß die user views der Verwaltung (mit den Aufnahmeverfahren
für ambulante und stationäre Patienten, mit den Versicherungsdaten,...)
und die der Medizin zusammen eine datenlogische Gesamtdarstellung der
aktuellen Miniwelt darstellen. Diese Miniwelt ist dargestellt in dem
konzeptuellen Schema (Abb. 1).

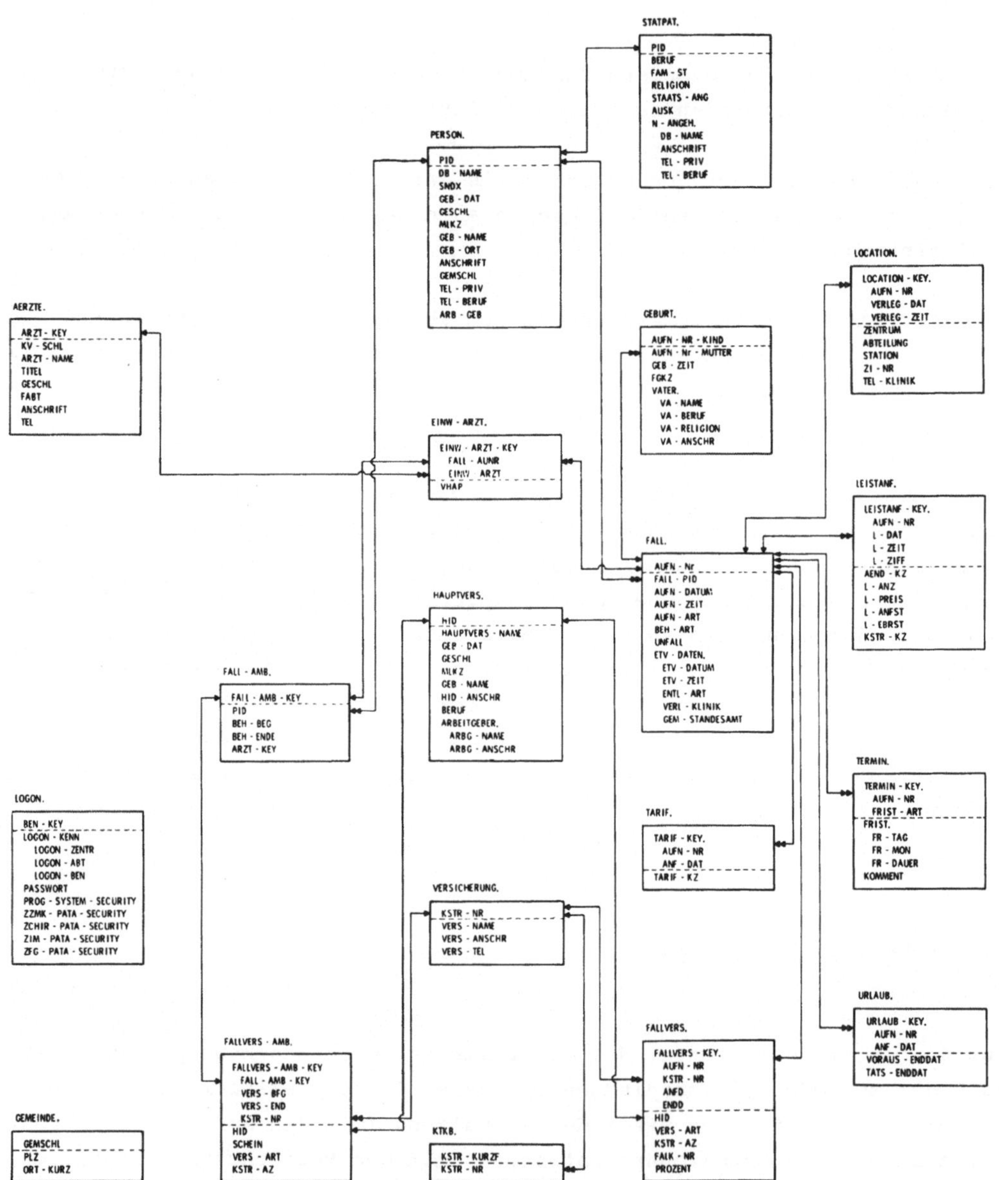

Abb.1: Konzeptionelles Schema der Datenbank

Das konzeptuelle Schema unserer Datenbank ist z.B. beschrieben in /7/.
Es stellt (momentan) die Miniwelt "Patientenverwaltung der Uniklinik
Frankfurt" dar, der Aspekt Medizin ist noch nicht integriert. Dieser
Weg wurde bewußt gegangen, da dadurch gesichert ist, daß alle Basis-
Information zu einem Patienten in der Datenbank vorhanden ist.

Externe Schemata kann man auffassen als virtuelle Relationen (siehe /3/)
für spezielle Anwendungsprogramme oder Anfragen an die Datenbank, deren
Tupel erst zum Ausführungszeitpunkt mit aktuellen Daten gefüllt werden.
Bei Datenbankabfragen gehen wir so vor, daß wir für alle Gruppen, die
berechtigt sind, Anfragen an die Datenbank zu stellen, ein spezielles
Data Dictionary (als Subset des allgemeinen) generieren. Dies dient
nicht zuletzt dem Datenschutz, denn das benutzerspezifische Dictionary
wirkt wie eine Maske über dem konzeptuellen Schema, die nur die erlaubten
Relationen oder Teile davon "sichtbar" macht. Updaten in externen Sche-
mata ist problematischer (siehe hierzu Keller /8/); das wird bei unserer
Datenbank gelöst durch einen speziellen Programmkomplex - die allgemeinen
Datenbankserver (siehe /9/). Die Datenbankserver stellen quasi eine
relationale DML dar.

Das interne Schema beschreibt die Abbildung der Relationen auf die Ge-
gebenheiten des konkreten Datenhaltungssystems (Dateiart, Primär- und
Sekundärschlüssel, Blocklänge, Satzlänge, etc.). Durch die konsequente
Trennung des internen Schema von den übrigen Schemata haben Tuning-
Maßnahmen in dieser Ebene keinerlei Rückwirkungen auf die Anwendungs-
programme oder die Abfragen.

3. Dokumentation der Datenbank

Grundvoraussetzung für den erfolgreichen Einsatz einer Datenbank, aber
auch für deren Akzeptanz ist die adäquate Dokumentation; Dokumentation
sowohl für den Benutzerkreis der Datenbankverwalter und Systemprogram-
mierer, als auch der Anwender der Datenbank.

Hier gilt die Prämisse, daß alle relevante Information über die Daten

im Data Dictionary abgelegt werden müssen (und sei es nur im Kommentar
zu den Datendefinitionen).

Für die Dokumentation der Datenbank und letztlich für die Generierung
des Data Dictionary wurde ein dreistufiges Vorgehen festgelegt.
Zunächst werden alle elementaren Daten - die Domänen - definiert mit
allen dazugehörigen Informationen, wie Wertebereich, externe Darstellung,
Patternmatch, etc. In der nächsten Stufe werden die eigentlichen Relationen beschrieben, d.h. genauer die Tupel mit den Attributen und
ihrer Reihenfolge. Hierbei werden die Attribute nur noch (weitestgehend)
per Namen (aus der Definition der Domänen) aufgerufen. Weitergehende
Information, wie die Nennung des Primärschlüssels oder semantisch sinnvolle Assoziationen zwischen den Relationen, werden hier ebenfalls vermerkt. In der dritten Stufe werden dann die "physikalischen" Beschreibungen der Relationen festgelegt, wobei hier die Relationen auch wieder
per Namen aufgerufen werden. Dieses dreistufige Vorgehen bei der Definition hat den Vorteil, daß bei einer (immer wieder vorkommenden) Änderung der Daten oder Relationen, die nachfolgenden Stufen nicht betroffen
sind. Mit der Neuübersetzung der Definition ist die Änderung an allen
relevanten Stellen erfolgt (siehe Beispiel Abb. 2).

Im Rahmen der Dokumentation gilt die Leitlinie: Alle relevante Information zur Datenbank muß im Data Dictionary enthalten sein und alle Dokumentation zur Datenbank wird aus dem Data Dictionary generiert.

4. Zusammenfassung

Der Einsatz eines Datenbanksystems gewährleistet nicht automatisch, daß
auch eine "gute" Datenbank daraus wird. Am Beispiel der relationalen
Patientendatenbank der Uniklinik Frankfurt wurde gezeigt, daß dazu auch
Richtlinien für die Konzeption der Datenbank gehören und Disziplin, diese
Richtlinien über den gesamten Entstehungsprozeß einer Datenbank auch
durchzuhalten. Von ausschlaggebender Bedeutung erwies sich dabei:

- Einhaltung des 3-Ebenen-Konzeptes nach ANSI X3 SPARC
- Die Schemata müssen nach dem relationalen Modell konzipiert werden

(bei einer relationalen Datenbank).
- Alle relevante Information muß im Data Dictionary gespeichert werden
  und alle Dokumentation sollte aus dem Data Dictionary erfolgen.

Sehr bewährt hat sich eine dreistufige Definition, indem zunächst die
Basis-Daten (Domänen), dann die Relationen und zuletzt die physikalischen
Satzdefinitionen beschrieben werden. Prinzipiell wird in den höheren
Stufen nur noch per Namen aufgerufen.

Erfahrungsgemäß steckt der größte Aufwand bei der Erstellung einer Datenbank im logischen Design. Die "physikalische" Realisierung ist dagegen
vernachlässigbar. Eine begrenzte Zusatz-Investition für die Erstellung
von konzeptionellen Schemata und Dokumentations-Richtlinien zahlt sich
nach unseren Erfahrungen um ein Vielfaches bei der Pflege der Datenbank
aus.

```
*********************************************************************
*                                                                 *
*  Die Relation FALL identifiziert den Patienten waehrend         *
*  des Aufenthaltes in der Klinik                                  *
*                                                                 *
*  FALL.AUFN-NR links to GEBURT.AUFN-NR-MUTTER - one to many      *
*  FALL.AUFN-NR links to EINW-ARZT.FALL-AUNR - one to many        *
*  FALL.AUFN-NR links to LOCATION.AUFN-NR - one to many           *
*  FALL.AUFN-NR links to LEISTANF.AUFN-NR - one to many           *
*  FALL.AUFN-NR links to TERMIN.AUFN-NR - one to many             *
*  FALL.AUFN-NR links to URLAUB.AUFN-NR - one to many             *
*  FALL.AUFN-NR links to FALLVERS.AUFN-NR - one to many           *
*  FALL.AUFN-NR links to TARIF.AUFN-NR - one to many              *
*  FALL.FALL-PID links to PERSON.PID - many to one                *
*                                                                 *
*        ------ Eindeutiger Schluessel : AUFN-NR                  *
*                                                                 *
*********************************************************************
DEF       FALL.
   02        AUFN-NR                    TYPE *.
   02        FALL-PID                   TYPE PID        NULL 0.
   02        AUFN-DATUM                 TYPE DATUM-L.
   02        AUFN-ZEIT                  TYPE ZEIT.
   02        AUFN-ART                   TYPE *.
   02        BEH-ART                    TYPE *.
   02        UNFALL                     TYPE *.
   02        ETV-DATEN.
      03        ETV-DATUM               TYPE DATUM-K.
      03        ETV-ZEIT                TYPE ZEIT.
      03        ENTL-ART                TYPE *.
      03        VERL-KLINIK             TYPE *.
      03        GEM-STANDESAMT          TYPE DATUM-K.
END

                                              Abb.2
```

/1/ ....: ANSI X3 SPARC, Study Group Report,
    Americ. National Standards Institute, Washington D.C., 1975

/2/ Codd E.F.: A Relational Model of Data for Large Shared Data Banks
    CACM 13,6 (1970), S. 377-387

/3/ Codd E.F.: The Capabilities of Relational Database Management
    Systems, IBM Research Laboratory Report RJ3132, 1981

/4/ Codd E.F.: Relational Database: A Practical Foundation for
    Productivity, CACM 25,2 (1982), S. 109-117

/5/ ENFORM: Reference Manual P/N 82040 BO2,1982

/6/ Giere W.: ADD-Gesamtkonzept, Veröffentlichung der ADD 1979

/7/ Göhring R.: Patientendatenbank des Klinikums der J.W. Goethe-
    Universität, Proceed. Tandem European Users Group Meeting,
    Monaco 1982

/8/ Keller A.M.: Updates to Relational Databases Through Views
    Involving Joins, IBM Research Laboratory, Report RJ 3282, 1981

/9/ Kirsten W.: Ein tabellenorientierter Datenbankserver, Proceed.
    Tandem European Users Group Meeting, Monaco 1982

/10/ Klonk J., Sauter K.: Steps toward a Methodology for Data Base
    Design, in: Lindberg, Kathara (Edrs.), MEDINFO 80,
    North-Holland Publishing Company (1980), S. 470-474

/11/ Martin J.: Computer Data-Base Organization, 2nd edition 1977,
    Prentice-Hall, Inc.

/12/ Wiederhold G.: Datenbanken, R. Oldenbourg Verlag München
    Wien 1980

/13/ Wiederhold G.: Databases in Health Care. Lecture Notes in
    Medical Informatics 12, Springer Verlag, 1981

<u>FORMALE BESCHREIBUNG VON MERKMALSSTRUKTUREN</u>

<u>IN VERSUCHEN</u>

E. Hultsch
Institut für Medizinische Informatik
und Biomathematik
D-4400 Münster, Hüfferstr. 75

Die formale Beschreibung von Merkmalsstrukturen in Versuchen gewinnt
im Zusammenhang mit Programmsystemen zur statistischen Datenanalyse eine
immer größer werdende Bedeutung [5]. Man benötigt sie etwa zur

- Definition von allgemeinen Schnittstellen,
- Optimierung der Speicherung von Daten,
- Konzeption von Benutzersprachen,
- Plausibilitätsprüfung der Daten,
- Plausibilitätsprüfung der statistischen Modelle.

Der erste Ansatz zu einer formalen Beschreibung solcher Strukturen wurde
im Rahmen des Programmsystems ASPECT durchgeführt [2,4,9]. Dabei wurden
die bei klinischen Versuchen auftretenden Versuchspläne in verschiedene
Typen gleicher Merkmalsstruktur eingeteilt.

Es ist wichtig, daß der in [2,4,9] eingeschlagene Weg auf die gesamte
statistische Datenanalyse ausgedehnt wird. Dies ist dann möglich, wenn
die Merkmalstrukturen der Versuchsplantypen so formal beschrieben werden
können, daß der Informatiker beurteilen kann, wie geeignet ein bestimmtes Datenmodell und eine bestimmte Realisierung durch ein Datenbanksystem sind, und der Statistiker aus den definierten Merkmalsstrukturen Informationen für das geeignete statistische Modell ableiten kann.

1. <u>Verbände von Zerlegungen</u>

Für die Menge der **Ausprägungen** eines **Merkmals** wird i. allg. Disjunkt-
heit und Vollständigkeit gefordert [7]. Jedem **Merkmal** M_i entspricht dann
eine **Zerlegung** S_i der Grundgesamtheit. Jeder Relation zwischen Merkmalen
entspricht eine **Relation** zwischen Zerlegungen. Insbesondere entspricht
jeder **Verknüpfung** von Merkmalen eine Verknüpfung von Zerlegungen. Fordert man für diese Verknüpfungen einfache Eigenschaften wie Idempotenz,
Kommutativität, Assoziativität und Adjunktivität:

$$S_i \sqcup S_i = S_i$$
$$S_i \sqcap S_i = S_i$$
$$\left.\begin{array}{c} \\ \end{array}\right\} \textbf{Idempotenz,}$$

$$S_i \sqcup S_j = S_j \sqcup S_i$$
$$S_i \sqcap S_j = S_j \sqcap S_i$$
$$\left.\begin{array}{c} \\ \end{array}\right\} \textbf{Kommutativität,}$$

$$(S_i \sqcup S_j) \sqcup S_k = S_i \sqcup (S_j \sqcup S_k)$$
$$(S_i \sqcap S_j) \sqcap S_k = S_i \sqcap (S_j \sqcap S_k)$$
$$\left.\begin{array}{c} \\ \end{array}\right\} \textbf{Assoziativität,}$$

$$S_i \sqcup (S_i \sqcap S_j) = S_i$$
$$S_i \sqcap (S_i \sqcup S_j) = S_i$$
$$\left.\begin{array}{c} \\ \end{array}\right\} \textbf{Adjunktivität,}$$

dann erhält man einen **Verband,** und die Verknüpfungen definieren eine
Ordnung auf der Menge der Merkmale bzw. auf der Menge Z der Zerlegungen:

$$\forall S_i: \qquad (S_i, S_i) \in Z \qquad\qquad\qquad\qquad\qquad \textbf{Reflexivität,}$$

$$\forall S_i \, \forall S_j \, \forall S_k: \quad (S_i, S_j) \in Z \wedge (S_j, S_k) \in Z \Longrightarrow (S_i, S_k) \in Z \quad \textbf{Transitivität,}$$

$$\forall S_i \, \forall S_j: \qquad (S_i, S_j) \in Z \wedge (S_j, S_i) \in Z \Longrightarrow S_i = S_j \qquad \textbf{Identitivität.}$$

Unterschiedliche Ordnungen definieren unterschiedliche Verknüpfungen.

Eine Zerlegung $S_1 = \{A_i^1 | j \in I\}$ ist genau dann eine **Verfeinerung** der Zer-
legung $S_2 = \{A_j^2 | j \in J\}$, wenn:

$$\forall \, i \in I \;\; \exists \, j \in J: \quad A_i^1 \subseteq A_j^2.$$

Mit diesem einfachen und plausiblen Ansatz steht ein umfangreicher mathematischer Kalkül zur Verfügung (etwa [1,3]). Auf eine Darstellung wird
hier verzichtet.

1.1 Die natürlichen Verknüpfungen

Zu jedem Verband gibt es eine Menge G und eine Menge Z von Zerlegungen,
sodaß diese Menge Z mit der Verfeinerung als Ordnung einen isomorphen
Verband bildet. Es interessieren daher Untersuchungen über Eigenschaften
von speziellen Verbänden von Zerlegungen.

Die "natürliche" Ordnung Verfeinerung ("→") definiert unter schwachen
Voraussetzungen Verknüpfungen auf jeder Menge von Zerlegungen. Für den

abschnittskomplementären, aber nicht distributiven Verband auf der Menge
Z aller Zerlegungen sind dies die "natürlichen" Verknüpfungen **Produkt**
(*) und **Schnitt** (#).

Das Produkt S_1*S_2 zweier Zerlegungen $S_1=\{A_i^1 | i \in I\}$ und $S_2=\{A_j^2 | j \in J\}$ ist
die "gröbste Verfeinerung" von S_1 und S_2:

$$S_1*S_2 = \{A_i^1 \cap A_j^2 | i \in I, \ j \in J\},$$

und der Schnitt $S_1\#S_2$ ist entsprechend die "feinste Vergröberung" der
Zerlegungen S_1 und S_2.

Der Algorithmus zur Bildung des Schnittes zweier Zerlegungen ist der für
Klassifikationen typische Algorithmus.

1.2 Orthogonale Zerlegungen

Zu jedem Verband gibt es einen isomorphen Verband von Zerlegungen mit
den natürlichen Verknüpfungen "Produkt" und "Schnitt". Will man für einen
Verband von Zerlegungen bzw. Merkmalen zusätzliche Eigenschaften fordern,
dann benötigt man zusätzliche Relationen zwischen den Zerlegungen bzw.
Merkmalen.

Jede Menge S von Zerlegungen kann man so erweitern, daß sie bzgl. der
beiden natürlichen Verknüpfungen abgeschlossen ist und einen Teilverband
von Z bildet. Der **Tiefenstruktur** von Merkmalen entspricht die Tiefenstruktur der Menge S.

Zwei Zerlegungen $S_1=\{A_i^1 | i \in I\}$ und $S_2=\{A_j^2 | j \in J\}$ heißen

- **stark orthogonal**, wenn

  $$\forall i \in I \ \forall j \in J: \quad A_i^1 \cap A_j^2 \neq \emptyset,$$

- **schwach orthogonal**, wenn

  $$S_1\#S_2 = \{G\} \text{ und}$$

- **⊔-orthogonal**, wenn S_1 und S_2 Elemente des Verbandes $V=(Z',\rightarrow,\sqcup,\sqcap)$
  sind und

  $$S_1 \sqcup S_2 = \{G\} \ .$$

Die Zerlegungen $S_1,S_2,\ldots,S_r$ heißen **paarweise** (stark, schwach) orthogonal,
wenn alle Paare S_i, S_j ($1\leq i<j\leq r$) (stark, schwach) orthogonal sind. Die
Zerlegungen $S_1,S_2,\ldots,S_r$ heißen (stark, schwach) orthogonal genau dann,
wenn je zwei Produkte

$$S_{i_1 i_2 \ldots i_t} := S_{i_1} * S_{i_2} * \ldots S_{i_t} \quad \text{und}$$

$$S_{j_1 j_2 \ldots j_u} := S_{j_1} * S_{j_2} * \ldots * S_{j_u}$$

mit $i_v \neq j_w$ ($v=1,2,\ldots,t$; $w=1,2,\ldots,u$) paarweise (stark, schwach) orthogonal
sind. Zum Unterschied zur paarweisen Orthogonalität heißt diese Orthogonalität auch **total**.

Aus der total (starken, schwachen) Orthogonalität von Zerlegungen
$S_1,S_2,\ldots,S_r$ folgt direkt (Definition) deren paarweise (starke, schwache)
Orthogonalität. Die Umkehrung gilt i.allg. nicht.

1.3 Distributive Verbände

Für bestimmte Anwendungen interessant sind distributive Verbände von Zerlegungen. Ein Verband $V=(Z,\rightarrow,\#,*)$ heißt distributiv, wenn für alle
S_1, $S_2,S_3 \in Z$ gilt:

$$(S_1 * S_2) \# S_3 = (S_1 \# S_3) * (S_2 \# S_3),$$

$$(S_1 \# S_2) * S_3 = (S_1 * S_3) \# (S_2 * S_3).$$

Aussagen über die Distributivität von Verbänden lassen sich nur treffen,
wenn diese Verbände von sogenannten Basisstrukturen erzeugt werden können. Sonderfälle solcher Basisstrukturen sind Zerlegungen $S_1,S_2,\ldots,S_k$,

- die eine Kette ($S_1 \rightarrow S_2 \rightarrow \ldots \rightarrow S_k$) bilden oder

- die total stark orthogonal sind.

Der hier nur kurz beschriebene mathematische Kalkül ist in [6] ausführlich dargestellt. Es ergeben sich interessante Anwendungen überall dort,
wo es um die Beschreibung von Strukturen von Merkmalen mit endlich vielen
Ausprägungen geht. Insbesondere N. Osada wandte den Kalkül etwa zur formalen Beschreibung von Diagnoseklassifikationen an [8].

2. Beschreibung von Versuchen

Da man mit Hilfe des Kalküls sowohl Datenmodelle wie statistische Modelle formal bis zu einem gewissen Maß beschreiben kann, ergeben sich insbesondere Anwendungen für die Theorie der statistischen Datenanalyse und die Konzeption von Programmsystemen [5]. Dies soll an dem Beispiel eines einfachen Versuchs verdeutlicht werden.

In einem klinischen Versuch soll die Wirkung dreier blutdrucksenkender Medikamente A,B und C verglichen werden. Bei allen für den Versuch zur Verfügung stehenden Patienten werden Daten für die Merkmale "Alter", "Ernährungsindex" und "Geschlecht" bestimmt. Es werden k Blöcke mit je drei Patienten gebildet, so daß die Patienten eines Blocks gleiches Geschlecht und etwa gleichen Ernährungsindex haben und der gleichen Altersklasse angehören. Den Patienten jedes Blocks wird die Therapie (Medikament A,B,C) zufällig zugeteilt. Bei allen Patienten werden erhoben:

- Rauchgewohnheiten und chronische Erkrankungen,
- Dosierung des jeweils verabreichten Medikaments,
- für jeden Tag der Behandlung die aufgetretenen Nebenwirkungen und
- an zwei Tagen zu jeweils drei Tageszeiten (früh, mittags, abends) der systolische Blutdruck.

2.1 a priori- und a posteriori-Strukturen in Grundgesamtheit und Stichprobe

Die **a priori**-Struktur der Merkmale besteht aus der Menge der Informationen, die vor Erfassung der Daten bekannt sind. Sie setzt sich zusammen aus den durch den Versuchsplan vorgegebenen und den aus der semantischen Definition der Merkmale folgenden Information. Die **a posteriori**-Struktur der Merkmale ist die Menge der (auch implizit) vorliegenden Informationen nach Erfassung der Daten. Die a posteriori-Struktur umfaßt stets die a priori-Struktur. Jede Information der a posteriori-Struktur muß mit jeder Information der a priori-Struktur "verträglich" sein.

Die a priori-Merkmalsstruktur der Faktoren muß in der (oft nur theoretischen) Grundgesamtheit und in der Stichprobe bekannt sein. Den Zusammenhang zwischen den Faktorstrukturen der Grundgesamtheit und der Stichprobe beschreibt die **Strategie** der **Stichprobenziehung**. Die Faktoren bilden i. allg. in Grundgesamtheit und Stichprobe unterschiedliche Tiefenstrukturen.

Für das Beispiel erhält man die in der Abbildung angegebenen Ordnungsbeziehungen zwischen den Faktoren.

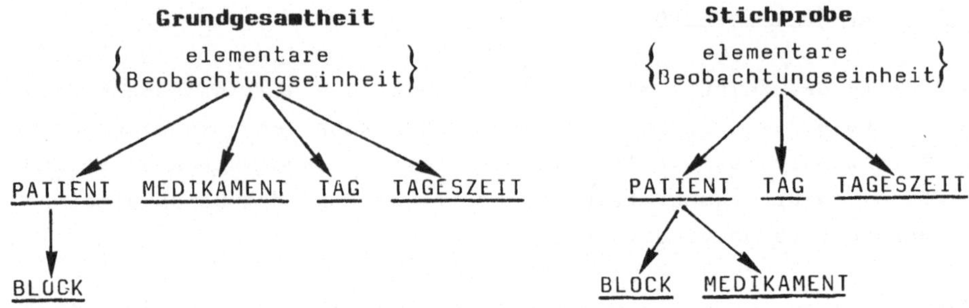

2.2 Datenmodell

Als Datenmodell ist insbesondere bei komplexen Merkmalsstrukturen das
Relationenmodell hervorragend geeignet [5], den Zusammenhang zwischen
den Faktoren und den zu beobachtenden Merkmalen (der a priori-Struktur
in der Stichprobe) darzustellen.

In dem Beispiel erhält man die folgenden Relationen:

BLOCK	: Altersklasse, Ernährungsindex, Geschlecht
PATIENT	: BLOCK, MEDIKAMENT, Dosierung des Medikaments, Rauchgewohn-heiten, chronische Erkrankungen
PATIENT, TAG	: Nebenwirkungen
PATIENT, TAG, TAGESZEIT	: Systolischer Blutdruck

2.3 Relationen zwischen Merkmalen

Die Faktoren erzeugen i.allg. (in der Grundgesamtheit) distributive Verbände mit den natürlichen Verknüpfungen # und *. Während bei einer Erhebung die Faktoren meist eine Kette bilden, sind sie in einem Experiment meist total stark orthogonal.

Das Merkmal "Patient im Block" ist das Komplement von "Block" bzgl. "Patient" in der Grundgesamtheit, es hat keine semantische Bedeutung.

Die Faktoren "Medikament", "Block", "Patient im Block", "Tag" und "Tageszeit" sind in der (theoretischen) Grundgesamtheit stark orthogonal und definieren einen distributiven Verband. Die Faktoren "Medikament", "Block", "Tag" und "Tageszeit" sind in der Stichprobe stark orthogonal und
definieren einen distributiven Verband. Außerdem gilt in der Stichprobe:

$$\text{"Medikament"} * \text{"Patient im Block"} \longleftrightarrow \text{"Block"} * \text{"Patient im Block"}.$$

Die Menge aller Merkmale erzeugt einen Verband mit den Verknüpfungen
∪ und ∩ . Dabei entspricht die Verknüpfung ∩ der zu einer Liste gehörenden Merkmale der Bildung der zugehörenden Beobachtungseinheiten.

Merkmalsliste	Beobachtungseinheit
Altersklasse, Geschlecht	BLOCK
Nebenwirkungen, Altersklasse	PATIENT*TAG

3. Statistische Datenanalyse

Die in dem Abschnitt 2 dargestellten Anwendungen erscheinen auf den ersten Blick etwas trivial. Es sollte aber an dem einfachen Beispiel klar
geworden sein, daß man mit Hilfe des im Abschnitt 1 dargestellten Kalküls sowohl einen Zugang zu Datenmodellen wie zu den Grundbegriffen der
Statistik und Versuchsplanung erhält.

Literatur

1   BIRKHOFF,G.: Lattice Theory
        Providence, Rhode Island 1967 (3rd ed.): American Mathematical
        Society Colloquium Publications, Vol. XXV

2   DANNEHL,K., HARTMANN,E., LAUDAHN,G. u.a.: Entwicklung eines modu-
        lar aufgebauten Programmsystems zur optimalen Erfassung, Spei-
        cherung und Auswertung von Daten bei klinischen Arzneimittelprü-
        fungen
        2. Mitteilung: System-Konzept
        EDV in Medizin und Biologie 7 (1976), 96-103

3   GERICKE,H.: Theorie der Verbände
        Mannheim: Bibliographisches Institut 1967

4   HARTMANN,E., LAUDAHN,G., LEHNERT,J. u.a.: Entwicklung eines modu-
        lar aufgebauten Programmsystems zur optimalen Erfassung, Spei-
        cherung und Auswertung von Daten bei klinischen Arzneimittelprü-
        fungen
        1. Mitteilung: Grundlagen und Ziele
        EDV in Medizin und Biologie 5 (1974), 127-132

5   HULTSCH,E., JANNASCH,H., KRIER,N. u.a.: Requirements for Program
        Systems Used for Statistical Data Analysis
        Stat. Softw. Newsl. 4 (1978), 3-30

6   HULTSCH,E.: Formale Beschreibung von Merkmalsstrukturen
        Inaug. Diss., Münster 1982

7   KOLLEGIUM BIOMATHEMATIK NW: Biomathematik für Mediziner
        Berlin, Heidelberg, New York (2. Auflage): Springer 1976

8   OSADA,N.: Beiträge zur Strukturanalyse der medizinischen Sprache
        Inaug. Diss., Münster 1982

9   SCHERING AG (Hrsg.): ASPECT-Handbuch
        Berlin: Schering AG 1980

10 WINGERT,F.: Medical Informatics
        Berlin, Heidelberg, New York: Springer 1981

KAPITEL 7

DATENBANKEN UND INFORMATIONSSYSTEME II

$$\underline{\text{Datenbank und Statistik}}$$

R. Engelbrecht

Gesellschaft für Strahlen- und Umweltschutz mbH München
Institut für Medizinische Informatik und Systemforschung
Ingolstädter Landstraße 1, 8042 Neuherberg

Zusammenfassung

Während der letzten Jahre hat mit der Steigerung der Leistungsfähigkeit
der Rechner auch die Leistungsfähigkeit komplexer Datenbank- und
Statistiksysteme zugenommen. Beide Systemarten haben sich im
wesentlichen unabhängig voneinander entwickelt, wenn auch gewisse
Gemeinsamkeiten zu beobachten sind. So sind auf der einen Seite
Methoden der deskriptiven Statistik in Datenbank-Management-Systeme und
deren Abfragesprachen integriert worden, auf der anderen Seite gibt es
Ansätze und Lösungen, Datenbankprinzipien bei der Datenhaltung in
statistischen Programmsystemen zu verwenden.

Die Charakteristika der beiden Teilgebiete der Informatik werden
aufgezeigt und die Möglichkeiten der Einbeziehung beider Teile in ein
gemeinsames System in drei Varianten dargestellt und diskutiert. Eine
der Möglichkeiten wurde realisiert. Aus den ersten Erfahrungen mit
diesem System ergeben sich Erweiterungen im Rahmen dieses Konzeptes.
Sie liegen einmal im Einsatz eines Data-Dictionaries, zum anderen muß
der Zugang für den Benutzer noch weiter verbessert werden, bzw. müssen
zusätzliche Funktionen im Sinne einer weiteren Integration installiert
werden. Diese Aspekte, die wesentlich zur Akzeptanz solcher Systeme
durch den Benutzer beitragen, werden abschließend diskutiert.

Einleitung

Während der letzten Dekade hat die Entwicklung und die Benutzung von
komplexen Datenbanken und statistischer Software große Fortschritte
gemacht. Eine der vielen Konsequenzen war auf der einen Seite die
Implementation von deskriptiven Methoden der Statistik in Daten-
bank-Management-Systemen (DBMS) /2/ bzw. deren Abfragesprachen oder
Report - Generatoren. Ein Beispiel hierfür ist die HISTOGRAM -
Funktion in der Sprache NATURAL des DB-Systems ADABAS. Auf der anderen

Seite steht die Erweiterung der Datenbankmöglichkeiten und -unterstützung in Statistiksoftware Paketen /4,5,6/, z.B. die Erweiterung von SPSS durch das DBMS SIR.
Im ersten Abschnitt soll versucht werden, die verschiedenen Typen von datenbankgestützten Informationssystemen zu erläutern, sie einander gegenüberzustellen und die Beziehungen zu statistischen Auswertungen zu beschreiben. Die Realisierung eines dieser Konzepte wird im zweiten Abschnitt beschrieben.

Konzepte und Kriterien

Die Entwicklung von Datenbanksystemen begann mit der Entwicklung von Programmiersprachen, die es erlaubten, Records zu definieren, diese Datenstrukturen z.B. in COBOL - Copy - Elementen auszulagern und in vielen Anwendungen identisch zu benutzen. Dies ist ein wichtiges Prinzip: Die getrennte Speicherung von Daten und ihrer Beschreibung.
Daneben zeigen DBMS folgende Charakteristika:
- vielfältige Verwendungsmöglichkeiten
- Zugriff von vielen Benutzern (lesend und schreibend)
- Datensicherheit und Datenschutz
- Datenintegrität
- Datenunabhängigkeit
- leichte Benutzbarkeit

Diese Prinzipien sind unabhängig von dem gewählten Datenbankmodell ob hierarchisch, Netzwerk oder relational. Alle diese Modelle haben ihre Berechtigung und adäquate Benutzung. Mit ihnen wird versucht, die reale Welt in einer Datenbank abzubilden, z.B. die Organisationsstruktur eines Krankenhauses oder einer epidemiologischen Studie. Es soll hier nicht versucht werden, die einzelnen Modelle gegeneinander abzuwägen, dies ist an anderer Stelle unter Berücksichtigung von Anwendungen in der Statistik geschehen /3,9/ und durchaus eine tiefere Diskussion wert.
Die Werkzeuge für statistische Analysen wuchsen in Quantität, Qualität und Komplexität. Eine Klassifikation zeigt gleichzeitig die Entwicklung auf:
- Unterprogramm - Libraries: NAG und IMSL
- Hauptprogramm - Libraries: SPSS und BMDP
- Programmsysteme   : SAS

Von den Unterprogrammen hin zu den Programmsystemen nimmt die Kenntnis über Programmiersprachen, die der Benutzer haben muß, ab, während die Mächtigkeit, der Komfort und die Benutzung von einfachen Kommandosprachen zunimmt. Die Anforderungen an diese Art von Systemen sind nach Schneider /8/:

- Problemangepaßtheit
- modulares Design
- methodologische und numerische Kontrolle der Analyse
- flexible User-Interfaces
- Datenaustausch zwischen den Systemen.

Die logische Struktur von allen Systemen, die im Statistical Computing wie in der allgemeinen Datenverarbeitung verwendet werden, kann aufgeteilt werden in die Komponenten:

- Datenerfassung
- Datenmanagemnt
- Datendarstellung
- Datenanalyse
- Dateninterpretation
- Datenpräsentation

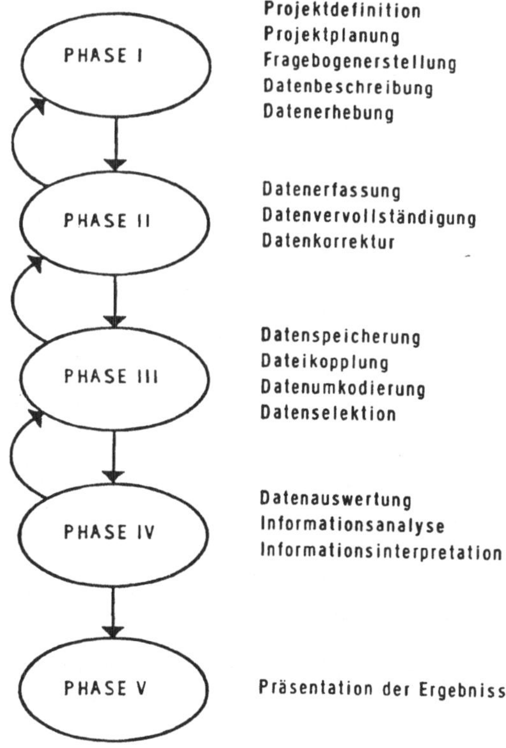

Abb.1:Phasenmodell

Alle diese Elemente können in Prozeduren der Analyse von Systemen, z.B. bei einem Health Interview Survey, gefunden werden. Der normale Top - Down - Approach von Phase I bis zu Phase V ist in Abbildung 1 dargestellt. Er hat eine Reihe von unvorhersagbaren Rekursionen und Rücksprüngen. Das in dieser Abbildung gewählte Modell ist durchaus auch für Health Record Surveys anwendbar, die in der Regel von Krankenhaus - Informationssystemen repräsentiert werden (nähere Definition hierzu siehe bei Schach /7/).

Die Phase I in allen Arten von Informationssystemen legt die Basis für die weitere Entwicklung. In Studien beginnt hier die Planung des Inhalts im Detail und des zeitlichen Verlaufs. Ergebnis ist der Fragebogen inclusive der Datenbeschreibung und ein Netzplan der einzelnen Aktivitäten, die in den nächsten Phasen ablaufen sollen.

Die Phasen II und III sind mit der konventionellen Datenverarbeitung vergleichbar oder entsprechen dieser. In mehreren Durchläufen werden die Daten erfaßt, geprüft und nötigenfalls ergänzt oder korrigiert, in der gleichen Art und Weise wie es z.B. in Systemen zur Befunderfassung geschieht.

Die Phasen IV und V sind ergebnisorientiert. In einem durchschnittlichen Forschungsprojekt oder in der Mehrzahl der Projekte sind diese Teile mehrfach vorhanden. Sie benutzen oft die gleiche Datenbasis, wenn auch vielleicht jeder nur einen ausgewählten Subset für die statistische Analyse benötigt.

Die Anforderungen an die Datenhaltung in den unterschiedlichen Phasen stellt die Abbildung 2 dar. Auf dieser Basis sollen zwei unterschiedliche Ansätze zur Verbindung von Datenbank und Statistik dargestellt werden. Um auf Daten in Datenbanken zugreifen zu können, müssen Datenbank - Managementsystem (DMBS) - orientierte Module zur Verfügung gestellt werden, in denen z.B. sich die Navigationslogik in hierarchischen Datenbanken widerspiegelt. Die meisten Statistikpakete sind als ein Set von Programmen entwickelt, die im Batchmode laufen, eine flache Datenstruktur benötigen und eingeschränkte Möglichkeiten der Da-

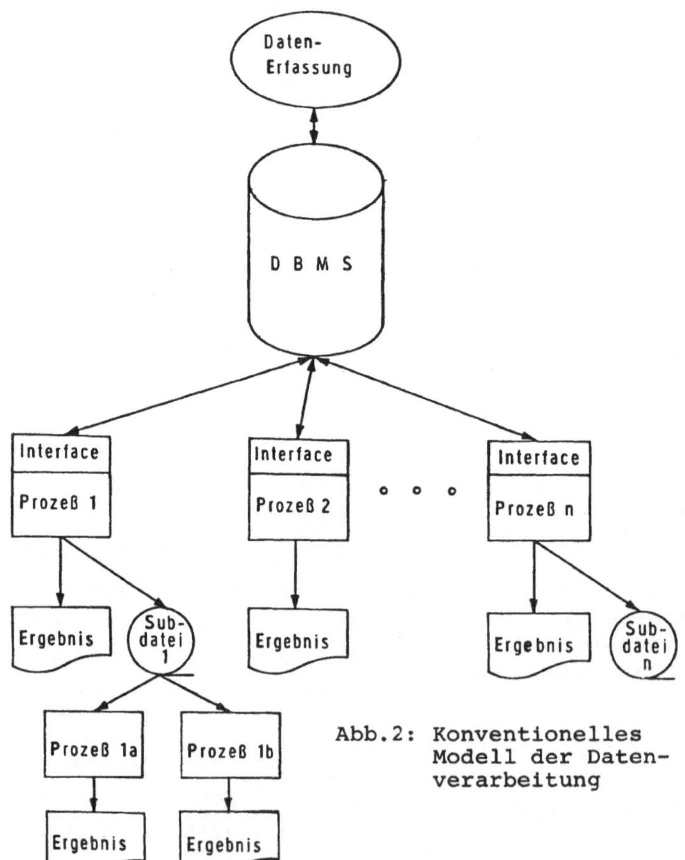

Abb.2: Konventionelles Modell der Datenverarbeitung

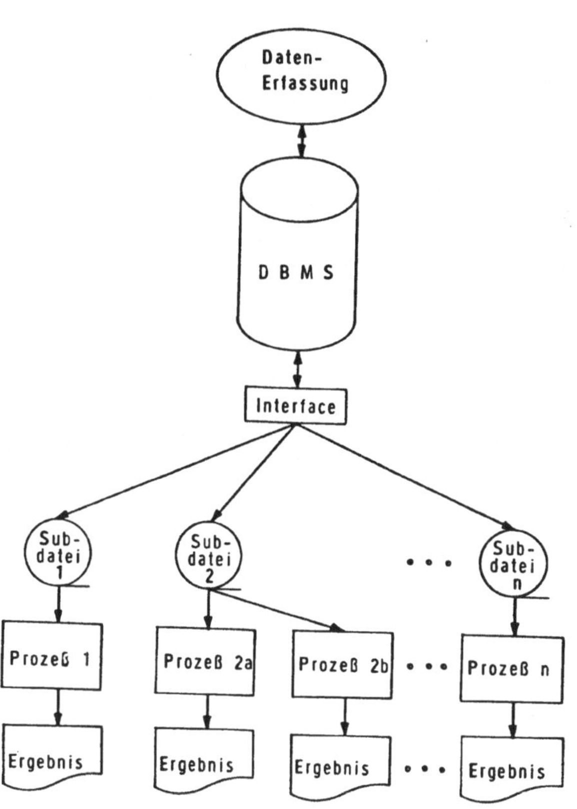

Abb.3: Modell Datenverarbeitung mit
zentralem Interface

tenselektion und Datenmanipulation haben, auch wenn das in dieser Einrichtung eingesetzte DBMS dies vorsieht und umfangreiche Möglichkeiten bietet. Dies liegt in der Regel daran, daß die statistischen Programmpakete eine eigene Datenhaltung haben und es nicht vorsehen, daß von ihnen ein autonomes DBMS bedient wird.

Die Abbildung 3 zeigt die Art und Weise, wo bei konventioneller Programmierung ein Interface zwischen Datenbanken und verschiedenen Anwendungsprogrammen angesiedelt ist und jedes Programm ein eigenes Interface hat. Anwendungsprogramm kann in diesem Zusammenhang ein einfaches Statistikprogramm oder ein Programmsystem sein.
Die Verwendung von mächtigen Werkzeugen wie interaktiven Abfragesprachen und Data Dictionaries ist unmöglich oder stark erschwert.

Um die Basis für weitere Auswertungen und Analysen auf dem gleichen Stand der Daten zu ermöglichen ist es üblich "Schnappschüsse" zu bestimmten Zeitpunkten bei sich verändernden Datenbeständen zu machen.
Die Erfahrung zeigt, daß Forscher, die statistische Programme benutzen, mehrere Analysen auf dem gleichen Datenbestand mit schnellem sequentiellen Zugriff auf alle Fälle durchführen.

Für diese Art der Verarbeitung sind einige Datenbanksysteme nicht unbedingt optimal ausgerüstet, bzw. die Datenbankstruktur sieht es nicht vor. Dies führt in der Regel zur Erstellung von Zwischenbändern, die dann den Schnappschuß darstellen. Bei der zweiten Problemlösung (Abb.4) werden diese Umstände berücksichtigt. Aber der größte Unterschied liegt in der Isolation von Datenbank - Management und Statistical Computing. Zwischen beiden existieren lediglich Transformationsregeln, welche die Überführung der Daten vom Datenbankstatus zu dem statistisch orientierten Status beschreiben.

Charakteristik von und Anforderungen an Datenhaltung in Statistik-orientierten Projekten	
Phase II und III	Phase IV und V
viele Benutzer	Einzelbenutzer
Zugriff auf einzelne Fälle	Zugriff auf alle Fälle
hohe Update-Rate	nur lesender Zugriff
komplexe Datenstruktur (organisationsorientiert)	flache Datenstruktur (statistikorientiert)
flexible Umstrukturierung	feste Datenstrukturen
dynamische Daten	statische Daten

Abb.4: Charakteristiken der einzelnen Phasen

Bei dieser Lösung hat der Benutzer die volle Unterstützung des DBMS ohne jede Einschränkung. Insbesondere kann, sofern vorhanden, die Datenbank - Query - Language zusammen mit dem Data Dictionary benutzt werden, um

- Daten zu selektieren
- Daten zu transformieren (verschlüsseln und entschlüsseln)
- zusätzliche Daten zu erfassen oder zu generieren.

Eine Kopie von Teilen oder der gesamten Datenbank wird auf eine sequentielle Datei übertragen unter Berücksichtigung der Anforderungen, der Sicht des Benutzers (User View) und der weiteren Verarbeitung. Dabei ist die Frage des Schnappschusses und damit der Synchronisation der Daten und ihrer Statistiken in der Lösung enthalten.

In dieser Darstellung ist lediglich der Datenfluß dargestellt, nicht jedoch der Weg des Benutzers durch das System. Es gibt für den Einstieg des Benutzers zum Auswertungszeitpunkt zwei Möglichkeiten:
- von der Datenbank kommend mit Eingabe der notwendigen Steuerdaten für DB und Statistik oder Sprung in die Statistikumgebung
- von der Statistik kommend mit Sprung in die Datenbankumgebung und Rücksprung in die Statistik oder, wenn schon Daten in der Statistikumgebung vorhanden sind, ein Verbleiben in dieser Umgebung.
Beide Wege sind praktikabel, stellen aber je nach Implementation unterschiedliche Anforderungen an die Qualifikation der Benutzer.

Ausgewählte Lösung

Ausgehend von einem komfortablen DB-System - ADABAS - und einer mächtigen Abfragesprache (NATURAL), die eigentlich ein komplettes Programmiersystem darstellt mit Editor, Compiler, Programmverwaltung, Maskenverwaltung und Integration eines Data Dictionaries, lag es auf der Hand, den ersten von den beiden oben genannten Wegen zu benutzen. In einem Ansatz noch während der Probeinstallation wurde eine Schnittstelle in NATURAL eingebaut, die es ermöglichte, mit einem einzigen WRITE-Befehl unter Angabe der Feldnamen aus der Datenbank eine sequentielle Datei zu erzeugen, die den Spezifikationen eines Systemfiles des BMDP entspricht. Die weitere Verarbeitung geschieht dann in der Statistikumgebung durch Einsatz der Programme des BMDP - Systems, also ganz konventionell.

Der Vorteil des Verfahrens liegt in der Verwendung aller Funktionen des DBMS einschließlich Query Language und Data Dictionary und dadurch

- Einfachheit der Extraktion
- volle Unterstützung bei Selektion der Daten
- volle Schutzmechanismen des DBMS
- Integration des Verfahrens in das Gesamtsystem
- Einheitliche Vergabe der Variablen-Namen

Die weitere Entwicklung ist durch zwei Umstände gekennzeichnet:

- Hinwendung des MEDIS-Instituts zum Statistical Analysis System (SAS), sodaß das Schwergewicht nicht mehr auf BMDP liegt. Ein weitere Verwendung der Schnittstelle ist allerdings möglich, da SAS BMDP-Systemfiles lesen und verarbeiten kann.
- Forderung der amerikanischen ADABAS - Benutzer nach Implementation einer Schnittstelle nach SAS und voraussichtliche Bereitstellung bis Ende des Jahres 1982.

Daraus folgte, daß an dieser Schnittstelle nicht gearbeitet wird bis Spezifikationen des Herstellers vorliegen.

Der nächste Schritt war die Verbesserung der Einstiegsmöglichkeit für Datenbankbenutzer. Hiermit ist folgender Benutzerkreis gemeint:

- Tätigkeit vorwiegend in der Datenbankumgebung,
- Einfache Anforderung an Statistik und Grafik
- wenig Kenntnisse des Statistikpaketes (in diesem Fall SAS) einschließlich der Grafikmöglichkeiten.

Diesem Kreis soll die Möglichkeit gegeben werden, in einfacher Menütechnik seine Anforderungen an die Statistik zu spezifizieren.

Zur Zeit geschieht der Ablauf in zwei Schritten:

1. Erstellung der Datenbasis durch einfache NATURAL-Statements, z.B. FIND mit Qualifikationen, die die Daten erfüllen müssen,

und WRITE zur Erstellung einer Zwischendatei mit Angabe der
   Variablennamen.

2. Selektion in Menütechnik der statistischen Prozeduren, einschließlich von Erklärungsbildschirmen bei Eingabe eines Frage-
   zeichens in den entsprechenden Menü-Items. Realisiert sind Aus-
   wahl-Bildschirme zu den SAS-Prozeduren MEANS, FREQuency, COR-
   Relation, RANK und UNIVARIATE, dazu Printer-Grafik: CHART PLOT
   und PRINT.

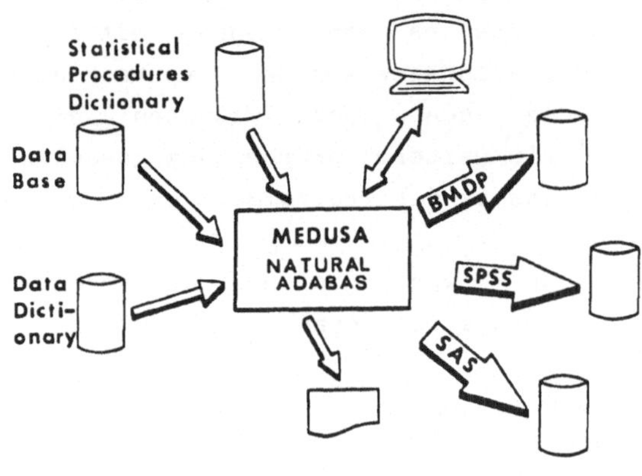

In den nächsten Schritten ist vorgesehen, dem Benutzer weitere Gebiete der Statistik und vor allen Dingen der Grafik zu erschließen. Dabei ist es auch wichtig, komplette Auswertungsstrategien formulieren und speichern zu können; denn die Erfahrung zeigt, daß häufig Auswertungen mit anderen Parametern für das Statistikpaket wiederholt werden. Schließlich

Abb.5: Übersicht MEDUSA

ist die Zusammenführung aller Komponenten in dem System MEDUSA (Menu - Driven - User oriented Interface for Statistical Applications) (Abb.5) vorgesehen.

Schlußbetrachtung

Der Einsatz von Datenbank - Management - Systemen hat im weiten Bereich der Anwendung von Methoden der Informatik in der Medizin zu Änderungen in den Konzepten geführt. In diesem Beitrag sind die Kriterien und Einsatzarten dargestellt worden und es sollte gezeigt werden, daß auch im Bereich von Surveys, ein elementarer Bestandteil epidemiologischer Studien, ein wichtiges Einsatzgebiet für Datenbanksysteme liegt. Die Vorteile und Möglichkeiten sind dabei nicht auf die Schnittstelle zu den verschiedenen statistischen und grafischen Auswertungssystemen beschränkt, sondern sind schon in der Planungs- und Erfassungsphase vorhanden. Der Einsatz eines datenbankgestützten und integrierten System Dictionary /1/ mit den Komponenten Data Dictionary, Schlüsselsystem und Funktionsbeschreibung erleichtert die Durchführung in allen Phasen. Die Arbeiten auf diesem Gebiet haben begonnen und teilweise schon zu erfreulichen Ergebnissen geführt. Insgesamt soll der beschrittene Weg dem Benutzer eine bessere Übersicht über sein Projekt und einen leichten Zugang zu der Verarbeitung seiner Daten geben. Damit verbunden ist eine Qualitätsverbesserung bei der Durchführung von Studien, die auch zur Verbesserung der Qualität der Studien führen sollte.

<u>Literatur:</u>

/1/ ENGELBRECHT, R., TIMM, J.: SYSTEM DICTIONARY - ein Weg zu mehr Infomation, Adlassnig, K.-P., Dorda, W., Grabner, G.,in: Medizinische Informatik, R. Oldenbourg, Wien - München 1981, S.200 - 206

/2/ GOTHIER,W., ECKER,F., SELLMAIR,P.: In: Implementation of an Inquiry Language for a Medical Data Bank System, MEDINFO 74 North-Holland 1974, S. 309 - 312

/3/ HAUX, R.: Einige Bemerkungen zur Frage: Soll man zur Speicherung hierarchischer Datenstrukturen ein Datenbanksystem mit hierarchischem Datenmodell verwenden?, Statistical Software Newsletter, Vol.7, 2, 1981, S. 58 - 63

/4/ ROBINDON, B.N.: SIR - Scientific Information Retrieval, Statistical Software Newsletter, Vol.7, 1, 1981, S. 25 - 28

/5/ LEECE, J., PARKER, F.: Use and Misuse of SPSS, Software Vol.8, 1979, S. 301 - 311

/6/ LEMON, J.S., KNOWLES, J.S.: Data management facilities, In: statistical packages, Proceedings COMPSTAT 80, Physica-Verlag, 1980, S. 108 - 114

/7/ SCHACH, E., Reichertz,P.L., Schwarz,B.: Gesundheitssysteme und Informationssysteme, In: Informationssysteme in der medizinischen Versorgung, Schattauer Verlag Stuttgart-New York, 1978, S.363 - 370

/8/ SCHNEIDER, B.: Statistical Packages for the Analysis of Clinical Studies, MEDINFO 80 (Lindberg, Kaihara eds), North-Holland Publishing Company, 1980, S. 1011 - 1013

/.9/ SUND, M.: Anmerkung eines Statistikers zur Nützlichkeit von Datenbanksystemen für wissenschaftliche Daten, Statistical Software Newsletter, Vol.7, 1, 1981, S.10 - 13

Erfahrungen mit der Verwaltung und Analyse von Krankenscheindaten mit SIR/DBMS

Helmut Wilke
Freie Universität Berlin
Zentralinstitut für Sozialwissenschaftliche Forschung
Babelsberger Straße 14-16
D-1000 Berlin 31

Einleitung

Die Erfahrungen, über die im folgenden berichtet werden soll, entstammen dem Projekt "Ausländische Schwangere - Vorsorge, Diagnosen und Therapie am Beispiel der Versicherten einer Ortskrankenkasse". Ziel des Projektes war die Analyse der ambulanten ärztlichen Vorsorge in der Schwangerschaft von ausländischen und deutschen Frauen in Berlin. Das Projekt lief vom November 1980 bis zum Dezember 1981 und wurde von der VW-Stiftung finanziert. Dem Projekt gehörten Mitarbeiter der Freien Universität Berlin, des Bundesgesundheitsamtes sowie der Fachhochschule für Sozialarbeit an. Trotz der nur 13-monatigen Laufzeit dieses Projektes konnte es inzwischen erfolgreich abgeschlossen werden; ein umfangreicher Endbericht liegt vor.

Die Daten

Dem Projekt standen Daten der Versicherten der AOK Berlin zur Verfügung, und zwar:

- sämtliche Mutterschaftsvorsorgscheine von 1975 und 1976 (es handelt sich dabei um 18.555 Frauen)

- Diagnosen und Leistungen (erfaßt von den Krankenscheinen eines Quartals)

- die für die Schwangeren verordneten Medikamente (ein Quartal)

Als ein zentrales Problem erwies sich im Projektverlauf die Handhabung dieser Daten. Hierbei stellte einerseits die schiere Menge an Information besondere Anforderungen (zu Projektbeginn ca. 180.000 Lochkarten), als noch problematischer erwies jedoch die komplexe Struktur, die den Daten unterliegt.

Der gesamte Datenbestand läßt sich als zusammengesetzt aus mindestens fünf Dateien verschiedenen Typs verstehen. Folgende Dateien lassen sich dabei identifizieren:

1. Stammdaten der Schwangeren
   Diese Datei enthält auf 18.855 Records (ein Record je schwangere Frau) relevante Variablen zu den Schwangeren, insbesondere ihr Geburtsdatum, Nationalität, Wohnbezirk, Typ des behandelnden Arztes sowie das voraussichtliche und/oder tatsächliche Entbindungsdatum des Kindes. Diese Informationen wurde den Mutterschaftsvorsorgescheinen entnommen.

2. Vorsorgeleistungen
   Diese Datei enthält 196.301 Records (dies ist zugleich die Gesamtzahl der von uns erfaßten ärztlichen Vorsorgeleistungen. Jeder Record dieses Typs enthält die Nummer der erbrachten Vorsorgeleistung sowie eine Identifikation der Schwangeren und den Besuchstermin beim Arzt, an dem diese Leistung erbracht wurde. Die Identifikation erlaubt prinzipiell eine Zuordnung der Vorsorgeleistungen zu den dazugehörigen Stamm-

daten.

3.   Diagnosen (7.404 Records)

4.   Behandlungen (18.907 Records)

5.   Medikamente (4.270 Records)

Die Dateien vom Typ 3, 4 und 5 haben eine analoge Struktur wie die Datei vom Typ 2; sie lassen sich ebenfalls auf Schwangere beziehen, enthalten jedoch nur Daten von einem Abrechnungsquartal.

<u>Auswertungsaufgaben</u>

Entsprechend dem Projektziel waren verschiedenartige Auswertungsarbeiten mit den vorliegenden Datensätzen durchzuführen. Diese Aufgaben lassen sich unter EDV-Gesichtspunkten drei Gruppen zuordnen:

1.   Auswertungen auf der Basis einer Datei
2.   Auswertungen unter Zugriff auf mehrere Dateien
3.   Bildung abgeleiteter Maßzahlen aus mehreren Dateien

Es wurden zum Beispiel folgende Auswertungsaufgaben gestellt:

zu 1.

-    Ermittlung der Altersverteilung der Schwangeren getrennt nach Nationalitätsgruppen

-    Häufigkeitsauszählung der Vorsorgeleistungen

Beide Arten von Auswertung sind dadurch charakterisiert, daß sie lediglich den Zugriff auf eine Datei (die Stammdatei beziehungsweise die Vorsorgeleistungen) benötigen.

zu 2.

-    Häufigkeitsauszählung der Vorsorgeleistung getrennt nach der Nationalität der Schwangeren

-    Auszählung der verschriebenen Medikamente nach der Woche der Schwangerschaft

Diese Auswertungsaufgaben setzen den Zugriff auf zwei Dateien und die entsprechende Verknüpfung der Information voraus. Die Woche der Schwangerschaft muß aus der Differenz zwischen dem Entbindungsdatum (von der Stammdatei) und dem Datum des Arztkontaktes (von der Medikamentendatei) errechnet werden.

zu 3.

-    Ermittlung der Besuchshäufigkeit: Dies stellt die Summe aus sämtlichen Arztkontakten dar.

-    mittlerer Abstand zwischen Arztkontakten: Hierbei muß der Mittelwert von allen Abständen zwischen zwei jeweils aufeinander folgenden Arztkontakten errechnet werden.

-    Termin des Erstkontaktes und seine Verteilung nach Nationalität: Der Erstkontakt ergibt sich aus der Differenz zwischen dem Entbindungstermin und dem Datum des ersten Kontaktes mit einem Arzt. Es war eine Projekthypothese, daß ausländische Schwangere im Durchschnitt relativ später einen Arzt zum ersten Mal aufsuchen.

Diese letztgenannten Auswertungsaufgaben setzen sowohl den Zugriff auf verschiedene Dateien voraus als auch die Berechnung von abgeleiteten Maßzahlen, denen wiederum Daten von verschiedenen Records zu Grunde lagen.

Software

Zur Lösung dieser Auswertungsaufgaben sowie der vorgelagerten Arbeiten zur Bereinigung und Speicherung der Datenmenge wurde ein geeignetes Programmsystem benötigt und gesucht.

Statistische Analysesysteme wie SPSS und BMDP erwiesen sich unmittelbar als völlig unzureichend, da sie nur auf die Handhabung einer rechteckigen Datenmatrix eingestellt sind. Die gleichzeitige Verarbeitung mehrerer Dateien und deren Verknüpfung wird von ihnen nicht ermöglicht. Für Teile der Datenbereinigungsarbeiten konnten wir auf das Programm P-STAT zurückgreifen, das jedoch bei der Verwaltung solch großer Datenmengen letztlich überfordert war. Im Projektverlauf wurden daher die verfügbaren statistischen Analysepakete lediglich für die Durchführung statistischer Modellberechnungen eingesetzt (siehe dazu auch CLARK, 1982).

Als Softwarealternative wurde zu Projektbeginn die Entwicklung eigener Programme erwogen. Es stellte sich jedoch schnell heraus, daß im vorgesehenen Projektzeitraum und den gegebenen finanziellen Restriktionen die Entwicklung eigener Programme in einer höheren Programmiersprache praktisch ausscheidete.

Weiterhin stand uns das Datenbanksystem EDMS der Firma Control Data zur Verfügung. Der Aufbau einer Datenbank mit diesem System erwies sich jedoch als zu aufwendig, da weiterhin umfangreiche, eigene Programmierarbeiten erforderlich gewesen wären. Andererseits standen wichtige Funktionen wie Schnittstellen zu statistischen Programmpaketen und eine befriedigende Datendokumentation damit nicht zur Verfügung. Generell hatten wir den Eindruck, daß beim Design dieses Datenbanksystems wie auch anderer Systeme im kommerziellen Bereich, die Bedürfnisse im wissenschaftlichen Bereich relativ wenig berücksichtigt worden sind. (1)

Als Alternative bot sich das System SIR/DBMS (Scientific Information Retrieval Data Base Management System) an, das von sich beansprucht, ein Datenverwaltungssystem für wissenschaftliche Anwendungen zu sein. (siehe ROBINSON, 1980) Das System stand zu Projektbeginn am Rechenzentrum der Freien Universität Berlin zur Verfügung und wir konnten im Projektverlauf einige Erfahrungen bei seinem Einsatz erwerben. Wir meinen, daß wir damit ein methodisches Nebenziel des Projektes erreichen konnten, nämlich existierende Standardsoftware auf ihre Möglichkeiten zum Einsatz bei diesen und ähnlich gelagerten Fragestellungen hin zu bewerten.

SIR/DBMS

SIR/DBMS stellt ein integriertes System dar, das mit einer SPSS nachempfundenen Kommandosprache gesteuert wird. Kenntnisse einer Programmiersprache sind dabei nicht erforderlich.

---

(1) Die Probleme des Einsatzes kommerzieller Datenbanksysteme zur Verwaltung "Statistischer Datenbanken" wurden kürzlich auf einer eigenen Fachkonferenz behandelt, siehe dazu WONG (1981).

Ein integrierter Teil der SIR/DBMS Datenbank ist die Beschreibung der Daten. Teil dieses Data-Dictionary's können Angaben zum Datenprüfen sein. Folgende Kommandos sind zum Beispiel möglich:

```
VAR RANGES          NATION (1,5)
VALID VALUES        BEZIRK (12,19,33,45)
REJECT REC IF       (COUNT (1) EQ 0)
```

Diese Vereinbarung der zulässigen Werte, Wertebereiche oder logischen Konsistenzen (im dritten Beispiel werden nur Vorsorgerecords akzeptiert, zu denen auch Stammdaten der Patienten vorhanden sind) werden beim Einlesen der Daten aktiviert und bewirken eine Überprüfung der Werte. Jeder Datenfehler wird im Ausdruck gemeldet und der fehlerhafte Record auf eine externe Datei geschrieben. Nach der Korrektur können die Daten den bereits gespeicherten Records hinzugefügt werden.

Datumsvariablen können in jeder beliebigen Form eingelesen werden, wobei sie in jedem Falle auf ihre Zulässigkeit überprüft werden. Sie werden als Integer-Größen intern abgelegt und können zu Berechnungen verwendet werden. Für eine lesbare Ausgabe können sie in verschiedene Druckformate umgewandelt werden.

Die Abbildung auf der folgenden Seite gibt einen Überblick über die gewählte Datenbankstruktur. In dieser Datenbank stehen die Records in einer hierarchischen, das heißt '1 : n'-Beziehung, zueinander. Daten jedes Typs können einzeln verarbeitet werden oder Informationen aus verschiedenen Datensatztypen miteinander verknüpft werden (Aggregation oder Distribution). SIR/DBMS erlaubt auch die Verwaltung von Netzwerkstrukturen.

SIR/DBMS gewährleistet einen automatischen Datenschutz bis herunter auf die Ebene einzelner Variablen, getrennt nach Lese- und Schreibzugriff. Die gesamte Datenbank kann mit einem Kommando auf Band gesichert werden. Eine Änderung der Struktur einer existierenden Datenbank wird von einigen Utilities unterstützt und verursacht keine Probleme.

Die von SIR/DBMS verwendete Datenbanktechnologie erlaubt den direkten Zugriff auf sämtliche gespeicherten Records. Dieses bringt Effiziensvorteile beim Einfügen neuer Datenrecords sowie bei der Datenrückgewinnung, da nur die Records bewegt werden müssen, die auch tatsächlich benötigt werden.

Zur Rückgewinnung der Daten steht eine leistungsfähige Retrievalsprache zur Verfügung. Dabei kann auf die in SIR/DBMS integrierten, statistischen Prozeduren zurückgegriffen werden (Häufigkeitsauszählungen, Deskriptivstatistiken und Streuungsdiagramme). Das folgende Retrieval zeigt zum Beispiel eine Häufigkeitsauszählung der Variablen BEZIRK und NATION:

```
RETRIEVAL
PROCESS CASES ALL
.  PROCESS RECS STAMMD
.  MOVE VARS NATION, BEZIRK
.  PERFORM PROCS
.  END PROCESS RECS
END PROCESS CASES
FREQUENCIES GENERAL=NATION, BEZIRK (100)
```

SIR/DBMS verfügt über einen Report-Generator und in der neuesten Version über eine Prozedur zur Generierung mehrdimensionaler, druckreifer Kreuztabellen. Für weitere statistische Analysen können die Daten als SPSS-, BMDP- oder SAS- Systemfiles herausgeschrieben werden.

Im folgenden Retrieval wird ein SPSS-Systemfile erzeugt, der für jede Schwangere Informationen über ihre Nationalität sowie den durchschnittlichen Abstand zwischen ihren Besuchsterminen beim Arzt enthält:

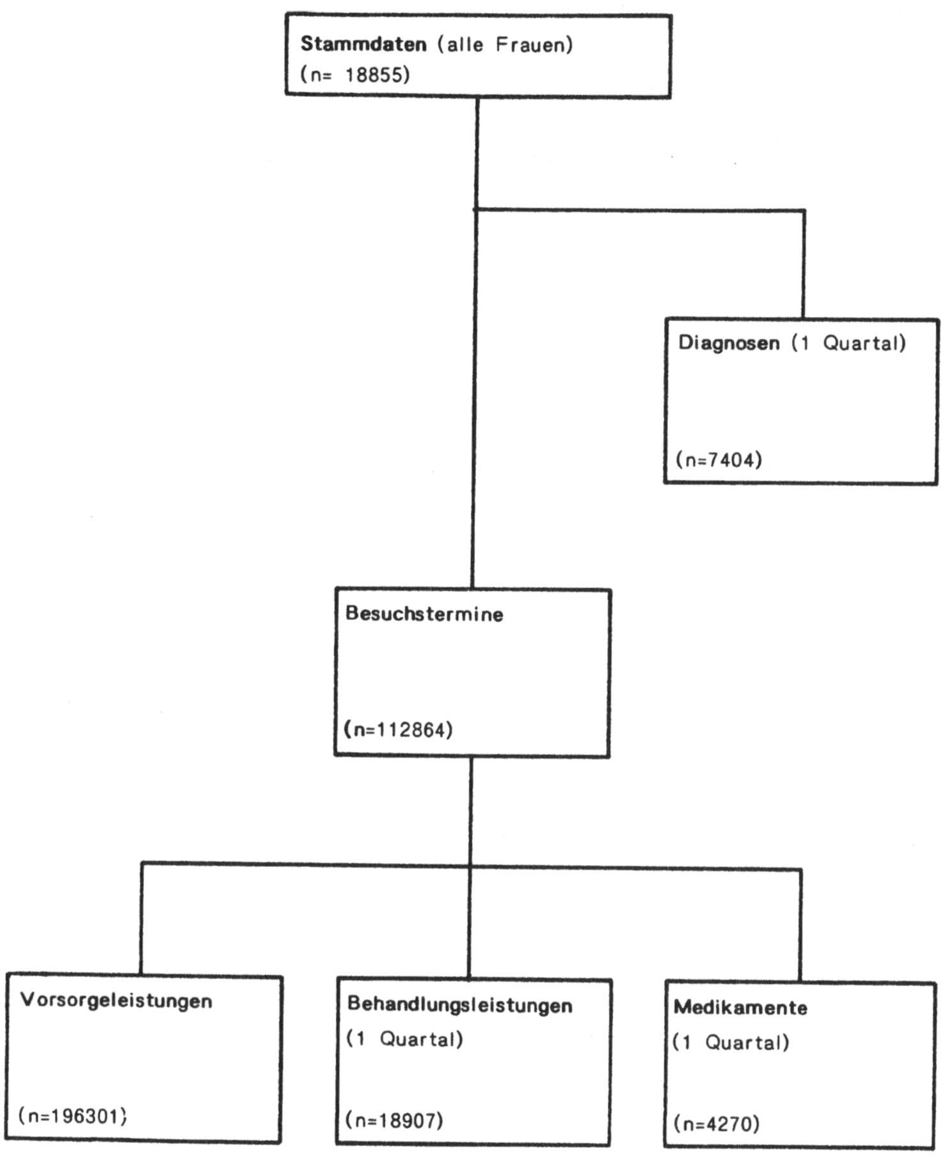

Abb.:   **Struktur der Schwangerschaftsdatenbank**

```
RETRIEVAL
PROCESS CASES ALL
MOVE VARS NATION
SET VORHER (NMISSING)
. PROCESS REC VORSORGE
. COMPUTE ABSTAND = MEANR (DATUM - VORHER)
. COMPUTE VORHER = DATUM
. END PROCESS REC
. PERFORM PROCS
END PROCESS CASES
SPSS SAVE FILE FILENAME = BEISPIEL/
    VARIABLES = NATION, ABSTAND
```

Zusammenfassung

Zur Erfüllung der im Rahmen des Forschungsprojektes "Ausländische Schwangere - Vorsorge, Diagnosen und Therapie am Beispiel der Versicherten einer Ortskrankenkasse" gestellten Anforderungen an die Datenverwaltung wurde von uns erfolgreich das System SIR/DBMS eingesetzt. Es erwies sich sowohl als relativ leicht zu handhaben als auch als flexibel und effizient genug, die Anforderungen der Datenbereinigung und Datenrückgewinnung zu erfüllen. Bei der weiteren Entwicklung von SIR/DBMS wäre insbesondere ein einfaches Einführungshandbuch wünschenswert. Die Retrievalsprache erwies sich zwar als relativ elegant bei komplizierteren Problemen, sie könnte jedoch bei trivialen Abfragen noch weiter vereinfacht werden. Insgesamt konnten die Aufgaben der Datenverwaltung sowie die Auswertungsaufgaben im Rahmen des nur 13-monatigen Projektverlaufs von einer Teilzeitarbeitskraft gut abgewickelt werden.

Literatur

CLARK, S. (1982), A Comparative Assessment of Data Management Software,
in: COMPSTAT 1982, Wien (Physica), S. 167-172

ROBINSON, B. et al. (1980), SIR - Scientific Information Retrieval
User's Manual, Evanston (SIR, Inc.)

WONG, H. (1982) Editor: Proceedings of the First LBL Workshop
on Statistical Database Management, December 2-4, 1981, California

Informationsverarbeitung für klinikübergreifende Tumor-Verlaufsregister

G. Schubert-Fritschle, D. Hölzel, R. Eckel, Ch. Thieme

Aus dem Institut für Med. Informationsverarbeitung, Statistik
und Biomathematik der Ludwig-Maximilians-Universität München
(Vorstand: Prof. Dr. K. Überla)
Marchioninistraße 15, 8000 München 70

Die heute in der BRD arbeitenden Tumorregister sind in ihren Aktivitäten
geprägt von heterogenen Anforderungen ihrer Umwelt und daraus resultierenden methodischen, organisatorischen, rechtlichen und finanziellen
Problemen. Kompromißbereitschaft und langfristige Identifizierung mit
den Gesamtzielen des Registers als Voraussetzung für Kooperation, fehlende Informationswege zwischen den an Diagnose und Therapie Beteiligten, Verunsicherung bezüglich Datenschutz sowie die projektartige, jah-
resweise Finanzierung erschweren erfolgreiches, die Patientenversorgung
unterstützendes Arbeiten.

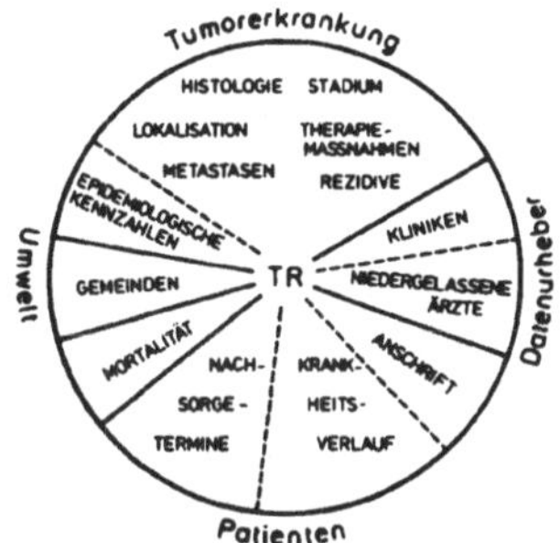

Datenbestandstypen für ein Tumorregister

Abb. 1

Abbildung 1 zeigt neben den, die Erkrankungen beschreibenden medizinischen
Fakten eine Vielzahl von zusätzlichen Informationen, die teils für organisatorische, teils für interpretatorische Zwecke notwendig sind. Die Berücksichtigung der Datenurheber erlaubt gezielt zu informieren und, falls
notwendig, zurückzufragen. Angaben zum Patienten unterstützen das Follow-
up, demographische Kenngrößen sind zur Interpretation der Registerdaten
erforderlich. Die Flächendeckung eines Registers beispielsweise wird durch
die Wohnortverschlüsselung mittels Postleitzahl beurteilbar. Es werden
hierbei die nach Gemeindekennziffern zugänglichen Bevölkerungszahlen auf
die Postleitzahlen abgebildet und so mit den im Register vorhandenen Häufigkeiten in Beziehung gesetzt.

Allein die Informationsverarbeitung, d.h. selektieren - koppeln - aggregieren dieser Datenbestände, deren Aktualisierung und die Bezugnahme auf die Routineverarbeitung des Registers birgt einen nicht zu unterschätzenden Arbeitsaufwand. Neben diesen epidemiologischen, an den Registerzielen orientierten Aufgaben definieren die von den heterogenen Vorstellungen der Datenurheber geprägten Anforderungen und deren termingerechte Bearbeitung die Hauptlast für ein Register.

Aber nicht Schwierigkeiten der maschinellen Datenverarbeitung stehen unseres Erachtens derzeit im Vordergrund, sondern die Lösung von Problemen, die vor und nach der DV-technischen Bearbeitung liegen und durch folgende Sachverhalte entstehen:

- Tumorerkrankungen zählen zu den chronischen Erkrankungen, deren Dokumentation neben Primärbefund und -therapie eine detaillierte Fortschreibung des Krankheitsverlaufs bezüglich Rezidivierung, Metastasierung und zugehöriger Therapie beinhaltet. Hinzu kommt eine minimale, den komplikationslosen Verlauf begleitende Nachsorgedokumentation. Berücksichtigt man die Tatsache, daß diese Ereignisse von verschiedenen medizinischen Versorgungsträgern beobachtet werden, so empfiehlt es sich, Tumorregister als klinikübergreifende Verlaufsregister zu konzipieren.

- Register sind Institutionen, deren Existenz nur durch eine breite Akzeptanz in der Medizin zu sichern ist. Nur die Mitarbeit aller an der Versorgung einzelner Tumorpatienten beteiligten Institutionen ermöglicht den Aufbau eines verläßlichen Verlaufsdatenkörpers.

- Die Definition des Einzugsgebiets eines zentral organisierten, die Datenurheber unterstützenden Registers bereitet Probleme, denn es ist z.B. auf Grund des Rufs einer Klinik erforderlich, auch Patienten zu erfassen, die außerhalb realistischer Registergrenzen wohnen. Insbesondere ist aber die unterschiedliche Versorgungssituation für einzelne Tumorerkrankungen zu berücksichtigen. Für das Mammakarzinom ist das Einzugsgebiet auf Grund der geringen Spezialisierung sehr klein, der hohe Spezialisierungsgrad bei Diagnose und Therapie z.B. des Larynxkarzinoms führt zu einem großen Einzugsgebiet. Deshalb ist die Definition des Einzugsgebiets stets tumorspezifisch zu verstehen. Dies hat den Vorteil, daß auch für seltene Erkrankungen die induktive Basis vergrößert wird.

Die Datenqualität wird dadurch in unterschiedlichem Ausmaß beeinflußt. Flächendeckung und Vollständigkeit sind viel genannte Forderungen und gerne benutzte Maße für den Erfolg eines Registers. Häufigkeiten in einzelnen Postleitgebieten ermöglichen ein schnelles Urteil über epidemiologische Brauchbarkeit, die ebenso wichtige Frage nach Datenqualität bleibt im Hin-

tergrund. Will man neben Inzidenzangaben z.B. die klinisch relevanten,
typischen Krankheitsverläufe herausarbeiten, so ist mit einer Reihe von
Problemen zu rechnen.

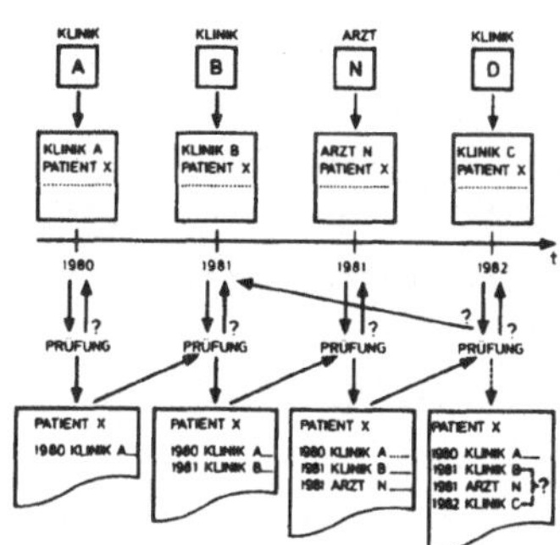

Abb. 2

Abbildung 2 zeigt die Entstehung einer Verlaufsdokumentation für einen
Patienten. Die Prüfung der eingehenden Daten erfolgt jeweils unter Berücksichtigung bereits vorhandener Informationen. Im Erfassungskontext auftre-
tende Fehler können ohne Zeitverlust durch Rückfragen beim Datenurheber
geklärt werden. Schwieriger ist die Bearbeitung von Fehlern im Verlaufs-
kontext. Führt die 1982 eingehende Information aus Klinik D zu inhaltlicher Diskrepanz mit den 1981 erhaltenen Daten aus Klinik B, so muß sich
die Rückfrage an beide Kliniken wenden. Für Klinik B liegt der Sachverhalt
nun ein Jahr zurück, sie ist unter Umständen nicht mehr in die Therapie
bzw. Nachsorge des Patienten involviert, die Akten sind im Archiv verschwunden, der damals zuständige Arzt hat den Arbeitsplatz gewechselt. Wer
soll nun die Anfrage des Registers beantworten? Oder soll das Register die
Daten von Klinik B auf Grund der Informationen aus Klinik D modifizieren?
Solange Verlaufsdokumentation so wenig standardisiert und in ihren minimalen Erfordernissen definiert ist, bleibt für Register die existentielle
Frage nach einem kompetenten, den oft langjährigen Krankheitsverlauf über-
blickenden Ansprechpartner. Dem Hausarzt allein diese Rolle zuzuschreiben
ist vielleicht in ländlichen Gebieten denkbar, als generelle Lösung wird
sie u.a. auf Grund der großen Fluktuation der Patienten eine Fiktion
bleiben.

Die Sicherung der Datenqualität wird somit erschwert durch
1. die verschiedenen Kliniken und Ärzte, die den Patienten in unterschiedlichen Krankheitsstadien betreuen,

2. die zeitliche Verzögerung bis zum Erkennen eines Fehlers
3. die Kontextabhängigkeit der Information (was im einen Zusammenhang
   korrekt ist, kann unter anderen Umständen falsch sein)
   und
4. durch offensichtliche Informationslücken, für die Datenurheber nicht
   zu ermitteln sind.

Hinzu kommt die Hilflosigkeit fast aller Kliniker im Umgang mit gängigen
Dokumentationskonzepten (z.B. TNM, histologische Terminologie usw.) und
die daraus resultierende, unnötig hohe Beobachtervariabilität.

Datenprüfung ist deshalb eine zeitaufwendige, bei jeder neu hinzukommen-
den Information zu wiederholende, medizinisch-inhaltlichen Sachverstand
erfordernde Aufgabe. Sie beseitigt Redundanz, ermöglicht die sinnvolle
Zusammenführung von Daten aus verschiedenen Quellen und versucht Informationslücken aufzuspüren und zu füllen. Die geringe Formalisierbarkeit
und Automatisierbarkeit ist der große Nachteil. Informationsverarbeitung
kann hier durch übersichtliche Aufbereitung vorhandener Daten helfen,
die Beurteilung der inhaltlichen Plausibilität des Gesamtverlaufs wird
zumindest vorläufig Aufgabe sachkundiger Dokumentationskräfte bleiben.

Eine gewisse Bedeutung für die Datenprüfung haben patientenbezogene Ver-
laufsdarstellungen, mit denen die Datenurheber konfrontiert werden. Nehmen diese den zusätzlichen Aufwand der inhaltlichen Bearbeitung und Korrektur auf sich, so ist eine Verbesserung der Datenqualität zu erreichen.
Für den nachsorgenden Arzt kann die übersichtliche Darstellung des Krankheitsverlaufs eine inhaltliche Bereicherung bedeuten, da z.B. durch die
Beiträge Mitbehandelnder mehr Information zur Verfügung steht.

Namenslisten unterstützen die klinikinterne Organisation, Mahnlisten
helfen bei der Komplettierung des Registers und Kasuistiken über Extrem-
fälle halten seltene Ereignisse im Zugriff (Abb. 4).

Betrachtet man den heterogenen Datenbestand eines Tumorregisters, so
wird die Notwendigkeit einer inhaltlichen Gliederung für aggregierte
Darstellungen deutlich. Naheliegende Merkmale hierfür sind Datenurheber
und Tumordiagnose. Abbildung 3 zeigt die entstehenden Untergruppen.
Eine Klinik liefert nur zu bestimmten Tumoren Informationen, dadurch
entstehen nicht besetzte, im Bild schraffierte Felder.

Daten-urheber i / Tumor-Diagnose j	I	II	III	IV	V	VI	VII	Σ i=I,VII
1	I.1		III.1	IV.1		VI.1	VII.1	T.1
2	I.2		III.2	IV.2		VI.2	VII.2	T.2
3		II.3	III.3	IV.3	V.3		VII.3	T.3
4	I.4	II.4	III.4	IV.4	V.4	VI.4	VII.4	T.4
5	I.5	II.5			V.5	VI.5	VII.5	T.5
6	I.6	II.6			V.6	VI.6		T.6
Σ j=1,6	A I.	A II.	A III.	A IV.	A V.	A VI.	A VII.	A Gesamt

Aggregationsstufen für die Informationsaufbereitung

i.j = nach Datenurheber i und Tumordiagnose j
T.j = nach Tumordiagnose j
Ai. = nach Datenurheber i

Abb. 3

I.1 beschreibt das klinik- und tumorspezifische Teilregister, das sind
die von einem Urheber gemeldeten Fälle zu einer Tumordiagnose. T.1 ist
die bis auf die nur dem Datenurheber zugänglichen Daten genauso aufge-
baute Darstellung aller an Tumor 1 erkrankten Patienten im Register und
damit ein tumorspezifisches Register. A I dagegen beschreibt ein Klinik-
register, denn es erfaßt alle, vom Urheber I gemeldeten Patienten, die
Strukturgleichheit dieser Aufbereitung mit A Gesamt macht eine Beurteilung seines Beitrags zum gesamten Register möglich. Diese formale
Strukturierung darf nicht über den inhaltlichen Aufwand der Defintion
der tumorspezifischen Aufbereitungen und die dafür notwendige Kommuni-
kationsbereitschaft unter den beteiligten Ärzten hinwegtäuschen. Die
weitgehende Spezialisierung in Diagnostik und Therapie führt zu einer
Vielzahl von Ansprechpartnern, die Fluktuation der Ärzte ist groß. Es
ist schwierig, Kontinuität garantierende Organisationsformen zu etablie-
ren, die innerhalb der Kliniken die Dokumentation tragen und kliniküber-
greifend außerhalb des Registers zusammenarbeiten. Solche tumorspezifische Arbeitsgruppen sind an sich Voraussetzung für die inhaltliche Erarbeitung von aggregierten Aufbereitungen für die einzelnen Tumorerkrankungen. Ein praktikables Vorgehen liegt hier oft in der Suche nach einem
interessierten Arzt, der einen Entwurf für die Beschreibung eines tumorspezifischen Registers erarbeitet und damit die anderen provoziert und
zur Mitarbeit motiviert.

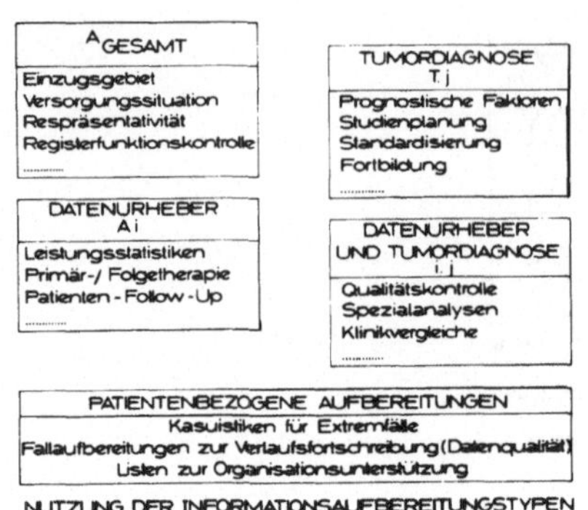

Abb. 4

Das Spektrum der Nutzungsmöglichkeiten für diese Aufbereitungen der Registerdaten zeigt die folgende Abbildung. Notwendige Voraussetzung für jegliche sinnvolle Aggregation sind vollständige Einzelverläufe. Die patientenbezogenen Aufbereitungen dienen hauptsächlich diesem Aspekt.

Auf Klinik- und Tumorebene durchgeführte Qualitätskontrolle und Spezialanalysen können nur als Schritte auf dem Weg zur tumorspezifischen Kooperation gesehen werden.

Für den einzelnen Datenurheber ist die Quantifizierung seiner Arbeit von Interesse, die Relation von Primär- zu Folgetherapie oder das Wissen um den Gesundheitszustand seiner Patienten sind notwendige Fakten zur Beurteilung von Therapieergebnissen.

Interdisziplinäre Zusammenarbeit in Diagnostik und Therapie wird nicht zuletzt durch die Einrichtung von Tumorzentren gefördert und berechtigt zur Hoffnung, daß klinikspezifische, wissenschaftliche Aktivitäten in die Arbeitsgruppen eingebracht werden und schneller zu Ergebnissen, zum Beispiel bezüglich Rezidivierungsverhalten, Metastasierungsmustern oder Häufigkeit von Mehrfachmalignomen führen. Die Definition prognostischer Faktoren, die Planung von Studien, Standardisierung von Diagnostik, Therapie und Nachsorge sowie die Ausrichtung von Fortbildungsveranstaltungen sind Aufgabe solcher tumorspezifischer Arbeitsgruppen.

Der höchste Grad der Aggregierung und die geringste Differenzierung finden sich in der gesamten Beschreibung des Registers. Sie ermöglicht zum Beispiel die Darstellung des Einzugsgebiets, die Aufwandsabschätzung für Nachsorgemaßnahmen, oder die Beurteilung der Repräsentativität des Registers.

Informationsverarbeitung ermöglicht die Datenpräsentation in beliebiger Differenzierung. Vorteile, wie die Verbesserung des Informationsflusses oder die Möglichkeit der Aggregation unter Berücksichtigung beliebiger und beliebig vieler Kovariablen darf nicht über die Gefahren hinwegtäuschen. Nur die inhaltlich bedarfs- und zeitgerechte Bereitstellung von Information nützt bei der klinischen Arbeit. Aggregierte Darstellungen tendieren in ihrer formal einwandfreien Tabellenform zur Kaschierung von Unvollständigkeiten. Manche in Statistik oder DV geläufige Darstellung bedarf der ausführlichen Erklärung. Die technische Machbarkeit führt leicht zur inhaltlichen Überforderung der Ärzte. Unverständnis oder Rückzug ist dann eine verständliche Reaktion.

Die hard- und softwaremäßigen Voraussetzungen zur Realisierung einer zentralen Informationsverarbeitung sind unseres Erachtens von sekundärer Bedeutung und sicherlich überall gegeben. Die Grenzen sind in den beschränkten Möglichkeiten der Sicherung der Datenintegrität, dem sich verändernden diagnostischen und therapeutischen Bezugssystem und der daraus resultierenden Degenerierung des Bestehenden zu 'Historical Controls' zu sehen. Eine Überbetonung dieser Unzulänglichkeiten geht aber von einer falschen Betrachtung eines Tumorregisters aus, dessen elementarer Baustein, das tumor- und klinikspezifische Register, als Kristallisationskern zu betrachten ist und dessen Wirkung langfristig in der intensiven und tumorspezifischen Kooperation der Versorgungsträger liegt.

AUFBAU EINES REGIONALEN TUMORREGISTERS
- ERFAHRUNGEN EINES PILOTPROJEKTES
Joachim Dudeck und Hans Schwinn
Institut für Medizinische Informatik der
Justus-Liebig-Universität Gießen

ZUSAMMENFASSUNG

In Zusammenarbeit mit den pathologisch-anatomischen Instituten des Tumorzentrums Marburg-Gießen wurde im IMI der JLU Gießen ein regionales Krebsinzidenzregister aufgebaut. Trotz geringer, durch datenschutzrechtliche Bedenken verursachte Lücken konnte bereits im ersten Jahr eine Erfassungsrate von nahezu 80 % erreicht werden. Die Verabschiedung eines für die Weiterführung des Registers notwendigen Landesgesetzes scheiterte jedoch insbesondere am Widerstand der ärztlichen Standesvertretungen, so daß ein erfolgversprechender Ansatz zur Überwindung der in der Bundesrepublik immer noch bestehenden Lücken in der Krebsepidemiologie wieder abgebrochen werden mußte.

Die Bedeutung umweltbedingter Faktoren bei der Entstehung von Krebserkrankungen ist in den vergangenen Jahren zunehmend bewußt geworden. Neben bereits seit langem bekannten Carcinogenen wie Tabakrauch, Teer, wurden weitere Substanzen entdeckt, die bei längerer Exposition die Wahrscheinlichkeit der Entstehung von Krebserkrankungen erhöhen. Auf die Spur dieser Substanzen haben immer wieder Beobachtungen unerwarteter Häufungen von Krebserkrankungen bei bestimmten Berufs- und Bevölkerungsgruppen geführt.

Um diese Aufgabe der Gesundheitsvorsorge nicht dem Zufall zu überlassen, wurde in den vergangenen Jahren der Aufbau von bevölkerungsbezogenen Krebsinzidenzregistern überall in der Welt forciert. Inzwischen sind weit über 100 derartige Register entstanden, die in der International Association of Cancer Registries (IACR) zusammengeschlossen sind und deren weltweite Ergebnisse bereits in der vierten Auflage vorliegen /1/-/4/.

Krebsinzidenzregister haben die Aufgabe, die Rate der Neuerkrankungen, die Inzidenz, in einer definierten Region zu bestimmen und die Entwicklung zeitlicher oder örtlicher Trends zu beobachten. Sie sind von Nachsorgeregistern zu unterscheiden, die nicht bevölkerungsbezogen, sondern klinik- und behandlungsbezogen sind und die insbesondere die klinische und ambulante Nachbehandlung unterstützen sollen.

Krebsinzidenzregister sind durchaus keine Entwicklungen des Computerzeitalters, wie dies in den Diskussionen der vergangenen Monate häufig behauptet wurde /5/. Die ältesten Register wurden bereits vor einem halben Jahrhundert in Hamburg (1927) und in Connecticut (1935) gegründet. Das Hamburger Register entstand primär aus der Krebsnachsorge. Der Schwerpunkt liegt aber heute bei der Bestimmung von Inzidenzwerten.

Die Bundesrepublik ist trotz des frühen Beginns in Hamburg in dieser Entwicklung weitgehend Stiefkind geblieben. Lediglich im Saarland konnte 1966 ein weiteres Register eingerichtet werden, dessen Arbeit nach einer kurzen Unterbrechung wegen datenschutzrechtlicher Probleme inzwischen auch durch eine gesetzliche Regelung abgesichert wurde. Kleinere Register existieren in Württemberg /6/ und Nordbaden /7/.

Auf Beschluß des Hessischen Landtags wurde der Hessische Sozialminister 1979 beauftragt, eine Pilotstudie zur Einrichtung eines Krebsinzidenzregisters in Hessen durchzuführen. Als Region wurde der Bereich des in der Entwicklung am weitesten fortgeschrittenen Tumorzentrums Marburg-Gießen ausgewählt. Es zeigte sich, daß von den dazugehörigen Institutionen unser Institut die günstigsten Voraussetzungen für den Aufbau eines bevölkerungsbezogenen Registers bot, so daß wir vom Hessischen Sozialminister mit der Durchführung der Pilotstudie beauftragt wurden.

Der Beginn der Studie setzte zunächst die Klärung der datenschutzrechtlichen Probleme voraus. Nach allen vorliegenden internationalen Erfahrungen kann aus zwei Gründen auf die Speicherung personenbezogener Daten in Inzidenzregistern nicht verzichtet werden. Nur bei Kenntnis der Identität des Patienten läßt sich die Mehrfacherfassung eines Patienten vermeiden, die für die Bestimmung von Inzidenzwerten mit hoher Sicherheit ausgeschlossen werden muß. Weiterhin können viele der für die Aufhellung von Krebsursachen notwendigen Studien nur dann durchgeführt werden, wenn dem Register die Identität der Patienten bekannt ist.

Nach den Bestimmungen des Bundes- und des Hessischen Datenschutzgesetzes ist die Übermittlung personenbezogener Daten nur mit Zustimmung
des Betroffenen oder nach Regelung per Gesetz oder Rechtsverordnung
gestattet. Eine gesetzliche Regelung war kurzfristig nicht zu erreichen. Die Einholung der Einwilligung der Patienten wurde in der speziellen Situation der Krebserkrankung als nicht immer möglich angesehen,
insbesondere, da die Befundberichte der pathologisch-anatomischen Institute der Region Nordhessen die primären Datenquellen sein sollten.
Nach mehreren, eingehenden Erörterungen der durch diese Situation gegebenen datenschutzrechtlichen Probleme erhielten wir vom Hessischen
Datenschutzbeauftragten eine Ausnahmegenehmigung zur Sammlung personenbezogener Daten innerhalb der Pilotstudie bis Ende 1981. Bis zu
diesem Zeitpunkt sollte dann eine gesetzliche Regelung gefunden werden. Die Genehmigung war an die Bedingung geknüpft, daß die personenbezogenen Daten nur zur Erkennung und zum Ausschluß von Doppelmeldun-
gen verwendet werden dürfen. Anderweitige Verwendungen personenbezogener Daten waren in der Pilotphase nicht erlaubt.

Unter maßgeblicher Unterstützung der Pathologischen Institute der Uni-
versitäten Marburg (Prof. Thomas) und Gießen (Prof. Kracht) erklärten
sich die zum Tumorzentrum Marburg-Gießen gehörenden Pathologen bereit,
einen Durchschlag der Befundberichte von Krebsfällen an das Register
zu übersenden. Zwei der jedoch nur kleinere Bereiche betreuenden Pathologen zogen ihre anfängliche Zusage wegen der nicht vollständig ge-
klärten datenschutzrechtlichen Problematik später wieder zurück, so
daß bei der Erfassung kleinere regionale Lücken verblieben.

Die Überlassung dieser Berichte bildete die wesentliche Grundlage für
den Aufbau und die Führung des Krebsinzidenzregisters, da die pathologisch-anatomischen Tumordiagnosen letztlich die Basis der klinischen
Diagnostik bilden. Die pathologischen Befundberichte enthalten aber in
der Regel keine oder nur unzureichende Angaben über das klinische Aus-
breitungsstadium. Weiterhin fehlen Angaben zum Verlauf und zu den als
notwendig angesehenen Angaben zur sozialen und beruflichen Anamnese.
In der zweiten Phase des Pilotprojektes war deshalb die Einbeziehung
der Kliniken über spezielle Erfassungsbögen vorgesehen.

Die Aufarbeitung und Codierung der Befundberichte nach der ICD-O erfolgte in den pathologisch-anatomischen Instituten Marburg und Gießen
sowie an unserem Institut. Datenerfassung und Speicherung wurden ausschließlich in unserem Institut durchgeführt.

Die Erfassung der Befunde wurde in Gießen im Oktober 1980, an den anderen Stellen Anfang 1981 bzw. in einer Prosektur im Juli 1981 begonnen und bis Ende 1981 fortgeführt. Insgesamt gingen 11785 Meldungen ein, die sich auf ca. 8850 Fälle bezogen. Von diesen gehörten ca. 7780 Fälle, d.h. 88 % zur betrachteten Region. Nach den im Saarland und Hamburg erhaltenen altersstandardisierten Daten waren in der Bevölkerung von Nordhessen ca. 8700 Krebsfälle zu erwarten. Allein durch die Meldungen der pathologischen Institute wurden deshalb bereits während des Pilotprojektes ca. 90 % der zu erwartenden Krebsfälle erfaßt. Diese Erfassungsrate ist in Anbetracht der dargestellten Einschränkungen überraschend hoch. Bei der Bewertung muß berücksichtigt werden, daß in den Zahlen des ersten Jahres zwangsläufig auch Patienten enthalten sind, die bereits in vorangehenden Jahren erkrankt waren, die aber im ersten Jahr der Registertätigkeit ebenfalls als Neuerkrankung gemeldet wurden. Die Größe dieses Anteils wird derzeit ermittelt. Es ist anzunehmen, daß die tatsächliche Erfassungsrate bei etwa 80 % liegt.

Die Daten wurden mit dem Klartexterfassungssystem KLAUKON/MINDOK /8/ gespeichert. Neben den ICD-O-Codes wurden die pathologisch-anatomischen Diagnosen im Klartext erfaßt, so daß eine Qualitätskontrolle der Codierung jederzeit möglich und die Voraussetzungen für die Anwendung von Klartext-Verfahren (AGK-Thesaurus) sowie für spätere Überarbeitungen der Codes gegeben waren. Durch die Anwendung der in KLAUKON verfolgten Erfassungsstrategie war eine fehlerfreie Erfassung der Texte gewährleistet.

Unter Verwendung des Datenbanksystems PEDMS (INFODAS, Köln) wurde eine Datenbank aufgebaut, die die Aufnahme der in Tab. 1 zusammengestellten, im Entwurf des Hessischen Krebsregistergesetzes explizit aufgeführten Daten vorsah. Zur Erhöhung des Schutzes vor Mißbrauch der personenbezogenen Daten wurde eine Trennung zwischen personenbezogenen und Registerdaten eingeführt. Der Wohnort des Patienten wurde nicht bei den personenbezogenen Daten, sondern zusammen mit den Registerdaten gespeichert, da er dort für die Bestimmung der regionalen Inzidenzen benötigt wird. Beide Dateien wurden mit unterschiedlichen Verfahren verschlüsselt. Ein Mißbrauch der personenbezogenen Daten wäre deshalb nur über die Zusammenführung beider Dateien nach Brechung der unterschiedlichen Verschlüsselungen möglich gewesen. Die eigentlichen Registerdaten, die für einen wesentlichen Teil der vom Register auszuführenden Routinearbeiten ausreichen, konnten durch diese Aufteilung anonym geführt werden.

1. Den Meldenden.
2. Angaben über die persönlichen Verhältnisse der betroffenen
   Patienten:
   a) Vorname, Familienname, früherer Name,
   b) Anschrift (ohne Wohnort),
   c) Geburtsdatum,
   d) Einwilligung oder Unterrichtung nach § 3,
   e) Arbeitgeber.
3. Sonstige Angaben persönlicher Verhältnisse:
   a) Wohnort,
   b) Staatsangehörigkeit,
   c) Geschlecht,
   d) Alter,
   e) derzeitiger Beruf und am längsten ausgeführte
      Berufstätigkeit,
   f) Sterbedatum.
4. Medizinische Angaben:
   a) Tumordiagnose,
   b) Datum dieser Tumordiagnose,
   c) Lokalisation des Tumors,
   d) histologische Tumordiagnose,
   e) Anlaß der Erfassung,
   f) früheres Tumorleiden, ggf. Bezeichnung,
   g) Grad der Tumorausbreitung,
   h) Todesursache.

Tab. 1: Datensatz des Hessischen Krebsregistergesetz-Entwurfs. Die Daten unter 1, 3 und 4 wurden anonym als Registerdaten, die Daten unter 2 als personenbezogene Daten getrennt gespeichert
und unterschiedlich verschlüsselt.

Die Öffentlichkeit wurde über Beiträge in den Tageszeitungen ausführlich über die Arbeit des Registers informiert. Auch auf einen weitver-
breiteten Artikel mit der provozierenden Überschrift "Im Gießener Register stehen bereits 4000 Namen" kamen keine negativen Reaktionen, so
daß anzunehmen ist, daß die Bevölkerung der Arbeit von Krebsregistern
zumindest tolerierend gegenübersteht.

Die weiteren Bemühungen galten nun der Verabschiedung eines Krebsregistergesetzes, um eine juristisch einwandfreie Basis für die Arbeit des Registers zu erreichen. Vom Arbeitskreis Epidemiologie der Arbeitsgruppe Prävention der großen Krebskonferenz war 1981 ein Krebsregister-Gesetzentwurf erarbeitet worden, auf dessen Basis der Hessische Sozialminister einen Gesetzentwurf vorlegte.

Dieser Gesetzentwurf sah ein Melderecht der Ärzte vor (§ 3). Der Patient sollte über die Meldung informiert werden, soweit dadurch keine gesundheitlichen Schäden zu erwarten waren. Weiterhin wurde der maximal zu erfassende Datensatz gemäß Tab. 1 explizit definiert und die Weitergabe und Freigabe anonymisierter und personenbezogener Daten sowie die Durchführung von Studien unter Verwendung von Registerdaten geregelt. Anfragen an das Register sowie die Befragung von Patienten sollten nur über den behandelnden Arzt erfolgen.

Die Hessische Landesärztekammer sowie einige ärztliche Standesorganisationen, wie Hartmannbund, Marburger Bund, lehnten den Gesetzentwurf ab, wobei insbesondere die fehlende Einwilligung des Patienten als unzumutbare Belastung des Arzt-Patienten-Verhältnisses angesehen wurde. In der von den Standesorganisationen gegebenen Begründung /9/ wurde jedoch deutlich, daß die ablehnende Haltung maßgeblich durch eine allgemeine Registerfurcht bedingt war. Es wurde befürchtet, daß die durch ein Krebsregistergesetz gegebene "Privilegierung" der Krebsepidemiologie zur Einführung allgemeiner, die ärztliche Tätigkeit allmählich vollständig überwachende Register führen könnte. Dies erklärt auch, warum Hinweise auf vorliegende nationale und internationale Erfahrungen, die bei vergleichbaren Lösungen keinerlei Anhaltspunkte für eine Beeinträchtigung des Arzt-Patienten-Verhältnisses erkennen lassen, völlig ignoriert wurden. Eine gleichzeitig in der medizinischen Sekundärpresse laufende, vorwiegend emotional und mit wenig Bemühen um Sachlichkeit geführte Diskussion um die Einführung von Krebsregistern verunsicherte die Parlamentarier zusätzlich. Auch eine nach einer Anhörung im Hessischen Landtag vorgenommene Modifikation des § 3 des Hessischen Krebsregistergesetzes (Tab. 2) wurde weder von der Ärztekammer noch von den das Registergesetz ablehnenden Parlamentsfraktionen akzeptiert, so daß das Gesetz in der laufenden Legislaturperiode nicht mehr verabschiedet werden konnte. Damit war die notwendige rechtliche Basis der Registerarbeit nicht mehr gegeben. Die Sammlung von Daten mußte mit Ablauf des Jahres 1981 abgebrochen werden. Der Aufbau eines weiteren Inzidenzregisters in der Bundesrepublik war da-

(1) Ärzte und Zahnärzte sind berechtigt, dem Krebsregister die in § 4
genannten Angaben zu machen. Die Meldung bedarf der Einwilligung
des Patienten. Diese Einwilligung umfaßt das Einverständnis des
Patienten zu einer Übermittlung der Daten nach § 8. Der Patient
ist darauf hinzuweisen.

(2) Ohne Einwilligung des Patienten kann ausnahmsweise die Meldung erfolgen, wenn dem Patienten dadurch, daß ihm die Art seiner Erkrankung bekannt wird, gesundheitliche Nachteile entstehen können.

(3) Ärzte, die feingewebliche oder labortechnische Untersuchungen im
Zusammenhang mit Krebserkrankungen vornehmen, sind berechtigt,
auch ohne Einwilligung des Patienten dem Krebsregister die in § 4
genannten Angaben zu machen. In diesem Falle ist der Patient durch
den behandelnden Arzt über die Meldung innerhalb von 8 Wochen zu
unterrichten, soweit ihm nicht dadurch, daß ihm die Art seiner Erkrankung bekannt wird, gesundheitliche Nachteile entstehen könnten. Widerspricht der Patient innerhalb von 2 Wochen nach der Unterrichtung, so sind die von ihm beim Krebsregister gespeicherten
Daten zu vernichten.

Tab. 2: § 3 der Neufassung des Hessischen Krebsregistergesetz-Entwurfs

mit am Widerstand der ärztlichen Standesorganisationen zunächst ge-
scheitert. Insbesondere der Abbruch der Datensammlung ist zu bedauern,
da Inzidenzregister erst nach mehrjährigen Datensammlungen für die
Krebsursachenforschung Bedeutung gewinnen.

Die Krebsepidemiologie hat in der Krebsursachenforschung international
zunehmend an Bedeutung gewonnen. Auf dem diesjährigen internationalen
Krebskongreß in Seattle kamen nahezu 10 % der über 4 000 Vorträge und
Poster aus dem Bereich der Epidemiologie. Durch die fehlende Möglichkeit zur Datensammlung bleibt die Bundesrepublik weiterhin von diesem
Forschungsbereich nahezu ausgeschlossen. Darüber hinaus können ggf.
bedrohliche Entwicklungen der Krebsinzidenz in einigen Regionen (Tab.
3) wie wir sie auch in der Bundesrepublik haben, weiterhin nur aus der
Mortalitätsstatistik erkannt werden, die diese Veränderungen nur mit
mehrjährigen Verzögerungen anzeigt und die deshalb kaum noch Ansätze
für eine ursachenorientierte Forschung bietet.

	Männer		Frauen	
	1971-78	1979-80	1971-78	1979-80
Bösartige Neubildungen der Verdauungsorgane Odenwaldkreis	98	128	90	88
Bösartige Neubildungen der Atmungsorgane Kassel Stadt	105	99	73	133

Tab. 3: Auffallende Mortalitätsveränderungen aus der Hessischen Mortalitätsstatistik (relative altersstandardisierte Sterberate
(Land Hessen = 100))

Bei relativ konstanter Mortalität an Dickdarmtumoren in allen anderen
hessischen Regionen kommt es zu einem erheblichen Anstieg in dem ansonsten deutlich unter dem Landesdurchschnitt liegenden Odenwaldkreis.
In der Stadt Kassel hat sich die Mortalität an Bronchialtumoren bei
Frauen in den Jahren 79/80 nahezu verdoppelt.

Angesichts solcher Entwicklungen ist zu erwarten, daß nach Abklingen
der emotional aufgeheizten Atmosphäre erneut eine sachliche Diskussion
um die Belange der Krebsepidemiologie geführt werden kann, so daß auch
in der Bundesrepublik vertretbare und den internationalen Ansprüchen
gerecht werdende Lösungen erreicht werden können.

LITERATUR

/1/ Cancer Incidence in Five Continents. Vol. I. Doll, R.; Payne, P.;
Waterhouse, J. (Eds.). Berlin, Heidelberg, New York (1966).
/2/ Cancer Incidence in Five Continents. Vol. II. Doll, R.; Muir, C.;
Waterhouse, J. (Eds.). Berlin, Heidelberg, New York (1970).
/3/ Cancer Incidence in Five Continents. Vol. III. Waterhouse, J.;
Muir, C.; Correa, P.; Powell, J. (Eds.) Lyon (1976).
/4/ Cancer Incidence in Five Continents. Vol. IV. Lyon (1982).
/5/ Schaefer, O.P.: Wird die Krebsforschung durch ärztliche Schweige-
pflicht behindert? In: Hessisches Ärzteblatt 5 (1982), 389-392.
/6/ Neumann, G.: Krebsfrüherkennung und Krebsregister. In: Z. Allg.
Med. 52 (1976), 832-836.
/7/ Kayser, K.; Burkhardt, H.U.; Jacob, W.: Das Pathoanatomische
Regionale Krebsregister Nordbaden. In: Fortschr. Med. 37 (1978),
1831-1836.
/8/ Schneider, W.; Dittrich, R.; Dudeck; J.; Sager, W.; Wendt, P.:
Intelligentes System zur Texterfassung mit Fehlerkontrolle:
KLAUKON, Informatik-Spektrum 4 (1981), 164-174.
/9/ Hessischer Landtag. Stenographischer Bericht, 9. Sitzung der
Arbeitsgruppe Datenverarbeitung (öffentliche Anhörung) 3. Mai
1982, Wiesbaden 1982.

Probleme der Massendatenhaltung bei einer epidemiologischen Studie zur kardiologischen Präventivdiagnostik

E. Glück, J. Michaelis

Institut für Medizinische Statistik und Dokumentation
der Universität Mainz
Langenbeckstr. 1, 6500 Mainz

Zusammenfassung:

Es wird der methodische Ansatz des datenverarbeitungstechnischen Teils einer epidemiologischen Großstudie vorgestellt. Die Zielsetzungen und wichtigsten Merkmale der Studie werden kurz dargestellt. Weiterhin werden die praktischen Randbedingungen für die Durchführung des Projektes beschrieben. Das Konzept und die Realisierung der Datenspeicherung und des Retrievals werden ausführlich dargestellt und diskutiert. Praktische Erfahrungen aus dem bisherigen Verlauf der Studie schließen diesen Beitrag ab.

1. Datenquelle:

Das Forschungsprojekt Kardiologische Präventivdiagnostik, gefördert vom BMFT, Projekt HKP 303, ist eine Kohortenstudie mit folgenden Zielen:

- Evaluation verschiedener EKG-Programme in der Screening-Situation
- Entwicklung diagostischer und prognostischer Algorithmen zur Früherkennung koronarer Herzerkrankungen

Die an der Studie teilnehmenden ca. 7200 Personen werden zum Teil jährlich, zum Teil halbjährlich in einem Zeitraum von zunächst 4 Jahren untersucht. Bei jedem Untersuchungstermin werden klassische Risikofaktoren wie Blutdruck, Rauchgewohnheiten, Cholesterinwert usw. erfaßt. Diese Daten werden auf einem Erhebungsbogen festgehalten. Außerdem werden von jedem Studienteilnehmer ein Standard-EKG und ein Vektor-EKG (FRANK) aufgenommen. Bei einigen Teilnehmern werden zusätzlich zwei Nachbelastungs-EKG (Standard) aufgenommen. Alle Untersuchungen werden im Rahmen von arbeitsmedizinischen Vorsorgeuntersuchungen durchgeführt. Unsere fünf verschiedenen Aufnahmeorte befinden sich deshalb innerhalb betriebsärztlicher Dienststellen der Deutschen Lufthansa AG (Hamburg)

der Deutschen Lufthansa AG (Frankfurt)

der Universität Mainz (2 Aufnahmestellen)

der Firma Hoechst AG (Frankfurt).

Die Zwischenspeicherung der EKG/VKG-Daten erfolgt auf Digitalkassetten in komprimiertem Format (Registrierung pro Ableitung und Ableitungstyp 10 sec., mit einer Digitalisierungsfrequenz von 250 Hz). Die folgende Tabelle 1 gibt einen Überblick über das erwartete Datenvolumen. Unter Auswerteergebnisse sind hier die Ergebnisvektoren der EKG/VKG- Auswerteprogramme BONNER I (1972), BONNER II (1976), PIPBERGER (AVA 3.6), MARQUETTE ("Minimuse"), SICARD, HANNOVER EKG-System, HANNOVER VKG-System zusammengefaßt.

	pro Untersuchungstermin u. Teilnehmer	Datensätze in 4 Jahren	Gesamt
EKG-Rohdaten + aufbereitete EKG-Rohdaten	120 KByte	49.500	5940 MByte
VKG-Rohdaten + aufbereitete VKG-Rohdaten	30 KByte	27.500	825 MByte
Auswerteergebnisse *) EKG	3 KByte	49.500	148 MByte
Auswerteergebnisse *) VKG	3 KByte	27.500	82 MByte
Erhobene und Befundungs-Daten	1 KByte	49.500	49 MByte

Stand Ende August 1982:

ca. 55 % der erwarteten Daten sind erfaßt und durch mindestens 2 Auswerteprogramme ausgewertet

*) nur 4 Auswerteprogramme berücksichtigt

Tabelle 1: Erwarteter Datenumfang

2. Randbedingungen

Die Randbedingungen, unter denen das Forschungsprojekt läuft, bestimmen wesentlich den methodischen Ansatz. Sie schränken den Handlungsspielraum bei der Projektplanung auf verschiedenen Ebenen ein. Die drei wesentlichen Randbedingungen und ihre Konsequenzen sind:

- Die Datenquellen des Projekts sind eingebettet in schon bestehende, d.h. organisatorisch festgelegte Untersuchungsreihen bei betriebsärztlichen Einrichtungen. Das bedingt, daß sowohl die Bereitstellung der Teilnehmerdaten als auch die Rückführung der automatisch erzeugten Auswerteergebnisse den örtlichen Gegebenheiten angepaßt sein muß. Insbesondere muß die Rückmeldung - soweit vereinbart - mit geringstmöglichem Zeitverzug geschehen.

- Die strukturell und inhaltlich verschiedenen Teilaufgaben der Datenverarbeitung werden auf verschiedenen Rechnern in verschiedenen Rechenzentren erledigt. Einerseits ist dadurch eine Modularisierung der DV-Aufgaben vorgeprägt. Andererseits bereitet diese Dezentralisierung erheblichen technischen Aufwand bezüglich des Datenaustausches zwischen den einzelnen Rechenzentren.

- Das Handhaben der anfallenden Massendaten in verschiedenen Bearbeitungszuständen und verschiedenen Aktualitätsgraden erfordert ein Zugriffssystem, das durch ein kommerzielles oder wissenschaftlich orientiertes Datenbanksystem allein nicht abgedeckt werden kann.

3. Methodischer Ansatz

Der methodische Ansatz berücksichtigt folgende Forderungen, die aus der Sicht der Projektplanung erforderlich sind:

- i. Effektive Speicherungsformen für die verschiedenen Datenarten unter Berücksichtigung verschiedener Randbedingungen
- ii. Recordzusammenführung unter Wahrung der Datenqualität

Der erste Punkt betrifft die Zugriffsart und die Verfügbarkeit. Hier wurde ein 3-Ebenen-Konzept realisiert:

- Einrichten einer zentralen, jederzeit verfügbaren, direkt zugreifbaren Organisationsdatei (Stammdatei)
- Archivierung des Auswerteergebnisses der Befundungs und Bewertungsdaten im Direktzugriff
- Archivierung der Rohdaten und der aufbereiteten Rohdaten auf sequentiellen Datenträgern.

Diese Aufteilung vermeidet das Kumulieren der Daten unter der Verwaltung eines einzigen Zugriffssystems. Ein Zusammenfassen dieser Datenmassen (siehe Tabelle 1) ohne weitere aufwendige Maßnahmen würde unvermeidlich die Leistungsgrenze auch moderner DB-Systeme überschreiten. Einerseits verleitet ein DB-System dazu, möglichst umfassend Datenbestände zu integrieren, andererseits würde durch eine solche Zusammenfassung teuerer Speicherplatz für Daten benötigt werden, deren größerer Teil sehr selten benötigt wird (Rohdaten). Auch würde in einem solchen Fall der völligen Integration diese mit unzulänglichen Antwortzeiten erkauft werden, die in keinem sinnvollen Verhältnis zum Nutzen stehen.
Bezüglich des Zugriffkomforts haben wir uns für folgende Lösung entschieden:

- Einrichten eines einfachen aber autonomen Verweissystems auf die Stammdatei sichert die Unabhängigkeit von einem kommerziellen DB-System
- Einsatz eines kommerziellen DB-Systems zum Zwecke der Vorbereitung statistischer Auswertungen.

Beide Zugriffssysteme werden parallel eingesetzt. Das erste wird hauptsächlich von Programmen zur Recordzusammenführung angesprochen.

Der zweite Teil des methodischen Ansatzes umfaßt die Logik der Recordzusammenführung. Im Laufe der Datenverarbeitung im Projekt müssen drei verschiedene Datenströme, die von ein und demselben Teilnehmer stammen, aber verschiedene Bearbeitungswege durchlaufen, zusammengeführt werden (siehe Abb. 1). Diese Zusammenführung muß gewährleisten, daß keine Records falsch zugeordnet werden. Die Qualität der zusammengeführten Daten wird durch folgende Maßnahmen gesichert:

- Fehlerentdeckung/Fehlerkorrektur
- Auflösen falscher Zuordnungen (Identifikationsfehler IF)

- Berichtigen der Recordzahl/Fall (Reihenfolgefehler RF)
- Berücksichtigung von Kombinationen aus IF und RF

- Bereitstellen definierter Zugriffspfade
  - Behandlung nicht korrigierter Datenbestände
  - Organisatorische Maßnahmen zur Sicherung vorbestimmter Dateizugriffe

Eine Fehlerentdeckung ist nur durch Redundanz in den Identifikationsteilen der einzelnen Records möglich. Zu den Identifikationsgrößen, die bei der Datenerfassung verwendet werden (Teilnehmernummer, Registrierdatum, Geburtsdatum, Aufnahmeort, Aufnahmegerätenummer) können allesamt fehlerhaft sein. Diesem Satz von Identifikationsgrößen wird bei Übernahme des Records in das Verarbeitungssystem (z.B. Datenumformatierung) eine automatisch vergebene Eingangsnummer zugefügt. Werden nun bei der Recordzusammenführung diese einzelnen Identifikationsgrößen mit denen eines möglichen Partnerrecords verglichen, so können auf diese Weise Identifikationsfehler und deren Kombinationen entdeckt werden. Bezieht man in einem weiteren Schritt die Eingangsnummer mit in eine entsprechende Prüfroutine ein, so können Reihenfolgefehler und deren Kombinationen entdeckt werden.
Die so entdeckten Fehler werden manuell korrigiert und über dieselben Prüfroutinen der Stammdatei zugeführt.
Die Bereitstellung definierter Zugriffspfade erfolgt dadurch, daß über entsprechende Programme nur über bestimmte Identifikationsgrößen auf die Daten zugegriffen werden kann. So wird z.B. auf alle unkorrigierten Datenbestände nur über die Eingangsnummer zugegriffen, da die Zuordnung

Identifikationsgrößen - Eingangsnummer - Datenteil

eines Records durch die Prüfalgorithmen (s.o.) richtiggestellt wurde.

4. Praktische Erfahrungen

Bei der Planung des Projektes wurden Erfahrungswerte aus einem früheren Forschungsprojekt zur Elektrokardiographie mit einbezogen. Aufbauend darauf konnte insbesondere der Ablauf des Datenaustausches mit den Aufnahmestellen effektiv gestaltet werden.

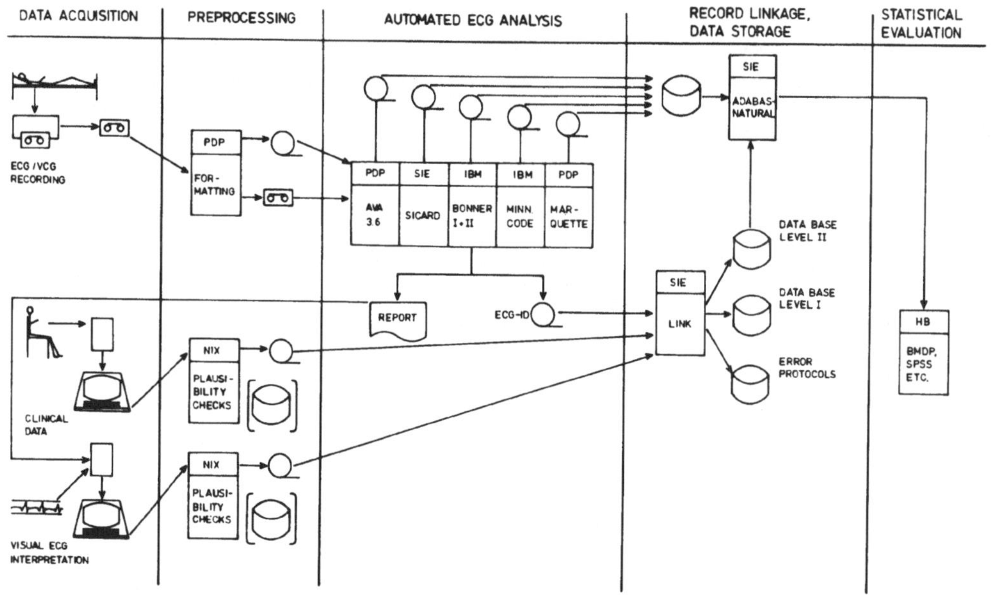

Abb. 1: Grobstruktur des Datenflusses

Die Planung des Projektes wurde in Anlehnung an das TOP-DOWN-Konzept pragmatisch gestaltet. Durch eine Einteilung des Projekts in Arbeitsmodule wurde eine detaillierte Schnittstellendefinition ermöglicht. Diese blieb während des seitherigen Ablaufs unverändert und ist eine feste Größe im Hinblick auf weitere Entwicklungstätigkeiten. Weiterhin ist sie unerläßlich in Bezug auf die Koordination unter den Projektmitarbeitern und notwendig für die entwicklungsbegleitende Projektdokumentation.

Die Häufigkeit der beim Zusammenführen der verschiedenen Records aufgetretenen Fehler ist in Tabelle 2 dargestellt. Hieraus ist zu ersehen, daß die Fehlerhäufigkeit in den Satzidentifikationen bei den Dokumentationsrecords wesentlich geringer ist.

Der Grund hierfür liegt zum einen darin, daß bei der Aufnahme der Dokumentationsrecords fehlerverhindernde Maßnahmen getroffen werden konnten (z.B. teilweise vorgedruckte Satzidentifikationen, Verwendung von Prüfziffern). Diese konnten jedoch auf Grund des Aufnahmeverfahrens bei den EKG/VKG-Records nur zum Teil angewandt werden.

Fehlerart	EKG/VKG	Dokumentation
===========	=========	===============
Formelle Fehler	1167	118
Link-Fehler	497	119
Falsche Recordzahl	970	7
Summe	2634	244

Tabelle 2: Fehlerhäufigkeiten in den Satzidentifikationen
bezogen auf 7717 Stammrecords

Zum andern sind bestimmte Fehler (die hier unter "Falsche Record-
zahl" zusammengefaßt sind) bei den EKG/VKG-Records derart situa-
tionsbedingt, daß sie i.d.R. von der Qualität des registrierten
EKG/VKG abhängen (d.h. eine nicht gelungene EKG/VKG-Aufnahme wird
wiederholt, ohne daß die mißlungene Aufnahme an Ort und Stelle gelöscht würde).

Die Erkenntnisse über Fehlertypen und Fehlerhäufigkeiten rechtfer-
tigen den hohen Aufwand, der zur Qualitätssicherung in epidemiologischen Studien erforderlich ist. Die Praktikabilität des vorgestellten Konzepts bewährt sich in der täglichen Routinearbeit. Bisher wurden über 30.000 einzelne EKGs und VKS registriert und 52
Zusammenführungsläufe sowie 40 Korrekturläufe durchgeführt (Stand
Anfang September). Durch programminterne Optimierungsschritte wurde
eine Verbesserung der benötigten CPU-Zeit eines Zusammenführungs-
laufs um den Faktor 500 erreicht.

Die Bereitstellung der Daten für statistische Auswertungen erfolgt
derzeit in 3 Schritten. Der erste umfaßt das Bilden und Aufberei-
ten von Teilkollektiven aus der Stammdatei mit Hilfe eines kommerziellen DB-Systems. Der zweite verbindet die somit gewonnenen
Stammdaten mit speziellen zu untersuchenden Merkmalen wie z.B. Meß-

wertdifferenzen aus den EKG/VKG-Auswerteprogrammen. Statistisch ausgewertet werden diese Daten mit speziellen oder allgemeinen Programmen wie z.B. BMDP auf einem anderen Rechner (siehe Abb. 1). Der hier eingeschlagene Weg realisiert derzeit nicht eine direkte Kopplung zwischen Datenhaltungssystem und Auswertesystem. Bisher durchgeführte Untersuchungen zeigen aber, daß dieser Weg eine praktikable Alternative zur direkten Kopplung DB-System/Auswertesystem darstellt. Der modulare Aufbau ermöglicht jedoch auch diese direkte Kopplung für eine spätere Optimierungsphase.

KAPITEL 8

BILD- UND SIGNALVERARBEITUNG

DIE DIGITALE BILDBANK - GRUNDSTEIN FÜR MEDIZINISCHE
BILDINFORMATIONS- UND BILDVERARBEITUNGSSYSTEME

D. Meyer-Ebrecht, R. Grewer, K.-J. Mönnich
Philips GmbH Forschungslaboratorium Hamburg
D-2000 Hamburg 54, Vogt-Koelln-Str. 30, F.R.G.

KURZFASSUNG

Informationsspeicherung ist eine notwendige Grundfunktion für alle
Systeme, die informationsverarbeitende Arbeitsprozesse wirkungsvoll
unterstützen sollen. In bildverarbeitenden Arbeitsbereichen erfordert
die enorme Menge der pro Bild anfallenden Daten den Einsatz neuer
Speichertechnologien. Auf der Basis digital-optischer Plattenspeicher
(DOR) werden Bildmassenspeicher realisierbar, die die heutigen Bild-
archive ersetzen können. Als "Bildbank" werden sie über die Archiv-
funktion hinaus der Kern von dezentralisierten, arbeitsplatzorien-
tierten Bildinformations- und Bildverarbeitungssystemen sein, indem
sie das in den angeschlossenen Bilderzeugungssystemen entstehende
Bildmaterial aufnehmen und den angeschlossenen Bildverarbeitungssystemen arbeitsprozeßgerecht zur Verfügung stellen.

AUSGANGSSITUATION

Bilder spielten schon in prähistorischen Zeiten eine dominante Rolle
in der Informationsvermittlung. Zurückgedrängt wurden sie in ihrer
Bedeutung als Folge der technologischen Entwicklung: Buchdruck, Telefon und schließlich Computer ließen das Bild hinter Wort und Zahl zu-
rücktreten. Wo jedoch - in professionellen Anwendungen - das Bild
nicht durch Wort oder Zahl ersetzt werden kann, wird mit zunehmender
Dringlichkeit nach elektronischen Arbeitshilfen gefragt, wie sie in
Gestalt dezentralisierter Datenverarbeitungssysteme in daten- und
textverarbeitenden Arbeitsbereichen inzwischen Stand der Technik sind.

Als große Hürde stehen einer Übertragung der im traditionellen EDV-
Bereich etablierten Systemkonzepte in den Bildverarbeitungsbereich die
enormen Datenvolumina entgegen. Bilder von photographischer Qualität
- ganz gleich aus welchem Anwendungsbereich - erfordern für ihre digitale Darstellung die Zerlegung in Raster von typischerweise ca.
2000·2000 Bildpunkten mit etwa 8 bit pro Bildpunkt für die Grauwert-
quantisierung, so daß pro Bild Datensätze von einigen zehn Mbit entstehen. In der medizinischen Diagnostik sind zwar heute auch Bilder
weit geringeren Auflösungsvermögens üblich - dies sind all jene
Bilder, die von modernen digitalen Abbildungssystemen wie CT-Scannern

usw. geliefert werden -, jedoch dominieren zahlenmäßig die konventionellen hochauflösenden Röntgenbilder, von denen in einem mittelgroßen Klinikum allein jährlich mehrere hunderttausend hergestellt werden. Das wird angesichts neuerer Entwicklungen von hochauflösenden elektronischen Röntgenbildaufnehmern ("digital radiography") voraussichtlich auch in Zukunft so bleiben. Damit hat die medizinische Diagnostik für die Entwicklung digitaler Bildinformations- und -verarbeitungssysteme bezüglich Bildqualität und -quantität exemplarischen Charakter. Für ein mittleres Klinikum repräsentativ ist dies in Tabelle 1 zusammengestellt.

<u>Tabelle 1</u>: Bildproduktion, Datenvolumina

Bildtyp	Datenmatrix	jährl. Produktion Bilder	(1000-Betten-Klinik) Bit
Röntgenbild	$2000^2 \cdot 8$	200.000	$6.5 \cdot 10^{12}$
CT-Bild	$512^2 \cdot 12$	80.000	$2.5 \cdot 10^{11}$
Ultraschall-bild	$512^2 \cdot 4$	100.000	10^{11}
Scintigramm	$256^2 \cdot 6$	80.000	$3 \cdot 10^{10}$
Archivbestand (10 Jahre)		460.000	$7 \cdot 10^{13}$

DAS KONZEPT "BILDBANK"

Drei Grundfunktionen muß ein System besitzen, das das Arbeiten mit Information unterstützt: Informationsverarbeitung, -transport und -speicherung. Die Informationsspeicherung - das "Festhalten" von Information, der "Transport im Zeitbereich", das Verfügbarmachen von Information zu beliebigen Zeitpunkten und über beliebige Zeiträume - ist wohl die grundlegendste dieser drei Funktionen. Angesichts der enormen Datenmengen im Fall der Bildinformationssysteme erscheint das Speichern zunächst auch als das schwierigste Problem. Wohl stehen mit wachsendem technologischen Fortschritt neue, immer kompaktere, preisgünstigere Datenspeicher zur Verfügung. Besondere Aufmerksamkeit gebührt hier der optischen Speichertechnologie, die die Speicherung von mehr als 10^{10} bit auf einer einzigen schallplattengroßen Speicherplatte ermöglicht [1,2,3] (Bilder 1 und 2) und damit - auch in ökonomisch attraktiver Weise - den Schlüssel zu digitalen Bildarchiven der geforderten Größe darstellt. Das Konzept "digitale Bild-

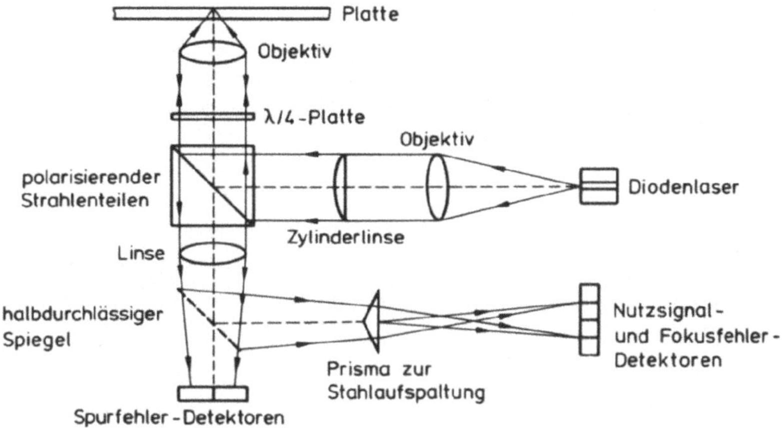

Bild 1: Schematische Darstellung des optischen Systems für das Beschreiben und Lesen von digital-optischen Speicherplatten.

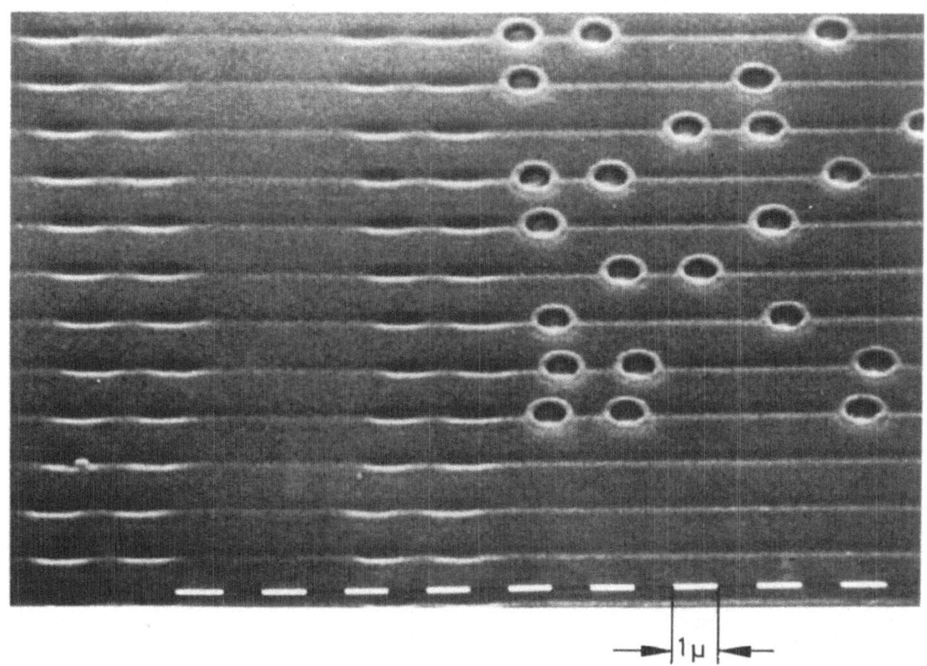

Bild 2: Elektronenmikroskopische Aufnahme der Speicherschicht einer
digital-optischen Speicherplatte: vorgeprägte Führungs-
spuren mit Spur- und Sektoradressköpfen (links), unbe-
schriebene Spuren (rechts unten), beschriebene Spuren
(rechts oben) und Maßstab (unterer Bildrand).

bank", Grundstein eines Informationssystems, das Bildinformation arbeitsprozeßgerecht zu beliebigem Zeitpunkt an den Arbeitsort liefert, stellt jedoch Forderungen an die Datenspeicherung, die einige grundsätzliche Überlegungen nötig machen.

SPEICHERHIERARCHIE

Wichtige Parameter für die Auswahl von Speichermedien sind Speicherkapazität, Speicherzeitraum, Zugriffszeit und Datentransferrate. Eine systematische Zusammenstellung der unterschiedlichen Anforderungen an diese Parameter in den verschiedenen Funktionen eines Bildinformations- und -verarbeitungssystems gibt Tabelle 2 wieder. Die dort vorgenommene Gliederung stellt eine Hierarchie von sechs Speicherebenen dar. Speicherzeitraum, Zugriffs- und Transferzeit sowie Speichervolumen sind hierarchisch gestaffelt in einer Weise, daß die für jede Ebene typischen Parameter mit verfügbaren Speichertechnologien erfüllt werden können. Um eine logisch konsistente Verwaltung des gesamten Speicherraumes zu ermöglichen, werden in die Speicherhierarchie nicht nur die Langzeitspeicherfunktionen, sondern auch die für das Operieren mit Bildern erforderlichen Kurzzeitspeicherfunktionen einbezogen (Ebene I und II), wiewohl diese aus verarbeitungstechnischen Gründen physikalisch nicht dem zentralen Massenspeicher (der eigentlichen "Bildbank"), sondern dezentralisiert dem jeweiligen Arbeitsplatzsystem zugeordnet sind.

Diese Speicherhierarchie durchläuft nun jedes Bild im Regelfall zunächst von oben nach unten. Das von einem Bildsensor gelieferte primäre Bildsignal wird in das Bildregister (Ebene I, Halbleiterspeicher) des Bildaufnahme-Arbeitsplatzsystems eingelesen. (Der Terminus "Bildregister" deutet an, daß dieser Speicher - analog zu den Datenregistern in konventionellen Rechenwerken - eine zentrale Funktion für die Eingabe, Ausgabe und Verarbeitung hat [4].) Bei Bedarf steht ein größerer Arbeitsspeicherbereich (Ebene II, Magnetplatte) bereit, um z. B. Wartezeiten für die Übertragung zur zentralen Bildbank zu überbrücken oder um das Bild für weitere Operationen am Arbeitsplatz zur Verfügung zu halten.

Nach erfolgter Übertragung vom Arbeitsplatzsystem zur zentralen Bildbank wird das Bild dort in einem Pufferspeicherbereich (Ebene III, Magnetplatte) zwischengespeichert, um Synchronisationsprobleme und Verkehrsengpässe zwischen den Übertragungskanälen und den Archivspeichermedien zu umgehen. Von hier aus erfolgt schließlich das Einschreiben auf die nicht löschbare optische Digitalplatte (DOR). Angesichts

Speicherebene	Speicherdauer	Zugriffszeit	Kapazität		Technologie
			Bilder	Byte	
Dezentrale Funktionen (Arbeitsplatzsystem)					
I. Bildregister	1 ... 10 m	30...300 ms	1 ... 10	1 ... 16 MB	MOS dyn. RAM
II. Arbeitsspeicher	0.1 ... 10 h	0.1... 1 s	20 ... 200	80 ... 600 MB	Magnetplatte (fest)
Zentrale Funktionen (Bildbank)					
III. Pufferspeicher (Temporärer Bereich)	$\approx$ 1 d	1 ... 3 s	100 ... 1000	10^8 ... 10^9	Magnetplatten (fest)
IV. Permanentes Archiv - Arbeitsbereich	10 ... 20 d	2 ... 5 s	10^3 ... 10^4	10^9 ... 10^{10}	Optische Platte(n) - auf Laufwerk(en)
V. Permanentes Archiv - aktiver Bereich	1/2... 2 a	$\approx$ 10 s	10^5 ... 10^6	10^{11} ... 10^{12}	Optische Platten - in 1-D "juke box"
VI. Permanentes Archiv - Altbestand	5 ... 30 a	30...100 s	$\rightarrow 10^7$	$\rightarrow 10^{13}$	Optische Platten - in 2-D "juke box"

Tabelle 2: Speicherhierarchie

der oben angegebenen Datenvolumina werden für den Aufbau eines kompletten Bildarchivs mehrere tausend optische Platten, die jeweils ca.
$1,6 \cdot 10^{10}$ bit speichern können, benötigt. (Dabei ist bereits vorausgesetzt, daß durch Anwendung von Datenkompressionstechniken [5] das Datenvolumen nicht unerheblich eingeschränkt werden kann; gute Chancen
bestehen besonders bei den ohnehin volumenmäßig dominierenden groß-
formatigen Röntgenfilmen.) Für die Lösung des Zugriffsproblems kommt
uns die Zugriffsstatistik entgegen (Bild 3). Sie besagt, daß der Zugriff innerhalb etwa der ersten zwei Archivierungsjahre - solange die
Wahrscheinlichkeit, daß der Patient sich mit demselben Leiden einer
Folgebehandlung unterziehen muß, noch relativ groß ist - häufig ist,
danach jedoch erheblich abklingt. Nicht enthalten ist in heute erhältlichen Statistiken die Zugriffsfrequenz während der ersten Wochen
- der Behandlungsdauer des Patienten -, da heute die Archivierung erst
nach Abschluß der Behandlung beginnt. Sie wird voraussichtlich noch
erheblich höher liegen. Diese Gründe führen zu dem in Tabelle 2 skizzierten Ansatz, das permanente Archiv noch einmal in drei Ebenen aufzuteilen: Den Arbeitsbereich (Ebene IV) bilden einige wenige optische
Platten, die ständig auf Laufwerken im Zugriff sind. Komplett beschriebene Platten werden in ein Plattenwechselmagazin ("juke box")
überführt, das den aktiven Bereich darstellt (Ebene V). Die Platten-
kapazität dieses Magazins wird begrenzt sein müssen, um eine befriedigend kurze Zugriffszeit der Transportmechanik erzielen zu können.

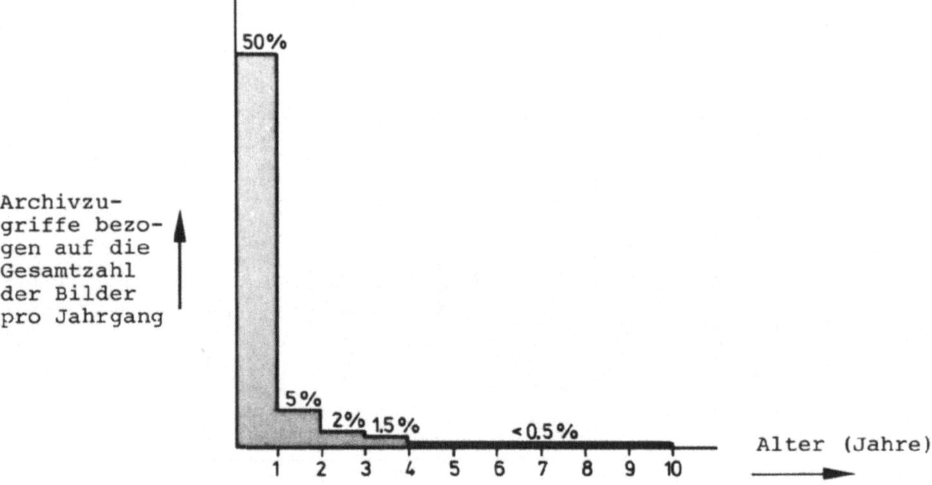

<u>Bild 3</u>: Statistik der Zugriffe auf das Röntgenbildarchiv (Ergebnis
der Auswertung über mehrere mittelgroße Kliniken).

Für den Altbestand (Ebene VI) werden möglicherweise weit größere, zweidimensional und dadurch langsamer arbeitende Plattenwechselmagazine zu einem wirtschaftlich akzeptablen Kompromiß führen.

VIRTUELLES ADRESSIERKONZEPT

Für das Wiederfinden eines gewünschten Bildes ist ein Bildbank-Managementsystem zuständig, über das weiter unten noch zu reden ist. Es ist sicher zweckmäßig, die Bildadresse in diesem Managementsystem jeweils so zu aktualisieren, daß sie auf den Standort des Bildes auf der tiefsten zuletzt erreichten Ebene weist. Nun muß ein Bild nach dem Transfer in eine tiefere Ebene nicht notwendigerweise auf der höheren Ebene sofort gelöscht oder überschrieben werden. Damit bei einem Zugriff in einer solchen Situation der Geschwindigkeitsvorteil genutzt werden kann, indem auf die höchste Ebene, auf der das Bild noch vorhanden ist, zugegriffen wird, wird ein virtuelles Adressierkonzept eingeführt (Bild 4): Gleichzeitig mit der Aktualisierung des Adresseintrags im Managementsystem wird nach einem Transfer eines Bildes auf eine tiefere Ebene der auf allen höheren Ebenen, auf denen das Bild physikalisch noch existent ist, vom Bild eingenommene Speicherraum virtuell mittransferiert. Ein Bild kann damit logisch nur einmal existent sein, obwohl es physikalisch auf mehreren Ebenen gleichzeitig vorhanden ist. Eine entsprechende Verwaltung des Speicherraumes wird auf jeder Ebene individuell vorgenommen.

Das virtuelle Adressierkonzept wird auch wirksam, wenn bei einem Zugriff auf ein Bild in einer tieferen Ebene dieses Bild die Speicherebenenhierarchie von unten nach oben durchläuft. Harmonisch fügt sich in dieses Konzept eine Zugriffstrategie, die vorausschauend bei einem Zugriff auf ein Bild mit diesem verkettete Bilder bereits auf eine höhere Ebene transferiert - soweit Speicher- und Kanalkapazität dies zulassen. Dies ist vor allem nützlich, wenn die Bilder eines Patienten aufgrund wiederholten Klinikaufenthaltes auf mehrere optische Platten verteilt sind.

BILDBANK-MANAGEMENT

Wie schon oben erwähnt wurde, bedarf es zum Auffinden eines gewünschten Bildes eines Bildbank-Managementsystems. Von diesem erwarten wir, daß der Benutzer Bilder nach vielen unterschiedlichen Kriterien - wie Patientenname, Untersuchungsnummer, Untersuchungsdatum, behandelnder Arzt, Befundschlüssel usw. - und deren Verknüpfungen suchen kann. Anstatt nun ein derartiges komfortables Softwaresystem speziell für die

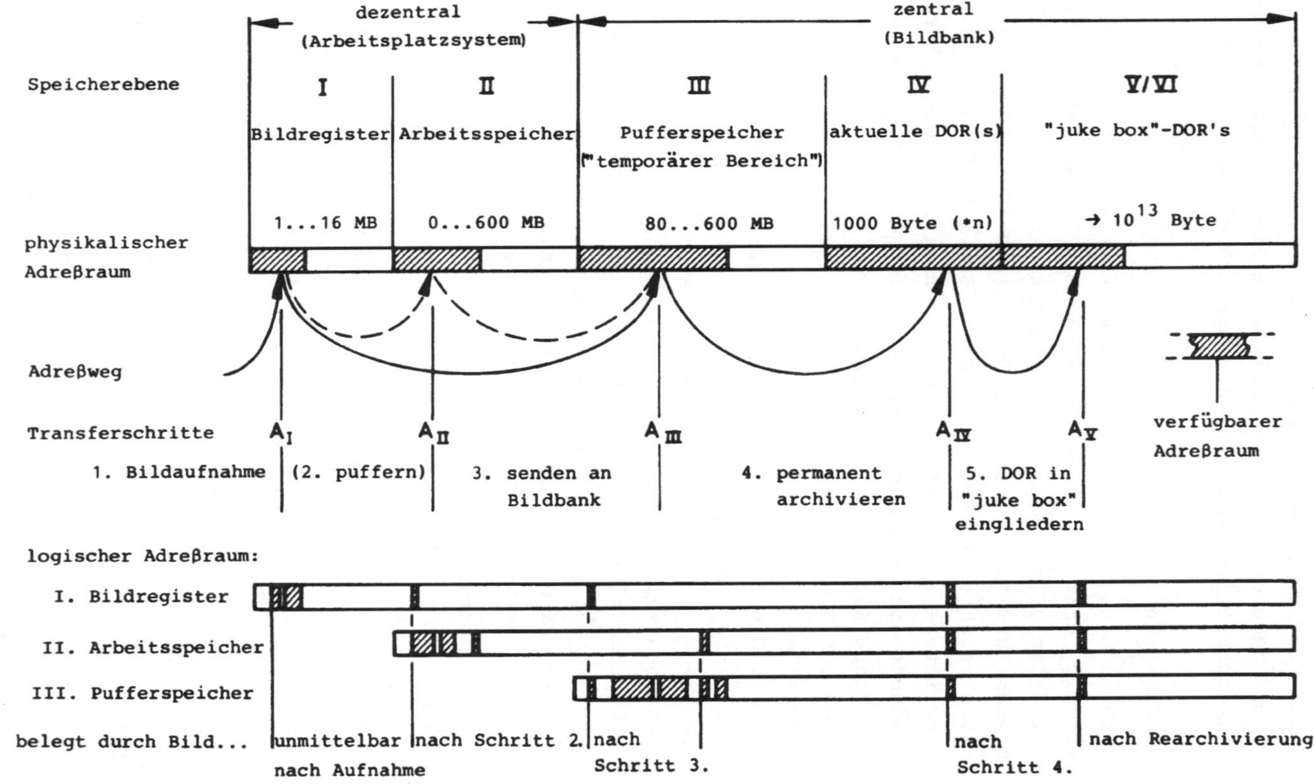

Bild 4: Konsistente Bildadressierung über alle Speicherebenen mit virtueller Adressraumverwaltung auf den oberen Speicherebenen.

Bildbank zu entwickeln, wird sinnvollerweise die Tatsache genutzt,
daß Datenbanksysteme für die Verwaltung von Patienten- und Untersuchungsdaten auf Krankenhaus- oder Abteilungsebene bereits vorhanden
und eingeführt sind [6]. Eine relativ einfache Erweiterung sorgt für
den zusätzlichen Eintrag von Bildverweisen, den jeweils aktualisier-
ten Adressen in der Speicherhierarchie der Bildbank. Obwohl physikalisch und bezüglich seiner Steuerfunktion ein autonomes System, wird
die Bildbank damit in logischer Hinsicht, d. h. aus der Sicht des Benutzers, in die Patientendatenbank integriert.

ARCHITEKTUR DES GESAMTSYSTEMS

Anders stellt sich das Gesamtsystem aus technischer Sicht dar. Besonders in seiner Hardwarestruktur - und infolgedessen auch in der
Softwarestruktur - sind bilddatenbezogene Grundfunktionen, Steuer-
funktionen und Managementfunktionen sauber getrennt (Bild 5). Bei
einer solchen Drei-Schichten-Architektur [7] können Hardware- und
Softwaretechniken spezifisch auf den jeweiligen Daten- oder Funktions-
typ optimiert werden, und gleichzeitig wird trotz hoher Aufgaben-
komplexität ein Maximum an technischer Transparenz und Modularität
erreicht.

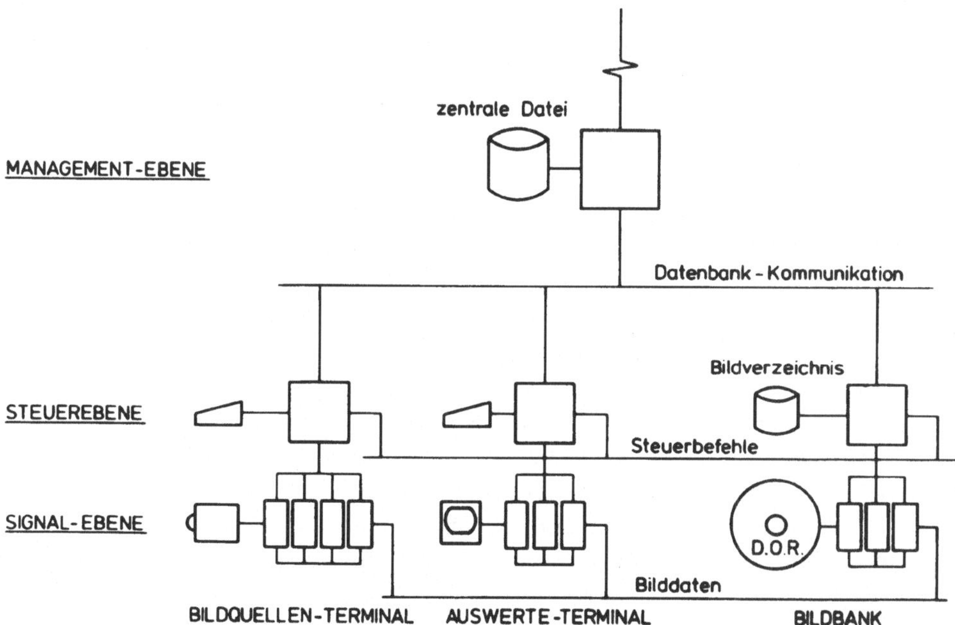

Bild 5: Hierarchische Systemarchitektur für ein Bildinformations- und
-verarbeitungssystem mit digitaler Bildbank und räumlich verteilten Arbeitsstationen.

SYSTEMINTEGRATION

Ist mit einem in dieser Weise modular strukturiertem Bildbanksystem
erst einmal eine Bildverarbeitungs-Infrastruktur geschaffen, sind In-
terfaces und Protokolle in den drei Systemschichten definiert und wo-
möglich standardisiert, dann wird es ein leichtes sein, alle Arten
von digitalen Bilderzeugungs- und Bildverarbeitungssystemen in dieses
Konzept einzugliedern. Ohne Zweifel wird das Arbeiten mit diesen Ge-
räten dadurch einfacher, schneller und effizienter. Die Entwicklung
neuartiger Bildsensoren für den Ersatz etwa des Röntgenfilms wird
einen zusätzlichen Stimulus erhalten. Und letztlich werden Arbeits-
platzsysteme für die Bildauswertung konzipiert werden, die erst das
Potential der digitalen Bildverarbeitung in breiter Anwendung erschließen werden.

Die diesem Bericht zugrunde liegenden Arbeiten wurden mit Mitteln
des Bundesministers für Forschung und Technologie (Förderungskenn-
zeichen 01 ZS 04/2 - ZKNT 02) gefördert. Die Verantwortung für den
Inhalt liegt jedoch allein bei den Autoren.

LITERATUR

[1]   BULTHUIS, K. et al.: Ten Billion Bits on a Disk. IEEE Spectrum,
       Vol. 16 (1979)8, S. 26-33.

[2]   KENNEY, G.C. et al.: An Optical Disk Replaces 26 Mag Tapes,
       IEEE Spectrum, Vol. 16 (1979)2, S. 33-38.

[3]   Digital Optical Recording: Introduction to DOR. Philips Data
       Systems Nederland B.V., Den Haag, The Netherlands.

[4]   MEYER-EBRECHT, D.: The Management and Processing of Medical Pic-
       tures: An Architecture for Systems and Processing Devices. In:
       Proc. IEEE Workshop on Picture Data Description and Management,
       Asilomar (1980), S. 202-206.

[5]   WENDLER, Th., MEYER-EBRECHT, D.: Proposed standard for variable
       format picture processing and a codec approach to match diverse
       imaging devices, SPIE Proc. Vol. 318, 1982, S. 298-305.

[6]   RADOS - Röntgen-Department-System, Firmendruckschrift 838, CHF-
       Müller Unternehmensbereich der Philips GmbH, Hamburg.

[7]   MEYER-EBRECHT, D. et al.: Medical Picture Base Systems. In:
       Höhne, K.-H. (Herausgeber): Digital Image Processing in Medicine,
       Lecture Notes in Medical Informatics, Springer, Berlin (1981)15,
       S. 133-148.

<u>DAS NEUE INSTRUMENT 'VEKTORRECHNER' UND SEIN EINSATZ IN DER</u>
<u>BIOMEDIZINISCHEN SYSTEMANALYSE UND MODELLBILDUNG</u>

M. Buse und J. Werner
Ruhr-Universität Bochum
Med. Informatik und Biomathematik
MA 4/58, D 4630 Bochum 1

Die meisten Funktionssysteme des menschlichen Organismus, insbesondere
auch die vegetativen Regulationsmechanismen, zeichnen sich durch eine
dreidimensionale Ortsabhängigkeit ihrer Variablen und ihrer Parameter
aus. Man spricht von 'Systemen mit verteilten Parametern'. Ihre adäquate mathematische Beschreibungsform sind Systeme von partiellen Diffe-
rentialgleichungen. Infolge der unregelmäßigen Berandung und insbesondere infolge der extremen Inhomogenitäten des menschlichen Körpers
sind mathematisch geschlossene Lösungen nicht möglich. Hinzu kommt,
daß stationäre Zustände im lebenden Organismus nur ausgezeichnete Sonderfälle darstellen, und somit vor allem die Untersuchungen der dynamischen Gesetzmäßigkeiten von Interesse sind. Die meisten Funktionssysteme sind darüberhinaus durch vielfältige Rückkopplungsmechanismen
gekennzeichnet, die die experimentelle wie die mathematische Systemanalyse außerordentlich erschweren.
Die bekanntesten biomedizinischen 'Systeme mit verteilten Parametern',
die von den verschiedensten Arbeitsgruppen mit Hilfe mathematischer
Simulationsmethoden bearbeitet worden sind, sind das periphere Nerven-
system, das Kreislaufsystem, Atmung und Stoffwechsel sowie der Wärme-
haushalt. Die Simulationen können unter den verschiedensten Zielsetzungen durchgeführt werden. Für spezielle Fragestellungen sind oft weit-
reichende vereinfachende Annahmen vertretbar, die zu einer weniger aufwendigen Simulation und zu einer schnellen Übersicht über das Systemverhalten führen.

DAS ANATOMISCHE MODELL

Bisherige Simulationen des von uns untersuchten thermoregulatorischen
Systems gingen von stark vereinfachten anatomischen Modellen aus. Den
Rechnungen wurden z.B. Zylindermodelle mit zwei Schichten zugrunde gelegt, in denen jeweils alle physikalischen Parameter als konstant angenommen wurden (1,2). Diese Ansätze erlaubten bereits eine erste qualitative und quantitative Analyse des thermoregulatorischen Systems.
Eine Reihe von Effekten, wie die lokale Durchblutungsänderung oder
Temperaturprofile in den Extremitäten können allerdings mit diesen Modellen nicht befriedigend beschrieben werden. Für die weitere Unter-

suchung dieser Effekte entwickelten wir einen Atlas, der die anatomischen Verhältnisse möglichst genau beschreibt und es erlaubt, die Unsymmetrien und die Gewebsabhängigkeit der physikalischen Parameter bei den Berechnungen zu berücksichtigen. Wir wählten eine Abbildung des menschlichen Körpers auf ein dreidimensionales Gitternetz mit 0.5 cm (bzw. 1.0 cm für den Rumpf) Gitterpunktabstand, wobei jedem Quader ein als homogen angenommener Gewebetyp zugeordnet wurde (Abb. 1).

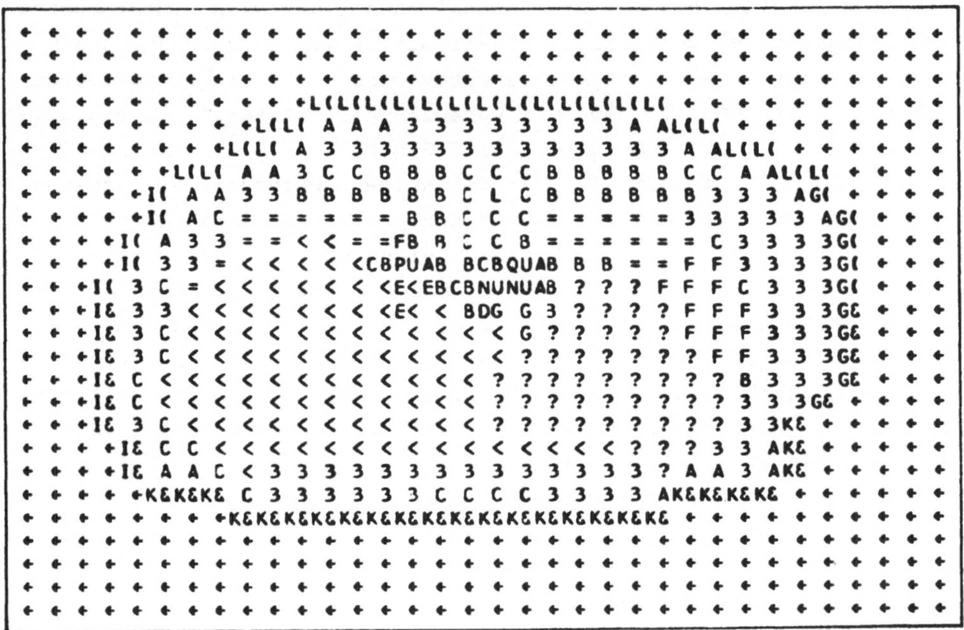

Abb. 1: Transversalschnitt durch den Rumpf in Höhe der Leber
         (C: Knochen, 3: Muskulatur, ?: Magen, F: Milz, A: Fett,
         <: Leber, (,&: Haut, B: Bindegewebe, U: Gefäße)

Insgesamt umfaßt der Atlas 400 000 Datenfelder, von denen ca. 200 000 Elemente die umgebende Luft bilden, die aufgrund der unregelmäßigen Berandung des menschlichen Körpers zur Erkennung von 'Nachbarelementen' für die Berechnung der Differenzenquotienten gespeichert sind. Jedem Datenfeld sind 8 Parameter zugeordnet, die die physikalischen Eigenschaften wie Wärmeleitfähigkeit und Dichte der zugehörigen Gewebetypen beschreiben.
Auf der Grundlage dieses umfangreichen Datensatzes sollen zunächst die passiven Wärmeausbreitungsprozesse im menschlichen Körper beschrieben werden und, wenn dies gelungen ist, kann versucht werden, durch verschiedene strukturelle Ansätze des aktiven Systemteils, des Reglers,

Einblick in dessen Funktionsweise und Regelungsstrategie zu bekommen.
Von besonderem Interesse ist hierbei die Systemreaktion auf lokal begrenzte thermische Belastungen, wie sie z.B. in Form von lokaler Kälte-
zufuhr zur Fiebersenkung angewandt wird.

NUMERISCHE BEHANDLUNG DES MATHEMATISCHEN MODELLS

Die Wärmeausbreitung durch Leitung wird mathematisch beschrieben durch
die dreidimensionale Fourier-Gleichung:

$$\rho(x) \cdot c(x) \, \frac{\partial T(x,t)}{\partial t} = \mathrm{div}\,(\lambda(x)\,\mathrm{grad}\,T(x,t)) + M(x,T),$$

mit ρ: spez. Gewicht, c: spez. Wärmekapazität, λ: Wärmeleitfähigkeit,
   T: Temperatur, M: Wärmeproduktion durch Stoffwechsel, t: Zeit,
   x: Ortsvektor

Für ihre numerische Lösung wurde die Alternating Direction Implicit
Procedure (ADIP) von Douglas und Rachford (3) gewählt, die sich im
dreidimensionalen Fall durch gute Stabilitätseigenschaft auszeichnet.
Bei diesem Verfahren sind je Zeitschritt und Datenfeld 50 Floating-
point Operationen nötig. Berücksichtigt man, daß bis zur Einstellung
eines stationären Temperaturprofils im Menschen mitunter mehrere Stunden vergehen, so sind Simulationszeiten von fünf Stunden durchaus
wünschenswert. In einem solchen Fall müssen vom Rechner, bei Zeitschrittweiten von 1 Minute $3 \cdot 10^9$ Operationen ausgeführt werden. Darüberhinaus sind durch die Hauptspeicherbegrenzung umfangreiche Ein-
und Ausgabeprozeduren erforderlich. Insgesamt benötigte die bis vor
einem Jahr in Bochum installierte TR 440 (nach dem weniger aufwendigen
aber ungenaueren expliziten Eulerverfahren und Zeitschrittweiten von
10 s.) schon für einen Zeitschritt 20 Minuten. Diese immense Rechenzeit machte eine Lösung des Problems auf diesem Rechner praktisch unmöglich.
Seit Anfang dieses Jahres ist nun an der Ruhr-Universität Bochum ein
Rechner installiert, der zu den schnellsten im Augenblick existierenden Rechnern gezählt werden muß. Er macht eine Lösung des Problems inzwischen auch praktisch möglich. Es ist zu erwarten, daß dieser Rechner auch in anderen Bereichen der biomedizinischen Forschung die Möglichkeit zu einer komplexeren und genaueren Systemanalyse eröffnet.

PRINZIPIEN DER PARALLELEN PROGRAMMIERUNG

Abbildung 2 zeigt eine Prinzipskizze des in seiner Struktur neuen Rechners. Wesentliches neues Element ist der Vektorprozessor. Seine Lei-

stungsfähigkeit basiert auf dem sog. Pipelining-Prinzip. Die Pipelines
sind spezielle Arithmetikeinheiten. Eine Operation wird in aufeinander-
folgende Teilprozesse zerlegt, die von verschiedenen Stufen der Pipe-
line ausgeführt werden. Ein kontinuierlich im Speicher angelegter Da-
tenstrom, den man - nicht in Übereinstimmung mit dem Gebrauch dieses
Begriffes in der Physik - als 'Vektor' bezeichnet, fließt wie auf einem
Montagefließband über die einzelnen Einheiten. Durch die Parallelschal-
tung zweier Pipelines wird eine zusätzliche Verdoppelung der Rechenge-
schwindigkeit erreicht.

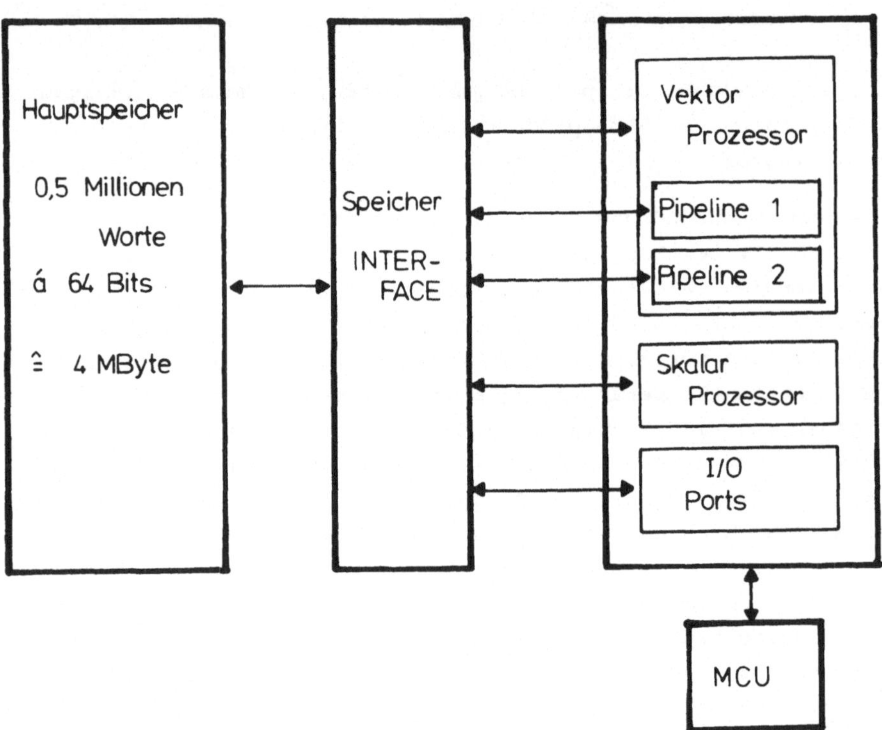

Abb. 2:   Prinzipskizze des Vektorrechners
          (MCU: Memory Control Unit)

Bei der Ausführung eines vektorisierten Berechnungsprozesses sind zwei
Phasen zu unterscheiden: die 'start up time' zur Initialisierung der
Pipelines, und die 'stream time' als eigentliche Ausführungszeit. Die
'start up time' ist nur von der Operation und nicht von der Vektorlänge
abhängig; Die 'stream time' ist der Länge des Vektors direkt propor-
tional und je Vektorelement sehr viel kleiner als die 'start up time'.
Damit wächst die Effizienz des Systems mit der Vektorlänge (Abb. 3).
Doch bereits bei einer Vektorlänge von 100 Elementen ist der Vektor-

prozessor einem herkömmlichen Rechner überlegen, und bei einer Vektorlänge von 1000 Elementen hat er bereits 95 % seiner maximalen Leistungsfähigkeit erreicht. Der Vektorrechner ist somit für alle Probleme, bei denen hinreichend große Datenfelder gleichen arithmetischen Operationen unterworfen sind, geeignet.

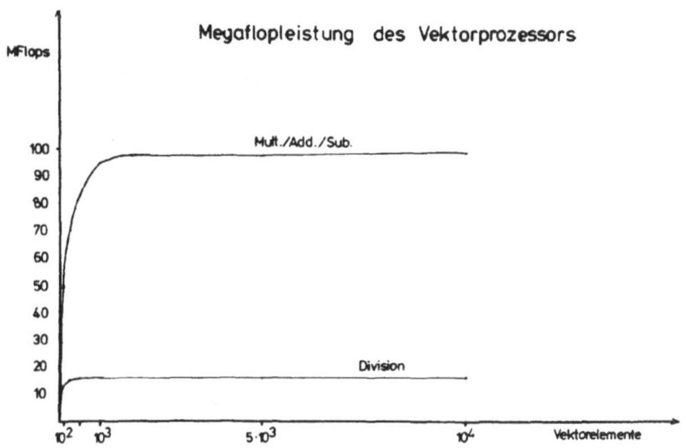

Abb. 3:   Megaflopleistung des Vektorprozessors
          (1MFLOPs $\hat{=} 10^6$ Floatingpoint Operations per second)

Die Nutzung der Leistungsfähigkeit erfordert allerdings vom Anwender die Gewöhnung an eine völlig neue Programmierstrategie. Er ist gezwungen, sein Problem in langen zusammenhängenden Vektoren zu formulieren. Hierzu muß er wissen, in welcher Reihenfolge die Daten im Speicher abgelegt sind und außerdem die Verarbeitungseigenarten des Prozessors berücksichtigen. Im ganzen ist die Programmierung des Vektorrechners sehr viel maschinennäher, als dies bei herkömmlichen Rechnern der Fall ist.

Der Benutzer eines herkömmlichen Rechners entwickelt einen Programmalgorithmus, der im allgemeinen innerhalb einer Schleife über jeden Punkt des Datenfeldes eine Programmsequenz enthält, in der alle Abfragen, arithmetischen Befehle und E/A Prozesse zu diesem Punkt bzw. Bereich des Datenfeldes enthalten sind. Abbildung 4a zeigt ein Beispiel einer solchen Programmsequenz. Es handelt sich hier um einen Ausschnitt aus dem Flußdiagramm zu einem Programm zur Berechnung des Wärmehaushalts des Menschen, wie es für die CYBER 175, einem ebenfalls in Bochum installierten konventionellen Rechner, entwickelt wurde.
Alle Do-Schleifen bzw. Do-Schleifen-Nester wie in Abb. 4a sind - zumindest in Teilen - vektorisierbar. Sie müssen jedoch einigen Bedingungen genügen: so muß der Iterationszähler einer vektorisierbaren Schleife

kleiner als 65536 sein, das Schleifen-Increment muß 1 betragen,und es
dürfen in der Schleife keine IF und GOTO Anweisungen, keine Stringver-
arbeitung, keine FUNCTION und SUBROUTINE Aufrufe und keine Ein/Ausgabe-
prozeduren auftreten. Zur Vermeidung von Sprüngen und zur Sortierung
des Speichers stehen über die vektorrechnerspezifische Fortran-Erwei-
terung 3 Möglichkeiten zur Verfügung. Mit Hilfe von Kontrollvektoren
kann entweder die Abspeicherung von Ergebnissen auf einem Ergebnisvek-
tor verhindert werden, oder der Ursprungsvektor komprimiert werden.

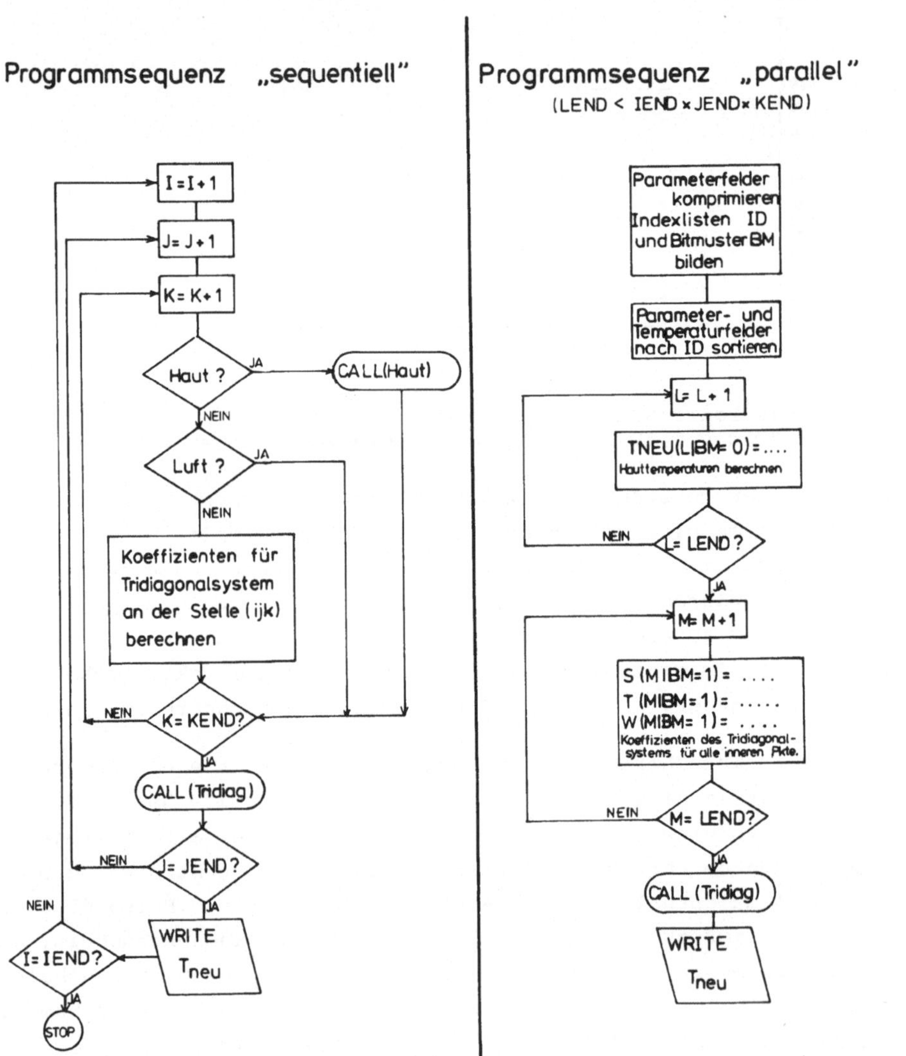

Abb. 4 Programmsequenzen für sequentielle und parallele Berechnung
des Wärmehaushalts des Menschen

Bei diesen Operationen bleibt die Reihenfolge der Vektorelemente erhalten. Müssen die Vektorelemente in einer von der Reihenfolge im
Speicher abweichenden Reihenfolge verarbeitet werden, so besteht die
Möglichkeit einer schnellen Umsortierung mit Hilfe von Indexlisten
(4). In Abbildung 4b ist nochmals die Programmsequenz für die Berechnung des Wärmehaushalts des Menschen, aber nun für einen Vektorrechner
abgebildet. Als erstes werden Bitkontrollvektoren und Indexlisten erstellt, die zum einen die Unterscheidung von Haut und inneren Punkten,
zum anderen die Identifikation von Nachbarelementen für die Berechnung
der Differenzenquotienten ermöglichen. Der Datentransferaufwand konnte
so auf ein 30stel seines ursprünglichen Umfangs gesenkt werden. Mit
Hilfe der Bitvektoren werden dann alle neuen Hauttemperaturen und in
einer zweiten Schleife die Koeffizienten des Tridiagonalsystems berechnet. Als Lösungsverfahren wurde hier das iterative Jakobi-Verfah-
ren gewählt, da das rekursive Gauß-Verfahren - wie es in der ursprünglichen Sequenz benutzt wurde - nicht für den Vektorrechner geeignet
ist (5). Insgesamt konnte mit diesen Maßnahmen die Rechenzeit für eine
Minute Simulationszeit von 120 Min. auf der TR 440 (bzw. 20 Min. auf
der CYBER 175) auf 10 sec. für die CYBER 205 gesenkt werden.

ZUSAMMENFASSUNG

Der Einsatz des Vektorrechners macht damit die Lösung dieses Problems
und vieler anderer ebenso rechenintensiver Probleme möglich. Die Aufarbeitung dieser Probleme verlangt allerdings vom Benutzer ein neues
Programmierkonzept und u.U. sogar die Entwicklung neuer vektorisier-
barer sog. 'paralleler' Algorithmen. Die Entwicklungszeiten für Programme auf dem Vektorrechner werden zumindest am Anfang deutlich länger sein, als für konventionelle Rechner. Dennoch bietet das Instrument 'Vektorrechner' die Möglichkeit, viele Probleme der biomedizinischen Systemanalyse einer genaueren mathematischen Beschreibung unterziehen zu können, die bisher einer praktischen Lösung nicht zugänglich
waren. Abschließend sei jedoch darauf hingewiesen, daß sich viele Probleme aufgrund ihrer Struktur einer effektiven Vektorisierung entziehen,
so daß, insbesondere wegen des erhöhten Programmieraufwandes, in jedem
Einzelfall genau geprüft werden sollte, ob der Einsatz des Vektorrechners sinnvoll ist.

LITERATUR

1. Werner, J.   Zur Temperaturregelung des menschlichen Körpers,
                 Biol. Cybernetics 17, 53 - 63 (1975)
2. Wissler.E.H. Steady-state temperature distribution in man,
                 J. Appl. Physiol. 16, 734 - 740 (1961)

3. Douglas, Jr.J. and Rachford, Jr.J.J. On the Numerical Solution
                    of Heat Conduction Problems in Two and Three
                    Space Variables, Transactions AMS 82, 421-439 (1956)
4. Kascic, Jr.M.J.Vector Processing on the Cyber 200, Angewandte
                    Informatik 1/80, 27-37
5. Traub, J.F.   Diagonal System on Parallel Computers, Complexity
                    of Sequential and Parallel Numerical Algorithms,
                    Ed.J.F. Traub, Academic Press, 50-82 (1973)

VERTEILUNGEN UND STRUKTURELLE UNTERSUCHUNGEN
FÜR DIE ELEKTROKARDIOGRAPHISCHE DIAGNOSTIK

A.Wetjen, Chr.Zywietz, K.Gahl
Medizinische Hochschule Hannover

Einführung

Zur Unterstützung der EKG-Routine-Diagnostik wird heute vielfach auch der Computer
eingesetzt. Während die EKG-Befundung durch den Arzt überwiegend auf qualitativen
Merkmalen ("deutliches Q", "breites S") beruht, werden für die Computerauswertung
quantitativ genauer definierte Kriterien - z.B. Mittelwerte und Standardabweichungen
von Ausschlaghöhen und Wellendauern - benötigt, die in den Lehrbüchern nur unvoll-
ständig oder gar nicht beschrieben sind.
Vom EKG unabhängige kardiologische Diagnostik einerseits und computergestützte EKG-
Vermessung andererseits ermöglichen jetzt das Schließen dieser Lücke. Für die verschiedenen pathologischen Gruppen sowie Normale können nun "Standard-Elektrokardio-
gramme" (Mittelwerte und Streuungen aller wichtigen EKG-Parameter) bestimmt und gesammelt werden. Sie bilden eine sinnvolle Ergänzung zu den EKG-Lehrbüchern und stellen die Grundlage einer quantitativ orientierten (rechnergestützten) EKG-Diagnostik
dar.
Die hier präsentierten Daten sind Ergebnisse von Untersuchungen zur Validierung des
Elektrokardiogramms, wie sie auch in anderen Ländern durchgeführt werden. Sie alle
haben als Fernziel die Erstellung eines "EKG-Atlas" mit Standarddaten (Mittelwerten,
Streuungen, "Normkurven") für die wichtigsten pathologischen Gruppen und Normale, geschichtet nach Alter, Geschlecht und sonstigen anthropometrischen Daten.

Vorliegende Daten

Die hier gezeigten Auswertungen stützen sich auf Fälle, die in einem Zeitraum von 3,5
Jahren an der Medizinischen Hochschule Hannover untersucht worden sind.
Von jedem Patienten lag zum einen der Befund aus dem Katheterlabor vor. Zum anderen
wurden alle EKGs vom Programm HES-EKG (Hannover EKG System) vermessen. Nach der visuellen Qualitätskontrolle der Auswertung wurden die gemessenen Parameter mit dem Programm SPSS (Statistical Package for the Social Sciences) statistisch ausgewertet und
auf ihre Trennfähigkeit bezüglich zweier Diagnosegruppen untersucht (Diskriminanzanalyse).
Die Gruppeneinteilung in Tab. 1 entstand durch die Befunde des Katheterlabors, also

durch vom EKG unabhängige Kriterien. Ferner ist die Aufschlüsselung der Fallzahlen nach Geschlecht und Alter angegeben.

Tab. 1

Nr.	Kurzname	Anzahl der Fälle	Diagnosegruppe		10-19	20-29	30-39	40-49	50-59	60-69	70-79	80-89
1	NOR	266	Normal	M. W.	8 4	28 6	65 16	75 11	31 13	7 2	0 0	0 0
2	NOKO	100	Normokinesie mit Koronarverschluss	M. W.	0 0	0 0	4 0	25 7	44 8	12 0	0 0	0 0
3	HYPT	36	Hypertonie	M. W.	1 0	0 1	3 1	9 2	11 6	1 1	0 0	0 0
4	HYVW	76	Hypokinesie Vorderwand	M. W.	0 0	0 1	4 0	30 0	33 6	2 0	0 0	0 0
5	HYHW	23	Hypokinesie Hinterwand	M. W.	0 0	0 0	0 0	14 1	8 0	0 0	0 0	0 0
6	HYSO	49	Hypokinesie, sonstige	M. W.	0 0	0 0	5 0	12 0	26 0	6 0	0 0	0 0
7	ADVW	171	Akinesie/Dyskinesie Vorderwand	M. W.	0 0	2 0	15 1	50 5	61 4	15 5	7 4	1 1
8	ADHW	156	Akinesie/Dyskinesie Hinterwand	M. W.	0 0	0 0	12 4	49 3	57 4	17 1	4 3	0 2
9	ADSO	129	Akinesie/Dyskinesie, sonstige	M. W.	0 0	2 0	5 0	42 3	55 3	11 1	4 2	1 0
10	LIBE	120	Linksbelastung	M. W.	7 2	5 0	10 3	29 9	21 15	8 8	0 2	1 0
11	REBE	61	Rechtsbelastung	M. W.	0 2	1 1	5 6	5 12	8 14	0 7	0 0	0 0
12	BEBE	85	Beidseitige Belastung	M. W.	0 0	0 2	5 4	16 18	6 26	1 7	0 0	0 0
13	INFL	111	Infarkt mit Linksbelastung	M. W.	0 0	0 0	10 1	24 6	44 12	9 5	0 0	0 0
14	PATH	150 ――― 1533	Pathologisch, sonstige	M. W.	1 0	3 1	25 12	34 13	35 20	5 1	0 0	0 0

<u>Alters- und Geschlechtsabhängigkeit</u>

Das Bild 1 zeigt die Altersverteilung in dem untersuchten Gesamtkollektiv. 84% der Fälle liegen im Altersbereich 30-59 Jahre. Wegen der kleinen Fallzahlen in den Randgruppen kann eine genaue Analyse der Altersabhängigkeit der EKG-Parameter statistisch nicht ausreichend abgesichert werden, Tendenzen sind dennoch teilweise zu erkennen. Z.B. zeigt die R-Amplitude in aVF bei den Gesunden (Bild 2) eine Abnahme von 0,1 bis 0,3 mV in den mittleren Altersdekaden, unterschiedlich bei Männern und Frauen. Das Ergebnis bei den Männern entspricht Beobachtungen von Pipberger (/1/,1967). Eine deutliche Altersabhängigkeit fanden wir auch bei der T-Aktivität. Bei den gesunden Männern beträgt der Abfall von 10 bis 69 Jahren 45% (Bild 3). Bei den Frauen (Bild 4) schei-

Bild 1

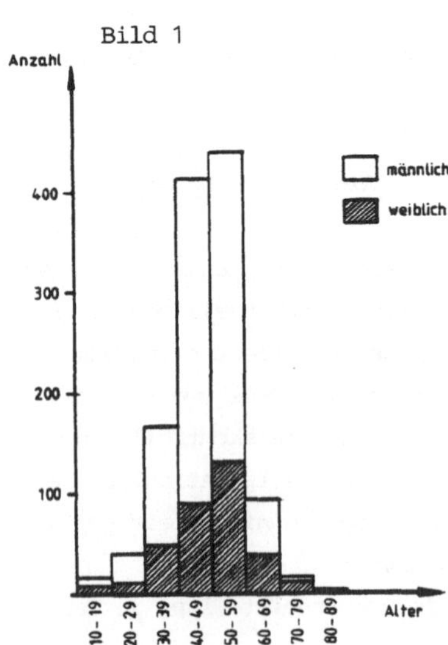

nen andere Faktoren eine wichtigere
Rolle zu spielen. Anzumerken ist noch,
daß hier für die Gruppe PATH die Gruppen 2 bis 14 (Tab. 1) zusammengefaßt
worden sind. Die verschiedene Alters-
und Geschlechtsabhängigkeit zeigt die
Notwendigkeit einer entsprechenden
Schichtung der "Standard-EKGs", die
eine weitere langjährige Datensammlung
erforderlich macht. Wegen der noch
kleinen Fallzahlen sind bei den nachfolgend dargestellten Ergebnissen die
Daten noch über alle Alters- und Ge-
schlechtsgruppen gemittelt worden.

Bild 2

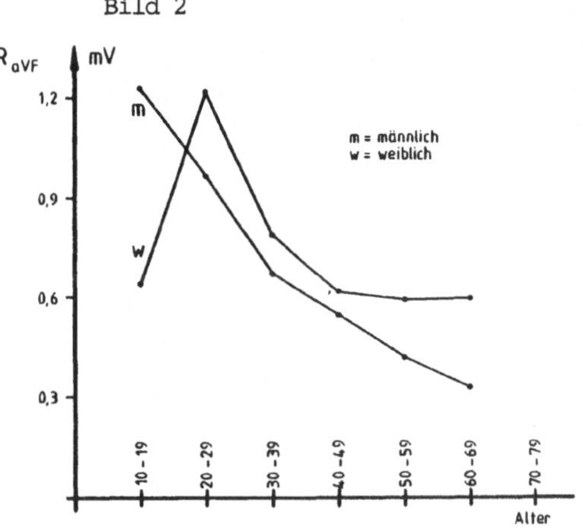

Bild 3

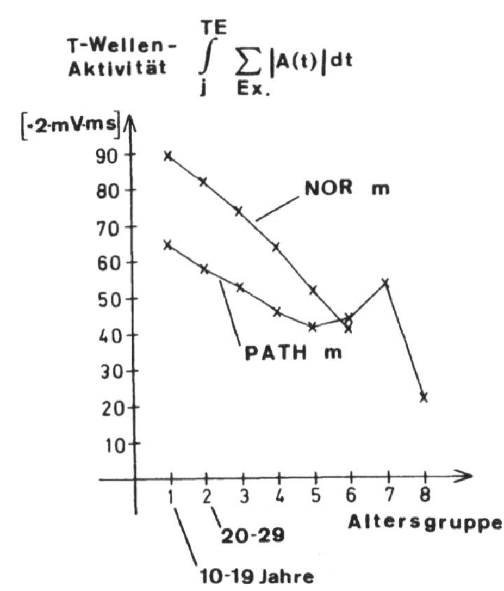

Bild 4

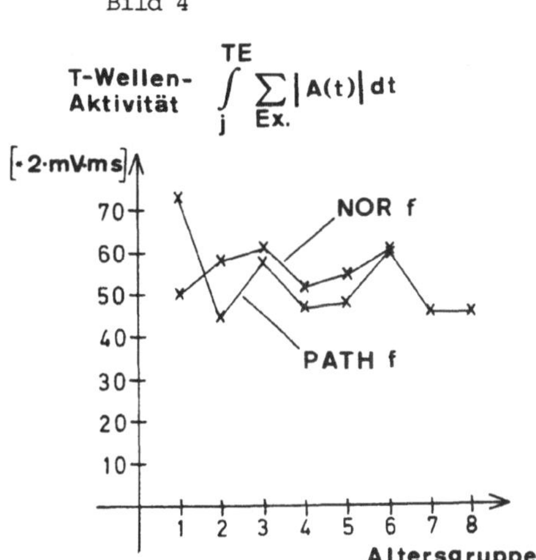

<u>Verteilungen von EKG-Parametern</u>

Bei der quantitativen EKG-Analyse innerhalb einer Diagnosegruppe ergibt sich für jeden Parameter eine Verteilungsfunktion, die in erster Näherung durch den Mittelwert
und die Streuung des Parameters charakterisiert werden kann. Für die diagnostische
Entscheidungsfindung (z.B. NOR/LVH) ist es wichtig, daß sich die Verteilungsdichten
des untersuchten Parameters möglichst wenig überschneiden. Mit Hilfe des Grades an
Überlappung läßt sich der Erwartungswert der falschen Entscheidungen schätzen. Bei

den sich in der Praxis immer überlappenden Verteilungen wird die Entscheidungsschwelle meist so gelegt, daß die Gesamtzahl der falsch Zugeordneten (falsch positiv und falsch negativ) minimiert wird. Das Bild 5 zeigt diesen Sachverhalt für den Sokolow-Lyon-Index.

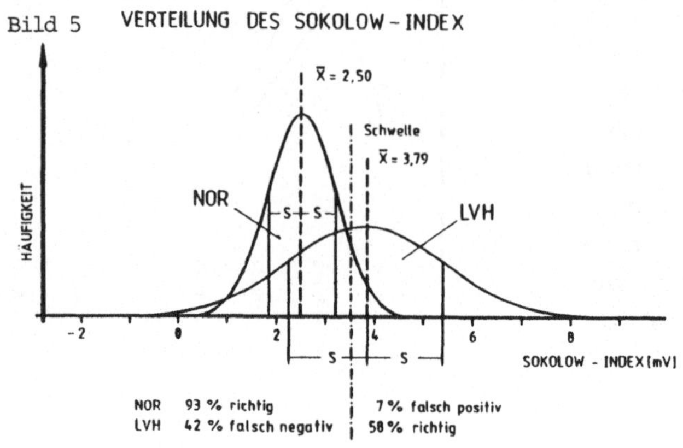

Je kleiner die Wahrscheinlichkeiten für die beiden möglichen Fehlentscheidungen sind, desto besser ist der Parameter zur Trennung der beiden Gruppen geeignet.

Man sieht, daß die empirisch gefundene Schwelle von 3,5mV hier einen Fehler nahe dem minimal möglichen Gesamtfehler liefert, der allerdings gerade bei diesem Parameter sehr hoch ist.

Um die Trennfähigkeit verschiedener Parameter zu vergleichen, kann man die eine Fehlerwahrscheinlichkeit vorgeben und dann die andere berechnen. Dies geschieht in der Tab. 2 mit **vier** Sokolow-Lyon-Indizes (SL15,SL16,SL25,SL26 - je nachdem, ob R aus V5 oder V6 und S aus V1 oder V2), dem Lewis-Index (L) und dem Sokolow-Lyon-Index für RVH (R). Im Vergleich zu diesen Indizes, die von den Kardiologen bei der qualitativen EKG-Auswertung empirisch gewonnen wurden, sind auch zwei Parameter (ZPTTE: Zeit vom positiven T-Maximum bis T-Ende) dargestellt, die bei der quantitativen EKG-Vermessung entstanden sind.

Tab. 2

Variable	Trennung NOR/...	1% f.p. Schwelle	f.n.	5% f.n. Schwelle	f.p.
SL15	LVH	4,08mV	57,5%	1,24mV	96,8%
SL16	LVH	3,39mV	52,8%	0,89mV	97,7%
SL25	LVH	4,76mV	58,7%	1,60mV	96,2%
SL26	LVH	4,11mV	55,6%	1,18mV	97,2%
L	LVH	2,50mV	87,1%	-0,91mV	96,6%
ZPTTE (V6)	LVH	61,1ms	16,9%	97,0ms	68,8%
R	RVH	1,09mV	79,4%	-0,14mV	99,4%
ZPTTE (II)	RVH	67,5ms	29,1%	113,0ms	93,5%

Es wird deutlich, daß mit Hilfe der genaueren quantitativen Analyse EKG-Parameter gefunden werden können, die eine noch wesentlich bessere Trennung verschiedener diagnostischer Gruppen ermöglichen, als die so auffälligen R- und S-Amplituden.

Momentanwerte

Die Dauern und Amplituden von Q-, R- und S-Zacken sind häufig deswegen schlecht für
die quantitative Auswertung geeignet, weil bei einem Teil der EKGs die betreffende
Zacke fehlt. Dadurch erhalten wir den Meßwert Null und die Verteilung weicht dann erheblich von der Normalverteilung ab. Dies ist z.B. bei der Q-Zacke in Ableitung I der
Fall, die bei der Erkennung eines Vorderwandinfarktes eine wichtige Rolle spielt. Im
Bild 6 ist die tatsächliche Verteilung der Q-Dauer in I in den Gruppen NOR und ADVW
gezeigt. Bei einer Q-Dauer von mindestens 30ms liegt mit großer Wahrscheinlichkeit
ein Infarkt vor. Mit diesem Schwellwert wird aber der größte Teil der Infarkte nicht
erfaßt, nämlich die mit einer kleineren Q-Dauer und die 28% ohne Q in I (Q-Dauer=0).

Bild 6

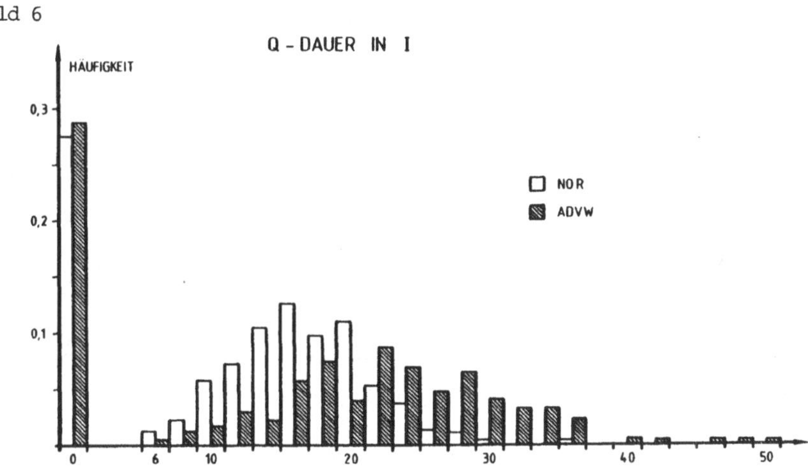

<table>
<tr><td>

Unter Annahme der Normal-
verteilung erhalten wir
die im Bild 7 dargestell-
ten Verteilungsdichten
für die Q-Dauer in I. Es
besteht kein wesentlicher
Unterschied zu den Vertei-
lungen der Q-Amplitude in
I oder der Q-Amplitude in
V2 (ohne Bilder).

</td><td>

Bild 7

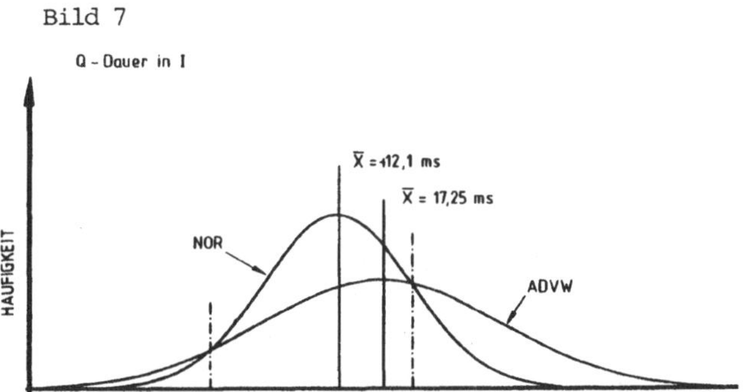

</td></tr>
</table>

Die charakteristische initiale Phase des QRS-Komplexes wird bei der quantitativen
Auswertung besser erfaßt mit den sogenannten Momentanwerten, deren Berechnung praktisch nur mit dem Rechner möglich ist.

Zur Erläuterung der Momentanwerte dient die folgende Zeichnung (Bild 8) aus unseren "EKG-Standardkurven" (NOR, Ableitung I):

Bild 8

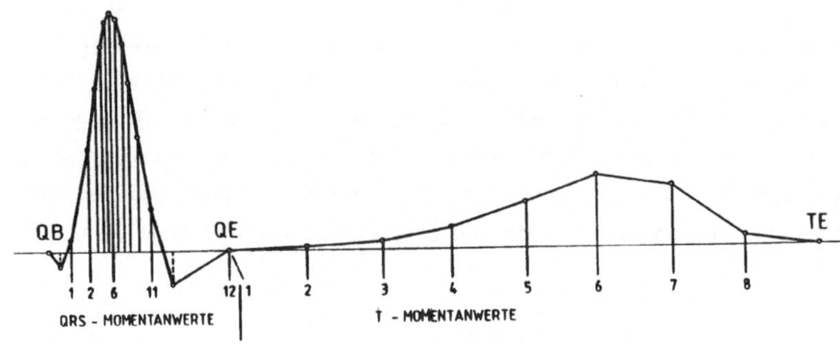

Nach jeweils einem Zwölftel der Aktivität (Betragsummenintegral) des QRS-Komplexes wird die Amplitude festgestellt, die wir Momentanwert nennen. Wegen dieser Teilung nach der Aktivität sind die Abtastwerte nicht in der Zeit äquidistant. Ferner bleiben kleine Q- und S-Zacken bei der Reproduktion nur nach den Momentanwerten unberücksichtigt. Deshalb wurden deren Mittelwerte extra eingezeichnet.

Der erste QRS-Momentanwert in Ableitung V2 erfaßt beim Vorderwandinfarkt entweder die deutliche Q-Zacke oder aber die S-Zacke nach einem kleinen R oder QR. So stellt man bei diesem Parameter eine gute Trennbarkeit (sehr geringe Überlappung) der Verteilungen fest (Bild 9).

Bild 9

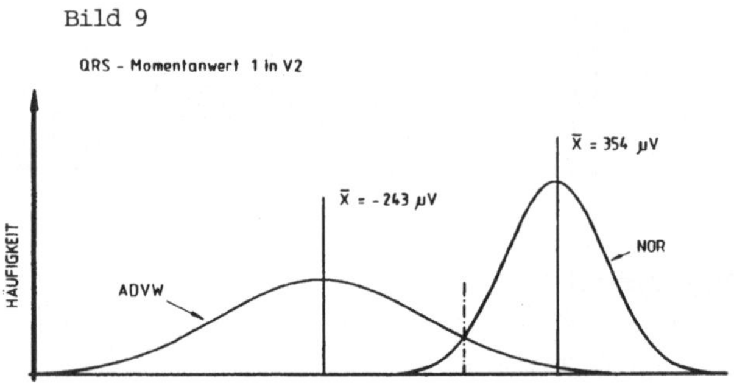

<u>Auswahl von EKG-Parametern</u>

Jeder erfahrene EKG-Befunder stützt seine EKG-Diagnostik auf mehrere Kriterien. Diese hat er zum Teil aus Lehrbüchern, zum Teil durch eigene Erfahrung gewonnen. Auch eine EKG-Klassifikation (Diagnostik) mit dem Rechner erfordert die Einbeziehung mehrerer (ausschließlich quantitativer) Parameter. Die folgenden Listen zeigen für drei verschiedene Gruppenpaare jeweils zehn Parameter in der Reihenfolge ihrer Trennwirksamkeit. Es fällt einerseits die prinzipielle Übereinstimmung zwischen den von der Dis-

kriminanzanalyse gefundenen Kriterien und den von den Kardiologen benutzten Größen auf,
z.B.: 1.QRS-Momentanwert in V2 / Q in V2 für ADVW, 1.QRS-Momentanwert in aVF / Q in aVF
für ADHW. Andererseits erweisen sich bei der Trennung NOR/LVH ein Repolarisationspara-
meter in V6 und das QRS-Integral in V2 als sehr viel trennwirksamer als der Sokolow-
Lyon-Index, der gar nicht unter die ersten dreißig Parameter gekommen ist.

	NOR/ADVW	NOR/ADHW	NOR/LVH
1.	QRS-Mom. 1 in V2	QRS-Mom. 1 in aVF	Zeit T-Max. bis TE in V6
2.	T-Mom. 7 in I	QRS-Mom. aVR	QRS-Integral in V2
3.	Zeit T-Min. bis TE in V3	Q-Dauer in V1	pos. T-Ampl. in II
4.	neg. T-Ampl. in aVF	QT/RR in V1-V6	Zeit T-Min. bis TE in V2
5.	QRS-Mom. 3 in aVR	Q-Dauer in aVF	Zeit T-Max. bis TE in aVL
6.	Zeit T-Max. bis TE in aVL	pos. T-Ampl. in V1	QRS-Aktivität in V1-V6
7.	neg. T-Ampl. in V4	QRS-Mom. 1 in V5	neg. T-Ampl. in V5
8.	Q-Dauer in III	S_1-Dauer in II	Zeitpunkt S_1 in II
9.	T-Mom. 1 in V4	pos. T-Ampl. in II	Zeitpunkt R_0 in aVR
10.	S_0-Dauer in V2	pos T-Ampl. in aVF	R/S in V1

Zusammenfassung

Die rechnergestützte EKG-Analyse liefert auf der Basis gut validierter Kollektive genauere und zum Teil neue Kriterien für die diagnostische Entscheidungsfindung. Die
Berücksichtigung der statistischen Verteilungen erlaubt die gezielte Auswahl der trenn-
wirksamsten Parameter. Sie bietet außerdem eine Möglichkeit zur Abschätzung (und Anpassung an bestimmte Fragestellungen) der zu erwartenden falsch positiven und falsch negativen Entscheidungen.
Die hier gezeigten Ergebnisse bilden den Anfang für weitere ausgedehnte und gezielte
Datensammlungen in der Zusammenarbeit von   Signalverarbeitung und Kardiologie, damit auch anthropometrische Einflußgrößen berücksichtigt werden können. Die hier noch
offenkundigen Lücken müssen erst geschlossen werden, damit ein EKG-Atlas mit Standard-
Elektrokardiogrammen für alle wesentlichen diagnostischen Gruppen zusammengestellt
werden kann.

Literatur

/1/ H.V. Pipberger et alii
     Correlations of the Orthogonal Electrocardiogram and Vectorcardiogram
     with Constitutional Variables in 518 Normal Men
     Circulation, Volume XXXV, March 1967

RECHNERGESTÜTZTE BILDVERBESSERUNG IN DER INTRAVENÖSEN

ANGIOGRAPHIE

U. Obermöller, M.Böhm, K.H. Höhne

Institut für Mathematik und Datenverarbeitung
in der Medizin
Universitäts-Krankenhaus Eppendorf

1. Einführung

Bei der konventionellen Angiographie wird Kontrastmittel mit einem
Katheter in unmittelbarer Nähe des Organes eingespritzt, das untersucht werden soll. Der darauffolgende Verteilungsvorgang wird auf Rönt-
genbildern festgehalten. Diese Bilder liefern im wesentlichen Informationen über statische, morphologische Zusammenhänge. Über die Durchblutung von Organen und Blutgefäßen können jedoch nur qualitative Aussagen getroffen werden. Die Prozedur der Katheterisierung ist nicht
nur sehr aufwendig, sondern auch für den Patienten mit einem erheblichen Risiko verbunden. Wesentlich ungefährlicher ist es, das Kontrastmittel in eine Vene zu spritzen. Hierbei wird das Kontrastmittel jedoch bis es im interessierenden Bereich ankommt, soweit verdünnt, daß
die gesuchten Gefäße auf einem normalen Röntgenbild kaum zu erkennen
sind.

Durch die digitale Verarbeitung der Röntgenbilder ist es möglich,
die Darstellung so zu verbessern, daß interessierende Bereiche (z.B.
Gefäße) besser hervortreten, nicht interessierende (z.B. Knochen) dagegen unterdrückt werden. Die digitale Verarbeitung bietet weiterhin
die Möglichkeit, nicht nur die morphologische Darstellung der Gefäß-
und Organstrukturen zu verbessern, sondern auch andere Informationen,
z.B. über dynamische Vorgänge zu quantifizieren. So werden mit dem
Verfahren der Computer-Angiographie (1, 2) verschiedene Parameter zur
Beschreibung der Haemodynamik gewonnen und in der Form von parametri-
schen Bildern dargestellt.

Dasjenige Verfahren, welches bisher in der klinischen Routine die
größte Bedeutung erlangte, ist die Subtraktions-Angiographie. Das
zugrundeliegende Prinzip ist seit langem bekannt: vor und nach Kontrastmittelgabe werden jeweils mehrere Bilder aufgenommen, zur Rausch-

unterdrückung integriert und dann voneinander subtrahiert. Fotografische Subtraktionstechniken zur Sichtbarmachung der Gefäße wurden bereits in den dreißiger Jahren angewandt (3), sie konnten sich jedoch wegen ihrer Ungenauigkeit und schlechten Handhabbarkeit nicht durchsetzen. Durch die Einführung digitaler Methoden ist dieses Verfahren wieder interessant geworden (4,5,6) . Beim praktischen Einsatz ergeben sich folgende Probleme:

- durch Bewegungen des Patienten während des Untersuchungszeitraumes kommt es zu Artefakten im Ergebnisbild. Hierzu gehören zum einem Lageänderungen des Patienten, zum anderen Atmung, Herzschlag, Schlucken und ähnliches.

- Dadurch daß das Kontrastmittel nicht mehr selektiv in die Gefäße eingespritzt wird, die einen interessieren, sondern venös, werden alle Gefäße im Bildausschnitt angefärbt.

Ausschlaggebend für die Qualität der Ergebnisbilder ist die Wahl der richtigen Zeitpunkte für Leer- und Füllungsbild.

2. Datenerfassung

Die Originalbilder werden vom Bildwandler der Röntgenanlage als Videosignal geliefert und anschließend digitisiert. Die Speicherung und Verarbeitung der digitisierten Bilddäten kann auf verschiedene Art und Weise erfolgen.

Am schnellsten ist die Methode in Echtzeit ein Leerbild zu digitisieren und dieses von den Bildern der Füllungsphase abzuziehen. Mit diesem Verfahren, nach welchem auch die kommerziell erhältlichen Anlagen arbeiten, erhält man unmittelbar nach Ende der Untersuchung ein Ergebnisbild. Dieses läßt sich jedoch kaum noch korrigieren, bedingt durch die mangelnde Flexibilität der bei dieser Systemstruktur anwendbaren Algorithmen.

Mit dem von uns entwickelten System CA-1 (7) ist es möglich, bis zu 128 Bilder (Format 256x256 Bildpunkte, 8 bit Intensität) in Echtzeit zu digitisieren und in einem RAM-Sequenzspeicher zu speichern. Die darauf folgende Auswertung erfolgt nicht in Echtzeit, dafür aber ohne Einschränkung für die verwendeten Algorithmen, da diese wiederholt auf die gesamte Bildsequenz zugreifen können.

3. <u>Methode</u>

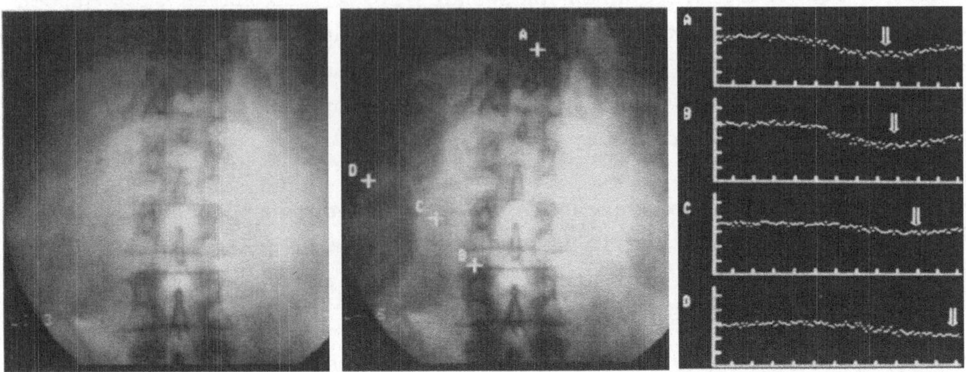

Abb. 1: Originalbilder zur Leerzeit (a) und Füllungszeit (b)
Intensitäts-Zeitkurven an den in (b) markierten Punkten (c) .

Wie bereits erwähnt, ergibt sich bei intravenöser Kontrastmittelgabe
eine räumliche und zeitliche Überlagerung verschiedener Strömungsvorgänge. Um mit der Subtraktionsmethode ein optimales Ergebnisbild zu
erhalten, muß der Zeitpunkt bestimmt werden, zu dem die gesuchten Gefäße möglichst stark gefüllt sind. Um die Ergebnisse von Zufälligkeiten
unabhängig zu machen, bieten sich im Prinzip zwei Möglichkeiten:

-   die Entwicklung von zeitunabhängigen Methoden
-   die Automatisierung der Wahl der Zeitpunkte bei der Subtraktion

Unser Ansatz geht davon aus, daß sich Bewegungen und Kontrastmittel-
strömungen in der Bildsequenz als typische Muster im Intensitätsverlauf
in Abhängigkeit von der Zeit (Intensitätszeitkurve = IZK) in den einzelnen Bildpunkten bzw. Bildregionen wiederspiegeln.In Abb. 1 werden
zwei Originalbilder aus einer Sequenz von Nierenaufnahmen nach intravenöser Kontrastmittelgabe gezeigt. Betrachtet man die einzelnen Bilder
in der räumlichen Ebene, so zeigt sich kaum ein Unterschied zwischen
den Bildern zur Leer- und Füllungszeit, da die vom Kontrastmittel her-
vorgerufenen Intensitätsschwankungen wesentlich kleiner sind, als die
durch sonstige Strukturen bedingten Kontraste. Betrachtet man dagegen
die IZK's, welche an den markierten Stellen aus der Sequenz extrahiert
wurden, so zeigen sich deutliche Intensitätsschwankungen zur jeweiligen
Zeit der Kontrastmittelfüllung.

3.1   Zeitunabhängige Methoden

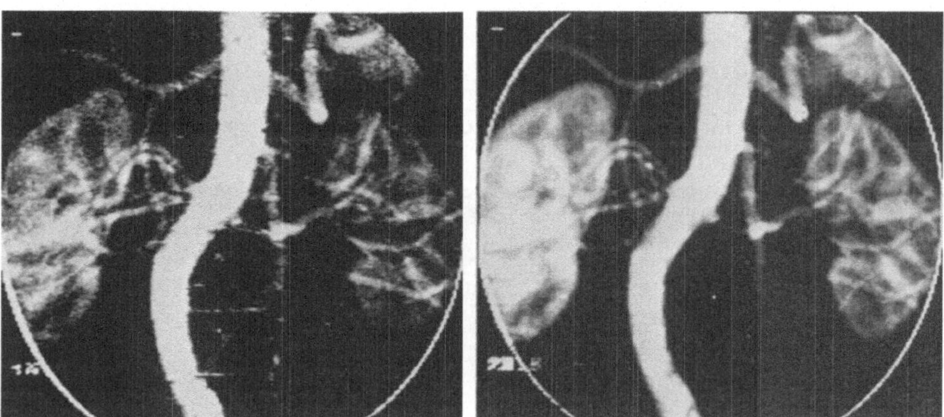

Abb.2: Subtraktionsbild (a) und Standardabweichungsbild (b)

Je nach Zielsetzung und Aufnahmeobjekt können in verschiedenen Fällen
spezielle Methoden verwandt werden, welche unabhängig von der Wahl bestimmter Zeitpunkte sind. Um sämtliche Gefäße darzustellen, welche im
Untersuchungszeitraum vom Kontrastmittel durchflossen wurden, genügt
es, ein allgemeines Maß für die Intensitätsschwankungen zu finden,
welche an den einzelnen Bildpunkten auftraten. Wird z.B. für jede IZK
die Standardabweichung von ihrem Mittelwert bestimmt und der ermittelte Wert wieder an die Stelle in das Bildraster eingetragen, an der die
IZK extrahiert wurde, so erhält man ein parametrisches Bild, welches
alle angefärbten Gefäße und Organe zeigt (s.Abb.2).

Bewegungen, welche ebenfalls Intensitätsschwankungen in den IZK's hervorrufen, führen zu Artefakten auf den Ergebnisbildern. Diese können
z.T. vermieden werden, wenn vor der Berechnung der Standardabweichung
der Untergrund (Leerbild) von der Bildsequenz subtrahiert wird. Dadurch
werden Bewegungen, die zu positiven Intensitätsänderungen führen, eliminiert. Eine andere Methode zur Unterdrückung von Bewegungsartefakten
ist die lineare Filterung, wie sie von KRUGER et al (8,9) angewendet
wird. Hier werden die IZK's einem Bandpaßfilter unterworfen, welcher
nur auf Intensitätsschwankungen in einem bestimmten Frequenzbereich
anspricht. Dadurch lassen sich Intensitätsschwankungen, die vom Kontrastmittel hervorgerufen werden, von solchen, die von Bewegungen stammen,
unterscheiden, wenn sie eine unterschiedliche Frequenz aufweisen.

In einfachen Fällen, in denen nur wenige Gefäße im Bildausschnitt liegen, lassen sich mit solchen zeitunabhängigen Verfahren Ergebnisbilder
berechnen, die mit der Qualität von Subtraktionsbildern durchaus vergleichbar sind (Abb.2). Überlagern sich jedoch im Untersuchungszeitraum
verschiedene Strömungen, so zeigen die Bilder die Überlagerung sämtlicher Gefäße (Abb.3). Die Dekompositon dieser Überlagerung ist nur
durch eine genauere Analyse des zeitlichen Ablaufes möglich.

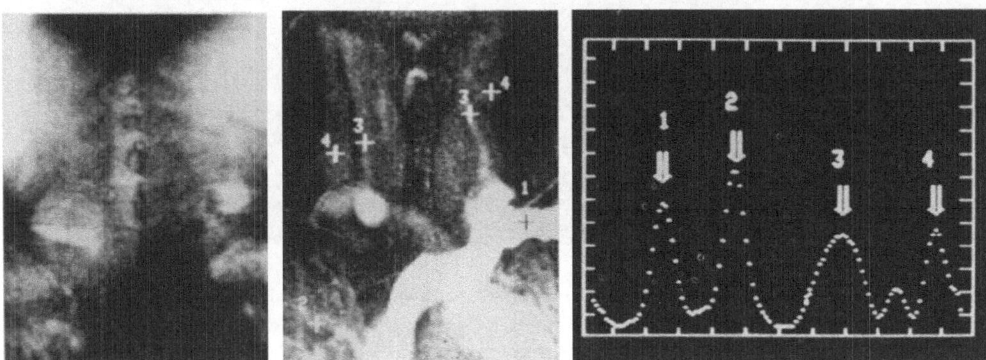

Abb.3: Originalbild (a) und Std.-Abw.-Bild (b).Verteilung der lokalen
       Minima (c) mit Maxima zu den Zeiten von venösem Einstrom (1),
       Lungenkreislauf (2), arteriellem Zustrom zum Kopf (3) und venö-
       sem Rückfluß (4).

3.2 Zeitabhängige Methoden

Um einzelne Gefäße aus einer überlagerten Durchblutung verschiedener
Gefäße bzw. Gefäßsysteme zu separieren, ist es nötig, zunächst die Fül-
lungszeiten für die verschiedenen Gefäße zu bestimmen. Wenn man davon
ausgeht, daß das Kontrastmittel den Bildbereich in verschiedenen Phasen
zeitlich und räumlich überlagert durchquert, so müssen sich die einzelnen Phasen als lokale Minima in den IZK's der betroffenen Bildbereiche
zeigen (Abb.4). Bestimmt man für alle IZK's im Bildbereich die Lage
der lokalen Minima und trägt diese in einer Häufigkeitsverteilung gegen
die Zeit auf, so zeigen sich in dieser Verteilung Häufungen zu den Zeiten der einzelnen Durchblutungsphasen. In Abb. 3 c wird eine solche Verteilung gezeigt, auf der sich die verschiedenen Strömungsvorgänge und
die zugeordneten Zeiträume deutlich ablesen lassen. Anfang und Ende eines Häufungsberges kennzeichnen jeweils den Füllungszeitraum für die
verschiedenen Gefäße, das Maximum den Zeitraum, zu dem die Gefäße maxi-

mal gefüllt sind. Die Zuordnung der einzelnen Häufungsberge zu den physiologischen Strömungsvorgängen bzw. Gefäßen, sowie die Selektion des jeweils relevanten Durchblutungsvorganges muß allerdings interaktiv vorgenommen werden. Um diesen Vorgang zu automatisieren, wäre ein Modell des menschlichen Kreislaufsystems nötig.

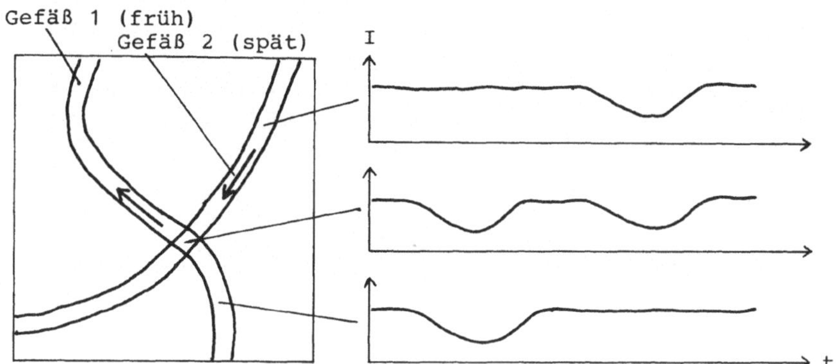

Abb.4: Schema der überlagerten Durchblutung verschiedener Gefäße und zugehörige IZK's.

Wenn die Füllungszeiträume für die verschiedenen Gefäße bekannt sind, können diese mit verschiedenen Methoden zur Darstellung gebracht werden. So kann z.B. die Berechnung der Standardabweichung für die verschiedenen IZK's auf die relevanten Zeiträume eingeschränkt werden. Eine schärfere Trennung der verschiedenen Durchblutungsvorgänge, wird durch die Einengung dieser Zeitbereiche in Richtung auf die Maxima der Häufungsberge erreicht. Diese Maxima stellen gleichzeitig den optimalen Zeitpunkt für das Füllungsbild bei der Subtraktionsmethode dar. Da das Leerbild aus Gründen der Minimierung von Bewegungsartefakten zeitlich möglichst nahe am Füllungsbild liegen soll, kommen hierfür die Zeitpunkte der beiden benachbarten Minima in Frage. In Abb. 5 wird ein Subtraktionsbild des arteriellen Zustroms zum Kopf gezeigt, bei welchem Leer- und Füllungsbild zu den markierten Zeitpunkten der Minimumverteilung gewählt wurde.

Eine Möglichkeit zur weiteren Verbesserung des Subtraktionsverfahrens ergibt sich, wenn man für die unterschiedlichen Bildregionen lokal variierende Zeitpunkte für Leer- und Füllungszeit zuläßt. Da die Durchblutung eine gewisse Zeit benötigt, ist die maximale Kontrastmittelfüllung in verschiedenen Bildbereichen zu unterschiedlichen Zeitpunkten erreicht. Ein einheitlicher Füllungszeitpunkt kann deshalb nicht für

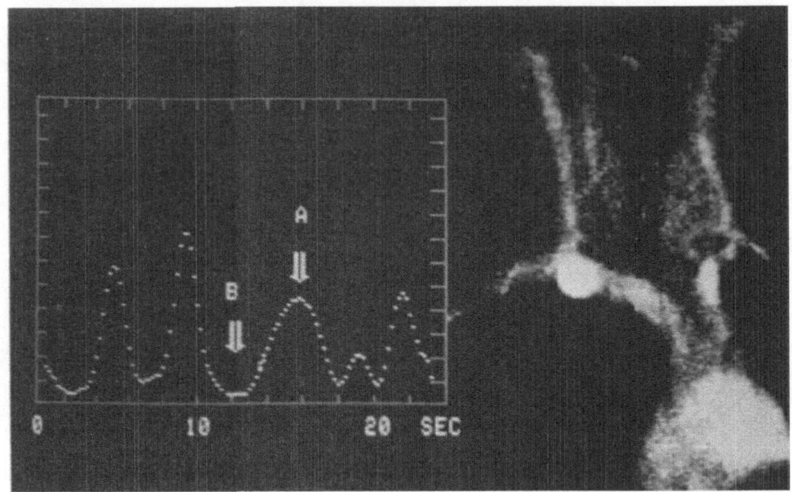

Abb.5: Subtraktionsbild zu den ermittelten optimalen Zeitpunkten A - B.

alle Bildbereiche optimal sein. Hier bietet es sich an, innerhalb des
Füllungszeitintervalls an jedem Bildpunkt nach dem individuellen Zeitpunkt der maximalen Füllung zu suchen, der durch das lokale Minimum
in der IZK gekennzeichnet wird.

4.   Schlußfolgerung

Durch die digitale Verarbeitung von intravenösen angiographischen Bild-
sequenzen ist es möglich, Gefäße, die auf den Originalbildern nicht
oder nur schlecht zu erkennen sind, zu finden und darzustellen. Die Ergebnisse bei dem bekannten Verfahren der Subtraktionsangiographie sind
jedoch stark abhängig von der Wahl der richtigen Zeitpunkte.

Durch die zeitliche Analyse der Bildsequenz können in einfachen Fällen
parametrische Bilder berechnet werden, die eine ähnliche Information
wie Subtraktionsbilder bieten, deren Inhalt jedoch unabhängig von der
Wahl bestimmter Zeitpunkte ist. Bei der Überlagerung verschiedener
Strömungsvorgänge ist es möglich, durch die Analyse der Extremwerte in
den Zeitintensitätskurven die verschiedenen Durchblutungsphasen zu
trennen. Hierdurch wird für die verschiedenen Strömungsvorgänge jeweils
der optimale Subtraktionszeitpunkt bestimmt. Durch lokal variierende
Zeitpunkte für die Subtraktion können alle Gefäße, die in einem definierten Zeitintervall durchflossen wurden, optimal zur Darstellung
gebracht werden.

REFERENZEN

1   Höhne, K.H., Böhm, M., Nicolae, G.:The Processing of X-Ray Image
    Sequences in P.Stucki (Ed.): Advances in Digital Image Processing,
    Plenum Press, New York, (1980), 147-163.

2   Höhne, K.H., Obermöller, U. and Böhm, M. : X-Ray Functional Imag-
    ing - Evaluation of the Properties of Different Parameters. Proc.
    Conference on Digital Radiography, Stanford, 1981, SPIE 314, 1981.

3. Des Plantes, BGZ.: Subtraktion, eine röntgenographische Methode
    zur separaten Abbildung bestimmter Teile des Objekts. ROEFO 1935,
    (52), 69-79.

4. Kruger, R.A., Mistretta, C.A., Lancaster, I. et al.: A Digital
    Video Image Processor for Real-Time X-Ray Subtraction Imaging
    Optic Eng. 1978 (17), 652-657.

5. Mistretta, C.A., Kruger, R.A., Honk, T.L. et al.: Computerized
    Fluoroscopy Techniques for Non-Invasive Cardiovascular Imaging
    Proc. SPIE 1978 (152), 65-71.

6   Ovitt, Th. W., Christenson, P.C., Fisher, H.D., Frost, M.M.,
    Nudelman, S., Roehring, H., Seeley, G.: Intravenous Angiography
    Using Digital Video-Subtraction: X-Ray Imaging System American J.
    of Roentgenology 1980 (135), 1141-1144.

7   Nicolae, G.C., Höhne, K.H.: Digital Video System for Real-Time
    Processing of Image Series. DESY-Report DV 78/2, 1978.

8   Kruger, R.A.: A Method for Time Domaine Filtering Using Compute-
    rized Fluoroscapy. Med.Phys. 8 (4), 1981, 466-7o.

9   Kruger, R., Pingyn, L., Bateman, W., Nelson, J.: Time Domain
    Filtering Using Computerized Fluoroscopy - Introvenous Angiography
    Applications. Proc.Conference on Digital Radiography, Stanford,
    1981, SPIE 314 (1981).

<u>Ein zentrales System zur medizinischen Bild- und Signalanalyse</u>

S.J. Pöppl, R. Mederer und G. Herrmann *
Institut für Medizinische Informatik und Systemforschung,
Signalverarbeitung und Prozeßrechnertechnik,
Gesellschaft für Strahlen- und Umweltforschung,
8042 Neuherberg Ingolstädter Landstraße 1

<u>Zusammenfassung</u>

Es wird die Realisierungsstufe I eines zentralen Systems zur medizinischen Bild- und Signalverarbeitung vorgestellt. Das Grundsystem kann zeitkritische Aufgaben der Bild- und Signalverarbeitung voll übernehmen und erlaubt die Zusammenführung von Datenerfassung und -umsetzung,Bild- und Signalvermessung, Klassifizierung und Ergebnisdarstellung für den Einsatz von Echtzeitverfahren. Dem System liegt ein geeignet konfigurierter Rechner vom Typ VAX 11/780 zugrunde.

<u>1. Einleitung</u>

Für die Verfahrensentwicklung zur Computerhilfe in der ärztlichen Diagnostik sind medizinische Bilder und Biosignale und ihre automatische Auswertung von besonderer Bedeutung, da diese entweder als äußeres Kriterium oder als Meßwert in diese Verfahrensentwicklung eingehen müssen, wenn nicht grundlegende Informationen der Funktionsdiagnostik verloren gehen sollen. Die Informationen,insbesondere ihre Exaktheit, die dabei mit vertretbarem Zeitaufwand durch visuelle Auswertung aus den Bildern und Signalen entnommen werden können, sind bei weitem nicht erschöpfend und stellen somit eine ungünstige Ausgangssituation dar. Dies gilt beispielsweise für EEGs, EKGs, insbesondere aber für mehrdimensionale Signale wie sie bei bildgebenden Verfahren und Technologien anfallen, beispielsweise bei radio-, szinti- und echographischen Bildern.

<u>2. Anforderungen an das zentrale System</u>

Zur automatischen Verarbeitung von Bildern und Signalen müssen sogenannte Formkriterien (z.B. Meßwerte, Kurvenintegrale, Konturen usw.) gewonnen werden, die den Informationsgehalt der Signale optimal wiedergeben.
Die Bestimmung der Formkriterien setzt voraus:
- Datengewinnung in analogem oder bildtechnischem Format
- Registrierung dieser Daten
- Umsetzung in digitale Form
- automatische Vermessung, bzw. Entnahme der notwendigen Form- und

---

*unter Mitarbeit von K. Lewerentz, F. Miketta, H. Schindler

Diagnosekriterien im Hinblick auf eine spätere Realisierung in Hardware, bzw. auf Mikrorechnern.

Folgende Randkriterien waren bei der Auswahl und dem Aufbau des zentralen Systems ausschlaggebend:

1. Das zentrale System sollte in der Lage sein, Analogdaten mit beliebig wählbarer Abtastrate, Auflösung und Kanalwahl analog-digital umzusetzen und zu verarbeiten. Dabei wird davon ausgegangen, daß mehrere Erfassungsstellen von dem System versorgt werden können.

2. Die Erfassung von Bildern soll über Datenträger (digitales Magnetband, Floppy Disk) oder über Fernsehkamera (oder Videotape) zumindest in Standard Fernsehformat erfolgen können.

3. Das Gesamtsystem sollte herstellerunabhängig und damit multiplizierbar sein. Dies bedeutet für die Anwendersoftware, daß sie für jede Funktion in höherer Programmiersprache geschrieben ist. Für die Hardware wird eine Herstellerunabhängigkeit darin gesehen, daß jede Einzelkomponente des Gesamtsystems von mindestens 3 unabhängigen Herstellern oder mehr realisiert werden kann.

4. Vom zentralen System wird eine eindeutige hardware- und softwaremäßig festgelegte Schnittstelle zu einer Großanlage (z.B. Klinikumsrechner) verlangt. Sie wird in Realisierungsstufe II (Terminalemulation und Schnellkanalverbindung) realisiert.

5. Das zentrale System soll die Zusammenführung von Datenerfassung und -umsetzung, Bild- und Signalverarbeitung, Klassifizierung und Ergebnisdarstellung für den Einsatz von Echtzeitverfahren ermöglichen.

3. Beschreibung des Systems

3.1 Rechnersystem

Das Rechnersystem wird durch eine VAX 11/780 von Digital Equipment gebildet. Die Grundkonfiguration ist in Abbildung 1 dargestellt. Das zugehörige Betriebssystem VAX/VMS ist ein realtimeorientiertes Betriebssystem mit einem sehr weit gehenden Paging-Konzept. Eine ausführliche Beschreibung findet sich in /1/. Zusätzlich zu Realtimeaufgaben sind Stapelanwendungen möglich. Neben Compilern für FORTRAN 77 und PASCAL stehen Leitungs- und Terminalemulationen für die 2780/3780- und 3271/3272-Familie der IBM zur Verfügung.

3.2 Analogdatenverarbeitung

Zur Wiedergabe von Analogsignalen auf Analogbändern steht eine zentrale Analogbandmaschine AMPEX FR 2000 zur Verfügung. Die Wiedergabe von fremdgenerierten Analogbändern ist nur dann möglich, wenn die generierten Bänder der IRIG-Norm (IRIG = Inter-Range Instrumentation Group) entsprechen. Kann diese Generierungsart - sie ist sehr weit verbreitet - nicht eingehalten werden, müssen die Bandmaschinen, mit denen die Bänder erstellt wurden, zum zentralen System gebracht werden. Dort stehen spezielle Anschlüsse für Fremdgeräte zur Verfügung. Ebenso besteht eine Eingabemöglichkeit von Daten, die mit sogenannter PCM-Technik(Puls-Code-

VAX - PERIPHERIE

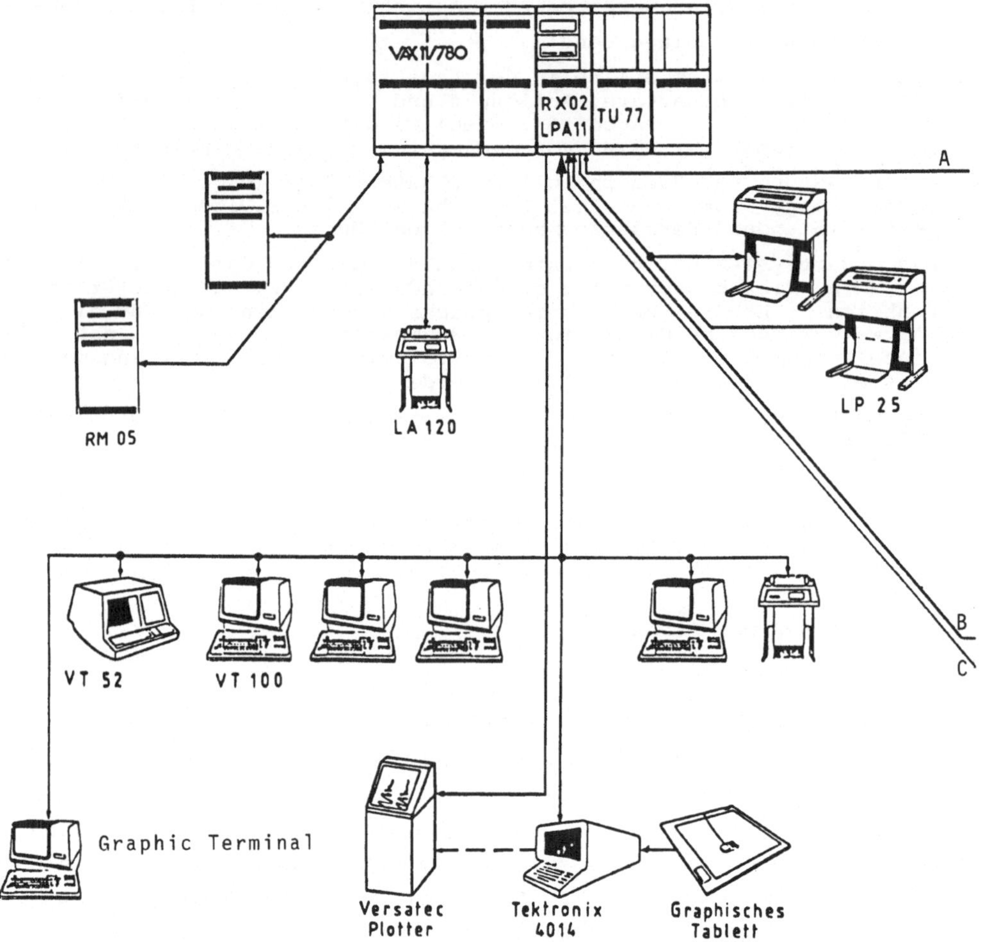

Abb. 1: *Grundsystem VAX 11/780 der Realisierungsstufe I ohne Bild- und Signalverarbeitungsperipherie (Anschlüsse A, B,C) Die Anlage ist mit 1.5 MB Hauptspeicher ausgerüstet Es bedeuten: VT52,V100: Videoterminals; LA 120: Operatorkonsole, LP25 Zeilendrucker 300 Zeilen/min: RM05: 2 Plattenspeicher mit je 300 MByte: TU77: 2 dig. Magnetbänder 9 Spur 800/1600 bpi umschaltbar; RX02: 2 Diskettenlaufwerke mit je 512 kbytes Speicher. A,B und C: Anschlüsse für Prozeßrechnerperipherie LPA11: Laboratory Peripheral Accelerator;VT 100 Graphik Terminal: 640 x 640 Punkte, Tektronix 4014 kompatibel, Graphisches Tablett: 4096 x 4096 Punkte Auflösung*

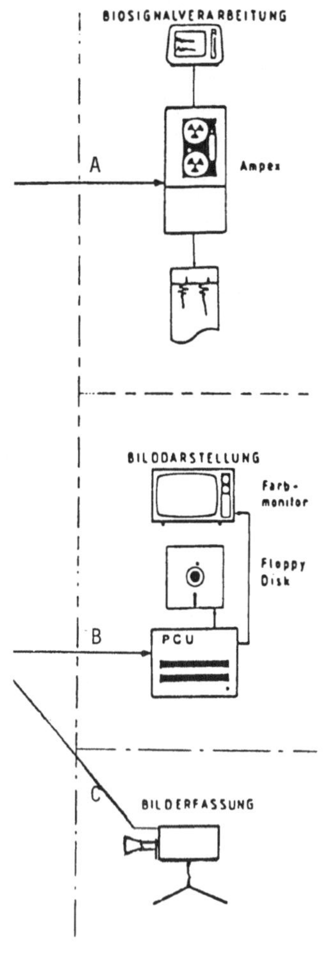

*Abb. 2: Anschluß der Bild- und Signal-
verarbeitungsperipherie*

*Anschluß A: LPA11 (Laboratory Peripheral
Accelerator) besteht aus 2 schnellen Mikroprozessoren und realisiert ein selbstän-
diges, intelligentes DMA-Interface für
Prozeßelemente zur VAX. Es gibt dazu FOR-
TRAN CALL-Aufrufe zur Bedienung der einzelnen Prozeßelemente (s. Abb. 3), wobei bis
zu 8 Tasks unabhängig voneinander bedient
werden können. Automatische Pufferumschal-
tung sowie ein LPA11-K interner Speicher
vermeiden jeden Prozeßdatenverlust.*

*Anschluß B und C:Der Anschluß für Bild-
darstellung und Bilderfassung erfolgt über
ein DMA-UNI-BUS DR 11-W mit 53 Leitungen,
welches
- 16 bit oder 8 bit Transfers
- DMA oder programmierte Transfers
unter Benutzerkontrolle mit Spitzentrans-
ferraten bis zu 1MB/sec ermöglicht.*

Modulationstechnik) aufgezeichnet werden.
Der Anschluß der Geräte an die VAX 11/780
erfolgt über einen "Laboratory Peripheral
Accelerator", einem sehr schnellen Mikroprozessor, der den UNIBUS der VAX 11/780
(s. Abb. 3) auf den LPA-11-K-Bus abbildet.
Durch "Call-Aufrufe" in FORTRAN können die
Prozeßelemente unabhängig von einander angesprochen werden. Die Analogbandmaschine
verfügt darüber hinaus über eine Tape-
search-unit (Bandsucheinheit), mit deren
Hilfe Anfangs- und Endzeitpunkt des zu
analysierenden Analogdatenstücks nach Übergabe an diese Bandsucheinheit
automatisch auf dem Analogband gesucht werden können. Diese Suche erfolgt rein hardwaremäßig und ist ausführlich in /2/ beschrieben. Der in
Abb. 3 gezeigte Pulsgenerator erlaubt die Einstellung von beliebigen
Abtastintervallen im Bereich O.1 ms - 99.9 ms zur Analog-Digital-Umsetzung. Zur Steuerung der Analog-Digital-Umsetzung wurde ein Programmsystem BIOS entwickelt, das alle hardwaremäßigen Vorteile voll aus-
nutzen kann.

3.3 Bildwiedergabe

Die Ausgabe von Bildern kann in der Realisierungsstufe I nur Bilder im
Format 256 x 256 Bildpunkte mit 16 Fehlfarbenstufen oder 16 Graustufen
wiedergeben. Da das Betriebssystem VAX/VMS die Definition eigener

Kommandos zuläßt, konnten die Programme für die Bildausgabe und -Bear-
beitung zusammengefaßt und der Steuerung eines eigenen Kommandosystems
übertragen werden. Abb. 4 zeigt die prinzipielle Softwarearchitektur,
auf die der Anwender aufsetzt. Abb. 5 zeigt die wichtigsten von insgesamt 24 verschiedenen Kommandos zur Bildausgabe. Es ist auch eine Help-
funktion vorhanden. Der rechte Teil der Abb. 6 zeigt eine Anwendung im
Kommandomodus; mit diesen Kommandos wird ein Graukeil auf dem Video-
schirm der PCU erzeugt. Es können auch alle Kommandos in FORTRAN-Call-
Aufrufen benutzt werden, so daß die Benutzung der Videoausgabe in jedes
beliebige Anwenderprogramm eingebunden werden kann.

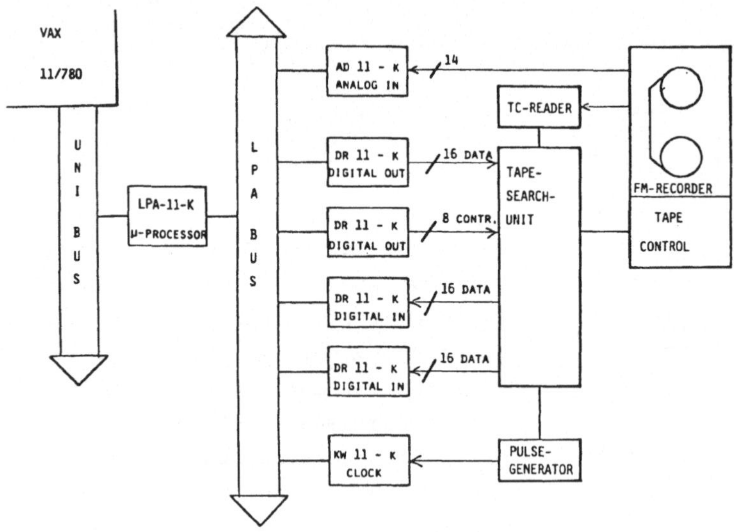

Abb. 3: Anschluß der Steuerung zur Analogdateneingabe über Mikro-
prozessor LPA11 (Digital Equipment) an den UNIBUS der VAX
11/780. Der LPA11-Bus hat UNIBUS-Eigenschaften, die Steue-
rung der verschiedenen Prozeßelemente (Analog-Digital-Um-
setzer, Digitale Ein- und Ausgabe usw.) erfolgt autonom
über den LPA11-K. Dadurch wird die VAX-Anlage erheblich ent-
lastet.

3.4 Bildeingabe

Bereits digitalisierte Bilder können über Magnetband (z.B. Szintigramme)
oder Diskette (z.B. Computertomogramme)eingelesen werden. Zur unmittel-
baren Bildabtastung vor Ort steht eine Fernsehkamera (Röhren Chalnicon)
mit hoher Grauwertlinearität einschließlich Interface (C1000, Hamamatsu)
zur Verfügung. Damit können Bilder mit einer Auflösung von 256 x 256,
512 x 512 oder 1024 x 1024 Bildpunkten abgetastet werden. Die hochauflösende
Abtastung im Format 1024 x 1024 Bildpunkten wird durch versetztes Ab-
tasten von je 4 Bildern im Format 256 x 256 möglich. Die Bilder werden
unmittelbar in den Speicher der VAX 11/780 übertragen, d.h. es ist kein

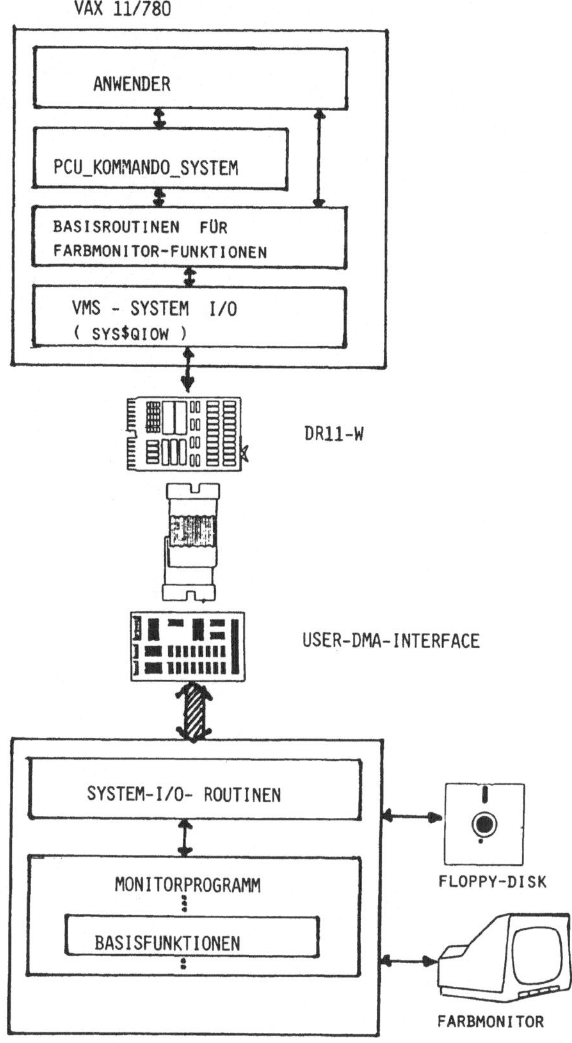

Abb. 4: Mikroprozessorgesteuerte Farbbildausgabe (PCU)

Das Mikroprozessorsystem PCU erlaubt die Darstellung einer Bildmatrix 256 x 256 mit 16 Fehlfarbenstufen oder 16 Graustufen auf einem Farbmonitor. Zusätzlich können digitale Bilder auf Disketten zur Archivierung abgespeichert werden. Im Mikroprozessor PCU befindet sich ein Basismonitor,der die notwendigen Basisfunktionen (z.B. Graustufenskalierung) einschließlich Datentransfer über das DMA Interface DR1-W (1MB/sec) durchführt.

Video-Frame-Puffer vorhanden. Der Anschluß (s. Abb. 5) erfolgt über ein Hochgeschwindigkeits DMA-Interface DR1-W. Zur Steuerung der Abtastung wurden entsprechende Kommandos realisiert; die Einlesehardware bedingt ein Umordnen der Bilder in der Rechenanlage VAX.
Tabelle I zeigt die dazu benötigten Ausführungszeiten. Zusätzlich ist das Einlesen von Videostandbildern von Videobandmaschinen im BAS-Format möglich.

```
BAND_PLATTE  : Alle Szintigramme von Band nach Platte laden
BILDLESEN    : Bild von Platte lesen
DATENTRA     : Uebertraegt einen Datenbereich in den Bildspeicher
               der PCU

FARBTABELLEN : Generierung von Farbtabellen auf der PCU-Floppy
FD_FORMAT    : Formatiert eine Floppy in Drive 2
FD_KOPIE     : Kopiert Floppy von Drive1 nach Floppy in Drive2
FD_LOESCHEN  : Loeschen von Programm bzw. Datenbereichen auf der Floppy
GRAUKEIL     : Stellt die geladene Farbtabelle als Graukeil
               auf dem Monitor dar.
KATALOG      : Ausdrucken von Verweis-Katalogen der PCU-Floppy
LADEBILD     : Laedt ein Bild von Floppy
LADETABELLE  : Laedt eine Farbtabelle von Floppy
PIXEL        : Zeichnet einen Bildpunkt auf den Monitor
RESET        : Bringt die PCU in den System-Wartezustand
               (z.B. nach einem Fehler)
SAVEBILD     : Speichert und katalogisiert das Monitor-Bild auf Floppy
SW           : Schaltet den Monitor in S/W-Darstellung um
SZ_VON_BAND  : Einzelne Szintigramme von Band holen
SZSUCHEN     : Szintigramme gezielt suchen
TEILLOESCHEN : Loescht Teile des Bildeschirms nach der augenblicklich
               geladenen Farbtabelle
TEXT         : Zeilenweisses Schreiben von Texten auf den Farbmonitor
TV_LOESCHEN  : Loescht den gesamten Bildschirm mit einer Farbe

HELP         : Stellt diese Liste zur Verfuegung
ENDE         : Verlassen dieses Kommandosystems
```

*Abb. 6: Kommandos zur Erzeugung von Bildern auf dem
Bildschirm der PCU. Bei Benutzung im Kommandomodus erhält man ausführliche Hinweise.
Das Beispiel der rechten Bildhälfte zeigt
die notwendigen Kommandos mit Erläuterungen
zur Erzeugung eines Graukeils auf dem Farbmonitor.*

```
$ ladetabelle
****    FARBTABELLE VON FLOPPY LADEN    ****

NUMMER DER TABELLE :
1
$
$ tv_loeschen
****    BILDSCHIRM MIT EINER FARBE LOESCHEN ****


FARBWERT : [0..255]
0
$
$ bildlesen
*****    SZINTIGRAMME VON EINEM PLATTEN- FILE ZUR PCU
Welches Bild soll gezeichnet werden?
006
Welche Farbzuordnungs-Tabelle soll geladen werden?
(dieselbe wie vorher = 0)
0
Auf welchem Quadrant soll gezeichnet werden?
1
$
$     (   analog werden die anderen Teilbilder einge


$ text
STEUER-ZEICHEN:

> : naechste Zeile Beschriften
< : vorhergehende Zeile Beschriften
^ : Parameteraenderungen und help
# : Delete-Zeichen
\ : Ende der Beschriftung

^
farbe (0:15)
5
zeile (1:28)
1
position (1:21)
1
     1 .TEXTZEILE:
     ORIGINAL-ES          ORIGINAL-ED
     2 .TEXTZEILE:
\
$
$     (analog wird der Text in Zeile 15 erzeugt  )

$ graukeil
****    GRAUKEIL AUF DEM MONITOR AUSGEBEN    ****


RICHTUNG : [HORIZONTAL (1),VERTIKAL (0)]
1
STAERKE DES GRAUKEILS : [0..256]
10
ANFANGSKOORDINATE : [0..255]
0
$
```

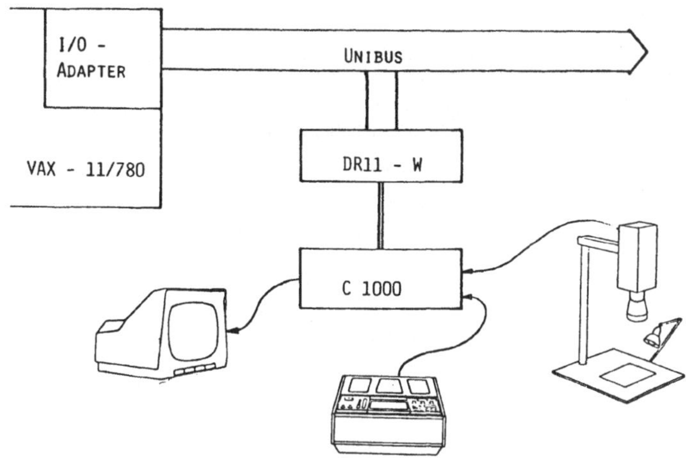

*Abb. 5: Bildeingabe über Fernsehkamera mit 256 x 256, 512 x 512
und 1024 x 1024 Punkten Auflösung mit jeweils 256 Graustufen und über Videoband (Standbildeingabe)*

Bildauflösung (Bildpunkte)	Digitalisierung in sec	Umordnen in sec	Zeit insgesamt in sec
256 x 256	1	1	2
512 x 512	3	5	8
1o24 x 1024	11	29	40

*Tabelle I: Aufbereitungszeiten eines Bildes in Abhängigkeit von
der Bildauflösung*

Literatur

/1/ LEVY, H.M., ECKHOUSE, R.H.

Computer Programming and Architecture. The VAX 11
Digital Press, Bedford (1980)

/2/ PÖPPL, S.J., GSTETTNER, K., KERNCHEN. W., TIRSCH, W.

Ein zentrales System zur medizinischen Analogdatenerfassung und
Verarbeitung
In: Interaktive Datenverarbeitung in der Medizin
(Eds.: G. Wagner, K. Köhler) Stuttgart-New York: F. Schattauer-
Verlag, 237-255 (1976)

<u>Quantitative Auswertung von Röntgen-Aufnahmen des Kopf-Hals-Gelenks.</u>

G. HERRMANN
MEDIS-Institut der GSF
Ingolstädter Landstr. 1
8042 Neuherberg bei München

E. Th. MAYER
Neuroradiologische Abteilung
der Psychiatrischen Klinik und Poliklinik
der Nervenklinik der Universität München
Nußbaumstr. 7
8000 München 2

1. Einleitung.

Durch verfeinerte Aufnahmetechniken, insbesondere die Einführung der
Mediantomographie, wird es möglich, komplizierte Gelenkstrukturen wie
z.B. Kopf-Hals-Gelenk und Halswirbelsäule in frontalem und seitlichem
Strahlengang darzustellen. Eine exakte Beschreibung der Beweglichkeit
solcher Gelenke setzt schnelle quantitative Auswertungsmöglichkeiten
voraus.

Da die interessierenden Konturen auf solchen Röntgen-Aufnahmen oft nur
schwach sichtbar und außerdem von anderen Strukturen überlagert sind,
scheiden vollautomatische Auswertungsverfahren durch Graubild-Abtas-
tung vorläufig noch aus. Deshalb bieten sich hier halbautomatische
Verfahren an. Die Ausmessung geschieht dabei durch manuelles Antippen
bzw. Nachfahren der interessierenden Strukturen der Röntgen-Bilder auf
einem sog. graphischen Digitalisiertablett, das die jeweilige Lage des
Abtaststiftes bzw. Fadenkreuzes fortlaufend peilt und an einen Rechner
übergibt. Wichtig ist hier die Verwendung eines Tabletts mit speziel-
lem transparentem Aufbau, weil Röntgen-Aufnahmen nur im Durchlicht
auswertbar sind.

Diese Arbeit beschreibt Methoden, mit denen bestimmte Objekte, hier
z.B. Wirbel, die auf verschiedenen Aufnahmen desselben Patienten
dargestellt sind, im Rechner übereinandergelegt und hinsichtlich ihrer
Form und ihrer Lage zu Nachbar-Objekten verglichen werden können.

Mögliche Anwendungen sind z.B. die Ermittlung der Beweglichkeit von
Gelenken aus Aufnahmen in den extremen Lagen, oder das Studium alters-
abhängiger Knochenveränderungen aus zeitlich auseinanderliegenden Aufnahmen desselben Patienten.

2. Beschreibung des graphischen Arbeitsplatzes.

Wir verwenden einen interaktiven graphischen Arbeitsplatz Tektronix
4014 mit angeschlossenem transparentem graphischem Digitalisiertablett. Dieser ist über V24-Schnittstelle mit einem Prozeßrechner
VAX-11/780 verbunden. Er kann jedoch für Routine-Anwendungen an LSI-11
oder jeden anderen geeigneten Kleinrechner angeschlossen werden.

Die Genauigkeit des Tabletts beträgt 1/20 Inch, das sind 4096 x 4096
Punkte auf ca 50 x 50 cm. Die praktisch erreichbare Genauigkeit ist
also begrenzt durch die Hand des Benutzers, der den Abtaststift bzw.
die Fadenkreuzlupe über das Röntgenbild führt.

Das Tablett kann per Programm im sog. Point-Mode sowie im sog. Line-
Mode aktiviert werden. Im Point-Mode muß jeder einzelne Punkt durch
Kontakt-Betätigung (Niederdrücken des Abtaststifts) markiert werden.
Im Line-Mode prüft die Hardware ca 10 mal pro Sekunde die Position des
Stifts und übergibt sie an das Programm. Ein Kurvenzug wird so in eine
Folge von Koordinatenpaaren aufgelöst, die um so länger ist, je lang-
samer die Kurve nachgefahren wird.

Alle eingegebenen Punkte und Striche werden am Bildschirm dargestellt.
Puffer-Überlauf bei zu langsamem Abfahren von Kurven wird akustisch
angezeigt. Es ist möglich, einzelne Kurven bei Fehlern zu wiederholen.
Die Auswertung im Rechner erfolgt unmittelbar im Anschluß an die Ein-
gabe, so daß Ergebnisse gleich zusammen mit der Eingabe graphisch am
Bildschirm dargestellt werden können.

3. Ausrichten zweier Polygone aufeinander.

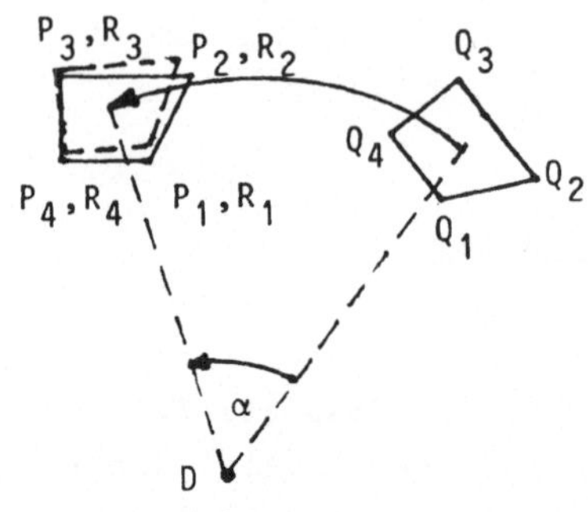

Abb. 1   Ausrichten zweier Polygone
aufeinander durch Drehen des
zweiten Polygons im Achspunkt
D um den Winkel α

Gegeben seien zwei Polygone $P_1,\ldots,P_n$ und $Q_1,\ldots,Q_n$, siehe Abb. 1. Diese Polygone repräsentieren z.B. die Eckpunkte desselben Wirbelkörpers o.dgl. auf verschiedenen Aufnahmen. Das Polygon $Q_1,\ldots,Q_n$ soll nun starr in das Polygon $R_1,\ldots,R_n$ überführt werden, so daß die Abstände zusammengehörender Punkte minimiert werden:

$$\sum_i |P_i - R_i|^2 = \text{Min.}$$

Diese Überführung geschieht durch eine Drehung im Drehpunkt (x_d, y_d) um den Winkel α. Jeder Punkt (x_p, y_p) wird durch die Drehung überführt in einen Punkt (x_r, y_r) mit den Koordinaten:

$$x_r = (x_q - x_d)\cos\alpha - (y_q - y_d)\sin\alpha + x_d$$

$$y_r = (y_q - y_d)\cos\alpha + (x_q - x_d)\sin\alpha + y_d$$

Die 3 Größen x_d, y_d und α können aus dem LS-Ansatz geschlossen berechnet werden. Es ergibt sich das Gleichungssystem:

$$\sum_i \left\{ (x_{pi} + x_{qi} - 2x_d)(1 - \cos\alpha) - (y_{pi} - y_{qi})\sin\alpha \right\} = 0 \quad (1)$$

$$\sum_i \left\{ (x_{pi} - x_{qi})\sin\alpha + (y_{pi} + y_{qi} - 2y_d)(1 - \cos\alpha) \right\} = 0 \quad (2)$$

$$\sum_i \left\{ (x_{pi} - x_d)[- (x_{qi} - x_d)\sin\alpha - (y_{qi} - y_d)\cos\alpha] + \right.$$

$$\left. + (y_{pi} - y_d)[(x_{qi} - x_d)\cos\alpha - (y_{qi} - y_d)\sin\alpha] \right\} = 0 \quad (3)$$

Die Tatsache, daß (1) und (2) linear in x_d, y_d sind, führt zu dem Lösungsweg, bei dem man sich die Drehung zusammengesetzt denkt aus einer Parallelverschiebung, die die Schwerpunkte der beiden Polygone zusammenfallen läßt, und einer anschließenden Drehung um den gemeinsamen Schwerpunkt. Die Gleichungen (1) und (2) verschwinden dann identisch, und (3) führt zu zwei um 180 Grad verschiedenen Lösungen für α . Die Minimallösung muß die Bedingung

$$\frac{\partial^2 S}{\partial \alpha^2} \equiv -2 \sum_i \left\{ (x_{pi} - x_d) \left[-(x_{qi} - x_d)\cos\alpha + (y_{qi} - y_d)\sin\alpha \right] \right.$$

$$\left. + (y_{pi} - y_d) \left[-(x_{qi} - x_d)\sin\alpha - (y_{qi} - y_d)\cos\alpha \right] \right\} > 0$$

erfüllen.

4. Anwendung: Bestimmung der Beweglichkeit der Halswirbelsäule.

Viele neurologische Beschwerden haben ihre Ursache in einer Schädigung
des Bewegungsapparats des Kopf-Hals-Übergangs und der Halswirbelsäule,
erkennbar an einer abnorm geringen oder manchmal auch abnorm hohen
Beweglichkeit einzelner oder aller Gelenke zwischen den Halswirbeln
untereinander und der Schädelbasis.

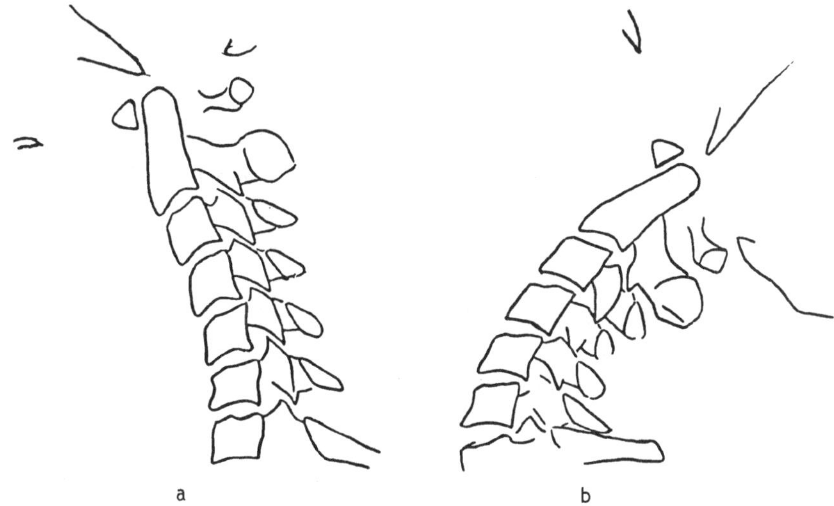

Abb. 2   Halswirbelsäule und Schädelbasis in seitlicher Durchleuchtung.
a) in extremer Ventral-Beuge
b) in extremer Dorsal-Beuge

Zur Bestimmung der Beweglichkeit macht man zwei seitliche Röntgen-
Aufnahmen des Halses, und zwar eine in extremer Ventral-Beuge, und
eine in extremer Dorsal-Beuge. In Abb. 2 sind die Knochen-Umrisse
eines solchen Aufnahmen-Paares skizziert. Wenn man nacheinander jeden
Wirbel aus beiden Aufnahmen zur Deckung bringt, so ergibt die Lage der
beiden Abbilder des nächst höheren Wirbels zueinander die Beweglichkeit des betr. Gelenks.

Mit den Methoden aus Abschnitt 3 läßt sich hierfür ein für die Routine
geeignetes quantitatives Auswertungsverfahren realisieren: Man kennzeichnet jeden Wirbel durch die Eingabe einiger markanter Eckpunkte
auf beiden Aufnahmen mittels des graphischen Tabletts. Es müssen dieselben Punkte in derselben Reihenfolge auf beiden Aufnahmen erfaßt
werden. Ansonsten erfolgt die Auswahl dieser Punktepaare nach ihrer
deutlichen Erkennbarkeit auf beiden Aufnahmen und nicht nach anatomi-
scher Systematik. (Z.B. sind auf Tomogrammen andere Strukturen erkennbar als auf konventionellen Aufnahmen). Im Prinzip würden 2 Punkte pro
Wirbel genügen, jedoch wird die Verwendung mehrerer Punkte empfohlen,
um Ungenauigkeiten, die in der Aufnahmetechnik begründet sind, auszu-
gleichen.

Verfahren und Auswertungsergebnis sind in Abb. 3 dargestellt. Die eingegebenen Punkte jedes Wirbels sind mit durchgezogenen Linien verbunden. Dabei wurden im Rechner die beiden Aufnahmen so ausgerichtet, daß
der unterste Halswirbel (C7) zur Deckung kommt. Zur Veranschaulichung
wurden die Knochen-Umrisse der Aufnahme in Dorsal-Beuge nachträglich
von Hand eingezeichnet.

Nun wird von unten nach oben ein Wirbel nach dem anderen zur Deckung
gebracht, d.h. die Wirbelabbilder in Dorsal-Beuge werden eines nach
dem anderen in Ventral-Beuge gedreht. Der darüberliegende Rest der
Wirbelsäule wird nachgedreht. Das jeweils nächste Wirbelabbild ist
strichpunktiert eingezeichnet. Der Lageunterschied zwischen strich-
punktiertem und durchgezogenem Wirbelabbild kennzeichnet die Beweglichkeit des darunterliegenden Gelenks. Der jeweilige Achsdrehpunkt
ist eingezeichnet und durch punktierte Linien mit den Wirbelabbildern
verbunden.

Die Beweglichkeit der Schädelbasis (C0) wird nicht gegenüber dem Atlas
(C1), sondern gegenüber dem Epistropheus (C2) gemessen, weil das
System Schädelbasis-Atlas-Epistropheus kinematisch als Einheit
verstanden werden muß.

Das vorliegende Auswertungsprogramm gestattet zusätzlich die Bestimmung der Spaltweiten des Atlas-Axial-Gelenks und der Abstände zwischen
Dens-Spitze und Basion auf beiden Aufnahmen. Hierzu müssen die Konturen der Dens-Spitze und des vorderen Atlasbogens mit dem Digitalisier-
stift nachgefahren werden. Die Bedeutung dieser Messungen liegt darin,
daß starke Unterschiede zwischen Ventral- und Dorsal-Beuge auf eine
Lockerung oder Verletzung der Bänder im Kopf-Hals-Übergang hindeuten.

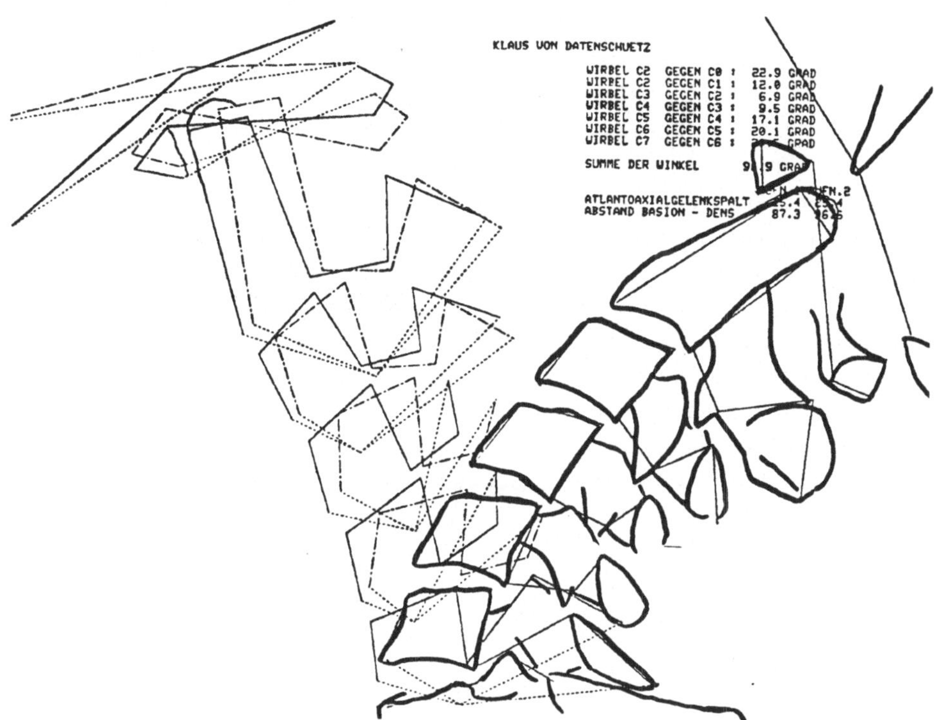

Abb. 3   Auswertungs-Ergebnis (Bildschirm-Hardcopy) der Röntgen-Aufnahmen von
Abb. 2.   Erläuterungen im Text.
Zur Veranschaulichung wurden die Knochen-Umrisse der Aufnahme in Dorsal-
beuge mit eingezeichnet.

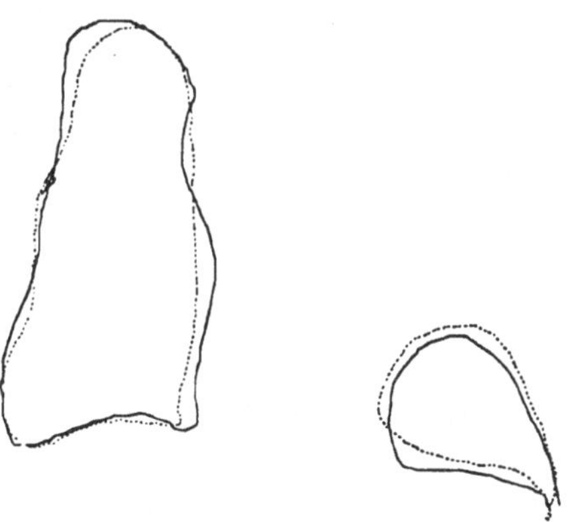

Abb.5   Altersveränderungen am Dens Epistrophei.
Die durchgezogene Kontur wurde von einer
10 Jahre·späteren Rö-Aufnahme desselben
Patienten abgenommen wie die punktierte
Kontur.

5. Ausrichten zweier Kurvenzüge aufeinander.

Gegeben seien zwei Kurvenzüge, im Rechner darge-
stellt durch Polygonzüge.
Diese können verschieden
viele Punkte enthalten; auf
jeden Fall ist keine paarweise Zuordnung der Punkte
möglich. Jedoch sollen beide Kurvenzüge dasselbe Objekt aus verschiedenen
Röntgen-Aufnahmen repräsentieren und damit ungefähr
denselben Verlauf haben.
Sie sollen bestmöglich zur
Deckung gebracht werden.

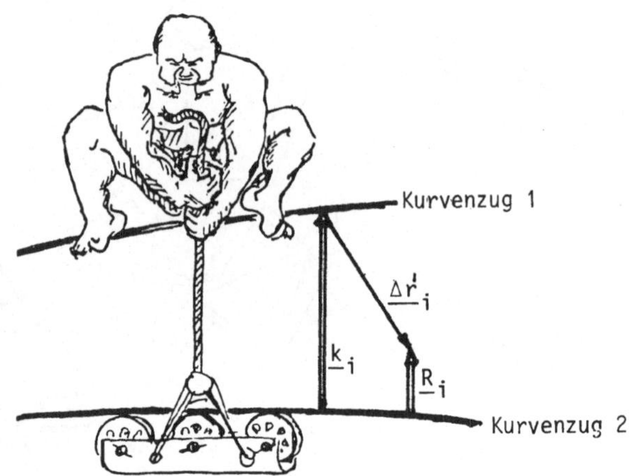

Abb. 4   Gedachte Kräfte, die zwei Kurvenzüge
aufeinander ausrichten. Siehe Text.

Das Vorgehen ist etwas anders als beim Vorhandensein definierter Eckpunkte: Man denkt sich entspr. Abb. 4 von jedem Punkt $\underline{r}_i$ des Kurven-
zugs 2 eine Kraft am Kurvenzug 1 angreifen, die senkrecht auf diesem
steht und proportional zum Abstand ist. Verschiebt man Punkt $\underline{r}_i$ um
$\Delta\underline{r}_i$, so bleibt die Restkraft $\underline{R}_i$. Für diese gilt in linearer
Näherung:

$$\underline{R} = (1 - \frac{(\Delta\underline{r}_i \cdot \underline{k}_i)}{(\underline{k}_i \cdot \underline{k}_i)})\underline{k}_i$$

Die Verschiebungen $\Delta\underline{r}_i$ sind so zu wählen, daß die Summe der Rest-
kräfte $\underline{R}_i$ minimiert wird:

$$S \equiv \Sigma(\underline{R}_i \cdot \underline{R}_i) = \text{Min.}$$

Dies ist nicht geschlossen möglich, sondern muß iterativ erfolgen. (Es
muß deshalb auf andere Weise erst eine Ausgangsnäherung gewonnen
werden, von der aus diese Minimierung konvergiert.)

Für kleine Drehungen gilt in 1. Näherung:

$$\Delta x_i = -(y_i - y_d)\alpha$$
$$\Delta y_i = (x_i - x_d)\alpha$$

mit Drehpunkt (x_d, y_d) und kleinem Drehwinkel α .
Mit $\underline{R}_i = (R_{xi}, R_{yi})$, $\Delta\underline{r}_i = (\Delta x_i, \Delta y_i)$, $\underline{k}_i = (u_i, v_i)$, $c_i = 1/(u_i^2 + v_i^2)$

ergibt sich ein lineares Gleichungssystem für die 3 Größen α, αx_d, αy_d:

$$\alpha(\Sigma x_i v_i{}^2 c_i - \Sigma y_i u_i v_i c_i) - \alpha x_d \, \Sigma v_i{}^2 c_i + \alpha y_d \Sigma u_i v_i c_i = \Sigma v_i$$

$$\alpha(\Sigma x_i u_i v_i c_i - \Sigma y_i u_i{}^2 c_i) - \alpha x_d \, \Sigma u_i v_i c_i + \alpha y_d \, \Sigma u_i{}^2 c_i = \Sigma u_i$$

$$\alpha(\Sigma y_i{}^2 u_i{}^2 c_i - 2\Sigma x_i u_i v_i c_i + \Sigma x_i{}^2 v_i{}^2 c_i) +$$

$$+ \, \alpha x_d(\Sigma y_i u_i v_i c_i - \Sigma x_i v_i{}^2 c_i) + \alpha y_d(\Sigma x_i u_i v_i c_i) - \Sigma y_i u_i{}^2 c_i) =$$

$$= \Sigma x_i v_i - \Sigma y_i u_i$$

Es ist mit bekannten Methoden lösbar.

6. Anwendung: Altersveränderungen am Dens Epistrophei.

Auf Röntgenaufnahmen alter Menschen beobachtet man häufig am Dens an
der Stelle, wo das Kreuzband gleitend aufliegt, eine Einbuchtung, die
man bisher häufig als Abnutzungserscheinung ansah.

Abb. 5 zeigt die Umrisse des Dens und des Epistropheus-Bogens aus
Röntgen-Aufnahmen eines Patienten, die über 10 Jahre auseinander
liegen. Die durchgezogene Linie entspricht der zeitlich späteren
Aufnahme. Ihr Verlauf legt hier eher die Annahme nahe, daß die
Formveränderung durch Kalkablagerungen o. dgl. an anderen Stellen
verursacht wurde als durch Abnutzung am Kreuzband.

Die Abb. 5 kam dadurch zustande, daß die Umrisse aus beiden Aufnahmen
mit dem graphischen Tablett in den Rechner eingegeben wurden. Anhand
einiger mit erfaßter Fixpunkte am Schädel wurden sie auf gleiche Größe
umgerechnet. Sodann wurden der untere Teil des Dens-Umrisses und der
Epistropheus-Bogen nach dem in Abschnitt 5 beschriebenen Verfahren zur
Deckung gebracht, und die derart zueinander ausgerichteten Kurven
übereinander geplottet.

Durch Bezug auf ein gemeinsames Koordinatensystem hat man so die Möglichkeit, paarweise vergleichbare Messungen zu gewinnen. Diese Methode
wird derzeit auf ein größeres Material angewandt, um altersbedingte
Veränderungen am Kopf-Hals-Übergang zu studieren. Die Ergebnisse werden an anderer Stelle veröffentlicht.

$$\underline{\text{Kernspintomographie}}$$
$$\underline{\text{in der medizinischen Diagnostik}}$$

Arnulf Oppelt
Siemens AG, Bereich Medizinische Technik
Erlangen/BRD

In jüngster Zeit hat ein neues bildgebendes Verfahren medizinische Aufmerksamkeit gefunden: die Kernspintomographie. Im folgenden werden die physikalischen Grundlagen der Kernspinresonanz kurz wiederholt und einige Aspekte der Bildgebung erläutert, die auf dieser physikalischen Erscheinung aufbaut.

Prinzip

Alle Atomkerne mit ungerader Protonen- oder Neutronenzahl – das sind ungefähr zwei Drittel der stabilen Atomkerne – besitzen einen Eigendrehimpuls oder Spin. Er tritt in Vielfachen I (Kernspin) der Plankschen Konstanten $\hbar$ auf. An den Drehimpuls ist immer ein magnetisches Dipolmoment gebunden, welches dem Drehimpuls proportional ist

$$\mu_I = \gamma\, \hbar\, \underline{I} \quad .$$

Der Proportionalitätsfaktor γ heißt gyromagnetisches Verhältnis und ist jeweils typisch für die betrachtete Kernsorte. Der einfachste und zugleich im menschlichen Körper mit Abstand häufigste Kern ist der Wasserstoffkern, das Proton, hier ist $I = \frac{1}{2}$. Bringt man ein Ensemble von Protonen in ein magnetisches Feld, so stellen sich die meisten Spins parallel zum Feld ein, infolge ihrer thermischen Energie allerdings einige auch antiparallel. Nach außen hin resultieren hieraus somit ein Überschuß Δn parallel stehender Momente

$$\Delta n = n\, \tanh\left(\hbar\, \gamma\, B_0 / 2kT\right) \approx n\, \hbar\, \gamma\, B_0 / 2kT \quad ,$$

wobei n die Gesamtzahl der Kerne, B_0 die magnetische Feldstärke (Flußdichte) und T die Temperatur (k: Boltzmann-Konstante) bedeuten. Der Drehimpuls des Ensembles ist $\Delta n\, \hbar/2$, das magnetische Dipolmoment $\Delta n\, \mu_{\text{Proton}}$; das Verhältnis von Dipolmoment zu Volumen des

Kernspinensembles ist dessen Magnetisierung. Für eine möglichst große
Magnetisierung braucht man starke Magnetfelder und tiefe Temperaturen.

Lenkt man nun die Kernmagnetisierung aus ihrer Gleichgewichtslage aus,
so ist sie bestrebt, in die alte, energetisch günstigste Richtung zurückzukehren. Dies wird jedoch durch den Eigendrehimpuls der Atomkerne
verhindert, genauso wie ein rotierender Kreisel trotz des Einflusses
der Schwerkraft nicht umkippen kann. Man nennt die resultierende Be-
wegung Präzession. Die Winkelgeschwindigkeit ω_0 des Umlaufs der Kernmagnetisierung um die Feldrichtung ergibt sich zu

$$\omega_0 = \frac{\text{magnetisches Moment}}{\text{Drehimpuls}} \cdot B_0 = \gamma\, B_0 \quad .$$

Für Protonen in einem Feld von 0,1 T liegt die Präzessionsfrequenz bei
4,26 MHz.

Um die Präzession der Kernmagnetisierung meßtechnisch nachzuweisen, um-
gibt man die Probe mit einer Spule, in der dann eine Wechselspannung induziert wird. Bevor allerdings ein Signal in der Meßspule nachgewiesen
werden kann, muß die Magnetisierung zur Präzession angeregt werden. Man
baut dazu kurzzeitig ein kleines magnetisches Wechselfeld senkrecht zur
Richtung des Grundfeldes auf, indem ein Hochfrequenzimpuls durch die
Spule geschickt wird. Stimmt nun die Frequenz dieses magnetischen Wechselfeldes mit der Präzessionsfrequenz der Magnetisierung überein, so
dreht sich diese aus der Gleichgewichtslage heraus, auch wenn die Stärke des Wechselfeldes sehr viel kleiner ist als die des statischen
Grundfeldes. Nachdem sich die Magnetisierung um einen Winkel von vor-
zugsweise 90° gedreht hat, schaltet man das hochfrequente Wechselfeld
ab und weist anschließend die von der präzedierenden Magnetisierung
in der Spule induzierte Spannung nach. Anstelle des zeitlichen Verlaufs dieses Kernresonanzsignals kann man auch dessen Frequenzspektrum
auftragen. Beide Darstellungen sind gleichwertig und mittels Fourier-
Transformation ineinander umrechenbar. Nach der HF-Anregung kehrt die
Kernmagnetisierung wieder in ihren Gleichgewichtszustand parallel zum
Grundfeld zurück

$$M_z(t) = M_0 \left(1 - \exp(-t/T_1) \right) \quad .$$

Diese Erscheinung heißt Relaxation und ist charakterisiert durch eine
Zeitkonstante T_1, die Längs- oder Spin-Gitter-Relaxationszeit. Sie
wird verursacht durch die Wechselwirkung von Kernspin und umgebendem
"Gitter". Daneben gibt es noch einen zweiten Relaxationsprozeß, die

Quer- oder Spin-Spin-Relaxation. Aufgrund der Wechselwirkung der Kernspins untereinander zerfällt auch die Komponente der präzedierenden
Kernmagnetisierung, die senkrecht auf dem Grundfeld steht:

$$M_{x,y} = M_o \, exp(-\,^t/_{T_2})\,.$$

Die entsprechende Quer- oder Spin-Spin-Relaxationszeit T_2 ist kürzer
als die Längs-Relaxationszeit T_1.

Das geschilderte Phänomen heißt Kernresonanz (englisch: Nuclear
Magnetic Resonance, NMR) und hat sich als Standarduntersuchungs-
methode in Physik und Chemie seit 35 Jahren bewährt.
Untersuchungen an biologischem Gewebe in vitro und in vivo haben gezeigt, daß die Relaxationszeiten T_1 und T_2 stark variieren und u. U.
sogar zur Klassifizierung von Gewebe verwendet werden können. Wegen
seiner heterogenen Beschaffenheit ist jedoch eine vollständige Beschreibung des Relaxationsverhaltens in der Regel nur durch eine Überlagerung von mehreren Exponentialfunktionen mit unterschiedlichen Ab-
klingzeiten möglich. Krankhafte Prozesse sind oft durch veränderte Relaxationszeiten gekennzeichnet (1).

Hochauflösende Kernresonanz

Es wurde schon erwähnt, daß das gyromagnetische Verhältnis eine unver-
änderliche Konstante der jeweiligen Kernsorte ist. In Experimenten, bei
denen die untersuchten Atomkerne in unterschiedlichen Molekülen eingebaut sind, beobachtet man jedoch im stets exakt gleichen Feld gering
verschiedene Resonanzfrequenzen. Verantwortlich hierfür sind die Elek-
tronen im Molekül, die die chemische Bindung bewirken. Sie schirmen
das äußere Magnetfeld ab, so daß der Atomkern je nach Bindungszustand
unterschiedliche Felder "sieht" (chemische Verschiebung). In einem
Molekülkomplex treten oft mehrere Kernresonanzlinien auf, die sich den
einzelnen Molekülgruppen zuordnen lassen. Die Frequenzunterschiede
sind sehr gering (etliche ppm), jedoch proportional zum äußeren Feld.

In der Biochemie spielen wegen ihrer natürlichen Häufigkeit nur die
Kernresonanzisotope ^{1}H, ^{13}C und ^{31}P eine Rolle. Bei der Untersuchung
des lebenden Wesens findet im Moment die Kernresonanz des Phosphors
die größte Aufmerksamkeit: Man beobachtet ein typisches Spektrum,
dessen Linien sich den für den Zellmetabolismus wichtigen Verbindungen
Kreatinphosphat (PCr), Adenosintriphosphat (ATP) und anorganische Phos-

phorsäuren (P_i) zuordnen lassen. Dies ermöglicht Aussagen über den pH-Wert der Zellen und ein Studium der Energieversorgung.

Kernspintomographie

Auf Grund der Heterogenität des Meßobjekts sind Kernresonanzuntersuchungen am lebenden Wesen - z. B. am Menschen - nur dann sinnvoll, wenn das gemessene Signal dem Ort seiner Entstehung zugeordnet werden kann. Sorgt man dafür, daß das verwendete Grundfeld über das Meßvolumen stark variiert, jedoch in einem Punkt ein Maximum oder Minimum annimmt, erhält man bei Abstimmung des Kernresonanzempfängers auf die dem Feldextremum entsprechende Präzessionsfrequenz nur Kernresonanzsignale, die von der Umgebung des "empfindlichen Punktes" herrühren. Ein solches ortsselektives Verfahren wird als topologische Kernresonanz bezeichnet (topical NMR = TMR); es gelangt hauptsächlich bei hochauflösenden Kernresonanzuntersuchungen mit ^{31}P und ^{13}C zur Anwendung. Da jedoch im allgemeinen der gesamte Patient von der Hochfrequenzspule umschlossen ist, bedeutet die Einschränkung auf einen kleinen Meßbereich im Inneren desselben den bewußten Verzicht auf alle Informationen, die von den anderen Gebieten herrühren. Wesentlich effektiver arbeiten Verfahren, die stets das Signal aller im Meßobjekt befindlichen Kernmomente nutzen, um z.B. ein Bild der lokalen Kernresonanzparameter aufzubauen.

Hierzu wird dem homogenen magnetischen Grundfeld mit Hilfe stromdurchflossener Zusatzspulen ein magnetischer Feldgradient überlagert. Damit ist die Kernresonanzfrequenz in Ebenen senkrecht zur Richtung des Gradienten konstant. Analysiert man das Spektrum des gemessenen Kernresonanzsignals, so entspricht die spektrale Amplitude einer Frequenz jeweils dem Signalbeitrag aller Kernspins in einer Ebene senkrecht zum angelegten Feldgradienten. Das gesamte Kernresonanzspektrum stellt somit die Projektion der Kernspindichte auf die Richtung des Feldgradienten dar (2).

Durch Aufnahme vieler Projektionen in Feldgradienten gedrehter Richtung und Rückprojektion erfolgt der Aufbau eines Bildes. Solche mathematischen Verfahren sind in der Röntgen-Computertomographie seit Anfang üblich, die Rekonstruktion von Bildern aus Kernresonanzdaten ist jedoch im allgemeinen Fall im dreidimensionalen Raum durchzuführen. Hierzu sind typischerweise 6000 räumliche Projektionen notwendig, was nicht nur eine lange Meßzeit erfordert (ca. 20 min), sondern auch er-

heblichen Rechenaufwand bei der Bild(er)-Rekonstruktion. Um auch bei
in drei Raumrichtungen ausgedehnten Meßobjekten mit einer zweidimensionalen Rückprojektion auszukommen, schaltet man während des Hochfrequenz-
Anregungsimpulses einen Feldgradienten senkrecht zur abzubildenden
Schicht ein; hierdurch erreicht man, daß nur solche Kerne zur Präzession angeregt werden, deren Frequenz mit der entsprechenden Frequenz
des Hochfrequenzimpulses übereinstimmt.Die Dauer und die Form des Anregungsimpulses bestimmen Dicke und Profil, die Frequenz die Lage der
Schicht, - man spricht von selektiver Anregung.

Anders als in der Röntgen-Computertomographie, die nur den Bildaufbau
aus Projektionen erlaubt, gibt es bei der bildgebenden Kernresonanz alternative Aufnahmeverfahren. Bild 1 zeigt ein Beispiel. Zur Auswahl
der gewünschten Schicht dient ein selektiver 90°-Hochfrequenzimpuls
bei eingeschaltetem z-Gradienten. Das anschließende Intervall kompen-
siert einen störenden Phasengang der Kernmagnetisierung in z-Richtung.
Die dann folgende Schaltsequenz zur Erzeugung eines Bildes der angereg-
ten Schicht beruht auf einem Vorschlag von KUMAR, WELTI und ERNST (3).
Man nennt dieses Verfahren Fourier-Zeugmatographie oder Fourier-Tomo-
graphie. Im zeitlichen Ablauf folgt auf einen y-Gradientenimpuls variabler Länge ein x-Gradient konstanter Länge, währenddessen das Kernreso-
nanzsignal abgetastet wird. Man projeziert also die Schicht immer auf
die gleiche, hier mit x bezeichnete Richtung und prägt durch den variablen Gradienten in der dazu senkrechten Richtung von Messung zu Messung
einen unterschiedlichen Phasengang ein. Trägt man die so erhaltenen
Meßwerte nach der Dauer des y-Gradientenimpulses als Zeilen angeordnet
in eine Matrix ein, so entsteht das untere linke Bild in Abbildung 1.
Es stellt das Ortsfrequenzspektrum der untersuchten Schicht dar (Kern-
resonanz-Interferogramm), eine zweidimensionale Fourier-Transformation
liefert dann die Verteilung der transversalen Kernspin-Magnetisierung.

Bildeigenschaften

Die dargestellte physikalische Größe hängt allerdings nicht nur von
der lokalen Kernspindichte ς ab, sondern auch von der Zeit τ zwischen
Anregen des Kernspinsystems und Auslesen des Signals und der Repeti-
tionszeit T_r, mit der die einzelnen Projektionen aufeinander folgen:

$$\varsigma \approx \varsigma \, \exp(-\tau/T_2)(1 - \exp(-T_r/T_1))$$

Aus zwei Aufnahmen mit unterschiedlichen Repetitionszeiten kann man
die Verteilung der Längsrelaxationszeiten berechnen; aus zwei Aufnahmen mit unterschiedlichen Ausleseverzögerungen τ die Querrelaxations-

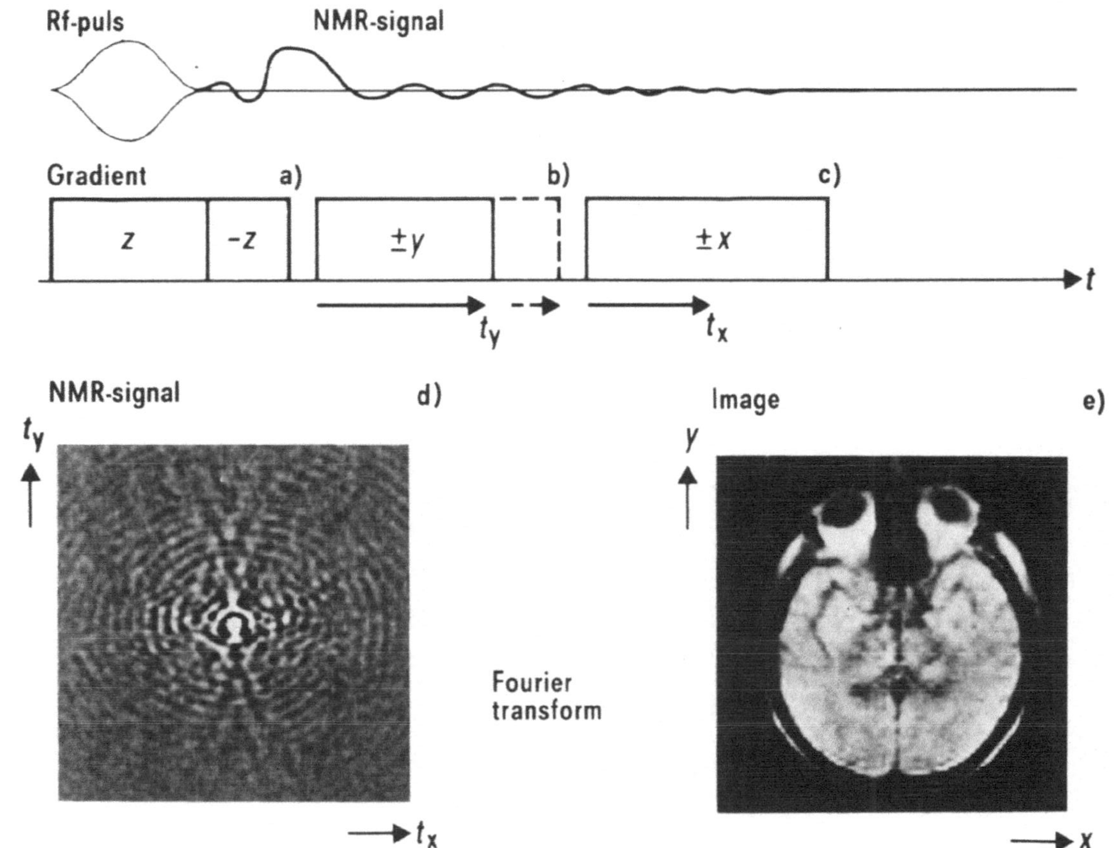

Abb.1   zum Prinzip der Kernspintomographie

zeiten. Man beobachtet im menschlichen Körper Variationen der Relaxationszeiten von mehr als 300 %, die Konzentration der Protonen im Weichteilgewebe ändert sich dagegen nur um 30 %. Tumore zeigen oft gegenüber normalem Vergleichsgewebe deutlich verlängerte Relaxationszeiten.

Einen verstärkten Kontrast zwischen Gewebe mit unterschiedlichen Längsrelaxationszeiten erhält man mit sogenannten "Inversion Recovery"-Bildern. Hier stellt man zunächst die Kernmagnetisierung mittels eines Hochfrequenzimpulses (180°-Impuls) antiparallel zum Grundfeld und nimmt dann nach der Zeit T_v die Projektion auf. Die Bildinformation ist jetzt im wesentlichen bestimmt durch

$$S \approx S \left(1 - \exp\left(-T_v / T_1\right)\right).$$

Abb. 2 zeigt einen Koronar-Schnitt durch einen Kopf. Die einzelnen Projektionen wurden im Abstand von 2,5 s aufgenommen. Man kann deutlich zwischen grauer (Hirnrinde, hellerer Grauwert) und weißer Hirnmasse (dunklerer Grauwert) unterscheiden. Der Unterschied ist hauptsächlich auf die unterschiedliche Wasserkonzentration zurückzuführen. In Abb. 3 derselbe Schnitt wie in Abbildung 2, jedoch mit rascherer Folge (300 ms) der Projektionen. Der Unterschied zwischen grauer und weißer Masse ist verschwunden, jedoch treten die Ventrikel deutlich hervor. Die Ventrikelflüssigkeit hat eine lange Längsrelaxationszeit und liefert bei rascher Projektionsfolge fast kein Signal. Abbildung 4 zeigt wiederum denselben Schnitt wie in Abbildung 2, jedoch unter Vorschaltung eines Inversions(180°-)pulses 400 ms vor der jeweiligen Projektion. Alle Gebiete, die eine küzrere Längsrelaxationszeit als 577 ms haben, werden dunkler als das mittlere Rauschen dargestellt. Weil die graue Hirnmasse ein längeres T_1 hat als die weiße, erscheint sie dunkler.

Grenzen des Verfahrens

Die Bildqualität in der Kernspintomographie ist durch thermisches Rauschen begrenzt. Die Brownsche Molekularbewegung der Ladungsträger im Körper des untersuchten Patienten induziert in der Meßspule statistisch schwankende Spannungen, die in Konkurrenz zum Kerninduktionssignal stehen. Das Signal-zu-Rauschverhältnis eines Pulsexperiments ist gegeben durch (4)

$$\frac{S}{R} = \frac{N \mu_{Proton} \, t \, \omega_0 \, \Delta V}{\sqrt{(kT)^3} \, \sigma \Delta f \, D^5},$$

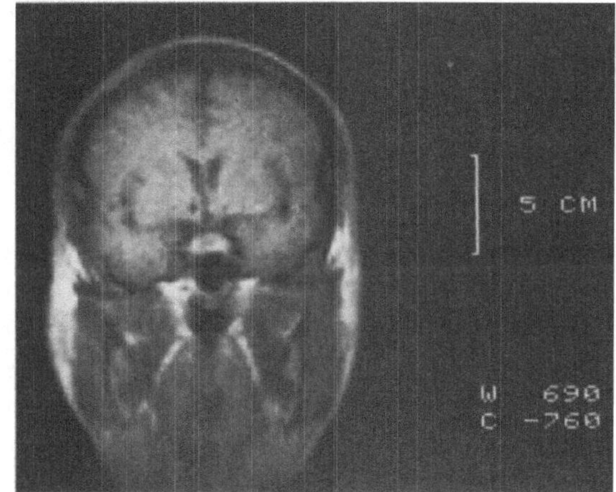

Abb.2

Koronar-Schnitt durch einen Kopf
(Abstand der Projektionen 2,5 s)

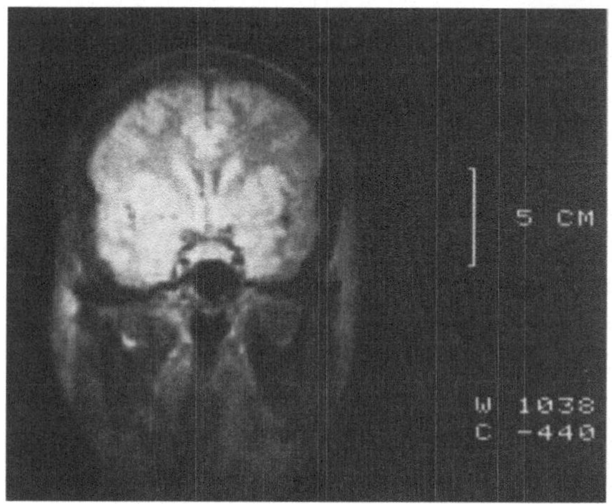

Abb. 3

Koronar-Schnitt durch den Kopf
wie Abb. 2
(Abstand der Prokektionen 300 ms)

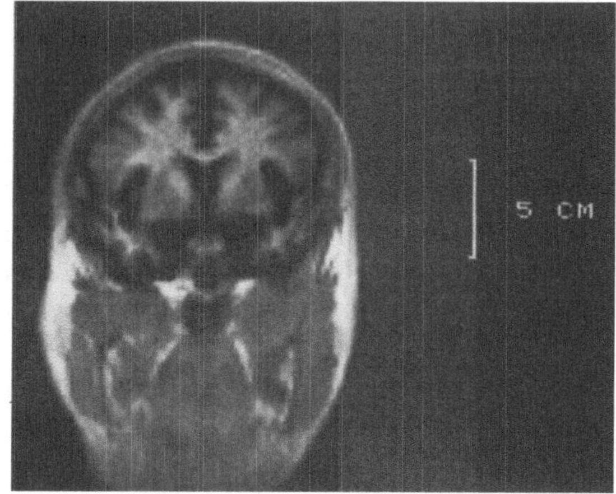

Abb.4

Koronar-Schnitt durch den Kopf
wie Abb.2
unter Vorschaltung eines Inver-
sions(180°-)pulses 400ms

wobei N die Protonendichte, σ die elektrische Leitfähigkeit des
menschlichen Körpers, D dessen Durchmesser, ω_0 die Meß-Kreisfrequenz,
Δf die Nachweisbandbreite und ΔV die Voxelgröße bedeuten. Eine
Steigerung des Signal-zu-Rauschverhältnisses ist außer durch unerwünschte Verlängerung der Meßzeit nur über die Erhöhung der Meßfre-
quenz - also der magnetischen Feldstärke - möglich. Eine natürliche
obere Grenze ist dabei durch die begrenzte Eindringtiefe des zur Anregung der Kernresonanz erforderlichen Hochfrequenzfeldes auf Grund
der elektrischen Leitfähigkeit des menschlichen Körpers (Skineffekt)
gegeben und - aus dem gleichen Grund - durch die Dämpfung der von den
Kernen abgestrahlten elektromagnetischen Wellen. Man erwartet hierdurch ernsthafte Bildstörungen oberhalb Frequenzen von 30 MHz bei
Kopfaufnahmen, oberhalb 20 MHz bei Körperaufnahmen. Die Bildgebung
mit Protonen wird deshalb wohl auf Feldstärken unter 0,5 T beschränkt
bleiben, Untersuchungen mit anderen Kernen (z. B. ^{31}P) erfordern aber
wegen ihres kleineren gyromagnetischen Verhältnisses höhere Feldstärken.

Medizinische Risiken bestehen bei einer Untersuchung mit Kernresonanz
kaum (5): Der Patient ist zugleich drei verschiedenen Feldern ausgesetzt - dem statischen Magnetfeld, dem zeitlich veränderlichen Gra-
dientenfeld und dem Hochfrequenzfeld. Soweit bekannt, besitzt der
Mensch kein Organ, das auf magnetische Felder reagiert, schädliche
Einflüsse sind unbekannt. Schnell veränderliche magnetische Feldgradienten, wie sie während der geschilderten Meßsequenzen auftreten, in-
duzieren elektrische Ströme im menschlichen Körper. Solange die Feld-
änderung jedoch unterhalb 3 T/s bleibt, sind keine negativen Auswirkungen zu erwarten. Bei den hochfrequenten Wechselfeldern, denen der
Patient in einer Kernspintomographie-Anlage ausgesetzt ist, besteht
die Gefahr der Aufheizung. Die mittlere im Patienten absorbierte elektrische Leistung liegt allerdings unter den in der Diathermie appli-
zierten Werten, so daß von dieser Seite keine Schäden zu befürchten
sind. Im Moment ist man in den Gesundheitsministerien verschiedener
Länder dabei, obere Grenzwerte für den Betrieb von Kernspintomographen
aufzustellen. Auf der Welt gibt es im Moment schätzungsweise zehn Kern-
spintomographie-Geräte, an denen bisher über 1000 Patienten untersucht
wurden; negative Auswirkungen sind nicht bekannt geworden. Insgesamt
steht also zu erwarten, daß mit der Kernspintomographie ein risiko-
loses Untersuchungsverfahren zur Verfügung steht.

Klinische Möglichkeiten

Die klinische Vorerprobung der Kernspintomographie mit Protonen hat
bereits zu vielversprechenden Ergebnissen geführt (siehe z.B. (6)),
die allgemeine Einführung in die Routine-Diagnostik ist in den nächsten
Jahren zu erwarten. Man muß allerdings mit sehr aufwendigen Installa-
tionsarbeiten rechnen: Felder größer als 0,2 T erfordern supraleitende
Magnete, deren Streufeld erst im Abstand von 15 m vergleichbar mit dem
Erdfeld wird. Innerhalb dieses Bereiches ist die Umgebung zu kontrollieren, die Funktion von Photomultipliern, Bildverstärkern, Oszillo-
grafen, magnetischen Speichermedien usw. kann beeinträchtigt werden.
Besondere Aufmerksamkeit ist auf Personen mit Herzschrittmachern zu
richten, deren normale Funktion in Feldern größer als 0,5 mT gestört
werden kann. Deshalb ist ein Sicherheitsabstand von etwa 8 m einzuhalten.

Untersuchungen am Menschen mit anderen Kernen als Protonen wurden bisher erst an den Extremitäten durchgeführt. Mit ^{31}P (7) und ^{13}C (8)
wurden wertvolle Aufschlüsse über den Zellmetabolismus erzielt. Nieren-
transplantate werden in manchen Krankenhäusern vor der Übertragung bereits routinemäßig auf einwandfreien Stoffwechsel mittels ^{31}P-NMR überprüft. Auf Grund ihrer geringen Konzentration und ihres kleinen gyromagnetischen Verhältnisses ist die Nachweisempfindlichkeit dieser Kerne
allerdings sehr gering. Um das gleiche Signal-zu-Rauschverhältnis wie
bei Protonen zu erzielen, muß das Elementarvolumen des Meßbereichs
(Voxel) etwa 1000mal größer sein, Bildgebung scheidet damit wohl aus.

Diagnostische Aussagen mit der Natrium(^{23}Na)- oder Fluour(^{19}F)-Resonanz
liegen noch nicht vor. Künstlicher Blutersatz auf Fluor-Kohlenstoff-
Basis steht jetzt vor der Erprobung, hier ergäbe sich die Möglichkeit
der bildlichen Darstellung des Adernsystems ohne störenden Hintergrund.
Der Natriumgehalt in den Organen variiert sehr stark und ändert sich,
wenn Gewebe abstirbt.

Obwohl auch andere Kerne als Protonen medizinisch von Interesse sind,
wird die klinische Hauptanwendung der Kernresonanz wegen der überlege-
nen Empfindlichkeit wohl auf der Bildgebung mit Protonen liegen. Welcher Stellenwert diesem System im Vergleich mit anderen diagnostischen
Verfahren zukommt, wird sich in unmittelbarer Zukunft herausstellen.

Literatur

(1)   R. Damadian, Science 171, 1151 (1971)
       "Tumor detection by nuclear magnetic resonance"

(2)   P. C. Lauterbur, Nature 242, 190 (1973)
       "Image Formation by Induced Local Interactions:
       Examples Employing Nuclear magnetic Resonance"

(3)   A. Kumar, D. Welti, R. R. Ernst, J. Magn. Resonance 18,69 (1975)
       "NMR Fourier Zeugmatography"

(4)   D. I. Hoult, P. C. Lauterbur, J. Magn. Resonance 34, 425 (1979)
       "The sensitivity of the Zeugmatographic experiment involving
       human samples"

(5)   T. F. Budinger, J. Comput. Assist. Tomogr. 5, 800 (1981)
       "Nuclear magnetic resonance (NMR) in vivo studies: known thres-
       holds for health effects"

(6)   Radiology 143, No. 1 (April 1982)

(7)   B. D. Ross, G. K. Radda, D. G. Gadian, G. Rocker, M. Esiri,
       M. R. C. Path, J. Falconer-Smith, New Engl. J. of Med. 304,
       1338 (1981)
       "Examination of a case of suspected McArdle's syndrom by ^{31}P
       nuclear magnetic resonance"

(8)   J. R. Alger, L. O. Sillerud, K. L. Behar, R. J. Gillies,
       R. G. Shulman, R. G. Gordon, D. Shaw, P. E. Hanley,
       Science 214, 660 (1981)
       "In vivo carbon-13 nuclear magnetic resonance studies of
       animals"

AUTOMATISCHE DREIDIMENSIONALE OBERFLÄCHENREKONSTRUKTION AUS
KONTURLINIEN ZUR VISUALISIERUNG VON KOMPLEXEN ANATOMISCHEN OBJEKTEN

K.Tönnies, D.Jackél
Technische Universität Berlin, FB 20,
Institut für Technische Informatik,
Fachgebiet Computer Graphics/Computer Vision

D 1000 Berlin

1.0 Aufgabenstellung

Flächenkonstruktionsverfahren, die auf dreiecksförmigen Kantenverbindungen zwischen parallelen, objektbeschreibenden Konturpolygonen beruhen, wurden bisher in den Arbeiten von Keppel [1], Fuchs, Kedem, Uselton [2], Christiansen, Sederberg [3], Cook [4] und Schanz [5] vorgestellt. Diese Verfahren gewinnen in vielen biomedizinischen Bereichen
eine wachsende Bedeutung, weil häufig die Notwendigkeit besteht, aus
einer räumlichen Sequenz von "histologischen Schnitten", "Computer
Tomogrammen" (CT's) u.a.m. anatomische Objekte dreidimensional zu rekonstruieren.

Es liegt nahe, diese Triangulisierungsverfahren für das oben erwähnte
Rekonstruktionsproblem zu verwenden, da die Polygonknoten, die als Eingangsdaten für alle Algorithmen dieser Art erforderlich sind, mit Hilfe
von interaktiven oder automatischen Bildverarbeitungsmethoden aus diskretisierten Schnittbildfolgen bestimmbar sind. So ist z.B. von Stiehl
[6]   ein Verfahren zur automatischen Bestimmung der Konturen des
Ventrikelsystems aus kranialen CT's dargestellt worden.

Allerdings ist der praktische Nutzen der oben referierten Methoden als
Werkzeug zur Rekonstruktion von anatomischen Objekten dadurch eingeschränkt, daß z.B. Organe hoher Komplexität nicht oder nur mit einem
großen Interaktionsaufwand darzustellen sind.

Ein Verfahren, das die, für den Anwender einfache, rechnergestützte
Rekonstruktion von komplizierten anatomischen Objekten erlaubt, war das
Ziel, das zu der Entwicklung des nachfolgend beschriebenen Programmsystems führte. Dieses Programmsystem zur 3D-Objektrekonstruktion sollte
zwei Hauptforderungen erfüllen:

1. Die Konstruktion von Objektverzweigungen sollte ohne Interaktionshilfe, wie beispielsweise durch die Eingabe von Hilfspolygonen, und
   mit möglichst genauer Annäherung an die Objektmorphologie, durchführbar sein. Für die Datenversorgung des Rekonstruktionsprogramms sollte
   eine Polygonliste und eine Verknüpfungsliste ausreichen, in der die

Zuordnungen der jeweils ebenenadjazenten Polygone enthalten sind
(Abb. 1).

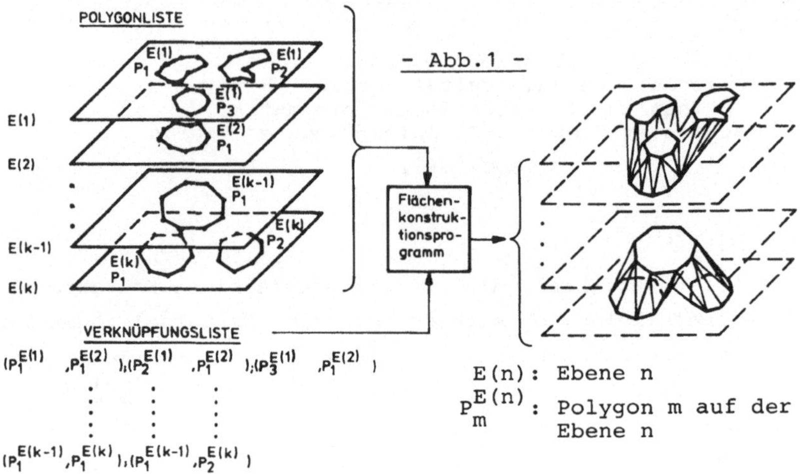

$$(P_1^{E(1)}, P_1^{E(2)}), (P_2^{E(1)}, P_1^{E(2)}); (P_3^{E(1)}, P_1^{E(2)})$$

$$(P_1^{E(k-1)}, P_1^{E(k)}), (P_1^{E(k-1)}, P_2^{E(k)})$$

2. Die Verknüpfung von sehr unterschiedlichen (Abb.2a) oder stark voneinander verschobenen Polygonpaaren (Abb.2b) sollte zulässig sein.

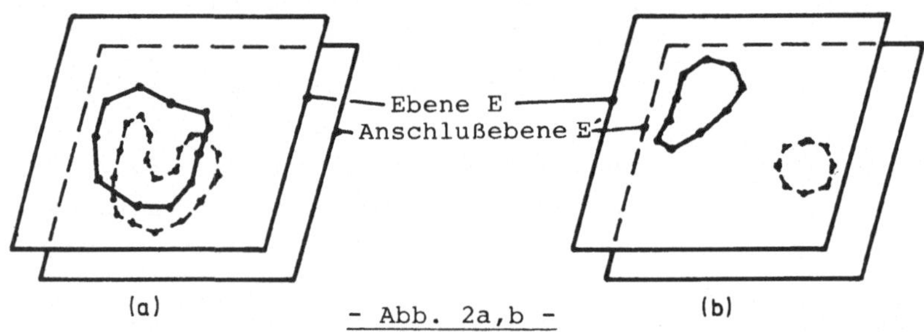

Die Programmentwicklungsarbeiten gingen von einer Implementierung des
Triangulisierungsalgorithmus von Fuchs, Kedem und Uselton aus [2],
der in einigen Teilen modifiziert werden mußte. Weiterhin sollten begleitende Implementierungsarbeiten an 'hidden-line-removal' und 'hidden-
surface-removal' Algorithmen durchgeführt werden, die in Verbindung mit
dem 3D-Rekonstruktionsprogramm, von einem Benutzerschnittstelle gesteuert, ein abgeschlossenes und möglichst vielseitig verwendbares Programmpaket ergeben sollten.

2.0 Schematischer Programmablauf

Um einen Überblick über die Funktionen der einzelnen Moduln innerhalb
des Programmsystems zu geben, soll mit Hilfe von Abb.3 der Programmablauf skizziert werden:

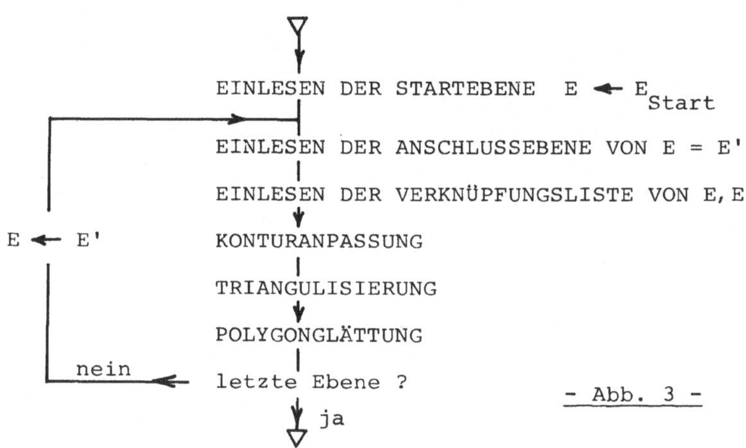

- Abb. 3 -

- Die zu verknüpfenden Polygonpaare werden für jede Ebene daraufhin untersucht, ob eine Konturlinienanpassung erforderlich ist. Dies ist dann
der Fall, wenn sich zwei zu verknüpfende Polygone durch Form, Größe und
Lage stark voneinander unterscheiden.

- Der Triangulisierungsalgorithmus arbeitet auf den Polygonen zweier
jeweils benachbarter Schnittebenen. Hierzu werden alle Polygonknoten
des Ebenenpaares E,E' zusammen mit einer Verknüpfungsliste eingelesen.

- Nach der Konturanpassung des Polygonpaares erfolgt ihre Triangulisa-
tion mit einem modifizierten Algorithmus nach [2].

- Die entstehenden Teilflächen werden nun auf gegenseitige Durchdringung untersucht, die immer dann entsteht, wenn mindestens zwei Teilflächen ein gemeinsames Konturpolygon besitzen. Für jedes dieser Teil-
strukturpaare wird das Schnittpolygon berechnet und die Durchdringung
durch Verkürzung der durchdringenden Flächenanteile bis zum Schnittpolygon beseitigt.

- Da sich hierbei die Anzahl der Dreiecksflächen entlang des Schnittpolygons erheblich erhöht, erfolgt eine Glättung des Polygonverlaufs.

- Ist ein Ebenenpaar abgearbeitet, so wird eine weitere Anschlußebene
eingelesen und mit den Polygonen der Vorgängerebene in gleicher Weise
bis zum Ende der Polygondaten

2.1 Maßnahmen zur Verbesserung der Rekonstruktionsgenauigkeit

Wenden wir den Triangulisierungsalgorithmus nach [2] auf Konturpolygone an, die in ihrer Form sehr unterschiedlich sind (s.Abb.2a)
oder die häufige und zugleich starke Richtungswechsel aufweisen, so
treten erhebliche Rekonstruktionsfehler auf.

Durch zwei Maßnahmen,

   1. Veränderung der Triangulisierungsstrategie

und

   2. Aussonderung von nicht verknüpfbaren Polygonknoten,

konnten zufriedenstellende Resultate mit dem größten Teil aller verarbeiteten natürlichen Objektkonturen erzielt werden.

Unter der Triangulisierungsstrategie soll die Anwendung von Verknüpfungsregeln auf zwei Polygonknotenmengen verstanden werden. Die Festlegung der Knotenverbindungen und somit die Erzeugung der Objektoberfläche hängt von diesem Regelsystem ab. Die Triangulisierungsstrategie nach [2] besteht darin, die Fläche, die von zwei geschlossenen Polygonen aufgespannt wird, zu minimieren. Diese Regel wurde von uns abgeändert. Anstelle einer Minimalfläche wird eine Oberfläche erzeugt, die möglichst "glatt" ist. Dies erreichen wir durch die Minimierung der Summe aller Winkelabweichungsbeträge der Lotrechten, die allen benachbarten dreiecksförmigen Flächenelementen zugeordnet sind.

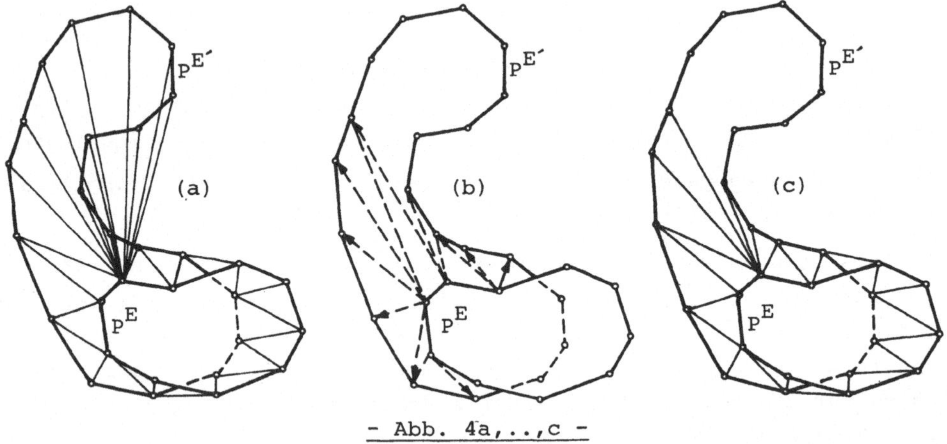

- Abb. 4a,..,c -

Die Aussonderung von Polygonknoten wird als <u>Konturlinienanpassung</u> bezeichnet. Das Prinzip dieses Verfahrens soll an einem Beispiel angedeutet werden:

Zwei benachbarte Konturpolygone, die in ihrer Form stark voneinander abweichen, werden in herkömmlicher Weise triangulisiert. Die Abb.4a zeigt ein mögliches Ergebnis. Wir erkennen, daß erhebliche Fehler bei der Flächenfestlegung durch Fehlverbindungen zwischen den Knoten von p^E und $p^{E'}$ entstehen.

Dies ist nur dadurch vermeidbar, daß wir lediglich die Polygonknoten triangulisieren, die sich miteinander verbinden lassen, ohne die Konturpolygone selbst zu hin erschneiden.

Die hierfür notwendige Knotenauswahl trifft ein Suchalgorithmus, der,
ausgehend von den P^E-Knoten, Knotenteilmengen von $P^{E'}$ auf Hinterschnei-
dungen untersucht (Abb.4b). Die Abb. 4c zeigt das Resultat der Kontur-
polygonanpassung mit nachfolgender Triangulisierung.

2.2 Berechnung des Schnittkantenverlaufs

Bei der Rekonstruktion von komplizierten Objekten sind in der Regel
Objektaufspaltungen und Objektvereinigungen zu bearbeiten. Die Lösung
dieses Problems soll nachfolgend diskutiert werden

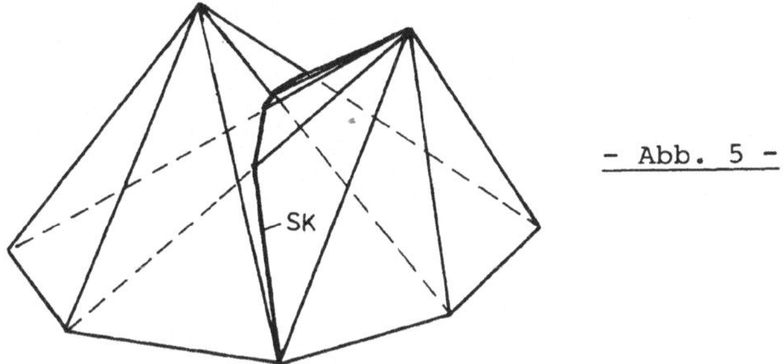

- Abb. 5 -

Sind zwei oder mehr Konturpolygone einer Ebene einem Konturpolygon der
Anschlußebene zugeordnet, so durchdringen sich nach Anwendung der Triangulisierung die Flächenanteile (Abb.5). Die Aufgabe besteht darin,
die Schnittkante SK, die durch diese Durchdringungen entsteht, zu bestimmen und die Kanten der Dreiecksflächen bis zu dem Schnittkantenverlauf
zu verkürzen.

Um SK zu bestimmen, müssen nicht alle Dreiecksflächen auf gegenseitige
Durchdringung überprüft werden. Es genügt, daß für diese Suchprozedur
eine "Startkante" innerhalb des Startpolygons bestimmt wird, von der
alle weiteren SK-Knoten berechenbar sind. Um diese Startkante zu bestimmen, überprüfen wir die Dreicksflächenpaare, die von den Polygonknoten
aufgespannt werden, welche sich im Bereich des kleinsten Abstandes der
ebenengleichen Polygonpaare befinden, auf Durchdringung. Ist die erste
Flächendurchdringung gefunden, so erfolgt mit der Berechnung der Schnitt-
geraden gleichfalls die Bestimmung der Startkante, mit deren Endknoten
die Anschlußkanten fortlaufend bis zu beiden Enden des Schnittpolygons
bestimmt werden.

Die Berechnung eines Schnittkantenverlaufs SK, der aus mehr als zwei
Flächendurchdringungen entsteht, wird auf den einfachen Fall der Durch-
dringung mit einem Teilflächenpaar zurückgeführt. Hierbei berechnet sich
SK aus den Schnittpolygonen SK(1), SK(2), ..., SK(n), aus Paaren der
Konturpolygone P_1^E, P_2^E, ..., P_m^E und dem Anschlußpolygon P_m^E.

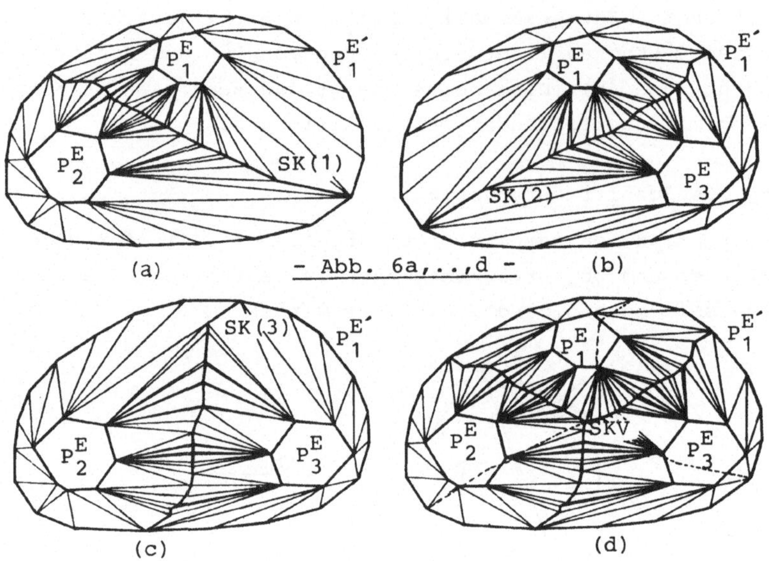

(a)   - Abb. 6a,..,d -   (b)

(c)   (d)

Werden beispielsweise die Konturpolygone P_1^E, P_2^E und P_3^E mit P_1^E auf der Anschlußebene triangulisiert, so erhalten wir

SK(1) aus der Kombination P_1^E, P_2^E, $P_1^{E'}$ (Abb.6a),

SK(2) aus der Kombination P_1^E, P_3^E, $P_1^{E'}$ (Abb.6b)

und SK(3) aus der Kombination P_2^E, P_3^E, $P_1^{E'}$ (Abb.6c).

Aus Anteilen von SK(1), SK(2) und SK(3) ist der Schnittkantenverlauf der Gesamtstruktur zu bilden. Hierfür ist zu untersuchen, ob die o.g. Schnittpolygone von Flächenteilen des triangulisierten Gesamtobjektes überdeckt werden. Die Überdeckung der SK-Anteile ist in Abb.6d gestrichelt angedeutet, während die SK-Verästelung (SKV) sowie die Konturpolygone P_1^E, P_2^E, P_3^E und $P_1^{E'}$ hervorgehoben wurden.

2.3 Ergebnisse und Ausblick

Das Rekonstruktionsprogramm wurde auf einer ITEL AS-7031 Rechenanlage unter dem Betriebssystem VM370 in FORTRAN-IV implementiert und benötigt einen Primärspeicherbereich von 540 KByte.

Die Anzahl der objektdefinierenden Polygonknoten ist auf 1000 begrenzt. Es können maximal 20 Konturpolygone in jeder Ebene bearbeitet werden, wobei die Anzahl der Knoten pro Polygon auf 100 begrenzt ist. Diese Restriktionen sind lediglich von der Größe des verfügbaren Primärspeicherbereichs abhängig.

Die Abbildungen 7a,b zeigen die Rekonstruktionsergebnisse am Beispiel zweier Ventrikelsysteme, deren räumliche Kontursequenzen aus histologischen Schnitten (Abb.7a) und aus kranialen CT's gewonnen wurden.

Die Rechenzeiten für den gesamten Rekonstruktionsprozeß, ohne Entfernung der verdeckten Kanten (Hidden-Line-Removal), beträgt am Beispiel Abb.7a 102 Sekunden und am Beispiel Abb.7b 120 Sekunden.

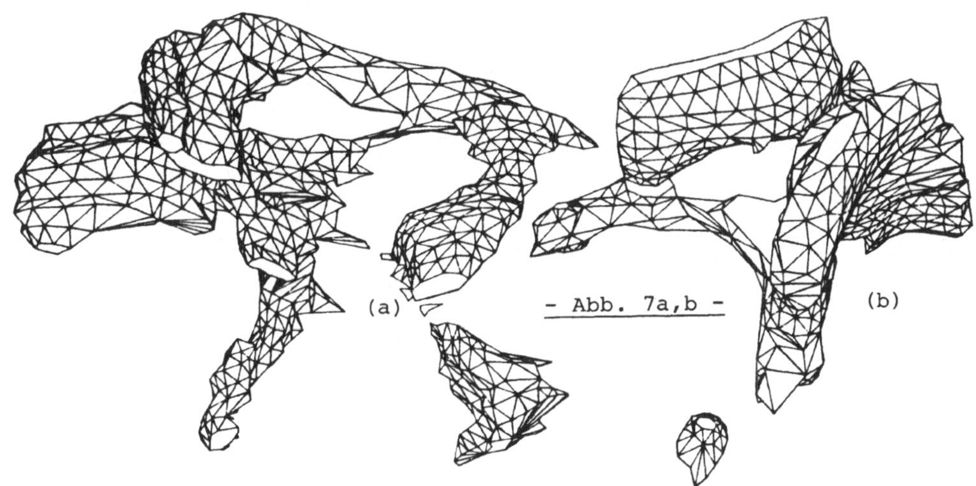

Die Erzeugung von 2D-Schnittdarstellungen des rekonstruierten 3D-Objekts in beliebig wählbaren Ebenen ist der nächste Schritt einer geplanten Programmerweiterung. Weiterhin soll die Möglichkeit geschaffen werden, interaktiv Vermessungen und Modifizierungen an Computer-graphischen Modellen künstlicher Organe (z.B.Kunstherz) durchzuführen, um deren optimale Einpassung, z.B. in den Thoraxraum, sicherzustellen.

Literaturreferenzen:

[1] Keppel E.: Approximating Complex Surfaces by Trianulation of Contour Lines: IBM Journ.of Research and Development,Vol.19, 69,p.2-11

[2] Fuchs H., Kedem ZM., Uselton SP.: Optimal Surface Reconstruction from Planar Contours; Communications of the ACM, Vol.20, No. 10, p. 187-192

[3] Christiansen HN., Sederberg, TW.: Conversion of Complex Contour Line Definitions into Polygonal Element Mosaics; Computer Graphics, Vol. 12, Nor.3, 78, p. 187-192

[4] Cook P.: Three-Dimensional Reconstruction from Sections for Medical Applications; Dissertation, University of Missouri, Columbia, 1980

[5] Schantz M.: Surface Definition for Branching Contour-Defined Objects; Computer Graphics, Vol.15, No.2, 81, p. 242-270

[6] Stiehl HS.: Automatische Verarbeitung und Analyse von kranialen Computer-Tomogrammen; Dissertation, Technische Universität Berlin, 1980

Labordatenverarbeitung innerhalb des transfusionsmedizinischen
Informationssystems TRAMIDIS

S. Lensch, H. Kalinowski, D. Roos

Einleitung

Als das DV-System für die Abteilung für Transfusionsmedizin konzipiert wurde, stand außer
Frage, daß die Laboratorien der Abteilung, d. h. das medizinisch-chemische und hämatolo-
gische Labor - im folgenden als Spenderlabor bezeichnet -, das immunhämatologische Labor
und - als Besonderheit eines kliniknah arbeitenden Bluttransfusionsdienstes - das Verträg-
lichkeitsprobenlabor in das Gesamtsystem einbezogen werden mußten. Die Verbindungen der
einzelnen Arbeitsbereiche mit diesen Laboratorien sind so eng, daß eine Nichtberücksichtigung den Verzicht auf wesentliche Vorteile bei der Befundermittlung und in der Arbeit in
den versorgten Bereichen bedeutet hätte. Die häufige Mehrfachnutzung von Informationen
führte im manuellen Verfahren zu Übermittlungsproblemen, die dadurch verschärft wurden,
daß die Laboratorien disloziert sind.

Das Gesamtsystem

Zunächst sollen die Aufgabenstellung der Abteilung für Transfusionsmedizin und das dort
eingesetzte DV-System skizziert werden, bevor auf die Labordatenverarbeitung eingegangen
wird.

Die Abteilung für Transfusionsmedizin versorgt ausschließlich das Universitäts-Krankenhaus
Eppendorf mit Blut- und Blutbestandteilkonserven. Es werden überwiegend Dauerspender
eingesetzt, die vor der ersten Spende medizinisch untersucht werden und erst danach nur
nach Aufforderung zum Spenden erscheinen. In Vorbereitung einer Transfusion von Blut-
und Blutbestandteilkonserven führt die Abteilung für Transfusionsmedizin auch die Empfän-
gerserologie, d. h. die Blutgruppenbestimmungen für Patienten und die Verträglichkeitsproben
zwischen Spender- und Empfängerblut aus.

Der direkte Patientenbezug wirkt sich in allen Bereichen, besonders aber im Konserven- und
Empfängerbereich aus. Der dadurch notwendige rund-um-die-Uhr-Betrieb erfordert ein Hard-
waresystem mit entsprechend hoher Verfügbarkeit (s. Abb. 1).

Zentraler Teil ist das in die Ablauforganisation integrierte DB/DC-System mit den Datenbasen je für den Spender-, Konserven- und Empfängerbereich. Im Spenderbereich ist zusätzlich zu den Datensichtstationen dieses Systems ein Magnetkontencomputer und im
Empfänger-/Konservenbereich ein intelligentes Terminalsystem eingesetzt. Beide sind in
das auf dem 7.740 ablaufende Transaktionssystem einbezogen. Im Fall der Nichtverfügbar-
keit des Datenbankrechners werden diese Komponenten für die Erfassung und Prüfung
solcher Daten eingesetzt, die zur Unterstützung der Ablauforganisation bzw. zur späteren
Aktualisierung der Datenbank benötigt werden.

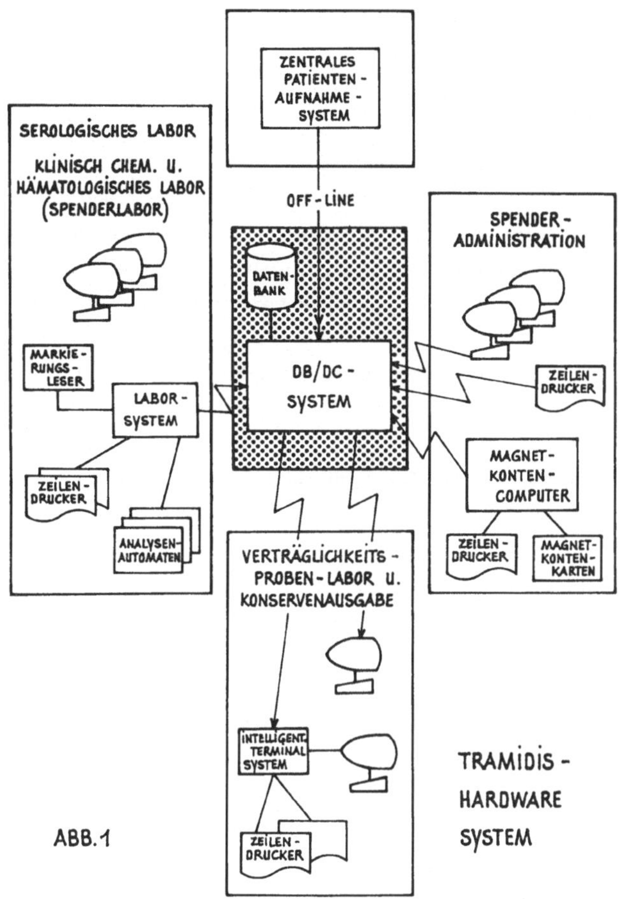

Das Laborsystem ist ein typisches arbeitsteilig ausgelegtes Subsystem. Es unterstützt die Befunderfassung und -ermittlung in einer anforderungsbezogenen Arbeitsweise. Das Laborsystem verfügt über keine eigenen Langzeitdateien. Die verlaufsbezogene Speicherung von Befunden erfolgt auf dem Datenbankrechner.

Über eine off-line-Verbindung zum Patientenaufnahmesystem des Krankenhauses werden die Stammdaten der Patienten sowie Daten über Verlegungen und Entlassungen zur Aktualisierung der Empfängerdatei übernommen. Obwohl der Hauptzugriff auf diese Daten über die jeweils neu vergebene Aufnahmenummer und nicht über eine künstlich erzeugte I-Zahl erfolgt, ist diese Datei ihrer Funktion nach ein Langzeitregister der Patienten, für die die Abteilung für Transfusionsmedizin Leistungen erbracht hat. Dies wird dadurch erreicht, daß die relevanten Daten, die bei früheren Aufenthalten angefallen sind, jeweils in den Datensatz über-

nommen werden, der bei einem erneuten Aufenthalt des Patienten im Krankenhaus angelegt
wird.

Das Spenderlaboratorium

Im Spenderlaboratorium werden die medizinisch-chemischen und hämatologischen Untersuchungen durchgeführt, die für die Beurteilung der Spendergesundheit und der Spendereignung
benötigt werden. In der Aufgabenstellung, im Arbeitsablauf und im Lösungskonzept ähnelt
es anderen medizinisch-chemischen Laboratorien. Das spezielle Probandenkollektiv - ein
Kollektiv von Personen ohne subjektive Krankheitskennzeichen - erforderte jedoch besondere
Detaillösungen.

Die Anforderungen an dieses Labor werden im Spenderbüro, der ersten Anlaufstelle des
Spenders bei Spenden und Nachuntersuchungen, am Magnetkonten-Computer erfaßt bzw.
in Abhängigkeit von bestimmten Ereignissen automatisch erzeugt und über den Datenbankrechner dem Laborrechner übermittelt. Diese Informationen liegen schon im Labor vor, wenn
das Untersuchungsgut dort eintrifft.

Die Vielzahl 'normaler' Befunde ist, wenn sie erst einmal als solche erkannt sind, nur noch
insofern relevant, als sich aus ihnen ein kritischer Trend erkennen läßt, bevor der Einzel-
befund selbst pathologisch wird. Die Datenreduktion stellt sich hier als ein dringliches, aber
noch nicht gelöstes Problem dar. Um die Papierflut einzudämmen, wird bei Laboruntersuchungen, die anläßlich einer Spende durchgeführt werden, dann auf einen gesonderten Befundbericht verzichtet, wenn die erhobenen Befunde innerhalb vorgegebener Grenzen liegen.

Das immunhämatologische Laboratorium

Hier werden die blutgruppenserologischen Untersuchungen für Patienten und Spender durchgeführt. Analysenansatz und Befundermittlung erfolgen manuell, Blutgruppenautomaten
werden nicht eingesetzt. Die möglichen lebensbedrohenden Folgen einer fehlerhaften Befunderfassung und -ermittlung in diesem Bereich erforderten ein Lösungskonzept, das

- außerordentlich sicher,
- einfach zu bedienen,
- apparativ nicht aufwendig ist und
- rationell arbeitet.

Nach der Anforderungserfassung stellt die MTA in einem Dialog mit Zugriff auf die im
Datenbankrechner liegenden Patienten- bzw. Spenderdaten Arbeitslisten zusammen, d. h.
die Anforderungen werden nach Kriterien, die von der MTA vorgegeben werden, in Gruppen
zu ca. 20 Proben für einen Untersuchungsansatz zusammengefaßt. Der Rechner erstellt
mehrere Etiketten, von denen eines auf einen Markierungsbeleg geklebt wird, der für die
Befunderfassung verwendet wird.
Bei der anschließenden visuellen Befundermittlung markiert die MTA die Ergebnisse der
Einzelreaktionen des Probandenblutes mit den Testseren und den daraus abgeleiteten Blut-

gruppengesamtbefund auf diesem Beleg.

Danach erfolgt die erste Einlesung. Der Rechner kontrolliert, ob die Einzelbefunde dem Gesamtbefund entsprechen. Bei der Anforderungserfassung wurde geprüft, ob für den Probanden ein früherer Blutgruppenbefund vorliegt. Dieser wird dann mit dem jetzt ermittelten Befund verglichen. Sofern keine Differenzen festgestellt werden, erstellt der Rechner zwei Befundetiketten, von denen eines auf den Anforderungsschein geklebt wird, der später als Befundbericht an die anfordernde Stelle zurückgeht, während das andere Etikett auf den Markierungsbeleg geklebt wird (Abb. 2). Nur dieses Etikett enthält als laborinternen Hinweis Angaben darüber, ob ein Vergleich, und wenn ja, mit welchem Ergebnis, durchgeführt werden konnte.

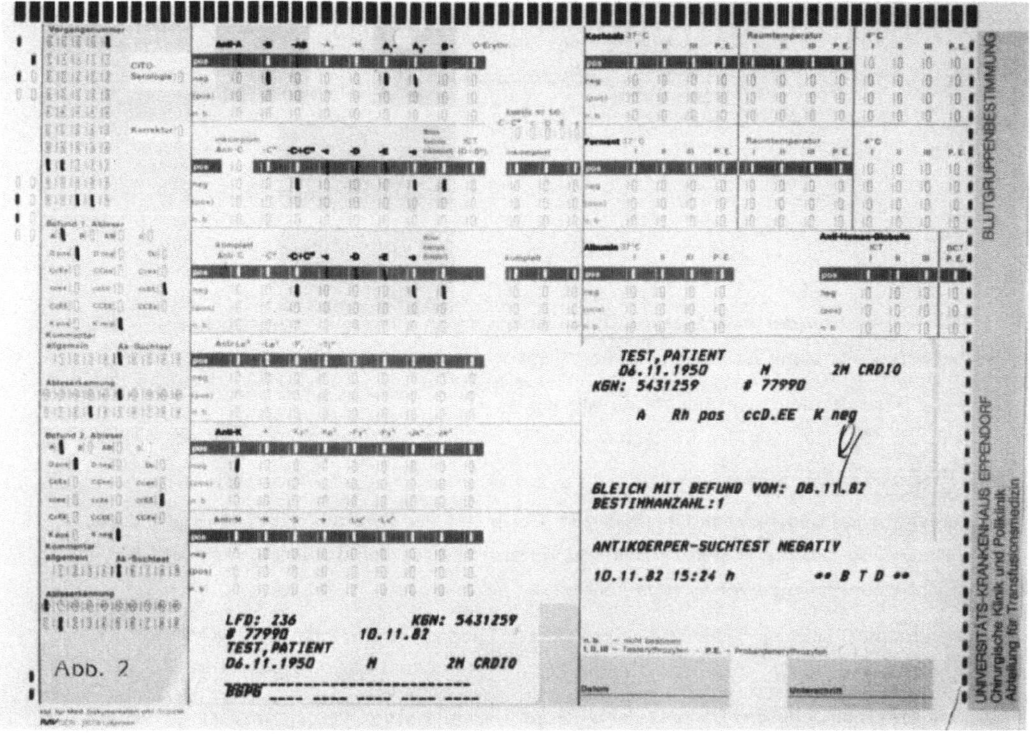

Abb. 2

Der von dem verantwortlichen Arzt in einer Zweitablesung ermittelte Befund wird wiederum auf dem Beleg markiert. Die Freigabe des Befundes zur Ausgabe an die Station dokumentiert er durch eine Unterschrift auf beiden Etiketten (Abb. 3). Der Beleg wird dann ein zweites Mal eingelesen. Der Rechner vergleicht die Befunde der Erst- und der Zweitablesung; bei Übereinstimmung gilt der Befund auch intern als freigegeben und wird in der Datenbank abgespeichert.

Die Vorzüge der hier skizzierten Datenerfassung sind:

Zur Sicherung der Identität Röhrchenetikett und Begleitschein bitte vollständig ausfüllen! Das Risiko unleserlicher oder unvollständiger Eintragung trägt der Einsender! Nur bei vollständigen Angaben durch den Arzt können die Untersuchungen durchgeführt werden!

Universitäts-Krankenhaus Eppendorf
Martinistraße 52, 2 Hamburg 20

An die
Abteilung für Transfusionsmedizin
(Bluttransfusionsdienst der Universitäts Kliniken)
Chirurg. Universitäts-Klinik und -Poliklinik

Begleitschein für die Blutgruppenbestimmung

Blutentnahme am: *10.11.82*

Vorläufige Diagnose: _______________

Erhielt der Patient schon früher Transfusionen? *ja*/nein

Wenn ja, wann: _______________

Reaktionen bei früher erfolgten Transfusionen? *ja*/nein

Wenn ja, welche: _______________

Besondere Bemerkungen: _______________

KGN: *543 1259 / 2M CRDIO*
Name: *TEST, PATIENT*
Geb.: *6.11.50   SEX: M*

Parkallee 68
2 Hamburg 13

(Raum für Adressetten-Abdruck)   *10.11.82*

Geburten?   ja/nein   wann: _______

Bei weibl. Pat.: Fehlgeburten? ja/nein   wann: _______

Besteht z. Z. eine Gravidität?   ja/nein

10.11.82 Kalicinski. 3108
Datum, Unterschrift des Stationsarztes, Telefon

Blutgruppenbefund   *A Rh pos   ccD.EE   Kell neg*

Antikörper-Suchtest: positiv **negativ**
Enzym — NaCl — Albumin-Milieu
indir. Antihumanglobulintest
37°C 20°C 4°C
Eigenkontrolle: positiv **negativ**

Antikörperbefund:

(bei positivem Suchtest)

```
TEST, PATIENT
06.11.1950          M          2M CRDIO
KGN: 5431259        # 77990


A    Rh pos   ccD.EE  K neg



BITTE AUF DEM KONSERVENANFORDERUNGS-
SCHEIN VERMERKEN:
ANTIKOERPER-SUCHTEST NEGATIV.
10.11.82 15:24 h
```

Abb. 3

- Volle Integration der maschinellen Befunderfassung in die Befundermittlung.
- Die Befunderfassung ist dadurch außerordentlich sicher, daß

  -- die Befunde mehrfach eingelesen werden.
  -- durch die Erfassung der Einzelschritte der Befundermittlung der Prozeß der Befundermittlung selbst geprüft wird.

- Der ablesende Laborarzt hat bereits zum Zeitpunkt der Zweitablesung den Befundbericht vorliegen, so daß die früher zeitlich verteilten Arbeiten der Befundablesung und Befundfreigabe zusammengelegt werden konnten.

- Die gesamte und gegenüber früher erweiterte Labordokumentation wird vom Rechner vorgenommen.

Durch die Einbindung des Laborsystems in das Gesamtsystem werden darüber hinaus weitere Vorteile erreicht:

- Durch den Zugriff auf die Patienten- bzw. Spenderstammdaten bei der Anforderungserfassung wird die Identitätssicherung wesentlich verbessert, mit der Folge, daß in späteren Arbeitsgängen auf den hier ermittelten Befund verläßlich zurückgegriffen werden kann.

- Der Vergleich mit früheren Befunden, der Anfang dieses Jahres in ca. 12 % der Fälle durchgeführt werden konnte - heute dürfte diese Zahl darüber liegen -, erhöht ebenfalls

die Sicherheit der Befundermittlung. Aufgetretene Abweichungen waren zu einem überraschend hohen Anteil auf Verwechselungen auf den Stationen zurückzuführen, die sonst
erst zu einem viel späteren und damit kritischeren Zeitpunkt anläßlich der Blutkonserven-
ausgabe bei der Verträglichkeitsprobe aufgedeckt worden wären.

- Und schließlich:
Die Informationen stehen unmittelbar nach der Freigabe im Laborsystem den anderen
Arbeitsbereichen der Abteilung für Transfusionsmedizin, unabhängig von allen anderen In-
formationswegen, zur Verfügung.

Spenderlaboratorium

Im Spenderbereich wirkt sich insbesondere die höhere Flexibilität in den einer Spende vorangehenden Arbeitsabläufen aus. Die Blutentnahme erfolgt zeitlich weit nach der Anforderungserfassung. Änderungen in den Anforderungen, die z. B. anläßlich einer Untersuchung des
Spenders für notwendig gehalten werden, oder Streichungen von Anforderungen erreichten
das Labor zu spät oder führten dort zur Verwirrung. Die Zuordnung von Untersuchungspro-
filen zu bestimmten Sachverhalten ist schneller änderbar und wird dennoch zuverlässiger
eingehalten.

Schließlich werden im Labor in diesem Informationsverbund zusammen mit den Anforderungen auch andere Daten über den Spender übermittelt (Abb. 4), so daß dort

- die Befunde in Abhängigkeit von weiteren veränderlichen Daten des Spenders beurteilt
  werden können (Datum der vorletzten Spende, üblicher Spendeabstand, Nummer der ent-
  nommenen Blutkonserve).

- auf auffällige Befunde sofort und gezielt reagiert werden kann.
  So ist es z. B. möglich, direkt aus dem Labor Blutkonserven durch einen entsprechenden
  Eintrag in der Konservendatei für eine Ausgabe zu sperren. Genauer:
  sämtliche Dienste des Informationssystems stehen dem Laborpersonal an den Terminals des
  Laborrechners zur Verfügung, sofern es dafür autorisiert ist.

Das Laborsystem aus der Sicht der anderen Arbeitsbereiche

Im Konserven- und Empfängerbereich wirkt sich der Zusammenschluß mit dem Patientenaufnahmesystem besonders positiv aus. Damit können, wie schon bei der Anforderungserfassung im immunhämatologischen Labor, die Patientenstammdaten zur Identitätssicherung
herangezogen werden. Gleichzeitig aber, und dies ist in ca. 80 % aller Konservenanforderun-
gen gegeben, besteht Zugriff auf den zuletzt im Labor ermittelten Blutgruppenbefund, so
daß die Angabe der Blutgruppe auf dem Konservenanforderungsschein überprüft werden
kann.
Diese Prüfmöglichkeit besteht auch dann, wenn der Befund bei einem früheren Aufenthalt
des Patienten erhoben wurde. So lassen sich Fehlleistungen bei der Anforderung von Blut-

```
BEFUNDBERICHT      VGN: 10009    DATUM: 01.09.82 11:24 h              SEITE: 1

ANR: 8617777                                          TRF  FER   AP HGA1  VUL

                                 U.MAT VOM: 01.09.1982        KONS.NR: 9000001

TEST,SPENDER                     BGF: 1132                    EG/ES: 11/110
============                     
06.11.1950   M                   VGRL. SPENDE: 06.05.82       SPENDEABSTAND: 12

                                 MED. TEXT:   DEMO-BEFUND
=========================================================================================
              METHODE               WERT       NORM F      NORM M    DIMENSION   BEME
=========================================================================================

    BSG    BLUTSENKUNG  1 STD        3          -11         - 7         MM
           BLUTSENKUNG  2 STD       11          -20         -18         MM
```

Abb. 4

konserven erkennen, bevor die Verträglichkeitsprobe angesetzt wird. Diese würde eine Inkompatibilität zwischen Spender- und Empfängerblut nur bei einer Differenz im ABO-System oder bei Vorliegen irregulärer Antikörper im Patientenblut nachweisen. Die Gefahr einer Neusensibilisierung im Rh-System durch Blut mit falscher Blutgruppe kann durch die serologischen Verträglichkeitsprobe nicht aufgedeckt werden.

Die Einbeziehung des Laborsystems in das Informationssystem bei weitgehender Automatisierung der Informationsflüsse hat wesentliche Vorteile gebracht, die allerdings mit einem erhöhten Realisierungs- und Wartungsaufwand erkauft werden:

- So mußte z. B. das eingesetzte Standard-Laborsystem zur Anpassung an die Systemumgebung relativ stark modifiziert und ergänzt werden. Der mit dem Einsatz von Standardsoftware angestrebte Vorteil des reduzierten Softwareaufwandes wurde dadurch z. T. aufgezehrt.

- In einem verteilten System, wie es hier beschrieben wurde, ist nicht determiniert, in welcher Reihenfolge an welchen Stellen Daten erstmals erfaßt werden. Es ist möglich, daß Daten an verschiedenen Stellen erfaßt werden, die sich in der Zusammenführung als nicht konsistent erweisen.

- Es muß mit einem erhöhten Programmieraufwand erreicht werden, daß die Ergebnisse unabhängig von dem jeweils bestehenden Systemzustand gleich valide sind. Hier sei auf die Prüfung gegen frühere Befunde verwiesen, die entweder bei der Befundermittlung durchgeführt, oder, wenn dies wegen fehlenden Zugriffs auf den Datenbankrechner nicht möglich war, vor dem Einspeichern der Befunde in die Datenbank nachgeholt wird.

Die Erschwernisse werden aber durch die erreichbaren Vorteile mehr als ausgeglichen. Diese Vorteile waren im einzelnen nicht immer vorhersehbar. Ein wirklich triviales Beispiel hierfür bietet die Befundpräsentation. Es war überraschend, um welchen Prozentsatz die Fehlerrate bei den Angaben der Blutgruppe auf den Konservenanforderungsscheinen allein dadurch sank, daß die handgeschriebenen Befundberichte durch maschinengedruckte ersetzt worden waren.

Insgesamt trugen die Informationen, die parallel zu allen übrigen Informationswegen angeboten und genutzt werden können, dazu bei, die Sicherheit in der Vorbereitung einer Transfusion zu erhöhen, oder m. a. W. das Transfusionsrisiko zu senken.
Dies wäre ohne die Einbeziehung der Laboratorien, in denen Daten erhoben werden, die für die weiteren Arbeitsabläufe Schlüsselfunktion besitzen, in dem erreichten Maße nicht möglich gewesen.

Rechnerunterstützte Klinische Mikrobiologie, Immunologie
und Epidemiologie (RUKMIE)

I. Just[1], H.-P. Kälblein[1], K. E. Spaene[2]

1)   Institut für Medizinische Mikrobiologie und Immunologie,
     Städt. Klinikum Karlsruhe (Leiter: Prof. Dr. R. Ringelmann)
2)   Institut für Angewandte Informatik und Formale Beschreibungs-
     verfahren, Universität Karlsruhe (Leiter: Prof. Dr. W. Stucky)

Zusammenfassung

In den vergangenen fünf Jahren wurde am Institut für Medizinische Mikrobiologie und
Immunologie, Städt. Klinikum Karlsruhe, die rechnerunterstützte Labororganisation
"RUKMIE" entwickelt und auf einem Kleinrechnersystem Hewlett Packard 9830, 9845 implementiert. In der bisherigen Ausbaustufe umfaßt RUKMIE die Funktionen: Datener-
fassung/Datenpräsentation, Befundschreibung, Auskunftwesen, Leistungsabrechnung/
Leistungsstatistik, Qualitätskontrolle, Hospitalepidemiologie sowie Datensicherung
und Dateipflege.

1. Einleitung

Die Labormedizin hat in den letzten Jahren eine besonders intensive Entwicklung er-
fahren. Die Erweiterung der gebräuchlichen Laboruntersuchungen durch neue medizinisch aussagekräftige Testverfahren, der Trend zu Präventivuntersuchungen und damit
zu einer ständig steigenden Zahl angeforderter Analysen haben zu einem starken An-
wachsen der täglichen Laborleistungen geführt.

Es erwies sich als unmöglich, die steigenden Datenmengen und die zunehmend komplexer
gewordene Methodik der Labordiagnostik mit konventionellen Mitteln wirtschaftlich
sinnvoll zu bewältigen. Diese Situation führte am Institut für Medizinische Mikrobiologie und Immunologie des Städt. Klinikums Karlsruhe zum Aufbau der rechnerunterstützten Labororganisation "RUKMIE" (vgl. (1), (3), (4), (5)).

RUKMIE wurde im Rahmen einer Diplomarbeit (6), betreut durch das Institut für Angewandte Informatik und Formale Beschreibungsverfahren der Universität Karlsruhe, entwickelt und implementiert. In einer Diplomarbeit (2) des Studienganges Medizinische
Informatik der Universität Heidelberg/Fachhochschule Heilbronn wurden die epidemiologischen Auswertungen neu konzipiert und erweitert.

RUKMIE ist ein mehrstufiges Labororganisationssystem, das seit fünf Jahren zur Erfassung und Auswertung von Patienten-, Untersuchungs- und Befunddaten eingesetzt ist.
Es integriert die beiden Untersuchungsbereiche des Instituts: Serologie/Immunologie
und Bakteriologie in einem Gesamtsystem. Alle organisatorischen Schritte von der
Patientenaufnahme bis hin zur Befundschreibung werden übernommen oder zumindest
unterstützt. Dies schließt alle notwendigen Plausibilitätskontrollen, Testberech-
nungen, Druck von Test-, Arbeits- und Archivlisten und Hilfen für eine Patientenaus-

kunft mit ein. Darüberhinaus übernimmt es die Abrechnung aller für die Einsender
(Ärzte und Kliniken des nordbadischen Raumes) erbrachten Leistungen.
Außerdem ermöglicht RUKMIE die Auswertung der in der täglichen Routinediagnostik er-
stellten Patientenbefunde. Für die Hospitalhygiene, sowie für die laborinterne
Qualitätskontrolle von Testverfahren werden regelmäßig Prüfberichte ausgegeben.

2. Informations- und Datenfluß

Das nachfolgend verwendete Datenflußdiagramm (Abb. 1) zeigt die Integration des
Informationssystems in den Arbeitsablauf des Instituts. Das Diagramm wird ergänzt
um eine verbale Erläuterung der Funktionen und Datenflüsse.

Abb. 1 Informations-, Datenfluß ▬▬ mit / ohne EDV

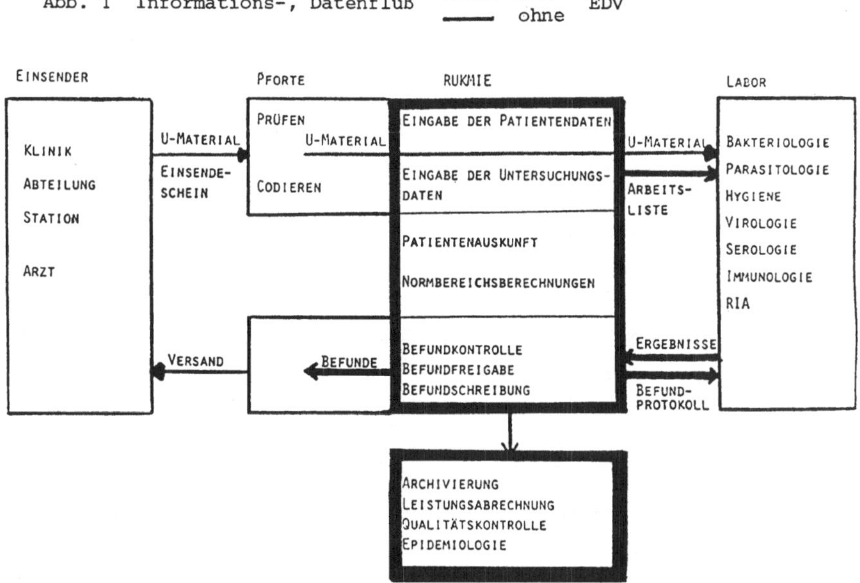

Erläuterung des Datenflußdiagramms

Auftragsannahme: Das Institut erhält vom Einsender den Auftrag, eine Laboruntersuchung durchzuführen. Der Patientenauftrag setzt sich aus dem Einsendeschein und
einem oder mehreren Untersuchungsmaterialien zusammen. Der Auftrag wird an der An-
nahmestelle auf Vollständigkeit geprüft; eventuell erfolgen Rückfragen beim Einsender. Ist der Auftrag korrekt, wird für den aktuellen Patienten eine Patienten-Nr.
sowie für jedes Untersuchungsmaterial jeweils eine Untersuchungsmaterial-Nr. ver-
geben.

<u>Erfassung</u>: Die eingegangenen Aufträge werden gesammelt und an die Erfassungsstelle weitergeleitet. Hier erfolgt anhand des Einsendescheines die Eingabe der Daten in das RUKMIE-System. Vom Patienten werden dessen persönliche Daten, der Einsender, die Abrechnungsbedingung, die Bezeichnung der Untersuchungsmaterialien und die gewünschten Untersuchungen aufgenommen (Patientenaufnahme). ..

<u>Untersuchung durchführen, Testergebnisse erfassen</u>: Zur Vorbereitung der Untersuchungen erstellt das RUKMIE-System aus den vollständig eingegebenen Patienten- und Untersuchungsdaten für jede Laborstelle eine Arbeitsliste der ihr zugeordneten Untersuchungsaufträge. Für eine Untersuchungsmaterial-Nr. werden dabei die Untersuchungsaufträge, die einen oder mehrere Einzelteste beinhalten können, zu einem Laborauftrag zusammengefaßt. Das Labor stellt aus den Laboraufträgen Testreihen zusammen, führt die Untersuchungen manuell durch und trägt die ermittelten Testergebnisse in die Arbeitsliste ein. Diese Protokolle dienen der Ergebniseingabe in das System.

<u>Befundbericht</u>: Die eingegebenen Testergebnisse werden auf Vollständigkeit überprüft. Falls sie vom Laborarzt freigegeben wurden, druckt das RUKMIE-System die Befundberichte, die als vollständiger Patientenbefund oder als vorläufiger Laborbefund (Teilbefund) an den Einsender verschickt werden können. Die ausgedruckten Befunde werden danach im Patientenarchiv abgespeichert.

<u>Patientenauskunft</u>: Für alle an einem Tag aufgenommenen Patienten wird anhand des Patientenarchivs geprüft, ob in den letzten drei Monaten für diesen Patienten bereits Untersuchungen durchgeführt worden sind. Gefundene Patienten werden angezeigt und mit den dazugehörigen Befunden ausgedruckt.

<u>Leistungsabrechnung, Leistungsstatistik</u>: Ausgangsdaten für die Abrechnung und Rechnungsschreibung sind die bei der Patientenaufnahme erfaßten Daten über Einsender, Patient, Abrechnungsbedingung sowie die für die Untersuchungen zu verrechnenden Leistungen. In Abhängigkeit von den Abrechnungsmodalitäten der Einsender werden Sammelrechnungen an Kliniken oder Einzelrechnungen an Ärzte oder (selbstzahlende) Patienten erstellt. Die verrechneten Leistungen werden dabei für die Ausgabe einer Kostenstellen-, Einsender- und Teststatistik weiter verwendet.

<u>Qualitätskontrolle</u>: Für die laborinterne Qualitätskontrolle werden die Testergebnisse der Serologie hinsichtlich Patientenalter, Geschlecht und Vorbefund/Verdachtsdiagnose weiter ausgewertet. Damit lassen sich für bestimmte Untersuchungen altersabhängige Normwerte ableiten, die im Labor in die tägliche Diagnostik miteinbezogen werden.

3. Hardware

Die zur Zeit installierte Maschinenkonfiguration benutzt Komponenten des Rechnersystems 9800 von Hewlett Packard mit residentem Betriebssystem und BASIC-Interpre-
ter (Abb. 2):

Abb. 2   Hardware-Konfiguration

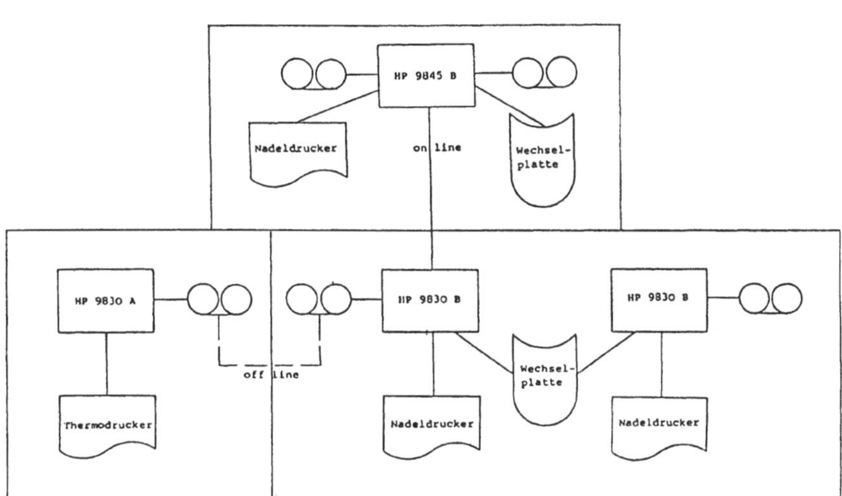

1. Zwei Kleinrechner 9830 B und ein Kleinrechner 9830 A. Die Modelle verfügen über
   je eine Magnetbandkassettenstation und unterscheiden sich lediglich durch die Ar-
   beitsspeicherkapazität. Modelle A ist mit 8 KByte ausgestattet, die Modelle B mit
   jeweils 16 KByte. An Modell A ist ein Thermodrucker (180 Zeilen/min) angeschlossen;
   an die Rechnermodelle B jeweils ein Nadeldrucker (120 Zeichen/sec). Die Rechner
   HP 9830 B sind außerdem mit einem Wechselplattenspeicher (4.8 MByte) verbunden.
2. Ein Kleinrechner 9845 B mit 192 KByte Arbeitsspeicher, Graphik-Bildschirm und
   Hardcopy über Thermodrucker (250 Zeilen/min) sowie zwei internen Magnetband-
   kassetten-Stationen. Als Peripherie sind angeschlossen: ein Nadeldrucker 120
   Zeichen/sec) und ein Wechselplattenspeicher (20 MByte).

Über das Kleinrechnersystem erfolgt die tägliche Datenerfassung, die Befundschreibung
und die Leistungsabrechnung sowie die Leistungsstatistik. Der Rechner 9845 B ist über
ein Interface mit dem Kleinrechnersystem gekoppelt und steht für die langfristige
Befundauswertung zur Verfügung.

4. Epidemiologie

Für die Epidemiologie werden alle positiven Patientenbefunde der Bakteriologie nach
verschiedenen Kriterien ausgewertet. Je nach Auswahl und Kombination dieser Merkmale
(Einsender, Abteilung, Station, Untersuchungsmaterial, Keimart) für eine Auswertung
werden Antworten und Hilfestellungen zu folgenden Problemen gegeben:

Zur frühzeitigen Erkennung von Hospitalinfektionen ist es wichtig zu wissen, wie gehäuft einzelne Krankheitserreger (Bakterien) in den einzelnen Pflegebereichen
(Kliniken bzw. Abteilungen) vorkommen und wie sich diese Verteilung zeitabhängig verändert; ob einzelne Keimarten sprungartig oder kontinuierlich zunehmen. Hierfür wird
die prozentuale Verteilung der Keimarten in den verschiedenen Pflegebereichen und
im Städt. Klinikum monatlich berechnet und deren zeitlicher Verlauf graphisch dargestellt (s. Abb. 4). Der Hygieniker kann somit Trends, also Hinweise auf eine Epidemie,
sehr schnell erkennen.

Abb. 4 Keimhäufigkeiten: Städt. Klinikum Karlsruhe 1982

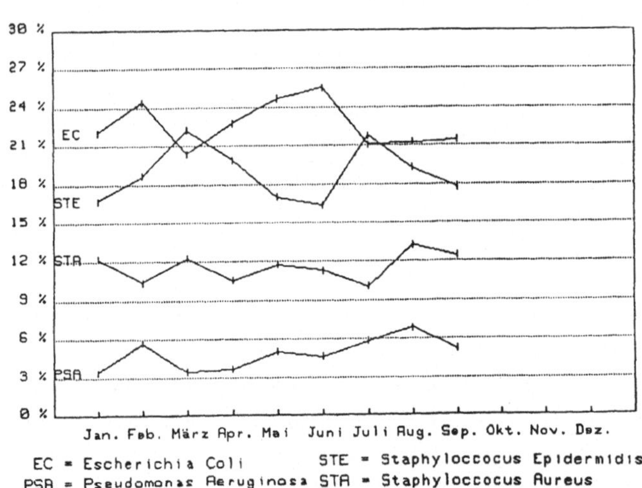

Den Kliniker interessiert, welchen Erfolg eine Antibiotikatherapie verspricht, wenn
der Krankheitserreger noch nicht genau identifiziert ist. Als Entscheidungshilfe für
diese Blindtherapie werden alle Befunde einer Klinik (ggfs. nur für das in Frage
kommende Untersuchungsmaterial) für das zurückliegende Quartal auf die bisherige
Wirksamkeit der eingesetzten Antibiotika ausgewertet. Außerdem besteht die Möglichkeit, durch eine Gewichtung der für eine Klinik ermittelten Resistenzspektren mit
der zugehörigen Keimverteilung eine Auskunft über die zu erwartende Wirksamkeit eines
Antibiotikums zu erhalten. (s. Abb. 5)

Abb. 5 Resistenzspektrum: Chirurgie Städt. Klinikum Karlsruhe 3. Quartal 1982

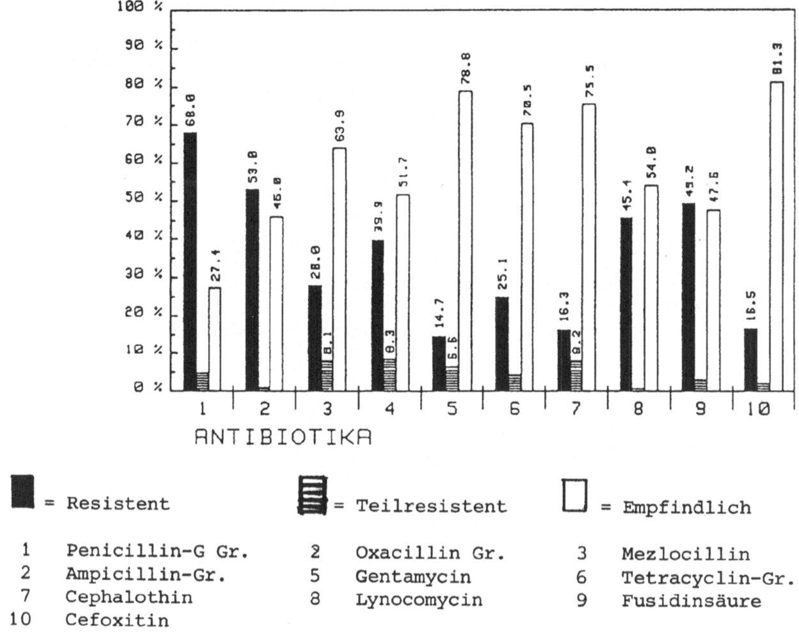

■ = Resistent   ▤ = Teilresistent   ▢ = Empfindlich

1	Penicillin-G Gr.	2	Oxacillin Gr.	3	Mezlocillin
2	Ampicillin-Gr.	5	Gentamycin	6	Tetracyclin-Gr.
7	Cephalothin	8	Lynocomycin	9	Fusidinsäure
10	Cefoxitin				

Nach unseren bisherigen Erfahrungen ist eine solche Vorgehensweise zulässig, da
sich Keimverteilung und Resistenyspektrum in einer Klinik kurzfristig nur unwesent-
lich verändern. Zusätzlich bieten die Auswertungen für die Arzneimittelkommission
eine Entscheidungshilfe bei der Auswahl von Antibiotika.

6. Schlußbetrachtung

Die nachfolgende Tabelle (Abb. 6) zeigt, wie sich bei zahlenmäßig gleichem Personal-
bestand (40 Mitarbeiter) die Leistungsfähigkeit des Instituts innerhalb der Jahre
1973 bis 1981 gesteigert hat. Dies ist im wesentlichen auf den EDV-Einsatz und einer
damit verbundenen Verbesserung der Organisation zurückzuführen.

Abb. 6 Leistungsübersicht RUKMIE-System

	1973	1976	1979	1981
PATIENTEN	83.790	106.803	119.667	125.734
UNTERSUCHUNGS-MATERIALIEN				
SEROLOGIE	49.020	67.359	72.853	73.542
BAKTERIOLOGIE	54.770	66.145	76.730	76.793
TESTE				
SEROLOGIE	67.966	100.070	227.602	251.222
BAKTERIOLOGIE	58.211	98.735	145.773	147.766

Für eine künftige Übernahme durch die EDV haben wir folgende Funktionen geplant:

- Einsatz von statistischen Verfahren für den Vergleich der Wirksamkeit von Antibiotika,

- Erweiterung der Verlaufsdarstellung durch geeignete Methoden der Trendanalyse,

- Einsatz von Verfahren der Clusteranalyse für die Resistenzmustererkennung
  (pattern recognition).

Literaturverzeichnis

(1) Just I.; Spaene K.; Lochthowe R.; Ringelmann R.:
    Regelmäßige rechnerunterstützte Auswertung von bakteriologischen Befunden für
    Hospitalepidemiologie und interne Qualitätsicherung im Labor. Hygiene + Medizin 6,
    1981, S. 105 - 109

(2) Kälblein H.-P.:
    Epidemiologische Auswertungen und graphische Darstellung von Resistenzmustern in
    der klinischen Mikrobiologie
    Diplomarbeit, FH Heilbronn/Universität Heidelberg; 1982 (in Bearbeitung)

(3) Krieger R.; Ringelmann R.; Spaene K.; Stucky W.:
    Computergestützte Organisation und Abrechnung einer Krankenhaus-Laborsystems.
    2. Anwendergespräch über EDV-Systeme im Finanz- und Rechnungswesen, Osnabrück
    Juni 1982, P. Stahlknecht (Hrsg.)
    Kongressband S. 473 - 490   .

(4) Ringelmann R.; Spaene K.:
    Ein mehrstufiges Labordatenverarbeitungssystem für die medizinische mikro-
    biologische Diagnostik mit Hilfe eines Kleinrechners.
    Universität Karlsruhe (Hrsg.), Kongressband WIMATIKA 1979, S. 243 - 248

(5) Ringelmann R.; Stucky W.; Goos G.; Lochthowe R.; Spaene K.; Escherle A.;
    Schmidtke F.; Hochlehnert H.; Jung H.-J.:
    Erfassung, Verarbeitung und Auswertung von Patienten- und Befunddaten in der
    klinischen Mikrobiologie und Immunologie Hygiene + Medizin 6, 1981, S. 88 - 92

(6) Spaene K.:
    Entwicklung und Implementierung einer rechnerunterstützten La“ororganisation für
    die medizinische mikrobiologische Diagnostik.
    Diplomarbeit, Universität Karlsruhe, 1981

K A P I T E L   9

KOMMUNIKATION   MIT   RECHNERN

POSSIBILITIES AND LIMITATIONS OF EXPERT SYSTEMS IN MEDICINE

Werner Schneider,
Uppsala University Data Center,
Uppsala, Sweden

It is often emphasized that medicine is not only a science but also an art. In technical terms this statement can be reformulated as follows: That part of medical knowledge which already is explicitly formulated constitutes the science called medicine whereas that part which only is available in implicit form constitutes the art called medicine. As a matter of fact, in medicine, especially in the area of mental diseases, the largest portion of knowledge is not yet explicitly formulated, and the problem of knowledge formalization is therefore a key issue.

Even in the probably most formalized experimental field of natural science, physics, the problem of formalizing knowledge is an issue of greatest importance. Therefore many distinguished physicists have dealt extensively with it. The late Nobel-Price winner Wolfgang Pauli stated e.g. many years ago that "Through the fact that modern psychology proves that any kind of understanding is a tedious process which is initiated through processes of the unconscious a long time before a rational formalization of contents of the conscious can take place, attention has been redirected to the preconscious and archaic level of cognition. Instead of clear concepts there exist, on this level, images with strong emotional contents which are not "thought" but "viewed in painting"" (see (1)). Depending on the state, the complexity and the mechanisms of such an understanding process different techniques can be used to explicitly formulate what has been understood up to that stage. There is a difficult choice to be made between a variety of such techniques: plain natural language, special scientific dialects of natural language, mathematics, logic, etc.

Due to the complexity of the highly dynamic processes in the human biological system on one hand and in the health care system on the other hand, a wider use of mathematical and statistical methods for the purpose of formalizing knowledge about these systems and processes was impossible before electronic computers became available. However, in spite of all the well-known progress achieved by applying the rapidly increasing spectrum of more and more refined computer based mathematical and statistical formalization techniques the formalization of essential parts of knowledge and know-how in the fields of biology, medicine and health care could not profit from this development. The main reasons are the non--mathematical character of this knowledge and know-how on one side and the inadequacy of dynamic mathematical and statistical methodologies with regard to the formalization of systems of multiple asynchroneous processes and especially their control structures on the other side. Whereas in most fields of the natural sciences, mathematics with all its different specialities was and still to a large extent is an adequate tool for formalization, this is thus only true for a very restricted part of medicine.

Already at the beginning of the sixties there was a growing interest in developping electronic tools for non-numeric data processing. Research projects aiming at the construction of special hardware ended however in the phase of planning prototypes basically because of insurmountable economical problems met by universities and other economically independent research centers, and because of the lacking interest in real innovations continuously demonstrated by the management of the computer industry.

The only possible way for making progress in the field of non-numeric data processing was therefore to invent special software for existing, marketed hardware. A major breakthrough was the development of LISP (2), providing for radically different facilities with regard to the use of a computer of the von Neuman-type. It goes beyond the scope of this paper to describe the essentials of LISP, its further development and its different implementations during the last twenty years as well as the creation of "super"-highlevel languages based on LISP (see instead e.g. 3, 4). Let us just state that the increasing availability of this kind of tools has been a prerequisite for the development of most of the now existing non-mathematical formalizing techniques. Examples of such techniques are the predicate calculus, frame systems, rewriting rules, semantic networks, and production rules. A common characteristic of these formalizing methods is their propositional form of representation. They might therefore be categorized by the term of "propositional representations". Considering the present activities and achievements one might - as a matter of fact - define the notion of "artificial intelligence" as "the development and application of propositional representations (5).

There is much to be said about the stringency of this new kind of formalizing techniques. Again, the scope of this paper excludes such a discussion. It is, however, important to mention the fast progress made concerning the usage of strictly predicate logic based inference methodology as the basis for the development of a new generation of computers (6). Major breakthroughs were the work of Kovalski (7) and the creation of PROLOG by Colmerauer et al. (8), a programming language centered around the Horn clause subset of predicate logic, as well as the work of Tärnlund et al. who designed a logic programming language for implementation on a special hardware architecture (9). This programming language is not based on Horn clauses and resolution. The programming notation is a much more extensive subset of predicate logic and the interpreter is a natural deduction inference system. The trend of developing specialized hardware for non--mathematical formalization techniques is increasing. Considerable progress has already been made through the availability of so called LISP-machines. There is much hope that the fast increasing availability of specialized AI-machines finally will break down the notorious resistence of the computer industry, especially the main frame manufacturers, against real innovation concerning computing devices.

To what extent can the fields of medicine and health care profit of the various innovations with regard to computer based non-mathematical formalization techniques?

Considerable experience is already available concerning the development and application of so-called expert systems, a special form of the so-called production systems. Production systems provide for a general computational formalism with three major components,
-   a global database of assertions that represent the facts for a specific problem ("knowledge base")
-   production rules that read and write on this database
-   a rule interpreter that selects the rules to be applied.

The form of production rules is of the type
-   $\langle$evidence$\rangle \Rightarrow \langle$hypothesis$\rangle$
-   $\langle$situation$\rangle \Rightarrow \langle$action$\rangle$
-   $\langle$premise$\rangle \Rightarrow \langle$action$\rangle$
leading to expressions of the kind

$$A \wedge B \wedge C \Rightarrow D$$
$$(A \vee B \vee C) \wedge D \Rightarrow E$$

Especially in the field of medicine and health care it is of course impossible to reduce human knowledge and know-how to a system of rules that involve strict implication. Expert systems provide therefore for a modification of the strength of an inference in their rules in form of so-called certainty factors.
A rule in MYCIN (11) is e.g. of the form
$\langle$premise$\rangle \Rightarrow_{\gamma} \langle$action$\rangle$, where γ is the certainty factor of the rule and $-1 \leq \gamma \leq +1$.
Certainty factors are also used to express the belief in clinical hypotheses. If $\gamma = +1$ a hypothesis has been effectively proven to be correct and if $\gamma = -1$ to be incorrect.

At a first glance the introduction of certainty factors seems to be a most elegant throughway with regard to the problems of representing inexact knowledge and of inexact reasoning. In spite of all attempts to create a stringent and consistent theoretical foundation to this approach, it is evident, however, that the "condensation" of expert knowledge into rules with modified strength of inference establishes the implicity of this knowledge and introduces severe limitations concerning the capability of this formalization technique to produce real theoretical insight. A more detailed presentation of the techniques can be found in (10,11), and a description of the pioneering projects concerning the development of expert systems in medicine in refs. (11-15).

An extension of the basic mechanisms developed in the MYCIN project to a domain independent production rule system for consultation programs has been presented by W. van Melle (16). A similar generalisation of the methodology used in their original system has been performed by Weiss and Kulikowski through the construction of EXPERT, a nowadays rather widely used system for developing consultation programs (17).

A critical issue is to what extent expert systems can explain and justify their behaviour, especially with regard to their management and control mechanisms. The first expert system designed on the basis of a concept which fully integrated a well developed explanation component was MYCIN (11). The success of MYCIN in this respect implied that its explanation component was included in a number of other expert systems. Major improvements of the explanation mechanisms with regard to the application of MYCIN to teaching were performed by Clancey and Letsinger (18).

A new interesting approach to explanation and justification has been taken by Swartout (19). Using an automatic programmer to generate the performance program, knowledge necessary for explanation is directly captured during the generation phase and integrated with the explanation routines. It goes beyond the scope of this paper to discuss all the different approaches to improve the explanatory power for expert systems. A more detailed presentation and discussion can be found in (20). Let us just mention the prototype system reported by Wallis and Shortliffe (21), where improved explanation is attempted by incorporating a user model and an augmented causal representation of the domain knowledge, because it touches the real basic limitations of today's expert systems.

A human expert consultant has advanced capabilities for adapting a dialogue to an actual partner. Maintenance of such a dialogue might require an ad hoc creation and real-time incorporation of shorter or longer teaching episodes, specially adapted to the context of the dialogue and the actual partner. A human expert consultant has also advanced capabilities for a rather immediate comprehension and simultaneous management of the large variety of contexts, which are relevant for understanding the present situation of a patient and the care personnel interacting with him. Another important characteristic of the human expert consultant is his ability of managing a case on the basis of a multiple observation triggered real-time simulation of all those models available in its actual knowledge base which describe processes which could be those really going on in the patient. Matching and evaluation is repeatedly done as a function of time implying among other things that some of the models have to be re-run a few times, in order to find out under what conditions of malfunctioning of the processes they describe, a match with observed data can be obtained.

The list of basic characteristics of a human expert consultant could of course be expanded considerably. From those described above it becomes, however, already sufficiently evident that due to the inherent rigidity of production systems, especially their rudimentary control structure, the existing computer based expert systems are far away from satisfying even very elementary conditions concerning the establishment and maintenance of a dynamic interaction with non-experts.

In order to establish a real consultation dialogue with a human non-expert it is therefore a prerequisite that a computer based expert system is designed in accordance with a formalized description of the interaction between the patient and the care system, the clinical decision making process, as well as of the partner to be advised, and that it comprises parts of such a formalized description.

The accomplishment of such a formalized description is, however, extremely difficult due to the complexity of the highly dynamic processes in the human biological system on one hand and in the health care system on the other hand. Discrete decisions which achieve the coupling of the care resources to the needs of the patient are periodic and variable in timing, and consist mainly of a decision process in the mind of the physician basically concerning necessary investigations of the patient's status and management actions. This process is very complex and interactive. It is responsive to the immediate status of the patient and also to his time ordered responses and those of the care system.

During one encounter an "in"-information set is transformed into an "out"-information set by a number of parallel processes. Examples of such processes are:

-   management activities such as need for hospitalization and then location in hospital etc.,
-   examinations and investigations,
-   questioning and examining the patient and review of past data. Identification of care objectives,
-   the cognitive process of formulating alternative hypotheses and updating of problem status.

Over an interval of time, however, knowledge of both the sufficiency and character of response of the different care resources and the changeable status of the patient must be reintegrated into additional decisions so that there is a closer and more appropriate matching to more specific needs and responses of the patient. This situation identifies conceptually the two following important domains:
It is necessary to consider the characteristics of decisions in regard to the conditional domains existing before and after a decisional process. The characteristics of the conditional domain very often strongly influence and moderate decisions. Critical elements are e.g.:

-   the time required for the decision
-   the reason for making the decision
-   what type of decision is made
-   who makes the decision

-    where the decision is made
-    on what relevant information the decision is based,
-    the outcome of the decision and activities initiated by the decision and
-    what back-up actions are possible in case a decision is inadequate.

The knowledge base for the decision constitutes a <u>contextual domain</u>. This domain comprises various levels of inference from quite superficial to very specific ones, depending upon the quality of the available information about the mechanisms of illness and the supportive descriptive information of known validity and accuracy available for integratation into the decision process.

One example of these very dynamic properties of the decision process is the "trade-off" problem. At a specific decision point a decision maker can e.g. trade off a later possible decision resulting in a detailed, well specified, therapeutic activity, for another less specified, since the urgency of the situation does not allow the collection of the data necessary for the more specified decision, because of the expected delay in service response depending on previously made decisions. The strategy for requesting tests is normally quite different in the emergency room than in a ward, even if the diagnostic problems are of the same nature.

Although this description of the dynamics of health care especially of the decision making processes involved is very superficial, it demonstrates sufficiently that due to their rigidity and sequential inference mechanisms as well as their rudimentary control structure propositional representations are inadequate tools for formalizing knowledge and know-how concerning this kind of systems.

As a matter of fact there exists at present no technique which allows an adequate formal description of complex dynamic systems of multiple asynchroneous processes.

Although - due to the fast growing complexity of most parts of human society - this deficiency gets more and more accentuated in many fields of human activity, very little is done in order to solve this problem. On the contrary, almost all scientific endeavour is focused on the development and further refinement - for example by including more or less elaborate representations of time (see e.g. 22-24) - of formalization techniques which eo ipso exclude the description of the dynamics of systems. The criticalness of the situation in the field of health informatics has been pointed out elsewhere (25-28) and it is more and more acknowledged. A few attempts to overcome the problem have been described (see e.g. (29-31)).

It is of great interest to note that this fundamental deficiency has already been recognized by leading scientists of the 18th century (see e.g. (32-33)). At the end of the same century even Goethe caricatured in Faust I the static view of the world represented by the scientific community and the unability of scientific methodology to cope with true dynamics:

"Gebraucht der Zeit, sie geht so schnell von hinnen,
Doch Ordnung lehrt Euch Zeit gewinnen.
Mein teurer Freund, ich rat Euch drum
Zuerst Collegium Logicum.
Da wird der Geist Euch wohl dressiert,
In spanische Stiefeln eingeschnuert,
Dass er bedächtiger so fortan
Hinschleiche die Gedankenbahn
Und nicht etwa, die Kreuz und Quer,

Irrlichteliere hin und her.
Dann lehret man Euch manchen Tag,
Dass, was Ihr sonst auf e i n e n Schlag
Getrieben, wie Essen und Trinken frei,
Eins! zwei! drei! dazu nötig sei.
Zwar ist's mit der Gedankenfabrik
Wie mit einem Webermeisterstueck,
Wo e i n Tritt tausend Fäden regt,
Die Schifflein herueber, hinueber schiessen,
Die Fäden ungesehen fliessen,
E i n Schlag tausend Verbindungen schlägt.
Der Philosoph, der tritt herein
Und beweist Euch, es muesst so sein:
Das erst wär so, das zweite so
Und drum das dritt und vierte so;
Und wenn das erst und zweit nicht wär,
Das dritt und viert wär nimmermeht.
Das preisen die Schueler allerorten,
Sind aber keine Weber geworden.
Wer will was Lebendigs erkennen und beschreiben,
Sucht erst den Geist herauszutreiben,
Dann hat er die Teile in seiner Hand,
Fehlt, leider! nur das geistige Band.
E n c h e i r e s i s   n a t u r a e nennt's die Chemie,
Spottet ihrer selbst und weiss nicht, wie."

The critiques had, however, no effect. The "disappearance" of the dimension
"time" out of the scientific community's conscience progressed and probably
reached its culmination during the first part of this century. This in spite of
the fact that a dynamic view of the world started to emerge successfully during
the 19th century, merely through the formulation of the second law of thermo-
dynamics. Until recently, however, there was little understanding for the problems arising from the negligence of time and dynamics. In his book "From being
to becoming" Prigogine (34) presents a brilliant description of the problems regarding time and complexity in physical sciences.

What requirements should a new formalization technique fulfil? Experiences from a
considerable number of modelling projects have shown that the following features
are a prerequisite for the sucess of such a new tool:

-   In order to be a suitable instrument for theory formation it must not be
    just another programming language, although more powerful than existing
    ones. It must be a tool comprising facilities for analysis, induction, de-
    duction, differentiation, integration, abstraction etc. etc. as existing
    techniques, such as mathematics and logic provide.
    For formalizing those parts of a system where existing techniques are suf-
    ficient these facilities must be the same; in the new formalization tool,
    however, in a generative form. For formalizing those parts of a system,
    where existing techniques are not sufficient, these facilities are a gene-
    ralized form of the existing ones. However, for the domain of control- and
    monitor structures and processes, completely new elements will have to be
    added.

-   It must permit the formal representation of the general and domain specific
    knowledge about a system in the context of strictly formulated objectives.

-   It must comprise powerful tools for the representation of procedural know-
    ledge and cognitive processes.

-   It must be suitable for the representation of complex, highly dynamic sys-
    tems of multiple asynchroneous processes. This implies that special care
    must be taken with regard to the representation of complex control- and
    monitor structures and processes.

In order to allow simulation experiments the new formalization technique should
be realized in the form of a computer based modelling language. This will in a
not too far future require and specify special hardware.

It is obvious that the realization of such a new computer based formalization
methodology and of adequate techniques for man-machine interaction will require
huge research efforts through a long period of time. This is, however, a prerequisite for a real support of the "human computer", which in contrast to the
existing electronic computing devices comprises e.g. capabilities for multipro-
cessing, content addressing and association as well as a highly differentiated pe-
riphery (eyes, ears, mouth, fingers, etc. etc.) for observation and communication.

REFERENCES

(1)   W. Pauli: Einfluss archetypischer Vorstellungen auf die Bildung naturwis-
      senschaftlicher Theorien bei Kepler, in: C.G. Jung and W. Pauli: Naturer-
      klärung und Psyche, 109-194, Zuerich, 1962.

(2)   J. McCarthy: LISP: A programming language for manipulating symbolic ex-
      pressions. Annual meeting ACM, MIT Cambridge, 2-4 September 1959.

(3)   H. Stoyan: LISP - Anwendungsbebiete, Grundbegriffe, Geschichte. Akade-
      mie-Verlag, Berlin, 1980.

(4)   J. Allen: Anatomy of LISP, New York, 1978.

(5)   N.J. Nilsson: SRI Technical Note 248, 1981. SRI International, Menlo Park,
      Cal. 94025

(6)   Preliminary Report on Study and Research on Fifth-Generation Computers
      1979-1980. Japan Information Processing Development Center, 1981.

(7)   a) R.A. Kowalski: Studies in the Completeness and Efficiency of Theorem
      Proving by Resolution. Ph.D. Thesis. University of Edinburgh, Edinburgh,
      1970.

      b) R.A. Kowalski: Predicate logic as programming language. Proc. IFIP-74
      Congress. North-Holland, pp. 569-574, 1974.

(8)   A.Colmerauer, H. Kanoui, R. Pasero and P. Roussel: Un systeme de Communi-
      cation Homme-machine en Francais. Research report. Group Intelligence Arti-
      ficielle, Université Aix-Marseille II, 1973.
      see also
      W.F. Clocksin, C.S. Mellisch: Programming in PROLOG, Springer Verlag,
      1981,

(9)   a) Å. Hansson, S. Haridi and S.Å. Tärnlund: Some aspects of a logic mac-
      hine prototype. In Proc. of the Logic Programming Workshop, Debrecen,
      Hungary, 1980.

      b) Å. Hansson, S. Haridi and S.Å. Tärnlund: Properties of a logic program-
      ming language. In Logic Programming (eds. Clark and Tärnlund), APIC
      Studies in Data Processing No. 16, 1982.

      c) S.Å. Tärnlund: A Programming Language Based on a Natural Deduction
      System, UPMAIL Report, Computing Science Department, Uppsala University,
      1981.

(10) R. Reboh: Knowledge Engineering Techniques and Tools for Expert Systems.
      Linköping Studies in Science and Technology. Dissertations. No 71, Linkö-
      ping 1981.

(11) E.H. Shortliffe: Computer Based Consultations, MYCIN, American Elsevier,
      New York, 1976.

(12) C.A. Kulikowski, S.M. Weiss, M. Trigboff and A. Safir: Clinical consulta-
      tion and the representation of disease processes: some AI approaches, Rut-
      gers University, Department of Computer Science Report CBM TR 58, 1976.

(13) S.G. Pauker, G.A. Gorry, J.P. Kassirer and W.B. Schwarts: Towards the simulation of clinical cognition: taking a present illness by computer. American Journal of Medicine, vol. 60, pp 931-996, 1976.

(14) H.E. Pople, J.D. Myers and R.A. Miller: DIALOG: a model of diagnostic logic for internal medicine. Proc. 5th Inter. Joint Conf. on Artif, Intelligence, IJCAI-77, Pittsburgh: Computer Science Department, Carnegie Mellon University, 1977.

(15) K.M. Colby, S. Weber and F.D. Hilf: Artificial paranoia. Artificial Intelligence 2, 1-25, 1971.

(16) W. van Melle: A domain-independent production-rule system for consultation programs. Proc. of the 6th IJCAI, Tokyo, 1979.

(17) S.M. Weiss,C.A. Kulikowski: EXPERT: A system for Developing Consultation Models, Proc. of the 6th IJCAI, Tokyo, 1979.

(18) W.J. Clancey and R. Letsinger: NEOMYCIN: Reconfiguring a Rule-Based Expert System for Application to Teaching. Proc. of the 7th IJCAI, Vancouver, British Columbia, August 1981.

(19) W.R. Swartout: Explaining and Justifying Expert Consulting Programs. Proc. of the 7th IJCAI, Vancouver, British Columbia, August 1981.

(20) W. Wahlster: Natuerlichsprachliche Argumentation in Dialogsystemen. Informatik-Fachberichte, Springer-Verlag, 1981.

(21) J.W. Wallis and E.H. Shortliffe: Explanatory Power for Medical Expert Systems: Studies in the Representation of Causal Relationships for Clinical Consultations. Meth. Inform. Med. 21, pp. 127-136, 1982.

(22) E.H. Shortliffe, A.C. Scott, M.B. Bischoff, A.B. Campbell, W. van Melle and C.D. Jacobs: ONCOCIN: An Expert System for Oncology Protocol Management. Proc. of the 7th IJCAI, Vancouver, British Columbia, August 1981.

(23) S. Kaihara et al.: Time-Oriented Features for Medical Consultation Systems. Proc. of the 7th IJCAI, Vancouver, British Columbia, August 1981.

(24) A. Bolour et al.: The Role of Time in Information Processing: A Survey. Sigart Newsletter ACM, April 1982.

(25) W. Schneider: The impact of CL and AI techniques on modelling in medicine, in: Schneider and Sågvall Hein (eds.), Computational linguistics in medicine, North-Holland, Amsterdam, 1977.

(26) S. Bengtsson et al.: Effectiveness studies in connection with health care service functions, in: Alperovitch, de Dombal and Grémy (eds.), Evaluation of efficacy of medical action, NorthHolland, Amsterdam, 1979.

(27) W. Schneider: Some aspects on formalization techniques in medicine and health care, in: Lindberg and Kaihara (eds.), MEDINFO 80, North-Holland, Amsterdam, 1980.

(28) F. Grémy: The future of information processing in medicine and public health, Computer Programs in Biomedicine 11, pp. 71-80, 1980.

(29) W. Schneider and B. Sandblad: A New approach to a computer based system for modelling and simulation, Proc. of the IFIPIMIA conference on "Efficacy of medical action", Bordeaux 1979, North-Holland, Amsterdam, 1979.

(30) U. Moser et al.: Computer simulation of dream processes, Berichte aus der interdisziplinären Konfliktforschungsstelle 9, pp. 1-118, 1980.

(31) U. Moser et al.: Wunsch, Selbst, Objektbeziehung: Entwurf eines Regulierungsmodells kognitiv-affektiver Prozesse, Berichte aus der interdisziplinären Konfliktforschungsstelle 9, pp. 1-166, 1981.

(32) J. d'Alembert: Dimension, article in l'Encyclopédie, vol. N, 1754.

(33) J.L. Lagrange: Théorie des fonctions analytiques. Paris: Imprimerie de la République, 1796.

(34) I. Prigogine: From being to becoming, Time and complexity in the physical sciences, W.H. Freeman and company, San Fransisco, 1980.

<u>Erfahrungen mit der Verwendung einer Einführungsstrategie in BAIK</u>

C. Gassinger, W. Giere
Abteilung für Dokumentation und Datenverarbeitung
der Universtität Frankfurt
Theodor-Stern-Kai 7
6000 Frankfurt/M 70

Das Projekt BAIK ist ein Bund-Länder-Vorhaben zur Einführung einheitlicher Befunddokumentation und Arztbriefschreibung in Krankenhäusern, mit der Möglichkeit der anschließenden gezielten Rückgewinnung der gespeicherten Daten.
Das System wurde von Giere et al. entwickelt und wird weiter gepflegt. Es besteht aus mehreren Teilkomponenten (Abb.1), von denen der Eingabe-Teil DUSP (=Datenerfassungs- und Speicherungsprogramm) bei der letzt-jährigen Tagung in Gießen vorgestellt wurde.

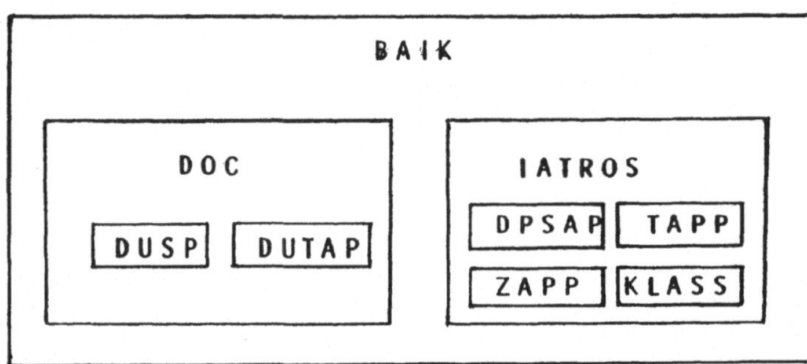

Abb. 1:
BAIK und seine Teilsysteme, ohne Berücksichtigung der funktionellen Zusammenhänge dieser Teilsysteme untereinander.

Abb.1

DOC = Doctor's Office Computer
DUSP = Datenerfassungs- und Speicherungs-Programm
DUTAP = Dekodierungs- und Textausgabe-Programm
IATROS = Informations-aufbereitendes, textretrieval-orientiertes System
DPSAP = Dokumentations-parameter-satz - Aufbau- und Pflege-Programm
TAPP = Thesaurus-Aufbau- und Pflege-Programm
KLASS = Klassifikationsprogramm
ZAPP = Zähl- und Auskunftsprogramm

Der Reportgenerator DUTAP (= Dekodierungs- und Textausgabeprogramm) ist
aus der Literatur bekannt. Außerdem existiert ein Retrieval-Teil IATROS
(= informationsaufbereitendes textretrieval-orientiertes System), der
selbst ein komplexes Programmpaket ist. An dieser Stelle wird nicht auf
die SW eingegangen, sondern auf die Techniken der Einführung solcher
umfangreicher Programme in den Krankenhäusern.
Zunächst zu den Randbedingungen, unter denen die BAIK-SW eingeführt wird:
BAIK wird derzeit modellhaft in 11 Krankenhäusern in 7 Bundesländern
erprobt; das Projekt wird gefördert vom Bundesminister für Forschung und
Technologie (Abb.2)

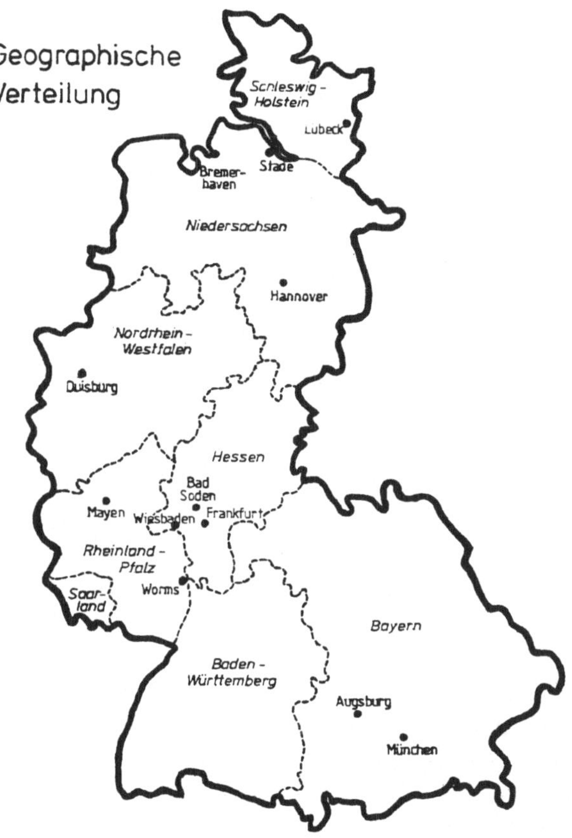

Abb. 2:
Geographische
Verteilung der
am Modellver-
such beteilig-
ten Krankenhäuser.

Das Spektrum der beteiligten Kliniken reicht vom Kreiskrankenhaus bis
zur Medizinischen Hochschule. Die HW-Ausstattung der Krankenhäuser ist
bewußt uneinheitlich (Philips, Tandem, DEC, sowie verschiedene Ein- und

Ausgabe-Geräte). Ebenso sind die in den Krankenhäusern bereits vorhandenen EDV-Anwendungen (für Verwaltungszwecke) sehr verschieden. Ärzte und ärztliches Hilfspersonal bringen in der Regel keine Erfahrungen mit EDV mit, für sie ist alles neu, von der Bedienung eines Bildschirms bis zur Logik der Programmierung.
BAIK hat den Charakter eines Werkzeugs, d.h. dieselbe System-SW kann für die verschiedensten Anwendungen in den unterschiedlichsten medizinischen Fächern eingesetzt werden. Die Anwendungen reichen denn auch von der Krankenblattdokumentation über OP-Bericht-Schreibung bis zu Entlassungsbriefen nach stationärer Behandlung. Das System kommt zum Einsatz in sog. "großen" und sog. "kleinen" klinischen Fächern - eine Übersicht dazu wurde bei der letztjährigen Tagung in Form eines Posters gezeigt.

Nun verlangt ein System, das derart flexibel ist, allerdings auch, daß der Anwender - und das heißt in der Regel der Arzt -, sehr genau definiert, was er mit diesem Werkzeug machen will, daß er seine Wünsche und Ansprüche adäquat artikuliert.
Demnach steht die Einführung von EDV für den Arzt im Krankenhaus vor folgenden Problemen:
- den kooperierenden Ärzten muß ein gewisses minimales EDV-Wissen vermittelt werden,
- die Ärzte müssen ihre speziellen Anwendungswünsche in einer Weise formulieren, die die eindeutige Umsetzung auf die System-SW erlaubt,
- der dazu erforderliche Arbeitsprozeß muß über Monate überwacht und gesteuert werden,
- das "Produkt" muß von den Ärzten akzeptiert werden, auch dann, wenn gegen EDV und/oder Standardisierung medizinischer Befunde Vorbehalte vorhanden sind,
- das "Produkt" muß ebenso von den ärztlichen Hilfskräften akzeptiert werden, wobei häufig die "Schwellenangst" bei diesem Personenkreis noch größer ist,
- das "Produkt" muß schließlich von der Kliniksverwaltung akzeptiert werden, deren EDV-Konzept in der Regel unabhängig von BAIK für den Verwaltungsbereich definiert worden ist,
- schließlich muß auf unbegrenzte Zeit eine vernünftige Versionspflege gewährleistet sein, denn ärztliches Wissen ist eine dynamische Größe, und jedes EDV-System, das dieses Wissen verarbeiten soll, darf den ärztlichen Weiterbildungsprozeß nicht behindern.

Wir haben, aufbauend auf den Arbeiten eines SW-Hauses, der SW-AG Darmstadt, eine Einführungsstrategie entwickelt, die sich zunächst mit dem DOC-Teil befaßt, also mit der Einführung von DUSP und DUTAP, ein ähnliches Papier für IATROS wird erstellt.

Das Schema dieser Einführungsstrategie wird in der Übersicht gezeigt. (Abb.3)

Es gibt Aktivitäten, die vom Benutzer geleistet werden müssen (rechte Seite der Abbildung) und solche, die von der Betreuung geleistet werden müssen (linke Seite der Abbildung), schließlich auch solche, die gemeinsam erbracht werden (Mittelspalte). Der gesamte Arbeitsvorgang ist in 6 Phasen eingeteilt. Man könnte

Phase 1 als Problemanalyse beim Anwender

Phase 2 als Konzeption des gewünschten Anwendungsprogramms

Phase 3 als Erstellung der Erfassungsbögen bzw. Diktatstrukturen

Phase 4 als Konzeption der Textausgabe

Phase 5 als Anwendungsprogrammierung und Implementation und

Phase 6 als Routinetest mit anschliessender Freigabe des Systems bezeichnen.

Diese Phasen sind in ihren Einzelheiten beschrieben. Das gezeigte Schema dient als Checkliste, die die Reihenfolge der einzelnen Arbeitsschritte vorgibt, ebenso als zeitliche Orientierung (eine relative Zeitskala ist am linken Rand eingezeichnet). Der durchschnittliche Zeitbedarf bis zur Freigabe beträgt erfahrungsgemäß etwa 1 Jahr.

Das Schema wird in der Regel nicht linear von oben nach unten abgearbeitet. Vielmehr ändern sich die Vorstellungen der Anwender mit zunehmendem Wissen, so daß es nötig werden kann, zu einem früheren Arbeitsschritt zurückzukehren und die dazwischen liegenden Arbeiten unter geänderten Voraussetzungen zu wiederholen. Solche "Rückkopplungen" sind an jeder Stelle des Schemas möglich.

Die Einführungsstrategie liegt als Handbuch vor und wird jedem (potentiellen) Anwender ausgehändigt. Sie dient nicht nur als Orientierungshilfe sondern als Grundlage für die Zusammenarbeit. Bei einer zweiten und jeder folgenden Anwendung kann der erfahrene Benutzer Abkürzungen vornehmen.

Die gedanklichen Inhalte, die unserer Kooperation mit den Ärzten zugrunde liegen, sind teilweise neu und unüblich.

1. Wir machen nicht etwas für den Arzt sondern mit dem Arzt zusammen. Der Arzt wird so weit wie nur irgend möglich an der Konstruktion seiner Formulare und Briefausdrucke beteiligt. Er definiert selbst bis ins Detail, wie "sein" BAIK-System werden soll. Ärzte sind diese

Abteilung für Dokumentation und Datenverarbeitung

Projekt:	Nr.:	Version:	Datum:	Kapitel/Seite:
DOC-Einfuehrungsstrategie (A2)	111	1	21.08.80	A2/1

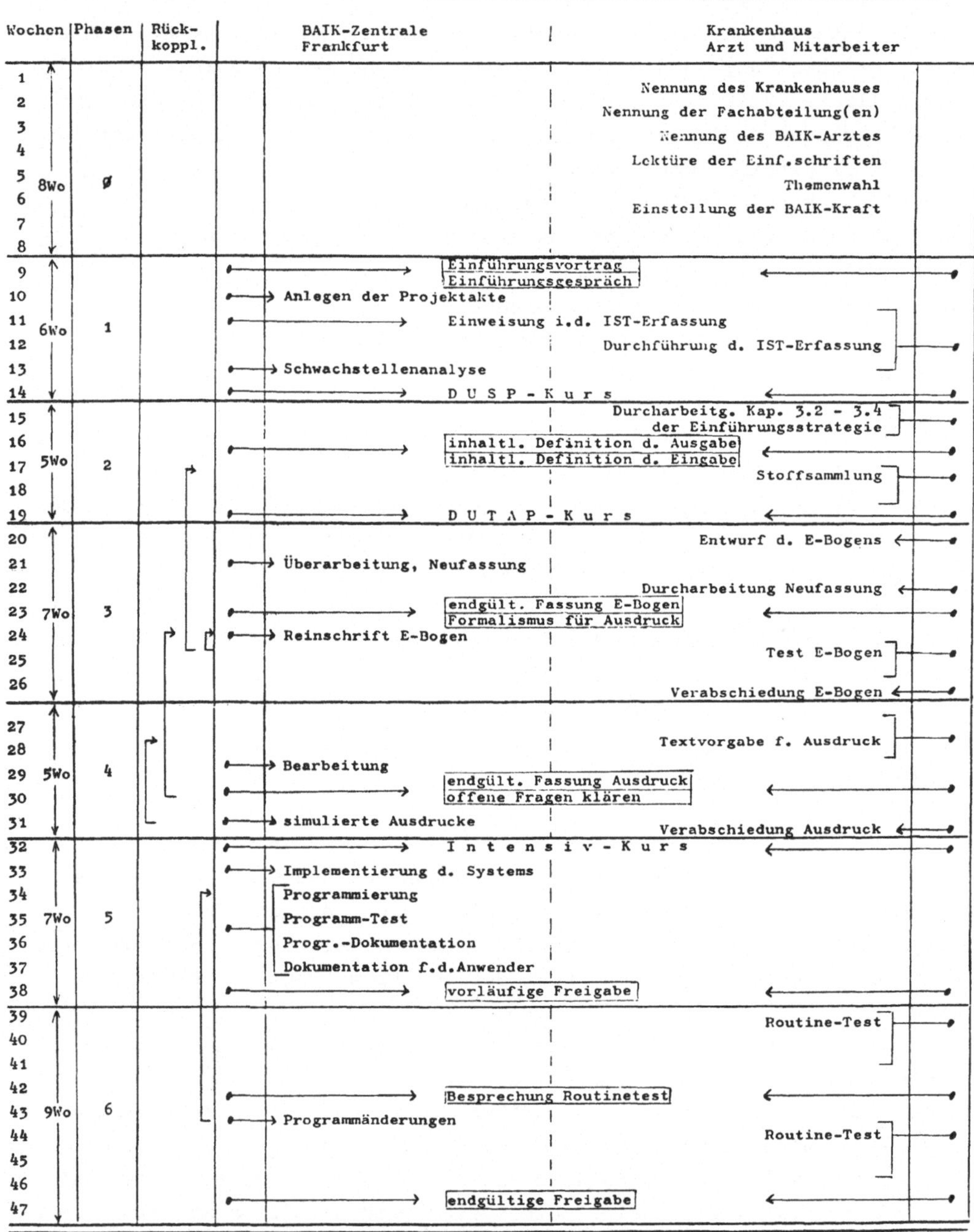

Abb.3: Schema der DOC-Einführungsstrategie

Arbeitsweise keineswegs gewohnt, weder von Herstellerfirmen, die z.B.
hochtechnisierte Labor- und Bestrahlungsgeräte in Kliniken installieren, noch von der Teilnahme an klinischen Studien. Es kann sogar eine
Weile dauern, bis der einzelne Anwender seine Verpflichtung zur aktive
Mitarbeit versteht. Der gesamte Arbeitsprozeß, über 1 Jahr oder länge]
verlangt ständig die Erfüllung bestimmter Einzelarbeiten durch den
Arzt selbst. Erfüllt er diese nicht, z.B. wegen Überlastung durch
klinische Verpflichtungen, so gerät der gesamte Prozeß ins Stocken.
Diese Konsequenz ist den Anwendern nicht immer klar. Wir haben daher
einen Telefon-Service installiert und rufen alle unsere Anwender
wöchentlich an, um uns über den Stand des Verfahrens zu unterhalten.
Andernfalls würden wir riskieren, über Wochen und Monate nichts von
einem Anwender zu hören, und er selbst wäre am Ende bitter enttäuscht,
daß die BAIK-Zentrale sich nicht um ihn kümmert. Die wöchentlichen
Telefonate dienen aber nur dazu, den Arzt an seine BAIK-Verpflichtunge
zu erinnern, nicht dagegen ihm Entscheidungen abzunehmen, die er selbs
zu treffen hat.

2. Dem Arzt wird ein Lernprozeß zugestanden. Der erste Bogen, den ein
Anwender für sich entwickelt, muß nicht in erster Linie methodisch
perfekt sein, er muß für den Arzt handhabbar und bequem sein. Wir
prüfen dies im praktischen Test. Die Krankenhausabteilung, die BAIK
einführen will, bekommt ca. 100 fertig gezeichnete Bögen, die von
allen Ärzten, die später damit arbeiten sollen, anhand konkreter
Patientendaten ausgefüllt werden müssen. Aufgrund dieser "Probierphase" wird der Bogen verändert, umgezeichnet, in der Regel mehrmals,
solange, bis die Ärzte sich damit zufrieden erklären. Erst dann wird
das Formular auf die Maschine umgesetzt. Eine ähnliche "Probierphase"
durchläuft der Ausdruck. Wir simulieren Ausdrucke mit einem Texteditor
gemäß den Formulierungen, die die Anwender selbst vorgegeben haben.
Dann kann über Formatierungen, Text usw. anhand dieser Muster diskutiert werden. Erst wenn die Anwender sich mit "ihrem" Ausdruck ein-
verstanden erklärt haben, wird er programmiert.
Häufig taucht auch die Frage auf, ob für eine bestimmte Aussage Klartext oder kodierte Angaben gewählt werden sollen. Das System akzeptier
Klartext an jeder Stelle (mit und ohne Überprüfung der einzelnen eingegebenen Worte). Vom methodischen Standpunkt aus sind zweifellos
Kodes vorzuziehen, sie liefern "härtere" Daten, die lassen sich, wenn
später deskriptive Statistik angeschlossen werden soll, besser wieder
auszählen, sie sind kürzer, prägnanter, platz- und zeitsparender. Aber
vielen Ärzten sind sie suspekt, besonders am Anfang; sie fühlen sich
zu sehr eingeengt in ihren Aussagen, sie wollen sich lieber alle Mög-

lichkeiten offen lassen. Daher entscheidet sich mancher zunächst für Freitext, im Extremfall sogar für ausschließliche Freitexterfassung. Die Erfahrung zeigt aber, daß über kurz oder lang die Ärzte selbst bemerken, daß sie sich im klinischen Alltag ja garnicht "frei" äußern, sondern daß ihre Befundungen gewissen gedanklichen und sprachlichen Strukturen unterliegen. Nach einer Weile können sie diese Strukturen selbst angeben und den weitaus größten Teil ihrer Formulare kodieren. Wir arbeiten mit Anwendern, die über mehrere Jahre ihre Formulare ausgefeilt und weiter verbessert haben, so daß eine perfekte Anpassung dieser Bögen an die zu machenden medizinischen Aussagen einerseits, andererseits aber auch an die Arbeits- und Organisationsstrukturen der betreffenden Krankenhausabteilung entstanden sind.

Die Anwendung der Einführungsstrategie erlaubt die Lösung der eingangs genannten Probleme:

- Den Anwendern wird ein minimales EDV-Wissen in den Kursen vermittelt.
- Dadurch werden die Anwender in die Lage versetzt, ihre Wünsche adäquat zu formulieren, sodaß die Umsetzung auf das EDV-System leicht fällt. Bereits bei der ersten Anwendung wird erreicht, daß der Anwender ausreichend genaue Angaben für die Systemspezialisten machen kann. Werden mehrere verschiedene Anwendungen gewünscht, so lernt der Benutzer beim wiederholten Durchlaufen des Schemas selbst, seine Wünsche direkt auf die maschinelle Bearbeitung umzusetzen.
- Überwachung und Steuerung des Arbeitsprozesses ist möglich durch ständigen Vergleich des Projektstandes mit den Vorgaben des Schemas, unabhängig davon, wieviel Zeit der Prozeß in Anspruch nimmt.
- Die Akzeptanz bei den Ärzten ist gut, denn sie bekommen genau das, was sie selbst vorher definiert haben.
- Mehrfach haben wir erlebt, daß in Arztbriefen und Befundberichten die Angaben präziser und prägnanter wurden, nach den Aussagen der beteiligten Ärzte. Dies ist natürlich kein Verdienst der SW, sondern das Ergebnis des intensiven Nachdenkens, das die Einführungsstrategie vom Benutzer verlangt, sowie der Erfahrungen, die bei der Erprobung des Systems gemacht werden.
- Die Akzeptanz beim Hilfspersonal ist ebenfalls gut, denn schon beim 1. Kurs wird die zu erwartende Arbeitserleichterung sichtbar.
- Die Akzeptanz bei der Kliniksverwaltung ist entweder schon von vorn herein unproblematisch, oder sie wird während der Besuche vor Ort erreicht, spätestens dann, wenn das System fehlerfrei läuft. Viele Verwaltungen sind an einer Erweiterung hinsichtlich ihres Anschlusses an ihr eigenes Patientenaufnahmesystem und/oder hinsichtlich der

Generierung von Abrechnungsdaten interessiert.
- Eine formal korrekte Versionspflege wird möglich durch ein geschärftes
  Problembewußtsein der Benutzer, das diese während des gesamten Arbeits
  prozesses ausbilden, außerdem durch die in der Zwischenzeit gefestigte
  persönlichen Kontakte zwischen Zentrale und Anwender.
- Kommt es indessen zu Personalfluktuationen, sei es in der BAIK-Zentral
  in Frankfurt oder sei es beim Anwender, so gewährleistet das Schema
  immer noch die Kontinuität der Arbeit. Denn der Neuankömmling kann
  sich leicht orientieren, welche Arbeitsschritte schon erledigt sind
  und welche noch nicht.
- Die Zentrale ist jederzeit in der Lage sich ein genaues Bild über
  den Stand der einzelnen Verfahren zu machen.

Darüber hinaus sehen wir gewisse Mangelerscheinungen bei den Anwendern,
deren Betreuung vor Drucklegung der Einführungsstrategie begann. Sie
sind weniger gut über die Möglichkeiten der SW informiert, weil sie keine
Kurse besucht haben. Sie haben keine oder nur unzureichende Vorstellungen
über den Arbeitsaufwand, der für bestimmte Wünsche erbracht werden muß,
weil sie nicht selbst an der Erstellung ihrer Bogen beteiligt waren;
daher äußern sie z.B. wenig überlegte Änderungswünsche, die dann kurz
nach ihrer Umsetzung widerrufen werden o.ä. Solchen Erscheinungen kann
die Einführungsstrategie vorbeugen, weil sie verlangt, daß bestimmte
Überlegungen erst abgeschlossen sein müssen, bevor man andere Aktivitäten
beginnt, und weil sie zu jedem Zeitpunkt dem Benutzer einen Überblick
über die bereits geleisteten und die noch zu leistenden Arbeiten ermöglicht.

Insgesamt läßt sich sagen, daß für die Kommunikation mit den Anwendern,
also mit EDV-Laien, die Einführungsstrategie sich so gut bewährt hat,
daß jetzt ein analoges Papier für die Einführung von IATROS erstellt wird

Giere, W.: Einführung der Datenverarbeitung in die ärztliche Praxis
       - Dokumentation und Informationsverbesserung in der Praxis
       des niedergelassenen Arztes mittels EDV-Service (DIPAS),
       DVM-Bericht 3 (1975)
Giere, W., Hrsg.: DOC-Einführungsstrategie (1980)
Giere, W.: Programmierte Befundschreibung - Kritischer Rückblick auf
       10 Jahre Routineanwendung, Proceedings 22. Jahrestagung der
       GMDS in Göttingen, Springer-Verlag (1977)

Giere, W., J. Krause, U. Traunecker, L. Windrath: On line EDP-Service
          for Practitioners - Technological and Psychological Experiences,
          Symposium on Medical Data Processing Toulouse,
          IRIA Roquencourt, Le Chesnay (1974)
Giere, W., U. Traunecker, L. Windrath: Einführung der Datenverarbeitung
          in die ärztliche Praxis: Methoden - Strategie - Bewährung,
          Berichte d. German Chapter of the ACM, Tagung am 05.03.1975
          in Würzburg, Verlag B.G. Teubner, Stuttgart (1975)

UNTERSUCHUNG ZUR GESTALTUNG INFORMATIONSTECHNISCHER BÜROSYSTEME IN KLINIKEN

Paul Schmücker und Marianne Roscovanu
Institut für Medizinische Informatik
der Justus Liebig-Universität Gießen
(Leiter: Prof.Dr. med. J. Dudeck)

1. ZIELSETZUNG

Die Weiterentwicklung klinischer Informationssysteme tendiert in immer stärkerem Maße zur Integration und Vernetzung von Textverarbeitung, Dokumentation und Datenverarbeitung. Um den technischen und organisatorischen Anforderungen der Informations-, Dokumentations- und Kommunikationsprozesse insbesondere im Sekretariats-, Bibliotheks- und Archivbereich bei zukünftigen Software-Entwicklungen und der Einführung neuer Bürotechniken in Kliniken gerecht zu werden, wurde exemplarisch eine Systemanalyse im Zentrum für Frauenheilkunde und Geburtshilfe am Klinikum der Justus Liebig-Universität Gießen durchgeführt. Das Konzept der Systemanalyse basiert im wesentlichen auf einer fünfwöchigen Tätigkeits- und Schriftgutuntersuchung.

Durch die Erhebung und Analyse der informationstechnologischen Infrastruktur werden
- fundierte Grundlagen zur Verfügung gestellt, die bei der Einführung bürotechnischer Systeme in Kliniken als Entscheidungshilfen und Gestaltungsrichtlinien dienen können, und
- die Anforderungen an das Funktionsrepertoire informationstechnischer klinischer Bürosysteme unter Berücksichtigung der Einbettung in das existierende organisatorische Umfeld spezifiziert.

2. ERGEBNISSE DER SYSTEMANALYSE

2.1 ALLGEMEINES

Im Zentrum für Frauenheilkunde und Geburtshilfe waren zur Zeit der Systemanalyse 100 Betten aufgestellt. 1981, im Vorjahr der Untersuchung,

wurden patientenbezogene Dienstleistungen im Umfang von 4262 stationären und 18054 ambulanten Behandlungen sowie 1280 Geburten erbracht.

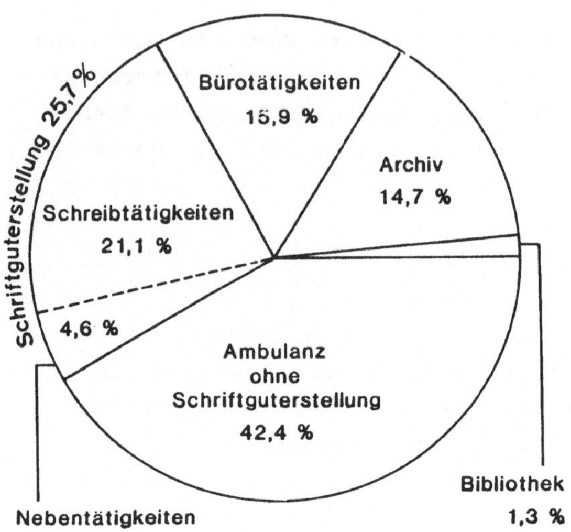

<u>Abb. 1:</u> Tätigkeitsspektrum der Angestellten im Schreibdienst mit Anga-
ben zum Zeitaufwand pro Tätigkeitsbereich in %

Das Spektrum der Tätigkeiten des Schreibdienstes gibt Abbildung 1 wieder. Nach den Ergebnissen der Tätigkeitsanalyse umfassen die Büro-,
Archiv-, Bibliotheks-, Ambulanz- und Schreibnebentätigkeiten keine
typischen Schreibarbeiten, sie beschränken sich auf Postbearbeitung,
Terminplanung, Studentenbetreuung, Patientenaktenbearbeitung, Boten-
gänge, Ablage, Archivierung etc. Die weiteren Betrachtungen beziehen
sich im wesentlichen auf die Schriftguterstellung.

2.2 SCHRIFTGUTERSTELLUNG

2.2.1 ANALYSE NACH FORMALEN, SEMANTISCHEN UND ORGANISATORISCHEN MERKMALEN

Im Rahmen der Schriftgutanalyse wurden 2 800 Schriftstücke mit einer
Anschlagsleistung von etwa 1,7 Millionen Zeichen gesammelt und nach
formalen, semantischen und organisatorischen Merkmalen ausgewertet.

Dieses Schriftgut verteilt sich auf den ambulanten und stationären Bereich sowie Administration, Lehre, Forschung und Gutachtertätigkeit, wobei nach der bearbeitungszeitorientierten Bemessung der Schreibtätigkeiten 48 % auf stationäre und 29 % auf ambulante Behandlungen, 10 % auf Forschung, 6 % auf Administration, 5 % auf Lehre und 2 % auf Gutachtertätigkeiten entfallen.

Die Schriftguterstellung kann mit unterschiedlichen Erschwernisfaktoren verbunden sein. Zu den Einflußgrößen zählen primär Schriftgutstruktur, Vorlagenart, fremdsprachliche und technische Anforderungen.

Aufgrund seiner formalen Struktur wird das Schriftgut in die Kategorien Vordrucke und Formulare, kurze Fließtexte, längere Fließtexte sowie Tabellen und Statistiken aufgeteilt, wobei alle Fließtexte mit einem Seitenumfang von maximal 2 Seiten den kurzen und die restlichen den längeren zugeordnet sind. Vom Gesamtdatenvolumen des untersuchten Schriftgutes entfallen 47 % auf kurze Fließtexte, 42 % auf Vordrucke und Formulare, 9 % auf längere Fließtexte sowie 2 % auf Tabellen und Statistiken.

Wie erwartet, kann man bei der Schriftgutausbringung starke Abweichungen zwischen den einzelnen Textstrukturkategorien beobachten. Während bei der Erstellung kurzer und längerer Fließtexte durchschnittlich 90 bzw. 92 Zeichen in einer Minute geschrieben werden, wird beim Ausfüllen von Vordrucken und Formularen nur noch eine durchschnittliche Leistung von etwa 60 Zeichen pro Minute erbracht. Den höchsten Zeitaufwand erfordert die maschinenschriftliche Anfertigung von Tabellen und Statistiken mit einer Schreibleistung von etwa 44 Zeichen/Minute.

Lediglich bei 4 % vom Gesamtdatenvolumen erfolgt die Schriftguterstellung aufgrund inhaltlicher Aspekte wie Fremdsprachen und mathematische Formeln unter zusätzlichen erschwerten Randbedingungen.

Bei den Vorlagenarten dominiert das Phonodiktat mit einem Anteil von 74 % am Gesamtdatenvolumen des Schriftgutes, es folgt der eigenhändige Entwurf während der maschinenschriftlichen Erstellung der Schriftstücke durch Extraktion von Informationen aus Krankenblättern, Karteikarten, Bewerbungsunterlagen etc. mit 16 %. Die restlichen Vorlagenarten (Stenodiktat, handgeschrieben, Diktat in die Maschine, Stichworte, maschinengeschrieben) sind nur mit kleinen Anteilen an der Gesamtbearbeitungszeit beteiligt.

Die verschiedenen Vorlagenarten führen zu Abweichungen in der anschlagsorientierten Bemessung der Schreibleistung. Die höchste Schriftgutausbringung erfolgt beim Diktat in die Maschine mit 112 Zeichen pro Minute, es folgen das Phonodiktat (81 Zeichen/Minute), das Stenodiktat (69 Zeichen/Minute), die maschinengeschriebenen Vorlagen (61 Zeichen/Minute), der Informationsauszug aus Unterlagen (56 Zeichen/Minute), die Vorgabe von Stichworten (52 Zeichen/Minute) und handgeschriebene Vorlagen (48 Zeichen/Minute).

Erwähnenswert sind noch einige Zuordnungen von Vorlagenarten zu bestimmten Tätigkeitsbereichen. Aus 98 % der Phonodiktate entstehen 94% der Schriftstücke des stationären Behandlungsbereiches und 64 % des Schriftgutes der Ambulanzen. Weitere 32 % der Schriftstücke des ambulanten Bereiches werden durch Auszug von Informationen aus Krankenblättern und Karteikarten erstellt. 54 % der Stenodiktate dienen als Vorlagen für 39 % der administrativen Schriftstücke.

2.2.2 ANSATZPUNKTE FÜR RATIONALISIERUNGSMÖGLICHKEITEN

Als ein praktischer Ansatzpunkt zur Rationalisierung und Produktivitätssteigerung im Schreibdienst wird immer wieder der Schreibautomat angeführt. Sein Einsatz ist jedoch nicht immer gerechtfertigt. Dieses Ergebnis liefern Wirtschaftlichkeitsvergleiche zwischen Schreibmaschine (SM) und Schreibautomaten (SA), die sich allerdings nur auf die Erstellung und Überarbeitung "individuellen" Schriftgutes beziehen.

2.2.2.1 EINSATZMÖGLICHKEITEN VON SCHREIBAUTOMATEN MIT FUNKTIONEN ZUR TEXTBEARBEITUNG

Untersuchungen des Technisch-Wissenschaftlich-Medizinischen Arbeitskreises (TWMA) in Nürnberg /1/ ermittelten bei der Ersterstellung von Schriftstücken deutlich höhere Schreibleistungen an der SM als an dem SA. Hauke, Bodem und Zangl /2/, die die Ergebnisse bzgl. der Schreibleistung durch differenziertere Studien weitgehend bestätigen, zeigen, daß die SA mit Zunahme der nachträglichen Korrekturen immer günstiger als die SM abschneiden. Insbesondere bei der maschinenschriftlichen Anfertigung von längeren Fließtexten, Tabellen und Statistiken erweisen sich SA überlegen, während die Bearbeitung von nicht maschinengerechten Formularen eindeutig zeitsparender mit der SM durchgeführt werden kann.

Ausgehend von diesen kurz skizzierten Untersuchungsergebnissen, lassen sich einige Folgerungen für den Einsatz von Schreibautomaten im Zentrum für Frauenheilkunde und Geburtshilfe ableiten:

- Der Einsatz von herkömmlichen Schreibmaschinen ist für die Erstellung von kurzen Fließtexten und das Ausfüllen von Formularen und Vordrucken zu empfehlen. Dieses gilt vor allem, da Autorenkorrekturen selten oder nicht vorkommen. Nach den Ergebnissen der Systemanalyse werden hiervon die kurzen Fließtexte mit 38 % sowie die Formulare und Vordrucke mit 51 % der Gesamtbearbeitungszeit des Schriftgutes berührt.
- Bei der Erstellung von längeren Fließtexten und von Tabellen und Statistiken kann der Einsatz von Schreibautomaten mit Funktionen zur Textbearbeitung (Sofort- und Autorenkorrektur, formale Gestaltung des Textbildes, Suche und Auswahl bestimmter Textelemente) zu Zeiteinsparungen führen, insbesondere da diese nachträglich häufig überarbeitet oder in regelmäßigen Abständen aktualisiert werden. Von dieser Rationalisierungsmöglichkeit sind die längeren Fließtexte mit 8 % und die Tabellen und Statistiken mit 3 % der Gesamtbearbeitungszeit der Schriftguterstellung betroffen.

2.2.2.2 EINSATZMÖGLICHKEITEN VON SCHREIBAUTOMATEN MIT FUNKTIONEN ZUR TEXTVERARBEITUNG

Unter der Voraussetzung, daß die technische Ausstattung der Schreibautomaten (Indizes, Hochzahlen, Sonderzeichen, Wechsel des Zeilenabstandes, Ein- und Ausrückung etc.) den praktischen Anforderungen genügt, nehmen die Vorzüge der Schreibautomaten gegenüber Schreibmaschinen deutlich bis zur klaren Überlegenheit zu, wenn man in größerem Maße Gebrauch macht von der programmierten Textverarbeitung mit Möglichkeiten zur Benutzung von

- automatisierbaren Formularen,
- systemkontrollierten Hilfen wie Duplizierfelder, systemkontrollierte und parameterabhängige Felder,
- Textbausteinen und
- Anschriften- und Patientendateien.

Zur rechnerunterstützten Formularbearbeitung bieten sich in unserem Untersuchungsfeld 6 verschiedene Typen von Vordrucken an, die ohne Änderungen sofort auf den Rechner übertragbar sind. Durch diese Maßnahme sind immerhin 25 % des Gesamtdatenvolumens des Schriftgutes

schneller mit dem Schreibautomaten als mit der Schreibmaschine er-
stellbar, da beim SA das nächste Feld direkt durch Betätigen einer
Funktionstaste angesprungen werden kann.

Einen weiteren Rationalisierungseffekt versprechen systemkontrollierte
Hilfsroutinen, die die Verwendung von Duplizierfeldern, systemkontrollierten und parameterabhängigen Feldern unterstützen. Im Falle von
Duplizierfeldern werden einmal erfaßte Feldinhalte (z.B. Namen) zwecks
mehrfacher Verwendung an verschiedene Stellen des Schriftstückes ko-
piert. In systemkontrollierten Feldern werden zeitlich nacheinander
häufig wiederkehrende Informationen wie z.B. Kalenderdatum, Diktier-
zeichen oder Name des Assistenzarztes nach Vorbesetzung automatisch
eingesetzt. Parameterabhängigen Feldern werden Feldinhalte (z.B.: Sehr
verehrte Frau Kollegin!/ Sehr geehrter Herr Kollege!) in Abhängigkeit
von der Merkmalsausprägung eines bestimmten Feldes (z.B. Geschlecht)
zugewiesen. Durch die Verfügbarkeit von Funktionen zur Behandlung dieser Feldtypen kann die Bearbeitung von 2 % des Gesamttextvolumens
weitgehend automatisiert werden.

Aus der Perspektive erfolgversprechender Rationalisierungshilfen bedürfen auch die Textbausteine besonderer Beachtung. Während der semantischen Analyse wurden potentielle Textbausteine in 34 % der Schriftstücke vom Gesamtschriftgut entdeckt. Unter diesen Schriftstücken ist
die Auftrittshäufigkeit von Textbausteinen mit Variablenfeldern (z.B.:
Wir haben die Patientin gebeten, sich in .... zu einer
Nachuntersuchung in der Poliklinik vorzustellen.) sehr gering. Insgesamt erwies sich mindestens ein Anteil von 4 % am Gesamtdatenvolumen
zur Übernahme in eine Textbausteindatei als geeignet.

Weitere Zeiteinsparungen können durch den Zugriff auf einmal gespei-
cherte Daten wie Patientendaten, Labordaten, Ärzteanschriften und Stu-
dentendaten erzielt werden. Möglichkeiten zum Datenzugriff werden
durch die Bereitstellung von Softwarefunktionen zum Aufbau und zur
Pflege von systeminternen Dateien oder zur Extraktion von Patienten-
oder Labordaten aus Fremdsystemen geschaffen. Nach den Untersuchungsergebnissen werden primär personenbezogene Patientendaten mit den An-
schriften der behandelnden Ärzte benötigt. Bei Verfügbarkeit der oben
genannten Daten ist vorwiegend die Auswahl von Daten zu einer bestimmten Person über eine Personenidentifikation, sehr selten eine diffe-
renzierte Selektion nach einer oder mehreren Merkmalsausprägungen bestimmter Felder wünschenswert. Der Anteil am Gesamtdatenvolumen, der
mit Hilfe von Dateiverwaltungssystemen zur Verfügung gestellt werden

kann, umfaßt 6 %. Neben Vorteilen beim Wiederauffinden der Daten trägt
die Dateiverwaltung wesentlich zur Korrektheit und Konsistenz des
Schriftgutes bei.

2.3 MÖGLICHKEITEN ZUR INTEGRATION VON SCHRIFTGUTERSTELLUNG UND
    DOKUMENTATION

Einen weiteren, aber gravierenden Ansatzpunkt zur Rationalisierung im
Schreibdienst bieten die Arztbriefe und Befundberichte. Für die Arzt-
brief- und Befundberichtschreibung wurden spezielle Systeme entwik-
kelt, die die Möglichkeiten der SA weitgehend überschreiten. So sind
die genannten Funktionen der Textbe- und -verarbeitung im erforderlichen Umfang unter Berücksichtigung zusätzlicher Anforderungen der
Arztbrief- und Befundberichtschreibung in den Systemen BAIK /3/,
KRAZTUR /4/ und MINDOK /5/ integriert. Ihre grundlegenden Ziele stellen Möglichkeiten dar zur
    - Rationalisierung der Schreib- und Diktierarbeiten,
    - Qualitätsverbesserung der Dokumentation durch
      o Strukturierung und vollständige Informationsspeicherung und
      o Auswert- und Vergleichbarkeit der gespeicherten Informationen,
    - Integration von Schriftguterstellung und Dokumentation.

Nach der semantischen Analyse des Schriftgutes sind 79 % vom Gesamtdatenvolumen dokumentationswürdig. Dieser Schriftgutanteil entfällt
auf Arztbriefe und Befundberichte, die sich auf die Textstrukturkategorien "kurze Fließtexte" (40 % des Gesamtdatenvolumens) und "Vordruk-
ke" (39 % des Gesamtdatenvolumens) verteilen. In diesem Bereich können
noch beträchtliche Rationalisierungsgewinne erzielt werden, indem Daten in einem Vorgang sowohl für die Arztbrief- und Befundberichtschreibung als auch für die Dokumentation maschinenlesbar zur Verfügung gestellt werden und somit zahlreiche Überschneidungen bei der
Datenerfassung vermieden werden.

Allerdings dürfen die Überwälzungseffekte von der Schreibarbeit in die
Vor- und Nachbearbeitungsphase nicht unberücksichtigt bleiben. Eine
Systemeinführung erfordert zu jeder speziellen Anwendung umfangreiche
Vorarbeiten und eine intensive Anwendungsbetreuung insbesondere für
den Entwurf und die fortlaufende Überarbeitung von Datenerhebungsbö-
gen, Diktiervorlagen, Erfassungsformularen und Druckspezifikationen.
Eine Ausnahme liegt vor, wenn eine Anwendung aus einer fremden Klinik
weitgehend übernommen werden kann.

3. KONSEQUENZEN DER SYSTEMANALYSE

Abschließend ergibt sich folgende Schlußfolgerung zur technischen Gestaltung des Schreibdienstes:

- Für die Arztbrief- und Befundschreibung bietet sich vorwiegend der Einsatz von BAIK, KRAZTUR oder MINDOK an (79 % des Gesamtdatenvolumens).

- Für die Erstellung der kurzen Fließtexte, die den Arztbriefen und Befundberichten nicht zugeordnet werden können, ist in der Regel die Schreibmaschine dem Schreibautomaten vorzuziehen (6 % des Gesamtdatenvolumens).

- Bei der maschinenschriftlichen Anfertigung von längeren Fließtexten führt der Einsatz von Schreibautomaten zu Zeiteinsparungen (9 % des Gesamtdatenvolumens).

- Zum Ausfüllen von Vordrucken und Formularen, die nicht für Zwecke der Arztbrief- und Befundberichtschreibung dienen, empfiehlt sich
  o die Schreibmaschine im Falle nicht automatisierbarer Formularbearbeitung (2,5 % des Gesamtdatenvolumens) bzw.
  o der Schreibautomat im Falle automatisierbarer Formularbearbeitung (1,5 % des Gesamtdatenvolumens).

- Bei der Anfertigung von Tabellen und Statistiken ist durch den Einsatz von Schreibautomaten mit Zeiteinsparungen zu rechnen (2 % des Gesamtdatenvolumens).

LITERATUR

/1/ Künkel, H.; Dudeck, J.; Fischer, H.D.; Gessler, U.; Heinze, H.J.; Pilgrim, R.: Untersuchung zum Einfluß von Bildschirm-Arbeitsplätzen auf die psychophysische Belastung. Das Krankenhaus 9 (1980), 328-335.

/2/ Hauke, P.; Bodem, H.; Zangl, H.: Wirtschaftlichkeitsvergleich von Schreibmaschine und Textautomat - Ergebnisse eines Laborversuchs. Universität Hannover 1982.

/3/ Giere, W.: Projekt Datenverarbeitung in der Medizin. DVM-Bericht 3, Gesellschaft für Strahlen- und Umweltforschung mbH, München 1975.

/4/ Ellsässer, K.-H.; Köhler, C.O.; Wagner, G.: KRAZTUR - A Generator for Medical Documentation and Information Systems. Meth. Inform. Med. 20 (1981), 191-195.

/5/ Schmücker, P.; Walter, P.: Ein praktischer Versuch einer effizienten klartextlichen Arztbrief- und Berichtschreibung mit integrierter Informationsauswertung. In: Berger, J.; Höhne, K.H. (Hrsg.): Methoden der Statistik und Informatik in Epidemiologie und Diagnostik. Springer-Verlag Berlin, Heidelberg, New York 1982 (in diesem Band).

<u>EIN PRAKTISCHER VERSUCH EINER EFFIZIENTEN KLARTEXTLICHEN</u>
<u>ARZTBRIEF- UND BERICHTSCHREIBUNG MIT INTEGRIERTER</u>
<u>INFORMATIONSAUSWERTUNG</u>

Paul Schmücker und Paul Walter
Institut für Medizinische Informatik
(Leiter: Prof.Dr. med. J. Dudeck)
und
Klinik für Herz- und Gefäßchirurgie
(Leiter: Prof.Dr. med. F.W. Hehrlein)
der Justus Liebig-Universität Gießen

1. <u>MOTIVATION</u>

Im Rahmen eines Forschungsvorhabens, das sich mit der Einsetzbarkeit
von Information Retrieval Systemen für Zwecke der Routinedokumentation
im Krankenhauswesen beschäftigte, kristallisierten sich sofort folgende Forderungen der EDV-unterstützten Dokumentation deutlich heraus:

1. Ohne arbeitsaufwendige Mehrbelastung müssen Befundberichte und
   Arztbriefe in einem Arbeitsvorgang sowohl für die Schriftguterstellung als auch die Routinedokumentation maschinenlesbar zur Verfügung gestellt werden, da nur dann ein routinemäßiger Einsatz im
   Krankenhaus gewährleistet ist.

2. Schreibfehlerfreie Dokumente stellen eine unumgängliche Voraussetzung für eine hohe Qualität der Retrievalergebnisse dar. Eine
   automatische Fehlerprüfung muß ohne Beeinträchtigung der Schreibarbeit und ohne zusätzliche Arbeitsgänge sofort nach der Erfassung
   durch die Schreibkraft erfolgen.

3. Das System muß mit geringem Aufwand an völlig unterschiedliche
   Bedürfnisse im Krankenhauswesen angepaßt werden können.

Unter Berücksichtigung dieser Zielsetzungen wurde das Erfassungssystem
KLAUKON (<u>KL</u>artexterfassung mit <u>AU</u>tomatischer Fehler<u>KON</u>trolle) auf einem Mikroprozessorsystem entwickelt /1/.

Von diesem Basissystem ausgehend, führten weitere Anforderungen wie
- die Erweiterung der Funktionen zur integrierten Daten- und
  Texterfassung,
- die Einführung weiterer Verfahren zur Daten- und Textprüfung,
- die Standardisierung der Terminologie,
- die Unterstützung der Inhaltserschließung von Dokumenten,
- das lokale Retrieval und
- ein komfortables Auswertungs- und Abfragesystem

zur Implementation von MINDOK /2/, einem dezentralen Informations- und
Dokumentationssystem zur Erfassung, Prüfung, Verwaltung und Auswertung
von Daten und Dokumenten mit Möglichkeiten zur automatischen und semi-
automatischen Inhaltserschließung, zur Terminologiekontrolle und zum
Anschluß an beliebige Hintergrundrechner. Aufgrund der Systemeigenschaften Modularität, Flexibilität und Benutzerfreundlichkeit unterstützt dieses vielseitig einsetzbare System die verschiedenartigsten
Anwendungen in der Literatur-, Nachrichten-, Patent-, Objekt-, Gut-
achten-, Forschungs-, Befund- und Faktendokumentation.

Am Beispiel der Klinik für Herz- und Gefäßchirurgie der Universität
Gießen wird aufgezeigt, inwieweit MINDOK den Anforderungen der Arztbriefschreibung und Befunddokumentation im Krankenhaus genügt.

2. MINDOK, EIN TOOL ZUR COMPUTERUNTERSTÜTZTEN ERSTELLUNG UND AUS-WERTUNG VON BEFUNDEN UND ARZTBRIEFEN

MINDOK besteht aus vier Komponenten, dem Erfassungs-, Datenübertra-
gungs-, Retrieval- und Datenbankmodul. Die Funktionen dieser Module
werden im folgenden aus der Perspektive der Arztbrief- und Befundberichtschreibung sowie Dokumentation kurz beschrieben.

2.1 DATENERFASSUNG

Den informationstechnologischen Entwicklungstendenzen entsprechend,
insbesondere durch die Verschmelzung von Text- und Datenverarbeitung,
ermöglicht das Erfassungsmodul, routinemäßig klartextliche Informationen, wohlstrukturiert und terminologisch standardisiert, aber auch
formatierte Daten maschinenlesbar zu erfassen.

Zur rechnerunterstützten Datenerfassung werden Formulare mit Variablenfeldern und fest vorgegebenen Textfragmenten entwickelt. Als Variablenfelder, die zur Datenaufnahme dienen, sind Kann- und Mußfelder vom formatierten Datentyp "numerisch" oder "alphanumerisch" und dynamisch um beliebig viele Zeilen verlängerbare Klartextfelder verfügbar. Wesentliche Vorteile des Formularkonzeptes sind einfache Formularmodifikationen und die Möglichkeit eines kontinuierlichen Übergangs vom unstrukturierten zum stark strukturierten Erfassungsformular mit Hilfe eines leicht bedienbaren feldorientierten Formulargenerators. Abbildung 1 zeigt ein Formular mit stark detaillierter inhaltlicher Strukturierung.

Bei der Datenerfassung wird der Schreibkraft der Kontext zu den Variablenfeldern annähernd vergleichbar der Druckform auf dem Bildschirm vorgespielt. Die Freitexteingabe in Klartextfeldern wird parallel zur Datenerfassung anhand eines Wörterbuches auf orthographische Fehlerfreiheit kontrolliert. Im Systemkonzept sind aber auch Möglichkeiten zur Datenprüfung (Intervallprüfungen, Codeprüfungen, Anschluß spezieller Prüfroutinen des Benutzers) berücksichtigt.

Die Funktion des Wörterbuches beschränkt sich nicht auf eine Orthographieprüfungsoption, sondern unterstützt auch sowohl die Vereinheitlichung der Terminologie durch Einführung von Vorzugsbezeichnungen und verbotenen Ausdrücken als auch die semiautomatische und automatische Indexierung. Alle im Wörterbuch als Deskriptor gekennzeichneten Wörter werden während der Texteingabe systemintern in Deskriptorenlisten eingetragen, die ausgewählten Textfeldern des Dokumentes zugeordnet sind. Wenn die erfaßten Dokumente nicht korrekt oder nicht hinreichend durch die extrahierten Deskriptoren beschrieben werden, können die zugehörigen Deskriptorenlisten nachträglich überarbeitet werden.

Die Konzepte der Orthographieprüfung, Terminologiekontrolle und Indexierung sind ausführlich in /1,2/ beschrieben.

2.2 DRUCKPROGRAMM

Mit Hilfe von Prozeduren, die die Auswahl der auszugebenden Felder, die Reihenfolge und den Kontext der Ausgabefelder sowie die Textgestaltung spezifizieren, ermöglicht das automatische Druckprogramm eine komfortable Schriftguterstellung. In Abhängigkeit vom Feldinhalt kön-

Klinik für Herz- und Gefäßchirurgie   Gießen, den ....
am Zentrum für Chirurgie der JLU Gießen   ....
6300 Gießen, Klinikstraße 29
Leiter: Prof. Dr. F.W. Hehrlein

....
....
....
....
....
....

nachrichtlich an
....
....
....
....

Betr.: Herrn/Frau   ....
       geb.am   ....
       wohnhaft in   ....
       Journalnr.   ....

       Diagnose: Koronare .... -Gefäßerkrankung
                   ....

       Therapie: Aortokoronarer . -fach Bypass mit . zentralen
                   Anastomosen
                   ....

Sehr geehrte Frau Kollegin, sehr geehrter Herr Kollege,

besten Dank für die freundliche Überweisung Ihres Patienten, der sich
vom .... bis .... in unserer stationären Behandlung befand.

In Ihrer Klinik wurde eine invasive Diagnostik des Herzens durchgeführt, bei der die Diagnose, koronare Herzkrankheit, gestellt wurde.
Die Koronarangiographie ergab folgenden Befund: ....
....

Es fanden sich folgende hämodynamische Parameter:
AOP   ....   LVEDP   ....
LVEDP n.A. ....   LVEDP n. Nitro ....
SVI   CI   ....
EF   ....

Nach entsprechender Vorbereitung wurde eine aortokoronare Venenbypass-
operation am .... unter Einsatz der Herz-Lungen-Maschine durchgeführt. Intraoperativ fanden wir ....
....

Abb. 1: Strukturiertes Erfassungsformular für die Arztbriefschreibung
        im Falle von Koronaroperationen

nen Felder einschließlich ihres Kontextes von der Druckausgabe ausgeschlossen werden. Codes werden durch Textbausteine ersetzt. Texte sind beliebig, teilweise auch abhängig von den Inhalten bestimmter Felder (z.B. Geschlecht) einfügbar. Mit dem genannten Funktionsrepertoire können somit verschiedene Schriftstücke (z.B. Arztbriefe und Befunde) aus einem Datensatz erzeugt werden.

2.3 MÖGLICHKEITEN DER INFORMATIONSAUSWERTUNG

Ablage und Auswertung des Datenmaterials werden mit Hilfe von MINDOK III, einer Synthese von Datenbanksystem und Information Retrieval System, auf einem Minicomputer realisiert. Eine hohe Selektionsschärfe wird bei der Auswertung durch die feldorientierte Strukturierung der Formulare erreicht, da jedem Variablenfeld ein spezifischer Feldinhalt (Art des operativen Eingriffes, Therapie, Komplikation etc.) formatiert (numerische und alphanumerische Zeichenfolgen) oder unformatiert (kontrollierte Wörter und Wortgruppen) zugeordnet ist. Für den Großteil der Klartextfelder ist der Inhalt als eine begrenzte Menge von Merkmalsausprägungen (z.B. Koronarangiographiebefund, Narkoseform) überschaubar. Die Vorgabe der Ausprägungen in der Diktiervorlage und die Möglichkeit einer Kontrolle der Eingabe an einem feldspezifischen Wörterbuch gewährleisten eine eindeutige Auswertung dieser Felder. Im Falle der inhaltlich unter Schwierigkeiten eingrenzbaren Felder (z.B. Komplikationen) können gute Retrievalergebnisse mit Unterstützung der zugeordneten Deskriptorenlisten erzielt werden.

MINDOK kann auch als Vorverarbeitungssystem das erfaßte Datenmaterial beliebigen Hintergrundrechnern zur Weiterverarbeitung mit Statistikpaketen, Datenbank- und Information Retrieval Systemen zur Verfügung stellen.

3. <u>ROUTINEEINSATZ IN DER HERZ- UND GEFÄSSCHIRURGIE</u>

3.1 ANWENDUNGEN

In der Gießener Herz- und Gefäßchirurgie wird MINDOK im Routineeinsatz zur Erstellung der stationären Arztbriefe eingesetzt. Für jede in dieser Klinik durchführbaren operativen Eingriffsmöglichkeit (Koronar-, Schrittmacher-, Gefäß- und Klappenoperation) wurde ein maschinenlesbares Arztbriefformular einschließlich Diktiervorlage entwickelt. Zur computerunterstützten Erstellung der ambulanten Arztbriefe und der Operationsberichte sind die Vorarbeiten weitgehend abgeschlossen, so daß der gesamte Komplex der Arztbrief- und Befundberichtschreibung bald von der Schreibmaschine auf den Mikrocomputer umgestellt ist.

3.2 ERFAHRUNGEN

Die Systemeinführung erforderte eine intensive Anwendungsbetreuung mit umfangreichen Vorarbeiten. Neben der Einarbeitung der Schreibkräfte beanspruchte der Entwurf und die fortlaufende Überarbeitung der Erfassungsformulare und Diktiervorlagen den Großteil des Zeitaufwandes. In einem experimentellen iterativen Prozeß wurden Formulare und Diktiervorlagen auf der Basis langjähriger Diktiererfahrungen und einer semantischen Analyse existierender Arztbriefe und Operationsberichte fortlaufend verfeinert und den Bedürfnissen der Praxis angepaßt.

Überhöhte Erwartungen an Mediziner in Bezug auf wohldurchdachte Konzepte zur Gestaltung der Diktiervorlagen und der Erfassungsformulare mußten aus verschiedenen Gründen schnell revidiert werden. Außerdem sind dem Arzt in der Regel die künftigen Fragestellungen noch weitgehend unbekannt. Es ist daher eine adaptive Herantastung an die Zielsetzungen erforderlich.

Die Akzeptanz des Systemes ist sowohl auf Seiten der Ärzte als auch auf Seiten der Schreibkräfte zufriedenstellend. Besonderer Beachtung bedürfen jedoch technische Gestaltungsrichtlinien wie einheitliche Benutzeroberfläche der Software-Module mit einem umfangreichen Helpfunktionenkonzept, komfortable Druckausgabe sowie Parallelität von Druck und Ersterfassung bzw. Überarbeitung von Schriftstücken.

4. <u>VERGLEICH DER SYSTEME BAIK, KRAZTUR UND MINDOK</u>

Da die Zielsetzungen von MINDOK auch von anderen Systemen verfolgt werden, werden abschließend die Systeme BAIK /3/, KRAZTUR /5/ und MINDOK gegenübergestellt.

	BAIK	KRAZTUR	MINDOK
Rechnerklasse	Minicomputer	Minicomputer	a) Minicomputer b) Mikrocomputer

Hardware	TANDEM
	DEC PDP-11
	DEC VAX-11
	Philips
		TANDEM
		DEC PDP-11
		DEC VAX-11
		Philips
			a) DEC PDP-11
			    DEC VAX-11
			    MODCOMP
			    AEG 80-Serie
			    SIEMENS R30/6.660
			b) SIEMENS 6.610
			    Tandberg TDV 2114

Programmier- sprache	MUMPS	MUMPS	a) FORTRAN, ASSEMBLER b) PL/M, ASSEMBLER
System- philosophie	Codesystem mit Klartext- zusätzen zu jedem Feld	Codesystem mit formatier- ten und Klar- textfeldern	Klartextsystem mit formatierten und Klartext- feldern
Prüfverfahren	Codes, Klar- texte und numerische Daten /4/	Codes und nu- merische Da- ten, keine Orthographie- prüfung	Orthographieprü- fung, beschränk- te Code- und Da- tenprüfung
Thesaurus	feldorien- tierte The- sauri	–	Wörterbuch mit Terminologiekon- trolle
Informations- erschließung	automatische Indexierung, terminologi- sche Standar- disierung	–	automatische bzw. semiautomatische Indexierung, terminologische Standardisierung

Retrieval- und
Auswertesystem
	IATROS:
	Daten- und
	Klartextre-
	trieval
		Datenretrie-
		val, Histo-
		gramme, Sor-
		tieren, Auf-
		listen, kein
		Klartextre-
		trieval
			a) MINDOK III:
			    integriertes
			    Datenbank- und
			    Information Re-
			    trieval System
			b) MINDOK II:
			    lokales Retrieval

Schnittstellen zu weiterverarb. Systemen	–	–	OUTPUT-Generator mit allgemeiner DFÜ-Schnittstelle

Tab. 1: Vergleich der Systeme BAIK, KRAZTUR und MINDOK

Tabelle 1 gibt einen Systemvergleich wieder, der keinen Anspruch auf
Vollständigkeit erhebt. Dieser Vergleich geht kaum auf technische Details und Aspekte der Benutzerakzeptanz ein.

Alle drei Systeme zeichnen sich in der Praxis durch eine hohe Flexibilität der Systemkomponenten und die Individualität in der inhaltlichen
und formalen Gestaltung von Arztbriefen und Befunden aus. Diese Eigenschaften sind auf zahlreiche Schnittstellengeneratoren, Anwendungspro-
zeduren und Parametrisierungsmöglichkeiten zurückführbar.

Obwohl man beim Entwurf und der Implementation aller drei Systeme von
unterschiedlichen Voraussetzungen ausgegangen ist, läßt sich im Laufe
der Entwicklung eine gewisse Konvergenz bei der Anwendung im medizinischen Bereich nicht verkennen. Bzgl. der Qualität des Endproduktes
Schriftgut unterscheiden sich die einzelnen Systeme nicht bemerkenswert. Die Komponenten der verschiedenen Systeme divergieren im Detail,
wobei die Werkzeugqualität aller Systeme noch unter kleineren Unzulänglichkeiten leidet.

LITERATUR

/1/ Schneider, W.; Dittrich, R.; Dudeck, J.; Sager, W.; Wendt, P.:
    Intelligentes System zur Texterfassung mit Fehlerkontrolle:
    KLAUKON. Informatik-Spektrum 4 (1981), 164-174.

/2/ Dittrich, R.; Dudeck, J.; Schneider, W.; Wendt, P.: "KLAUKON -
    MINDOK". Kontrollierte Text- und Datenerfassung mit Retrievalun-
    terstützung auf einem Mikrocomputer. In: Deutscher Dokumentartag
    1981: Kleincomputer in Information und Dokumentation. K.G. Saur
    München, New York, London, Paris 1982, 78-88.

/3/ Giere, W.: Projekt Datenverarbeitung in der Medizin. DVM-Bericht
    3, Gesellschaft für Strahlen- und Umweltforschung mbH, München
    1975.

/4/ Bogdanski, K.; Gassinger, C.; Giere, W.: Gesicherte Datenqualität
    durch Datentypisierung und Dialogprüfung bei Befunderfassung durch
    DUSP. In: Victor, N.; Dudeck, J.; Broszio, E.P (Hrsg.): Therapie-
    studien. Springer-Verlag Berlin, Heidelberg, New York 1981, 369-
    377.

/5/ Ellsässer, K.-H.; Köhler, C.O.; Wagner, G.: KRAZTUR - A Generator
    for Medical Documentation and Information Systems. Meth. Inform.
    Med. 20 (1981), 191-195.

K A P I T E L 10

STATISTISCHE VERFAHREN IN DER DIAGNOSTIK

Zur Problematik von situationsbedingten Referenzbereichen in einem
Labor-Informationssystem

A.J. PORTH, I. MIETH [*]

Eine wesentliche Komponente eines Labor-Informationssystems (LIS) zur
computerunterstützten Befundung von Analysenresultaten aus medizinischen
Laboratorien ist die Zuordnung von Referenzbereichen zu diesen Resultaten. Die erfaßten Analysenergebnisse sind mit Referenzbereichen zu vergleichen und die Befunde entsprechend zu kennzeichnen, wenn Werte außerhalb der angegebenen Bereiche liegen. Heute reichen globale Bereiche,
die für alle Patienten und ihre Behandlungssituationen als einheitlich
angenommen werden, nicht mehr aus. Individuelle Gegebenheiten sind in zunehmendem Maße zu berücksichtigen.
Es geht im folgenden nicht um die Ermittlung dieser Referenzbereiche und
die damit verbundenen statistischen Verfahren. Es geht um die Probleme
der Handhabung solcher Referenzbereiche in der Routine eines Labor-Informationssystems, welches hinsichtlich künftiger Entwicklungen zur besseren
Diagnostik und Therapie offen sein muß.
Gemäß der stufenweisen Bearbeitung der Aufträge in einem Laboratorium
wird das Untersuchungsgut der Analyse zugeführt, die Resultate ermittelt,
das Ergebnis unter Einbeziehung möglicher Stör- und Einflußfaktoren sowie der verschiedenen Referenzbereiche bewertet und somit der Laborbe-
fund erstellt.
Im Rahmen dieser Thematik ist ein wesentliches Ziel eines Labor-Informationssystems die Unterstützung des Laborverantwortlichen und des behandelnden Arztes bei der Befundung durch:
- Zuordnung von Resultaten zu Referenzbereichen,
- Kennzeichnung der Resultate bezüglich ihrer Lage zum zugehörigen Referenzbereich, wie z.B. + für erhöht bezügl. des Referenzbereiches, ++
  sehr erhöht, - erniedrigt, -- sehr erniedrigt oder * für allgemein
  außerhalb des Referenzbereiches liegend,
- Qualifizierung von Resultaten durch ergänzende Texte.
Die Referenzbereiche sind zum einen analysenbezogen zu sehen und gelten
folglich global für alle Patienten, zum anderen gibt es für verschiedene
Patientengruppierungen situationsabhängige Bereiche, die ebenfalls bei
der Befundung zu berücksichtigen sind.

---

[*] Arbeitsbereich Labordatenverarbeitung der Institute für Klinische
     Chemie der Medizinischen Hochschule Hannover

Herkömmliche Systeme haben sich damit begnügt, globale Bereiche vorzusehen. Die Dateien mit den Analysenstammdaten erhielten Referenzbereiche, die in den ersten Anfängen der Labordatenverarbeitung oft nicht einmal das Geschlecht des Patienten berücksichtigten. Heute gewinnen darüberhinaus altersabhängige Bereiche immer mehr an Bedeutung.

Die Einbeziehung allgemeiner situationsbedingter Referenzbereiche in das Tabellenwerk der Analysenstammdaten ist meist nicht einfach, zum einen, weil die Anzahl der vorgehaltenen Bereiche offen sein muß, zum anderen weil die Situationsbedingungen sowohl zu den Patientenstammdaten - z.B. Alter, Geschlecht - als auch zu den Probenstammdaten - z.B. Schwangerschaft, Operation - gehören können. Dabei sind Bereichsüberlappungen möglich, die dann unerwünschte Mehrdeutigkeiten bewirken.

Beispielhaft lassen sich folgende Patientengruppierungen und -situationen zusammenstellen, die zu unterschiedlichen Referenzbereichen führen können:

. Geschlecht

. Alter

. Körpergewicht, -größe

. Tageszeit (circadiane Rhythmik)

. nüchtern/postprandial

. luteale/folikuläre Phase

. Schwangerschaft

. vor/nach Operation

. Medikation

. Diät.

Die situationsabhängige Differenzierung von Referenzbereichen kann schließlich bis zu individuellen Bereichen fortgeführt werden, so daß Patienten an ihrem eigenen (dann sehr schmalen) Referenzbereichen zu beurteilen sind.

Auch in dieser Entwicklungsrichtung muß ein Labor-Informationssystem offen sein.

Grundsätzlich lassen sich alle Referenzbereiche in folgender Weise handhaben:

- über globale Entscheidungstabellen, die für alle Patienten der definierten Gruppierung (nach Geschlecht, Alter,...) gelten,

- über lokale Entscheidungstabellen, die für jeden Patienten und seine Situation individuell gelten und vorgehalten werden,

- über ergänzende Hinweistexte, die in nicht bekannten oder nicht eindeutigen Situationen eine wesentliche Befundungsgrundlage ergeben. Diese Texte können entweder über eine Konservendatei einheitlich definiert oder als Freitext beigefügt werden.

Alle 3 Möglichkeiten werden bei verschiedenen Projekten in unterschiedlicher Weise genutzt, je nach Verfügbarkeit der Basisdaten und Aufgabenstellung des Laboratoriums.

Im System QUADROLAB (Qualitätsicherndes, universell anwendbares, datenbank-, real-time-orientiertes Labor-Informationssystem), welches vom Arbeitsbereich Labordatenverarbeitung der Institute für Klinische Chemie der Medizinischen Hochschule Hannover entwickelt wurde, wird eine stufenweise Entwicklung realisiert. Geschlechtsabhängige Referenzbereiche existieren von Anfang an im Tabellenwerk der Analysenstammdaten. Altersabhängige Referenzbereiche sind in der ersten Ausbaustufe in das Textkonservensystem einbezogen worden und werden jetzt in der zweiten Ausbaustufe in ein eigenes, flexibles und offenes Tabellensystem übergeführt. Andere Situationen werden über Textkonserven abgehandelt. Dies erwies sich als ausreichend, um alle weiteren Fälle abzudecken.
Der Weg von Textdateien zu Entscheidungstabellen ist zwar prinzipiell wünschenswert, da so eine Verbesserung in der Befundungshilfe durch den Computer erreicht wird, aber man riskiert dabei auch, daß die Entscheidungswege im Computer länger, speicher- und plattenzugriffsintensiver werden mit der Gefahr, daß das System beliebig schwerfällig wird und der Aufwand in keinem sinnvollen Verhältnis mehr zum Nutzen steht. Zudem muß vermieden werden, durch eine Vielzahl von Ausnahmen die Regelfälle der Routine einschneidend zu verzögern.
Um derartige Risiken zu minimieren wurde für QUADROLAB eine stufenweise Zuordnungsstrategie entwickelt, die es erlaubt, vom Allgemeinen zum Besonderen (Texte, Standardreferenzbereiche, spezifische Referenzbereiche) vorzudringen, so daß die Anzahl der zu erbringenden Suchschritte möglichst klein gehalten wird.
Dabei erhalten Resultate, die innerhalb von vorgegebenen Referenzbereichen liegen, kein Kennzeichen. Alle Werte, die außerhalb von eindeutig zuzuordnenden und tabellarisch festgelegten Referenzbereichen liegen, werden in der Regel mit Kennzeichen wie +, -, ++, -- versehen.
Der zugehörige Referenzbereich wird im Befund mitausgegeben (Abb. 1).
Bei kumulativen Befunden kann es vorkommen, daß dieselbe biologische Kenngröße bei verschiedenen Proben zu unterschiedlichen Referenzbereichen gehört - z.B. bei Altersabhängigkeit. Dann wird jedes Resultat an dem spezifischen Referenzbereich bewertet aber nur der Referenzbereich für die Situation der letzten Probenabnahme ausgedruckt. Sind Referenzbereiche oder besondere Hinweise aus Textkonserven zu berücksichtigen, wird über die Tabelle oder durch Eingabe eines Textkürzels eine Fußnote

```
MEDIZINISCHE     HOCHSCHULE     HANNOVER        S t a t i o n :    14A
Institut f. Klin. Chemie 1 / Labor-EDV          Rohrpost : 1341
(Befund-Ausdruck am 24.09.82 um 10:59)                Blatt:    1 / 1


                                                **********************
K L I N I S C H - C H E M I S C H E   B E F U N D E   *      BLUT      *
                                                **********************
J█████ C██████████
*28.11.27 M                I-Zahl: 28.11.27-3710

        Entnahmedatum: 15.09.82     22.09.82     22.09.82
        Entnahmeuhrz.:    09:00        07:00        13:00      Referenz-
        Probennummer :   167/15       129/22       497/22      bereich
                         --------     --------     --------    -----------

S-Kalium       mmol/l      4.50         4.70         4.00      3.60 - 5.40
S-Natrium      mmol/l       132          131-         133       132 - 155
S-Chlorid      mmol/l        99           99           .         97 - 108
S-Calcium      mmol/l      2.26         1.79-          .        2.15 - 2.75
S-Phosphat     mmol/l         .         1.72+          .        0.83 - 1.67
S-Osmolal.   mosm/kg          .          302           .         280 - 310
                         --------------------------------------
S-Kreatinin    umol/l        70          194+          .        bis 115
S-Harnstoff    mmol/l       5.0         20.6+          .        3.3 - 6.7
S-Harnsre.     umol/l       316          347           .        200 - 420
                         --------------------------------------
S-Cholest.     mmol/l         .          1.5           .        bis 6.7
S-Triglyc.     mmol/l         .         1.33           .        bis 1.80
                         --------------------------------------
S-GOT (AST)      U/l          6           17           .        bis 18
S-GPT (ALT)      U/l          6            5           .        bis 22
S-GLDH           U/l         <2            3           .        bis 4
S-Alk. P'ase     U/l        115           53-          .        76 - 190
S-Gamma-GT       U/l         <6           <6           .        bis 28
S-CHE            U/l       1690-        1160-          .        1900 - 3800
S-LDH            U/l        177          317+          .         80 - 240
S-CK             U/l         12          145+          .        bis 70
S-Amylase        U/l         48           24           .        bis 100
S-Saure P'ase    U/l        14+           5            .        bis 12
S-Trthemmb. SP U/l           1            .            .        bis 4
                         --------------------------------------
S-Bili.ges. umol/l           4           12           12        bis 17
                         --------------------------------------
S-Protein        g/l        142+          77           .        65 - 80
S-Elektrophorese                                       .
S-Albumin          %        29--         31--          .        60 - 72
S-Alpha-1-Glob.    %         2            6+           .        2 - 4
S-Alpha-2-Glob.    %         5            9            .        5 - 11
S-Beta-Globulin    %         6            6            .        6 - 14
S-Gamma-Globulin   %        58++         48+           .        8 - 18
S-Myelomprot.    g/l         78           33           .
                         --------------------------------------
S-Glucose      mmol/l       5.8+        13.2+        13.0+       3.9 - 5.6
                         --------------------------------------
S-Eisen        umol/l        12-          3--          .        14 - 27
S-TransfEBK    umol/l        49-          27-          .        54 - 73

!! Ein hierzu frueher ausgedrucktes Befundblatt wird hiermit ungueltig !!
=========================================================================
```

Abb. 1   Kumulativer Befundausdruck des Systems QUADROLAB mit Referenz-
         bereichen und Resultatkennungen

mit den entsprechenden Angaben ausgelöst (Abb. 2). Die Flexibilität des Systems erlaubt auch einige Kombinationsmöglichkeiten. So kann auch anstelle der gebräuchlichen Kennzeichen + und - eine Fußnote angesprochen werden, die Hinweise auf spezielle Möglichkeiten gibt oder die Bedeutung des Referenzbereiches einschränken kann (Abb. 3).

```
Tages Nr./Eingangsdatum  Patient                          Befunddatum    Dr. E. Haubold - PD Dr. P. Mariß
                                                                          Postfach 3629 - 4800 Bielefeld 1
  156/14.09.82  S█████████, M██████             16.09.82    Tel. (05 21) 63388 / 66287
Entnahmedatum/-uhrz.  Geb.-Datum  Geschlecht  Versicherer  Bemerkungen:
 14.09.82 00:00  24.12.53    W       BEK
```

```
                    RESULTAT                 REFERENZBEREICH

FSH (BASAL)          (S)         17   /   U/L
LH (BASAL)           (S)          6   /   U/L

PROLAKTIN            (S)        (5.0-  /  NG/ML      5.0 - 25.0


(FSH)
Frauen : foll. Phase        5 -  20   U/l
         Ovulationspeak 15 -  30   U/l
         lut. Phase          5 -  15   U/l
         Menopause          50 - 100 U/l
(LH)
Frauen : Menopause          50 - 100 U/l
         foll. Phase         5 -  15   U/l
         lut. Phase          5 -  15   U/l
         Ovulationspeak 30 - 120 U/l
         (Durchschnittlich 3 x Basiswert und hoeher)
```

Abb. 2 Einzel-Befundausdruck (Ausschnitt) des Systems QUADROLAB
        mit Texten zu biologischen Kenngrößen

```
                                             ************************
K L I N I S C H - C H E M I S C H E   B E F U N D E   *     PHARMAKA    *
                                             ************************
█████████ ♦ B██████████
·17.07.52 F          I-Zahl: 22274

    Entnahmedatum: 29.04.82        16.09.82
    Entnahmeuhrz.:    09:00           11:00        Referenz-
    Probennummer :   551/29          505/16        bereich
                   --------        --------    --------    --------------

;-Antiepileptika
;-Carbamazep. mg/l      5.1            4.7         4.0 - 10.0
;-Phenobarb.  mg/l     20.4             .          15.0 - 25.0
;-Primidon    mg/l     11.5          13.0!D         5.0 - 12.0

!D  :
      Die obere Grenze des therapeutischen Bereichs von Primidon kann in
      bestimmten Faellen erst bei 15.0 mg/l liegen.
```

Abb. 3 Kumulativer Befundausdruck (Ausschnitt) des Systems QUADROLAB
        mit Fußnotentext zu einem Resultat

Der breite Fächer der Möglichkeiten hat sich durch die Praxis entwickelt,
indem QUADROLAB schrittweise den Anforderungen an die gewünschte Befund-
qualität angepaßt wurde.

Sollen Analysenresultate nicht nur - wie bisher üblich - univariat beurteilt werden, so wird dies erheblich schwieriger und zwar vorwiegend
für den Beurteilenden. Ein Beispiel (Abb. 4) mag dies veranschaulichen.

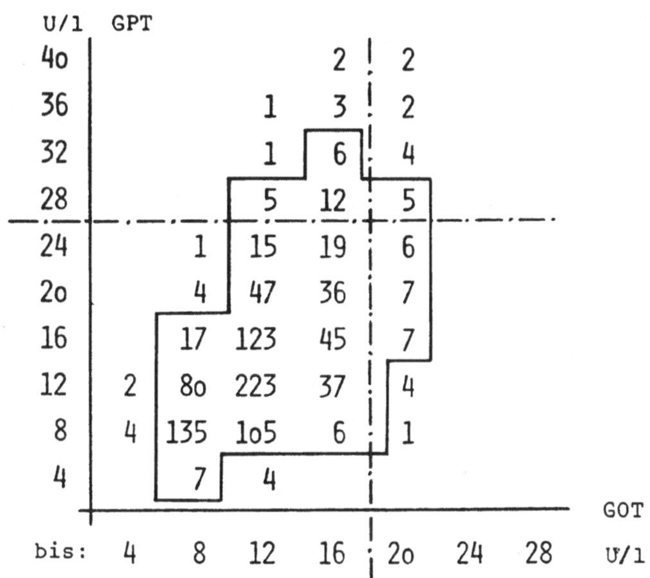

Abb. 4   Bivariate Häufigkeitsverteilung (Besetzungszahlen gerundet
          in Promille) aus 12334 Wertepaaren der beiden biologischen
          Kenngrößen GOT und GPT, die im Institut für Klinische Che-
          mie 1 der Medizinischen Hochschule Hannover für die Blut-
          bank von Januar bis September 1982 bestimmt wurden.
          (—·—·—·—·— ~95%-Grenzen bei univariater Betrachtung,
          ———————— ~95%-Gebiet bei bivariater Betrachtung)

Das hier ausgewählte Patientenkollektiv (Blutspender der Medizinischen
Hochschule Hannover) ist zwar sicher nicht ohne weitere Überprüfung zur
Bestimmung von Referenzbereichen geeignet (keine Geschlechtsdifferenzie-
rung, einzelne Patienten können auch mehrfach vorkommen), doch um das genannte Problem zu veranschaulichen, ist es gut geeignet. Die univariate
Häufigkeitsanalyse ergab als oberen Grenzwert der Referenzbereiche (95%-
Quantil) bei GOT 16 U/l und bei GPT 24 U/l. Die bivariate Beurteilung
liefert deutlich andere und sicher geeignetere Bewertungsmaßstäbe, da
sie die Beziehung der beiden biologischen Kenngrößen zueinander berücksichtigt. Aus Abb. 4 ist beispielsweise leicht zu entnehmen, daß die beiden univariat "normalen" Werte GOT = 8 U/l und GPT = 2o U/l in der bi-

variaten Beurteilung "pathologisch" sind, da sie außerhalb des Referenz-
gebietes liegen. Umgekehrt verhält es sich offensichtlich bei GOT =
2o U/l und GPT = 28 U/l.

Derartige Verallgemeinerungen von Referenzbereichen lassen sich in dieser Art beliebig weiterführen (bivariate Betrachtung mehrerer biologischer Parameter, multivariate Beurteilung), doch darf hierbei der konkrete medizinische Bezug nicht außer acht gelassen werden. Prinzipiell
lassen sie sich einfach in ein Labor-Informationssystem einbinden durch
die Einführung neuer Kenngrößen. In dem obigen Beispiel könnte diese
"Relation GOT GPT" heißen und als Wert O, U, L, R haben, je nachdem ob
das Resultatpaar oberhalb, unterhalb, links oder rechts von dem Refe-
renzgebiet liegt.

Das Verfahren für bivariate Referenzbereiche ist zur Zeit noch in der
Entwicklungsphase. Die Übernahme in die Routine ist nicht von der Aus-
legung des Labor-Informationssystems abhängig. Es handelt sich um ein
Angebot, das für eine klinische Erprobung offen ist und deren Nutzen
sich dort erweisen muß.

Alle vorgestellten Verfahren sind bis auf das letzte durch eine mehr-
jährige Entwicklungs- und Probezeit gegangen. Sie haben sich bewährt,
sowohl hinsichtlich ihrer Flexibilität als auch ihres Aufwandes in der
täglichen Routine. Die Akzeptanz seitens des Laborpersonals und der an-
fordernden Stellen - die Befunde betreffend - ist gut.

Zur Zeit liegen situationsbedingte Referenzwerte nur für einen kleinen
Teil der klinisch-chemischen Kenngrößen vor und dann zumeist nur für
ein spezielles Kollektiv, z.B. Kinderklinik, Schwangere, Pharmaka-
patienten. Inwieweit eine Ausdehnung auf andere Kenngrößen und weitere
Kollektive sinnvoll ist, kann bei dem derzeitigen sehr differenzierten,
aber zahlenmäßig geringen Bedarf nicht abgeschätzt werden.

Autorenanschrift:
Prof. Dr. Albert J. Porth
Medizinische Hochschule Hannover
Konstanty-Gutschow-Str. 8
3ooo Hannover 61

EIN MATHEMATISCHES VERFAHREN ZUR BERECHNUNG DER
DIAGNOSTISCHEN WERTIGKEIT KLINISCH - CHEMISCHER
KENNGRÖSSEN
AM BEISPIEL AUSGEWÄHLTER PATIENTENKOLLEKTIVE

von

W. Rehpenning und K.-D. Voigt

Ein Profil klinisch - chemischer Kenngrößen eines Patienten
stellt eine Informationsquelle für den Arzt dar, die dazu dienen kann,
krankhafte Veränderungen festzustellen und zu beurteilen. Dies muß
durch einen Vergleich mit einem geeigneten Referenzkollektiv erfolgen.
Schwierigkeiten bei der Interpretation der Befunde entstehen hierbei
einmal dadurch, daß viele der betrachteten Größen altersabhängig sind
und auch durch das Geschlecht der Person beeinflußt werden. Zum zweiten
steigt mit der Anzahl der untersuchten Merkmale die Wahrscheinlichkeit
dafür, daß eine oder mehrere der betrachteten Größen rein zufällig aus
ihren Referenzbereichen herausfallen, verhältnismäßig stark an (1,2).
Daher hat man bei dem Vorliegen positiver Befunde Schwierigkeiten, sie
richtig zu bewerten, d.h. zu beurteilen, ob sie auf Zufallsabweichungen
beruhen oder auf eine pathologische Veränderung hindeuten. Nutzt man
die Kenntnis der Interkorrelationen zwischen den klinisch - chemischen
Kenngrößen bei gesunden Personen aus, so kann man durch die Einführung multivariabler Prüfgrößen, zu deren Berechnung alle Werte
eines klinisch - chemischen Profils herangezogen werden, die angedeu-
teten Schwierigkeiten weitgehend vermeiden (3,2).

In dieser Arbeit wurden Daten ausgewertet, die mit dem Technicon-
Autoanalyzer SMA12/60 im Universitäts - Krankenhaus Eppendorf bei
gesunden und kranken Personen gemessen worden waren. Bei vielen der
untersuchten Personen lagen auch die Profile des Autoanalyzers SMA 6
plus und die Werte der Enzyme GOT, GPT und γ - GT vor. Als Referenzwerte dienten die Profile von 252 Männern und 436 Frauen, die im
Verlauf der normalen Einstellung- und Überwachungsuntersuchungen in
den Jahren 1979 und 1980 zur Beobachtung kamen und die als nicht
krank eingestuft wurden.

Aus der ersten Medizinischen Universitätsklinik standen die
Profile von 34 Männern und 67 Frauen mit primärem Hyperparathyreoidismus
und von 33 Männern mit bioptisch gesicherter Leberzirrhose zur Verfügung. Aus der Frauenklinik der Universität stammen die Daten von 53
Frauen mit Mamma - Carcinomen. Die Patientinnen waren mit dem Verdacht
auf Brustkrebs in stationäre Behandlung gekommen und operiert worden,
wobei die Diagnose sichergestellt und eine Einteilung nach der TNM-
Klassifikation vorgenommen werden konnte. Die Werte aller Patienten
beziehen sich auf den Zustand vor den eingeleiteten klinischen Maßnahmen.

Als Voraussetzung für die Ableitung einer multivariablen Prüfgröße zur Beurteilung eines Datenvektors wird angenommen, daß sich die
Daten bei den Referenzpersonen durch multivariate Normalverteilungen
beschreiben lassen. Das Alter einer Person sei mit x_o , die gemessenen klinisch - chemischen Kenngrößen mit x_i (i = 1, ..., p) bezeichnet. Die Verteilung ist dann gekennzeichnet durch die Kovarianzmatrix
$\overset{o}{\Sigma}$ = (σ_{ij}) (i,j = o,1, .., p) und den Vektor $\overset{o}{\mu}$ der Erwartungswerte μ_i. Will man die Abweichung des Datenvektors $\overset{o}{\ell}$ eines Patienten
mit $\overset{o}{\ell}{}' = (x_o, .., x_p)'$ vom Zentrum des Referenzkollektives beurteilen,
so muß man zunächst den Einfluß des Alters herausrechnen. Die Vertei-
lung der Größen bei festgehaltenem Alter läßt sich erhalten, indem
man die Kovarianzmatrix $\overset{o}{\Sigma}$ geeignet zerlegt:

$$\overset{o}{\Sigma} = \begin{pmatrix} \sigma_{oo} & \alpha' \\ \alpha & \Sigma \end{pmatrix}$$

Dabei sei $\alpha' = (\sigma_{o1}, ..., \sigma_{op})$ der Vektor der Kovarianzen zwischen
dem Alter und den klinisch - chemischen Kenngrößen. Σ ist dann die
Matrix der Kovarianzen der klinischen Größen untereinander ohne Berücksichtigung des Alters x_o. Die Kovarianzmatrix Γ der bedingten Verteilung ergibt sich dann aus der Beziehung (4):

$$\Gamma = \Sigma - \alpha\alpha'/\sigma_{oo}$$

Es ergibt sich also eine p - dimensionale Normalverteilung mit
dem Alter x_o als Regressorvariablen und der Matrix Γ als (vom Alter
unabhängiger) Kovarianzmatrix. Der Vektor η der Erwartungswerte ergibt sich aus den Regressionsgleichungen:

$$\eta \;=\; \mu \;+\; (x_o - \mu_o)\, \alpha \,/\, \sigma_{oo}$$

Wenn die theoretischen Werte bekannt wären, dann hätte die quadratische
Form:

$$Q \;=\; (\xi - \eta)'\; \Gamma^{-1}(\xi - \eta)$$

eine χ^2 -Verteilung mit p Freiheitsgraden. Hierbei ist ξ der
Meßwertvektor eines Probanden ohne das Alter x_o.

In den Anwendungen werden die unbekannten theoretischen Werte
durch ihre üblichen Stichprobenschätzungen aus den gegebenen Referenzkollektiven ersetzt. Daraus ergeben sich dann Möglichkeiten, Patientendaten auf Abweichungen vom Referenzkollektiv zu prüfen. Im univariaten
Fall (d.h. wenn jeweils nur eine Größe betrachtet wird) läßt sich der
Gedankengang anschaulich nachvollziehen und führt auf die bekannten,
von Hyperbeln berandeten Prognosegebiete um die Regressionsgeraden, die
eine Beurteilung der einzelnen Werte erlauben (5). Im multivariablen
Fall lauten die Regressionsgleichungen in vektorieller Schreibweise:

$$\hat{\xi} \;=\; \bar{\xi} \;+\; (x_o - \bar{x}_o)\, b$$

Hierbei ist b der Vektor der empirischen Regressionskoeffizienten: $b_{oi} = s_{oi}/s_{oo}$. Für die Entscheidung, ob eine Person
bei gegebenem Meßvektor ξ mehr als zufällig von dem geschätzten
Erwartungsvektor abweicht, ist es notwendig, die Kovarianzstruktur
$V(\hat{\xi})$ des Vektors $\hat{\xi}$ zu kennen. Die Regressionsgleichungen lassen
sich schreiben als :

$$\hat{\xi} \;=\; \sum_{j=1}^{n} \; (\tfrac{1}{n} + c_j)\, \xi^{(j)}$$

Dabei sind die c_j feste Zahlen, für die gilt: $\sum c_j = o$. Durch die Anwendung des Kovarianzoperators V folgt nach leichten Zwischenrechnungen:

$$V\,(\hat{\wp}) = \left[\frac{1}{n} + \frac{(x_o - \bar{x}_o)^2}{(n-1)s_{oo}}\right] V\,(\wp)$$

Für die Abweichungen von Einzelwerten $\wp$ von der Regression ergibt sich daher: $V\,(\wp - \hat{\wp}) = B_n^2\,V\,(\wp)$ mit

$$B_n^2 = \frac{n+1}{n} + \frac{(x_o - \bar{x}_o)^2}{(n-1)s_{oo}}$$

Die normierte quadratische Form:

$$V^2 = Q'\,(\wp) = (\wp - \hat{\wp})'G^{-1}\,(\wp - \hat{\wp})/B_n^2$$

ist daher approximativ χ^2 - verteilt mit $\quad$ p Freiheitsgraden und kann als Prüfgröße dienen. Hierbei bezeichnet G die Schätzung für Γ. Wenn keine Regression vorhanden wäre, würde sich diese Prüfgröße auf das bekannte T^2 von H o t e l l i n g reduzieren (4).

Ein mit der obigen Prüfgröße konstruierter Konfidenzbereich (mehrdimensionales Prognosegebiet) bei einer bestimmten Überdeckungswahrscheinlichkeit ergibt einen Schlauch um die Regressionsgerade mit elliptischem Querschnitt, der durch ein Hyperboloid berandet ist.

Die Abbildung 1 zeigt die Verteilung der zwölfvariablen Prüfgröße V^2 für die Kenngrößen des SMA12/60 bei den beiden Referenzkollektiven im Vergleich mit der erwarteten χ^2- Verteilung mit zwölf Freiheitsgraden. Die Dichteschätzungen erfolgten mit Hilfe von Kernfunktionen (6). Es wurden normalverteilte Kerne benutzt. Man erkennt, daß die beiden empirischen Verteilungen recht gut durch die χ^2- Verteilung dargestellt werden. Allerdings zeigen beide Kollektive kleinere Nebenmaxima bei höheren χ^2- Werten.

Dies kann mehrere Ursachen haben. Zum einen kann die Annahme der linearen Altersregression verletzt sein. Wahrscheinlicher ist aber wohl, daß kleinere Inhomogenitäten in den Referenzkollektiven bestehen. Möglicherweise sind nicht alle Referenzpersonen völlig gesund.

Die Verteilung der Prüfgröße V^2, über alle 21 klinisch-chemischen Kenngrößen genommen, ist für die Patientinnen mit Mamma-Carcinomen und für die über 35 - jährigen Frauen aus dem Referenzkollektiv, zum Vergleich mit der χ^2 - Verteilung mit 21 Freiheitsgraden, in der <u>Abbildung 2</u> graphisch dargestellt. Man erkennt, daß einerseits die Verteilung der Prüfgröße V^2 bei den Referenzkollektiven vorzüglich durch die χ^2- Verteilung beschrieben werden kann. Dies liegt nicht nur an der besseren Homogenität des betrachteten Referenzkollektivs, sondern ist auch auf den Einfluß des zentralen Grenzwertsatzes zurückzuführen, da die Prüfgröße aus immerhin 210 Summanden besteht, die allerdings korreliert sind. Andererseits sind die Werte der Patientinnen deutlich nach oben verschoben. Legt man eine Irrtumswahrscheinlichkeit von α = 5 Prozent für den Fehler erster Art zugrunde, so liegt die Empfindlichkeit bei über 80 Prozent. Bei den anderen Patientenkollektiven erreichte die Prüfgröße V^2 noch weit höhere Werte als bei den Patientinnen mit Mamma - Carcinomen (Werte von bis zu 8800). Auf eine graphische Darstellung wird hier verzichtet. Die Empfindlichkeit der Methode lag hier dicht bei 100 Prozent. Dagegen betrug der Anteil der positiven Befunde in den Referenzkollektiven (falsch positive Ergebnisse) zwischen fünf und acht Prozent, lag also im Rahmen der Erwartung. Die Prüfgröße kann also dazu dienen, Abweichungen der Werte eines Patienten vom Referenzkollektiv zu beurteilen und erreicht dabei eine hohe Empfindlichkeit. Man kann aber die Patientenkollektive auch auf andere Art mit Hilfe der Prüfgröße mit dem Referenzkollektiv vergleichen, um krankheitsspezifische Muster in den Daten aufzufinden. Hierzu muß man nach kollektivkonformen Verhaltensweisen in den Daten suchen. Ein Patient verhält sich in Bezug auf ein bestimmtes Merkmal k o l l e k t i v - k o n f o r m, wenn die Abweichung dieses Wertes vom altersspezifischen Referenzwert in der gleichen Richtung liegt wie die Abweichung des Mittelwertes des Patientenkollektives. Zum Auffinden weiterer spezifischer Muster in den Patientendaten wurde die folgende Strategie eingeschlagen:

Abbildung 1

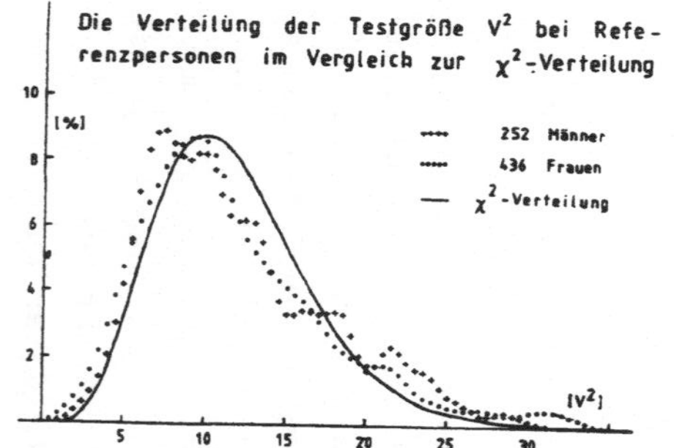

Der Vergleich der Verteilungen der Prüfgröße V^2
für die Kenngrößen des SMA12/60 bei den beiden
Referenzkollektiven mit der χ^2 - Verteilung mit
zwölf Freiheitsgraden. Die empirischen Dichteschätzungen erfolgten durch Kernschätzungen mit Hilfe
normalverteilter Kerne. Einzelheiten siehe Text.

Abbildung 2

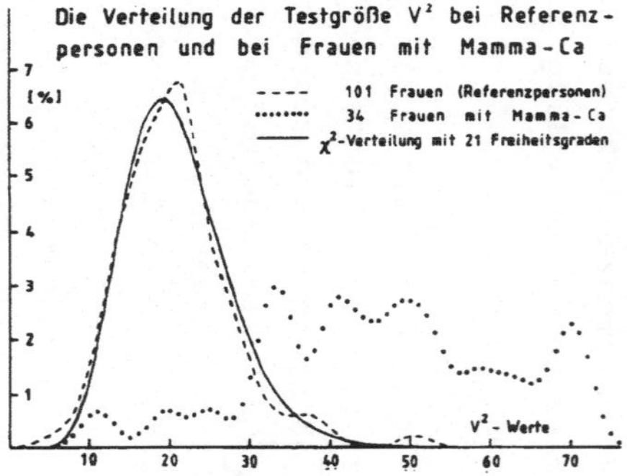

Für die Berechnung der Testgröße V^2 wurden die Werte
der Kenngrößen des SMA12/60, des SMA6 plus und
die Werte der GOT, GPT und γ-GT benutzt. Die
ausgezogene Linie stellt die Dichte der theoretisch
erwarteten χ^2- Verteilung dar. Die gestrichelte Linie bezeichnet die geschätzte empirische Dichte der
Testgröße V^2 bei 101 Referenzpersonen (Frauen,
die über 35 Jahre alt waren). Die durch Kreise dargestellte Linie stellt die empirische Verteilung der
Testgröße bei Frauen mit Mamma - Carcinomen dar. Die
empirischen Dichteschätzungen erfolgten mit Hilfe normalverteilter Kernfunktionen.

Es wurden alle $\binom{p}{4}$ Kombinationen zu je vier aus den p Kenngrößen gebildet und die zugehörigen Prüfgrößen V^2 für jeden Patienten gemittelt. Diese Mittelwerte erlauben es, festzustellen, in welchen Kenngrößenkombinationen sich das Patientenkollektiv als Ganzes vom Referenzkollektiv unterscheidet. Zusätzlich wurde für jeden Patienten notiert, für welche Viererkombination die Prüfgröße V^2 einen maximalen Wert annahm ("individuelle Maximalkombination"). Außerdem wurde für jedes Kenngrößenpaar abgezählt, wie oft es in einer individuellen Maximalkombination vertreten war. Diese empirischen Häufigkeiten wurden auf die folgende Weise graphisch dargestellt: Die auf einem großen Kreis angeordneten Kenngrößen sind durch kleine Kreise symbolisiert. Die mittleren Abweichungen der klinisch - chemischen Kenngrößen im Patientenkollektiv von den Altersspezifischen Erwartungswerten sind durch "+"- oder "-"- Zeichen dargestellt, wobei die Dicke der Zeichen die Stärke der Abweichungen kennzeichnet. Verbindungslinien zwischen den Kreisen deuten an, wie oft die entsprechenden Kenngrößenpaare in den individuellen Maximalkombinationen vorkommen. Diese graphische Struktur wird als "diagnostische Wertigkeit" der Kenngrößen bezüglich des in Frage stehenden Patientenkollektivs bezeichnet.

Bei den Männern mit <u>Leberzirrhose</u> fallen in der <u>Abbildung 3</u> eine allgemeine Absenkung des Elektrolytspiegels und eine starke Erniedrigung des Albumins sowie eine starke Erhöhung des Bilirubins auf. In Verbindung mit einer leicht positiven Korrelation zwischen Albumin und Bilirubin bei den Referenzpersonen führt dies dazu, daß das Größenpaar <u>Albumin - Bilirubin</u> am stärksten im Bild der diagnostischen Wertigkeit erscheint. Die Abnahme des Albumins, dessen Synthese ausschließlich in der Leber erfolgt, ist begleitet von einem Anstieg des Bilirubins als Ausdruck einer vermehrten Durchlässigkeit der Leberparenchymzellen für Bilirubin. Der Anteil des Gesamteiweißes am Bild der diagnostischen Wertigkeit erklärt sich daraus, daß hierin das Albumin mitgemessen wird. Die Abnahme der Elektrolyte ist als sekundäre Folge des Absinkens des Gesamteiweißes, insbesondere des Albumins, anzusehen. Die <u>Abbildung 4</u> zeigt den erwarteten Anstieg der Transaminasen, der alkalischen Phosphatase und des Kupfers bei abfallendem Eisen. Neu und in ihrer Ursache noch nicht geklärt ist die Erkenntnis, daß der γ - GT keine besondere Wertigkeit bei den Leberzirrhosen zukommt.

Abbildung 3

Die diagnostische Wertigkeit
der Kenngrößen des SMA12/60
bei Männern mit Leberzirrhose
(n = 33)

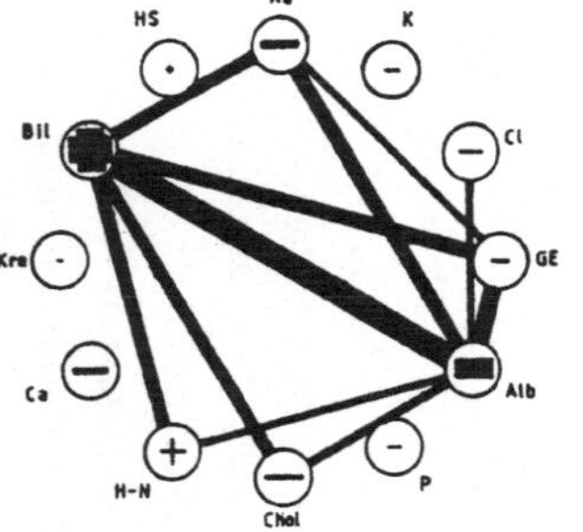

Abweichungen von den Referenzwerten sind durch die Stärke der Symbole qualitativ gekennzeichnet. Die Dicke der Verbindungslinien deutet an, mit welcher Häufigkeit die Kombinationen bei den maximalen viervariablen Testgrößen V^2 vorkommen. Einzelheiten siehe Text.

Abbildung 4

Die diagnostische Wertigkeit
der Kenngrößen des SMA6 plus
und der Werte der GOT, GPT
und γ-GT bei Männern mit
Leberzirrhose (n = 29)

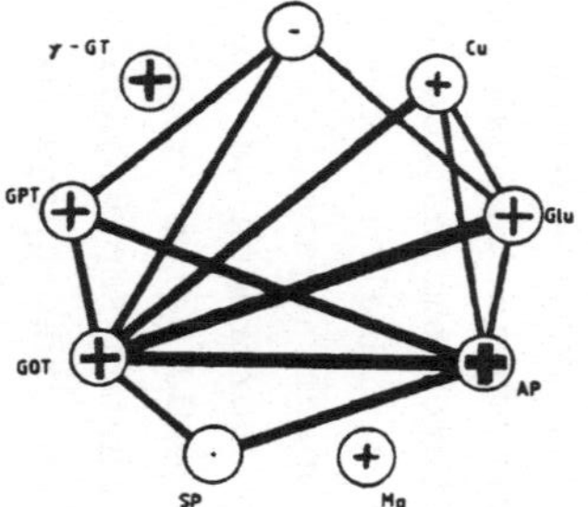

Abweichungen von den Referenzwerten sind durch die Stärke der Symbole qualitativ gekennzeichnet. Die Dicke der Verbindungslinien deutet an, mit welcher Häufigkeit die Kombinationen bei den maximalen viervariablen Testgrößen V^2 vorkommen. Einzelheiten siehe Text.

Abbildung 5

Die diagnostische Wertigkeit der
Kenngrößen des SMA12/60 bei
Männern mit Hyperparathyreo-
idismus (n = 34)

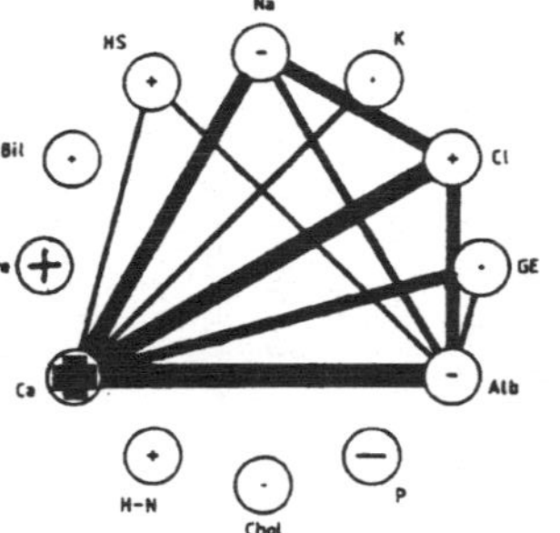

Abweichungen von den Referenzwerten sind durch die
Stärke der Symbole qualitativ gekennzeichnet. Die
Dicke der Verbindungslinien deutet an, mit welcher
Häufigkeit die Kombinationen bei den maximalen vier-
variablen Testgrößen V^2 vorkommen. Einzelheiten
siehe Text.

Abbildung 6

Die diagnostische Wertigkeit
der Kenngrößen des SMA12/60
bei Frauen mit Hyperpara-
thyreoidismus (n = 67)

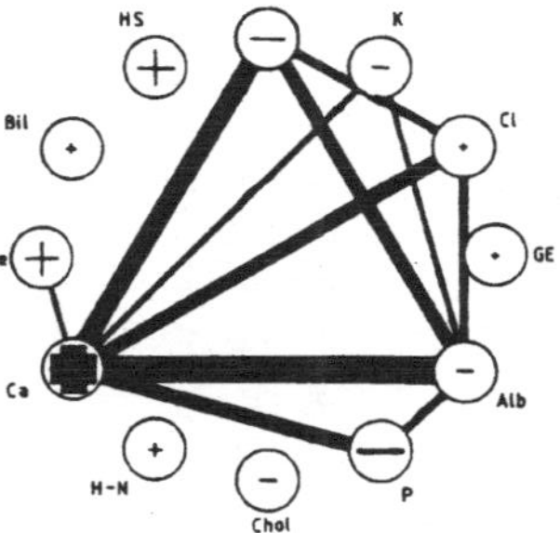

Abweichungen von den Referenzwerten sind durch die
Stärke der Symbole qualitativ gekennzeichnet. Die
Dicke der Verbindungslinien deutet an, mit welcher
Häufigkeit die Kombinationen bei den maximalen vier-
variablen Testgrößen V^2 vorkommen. Einzelheiten
siehe Text.

Die Rechnung weist eine zentrale Rolle dagegen der GOT zu. Die γ -GT
ist bei den Leberzirrhosen zwar erhöht, korreliert aber bei den Referenzpersonen stark positiv mit der GPT und der GOT, so daß ihre Erhöhung zu erwarten ist. Im übrigen verhalten sich die Enzyme weitgehend kollektivkonform.

Bei den Männern mit Hyperparathyreoidismus dominiert in der
Abbildung 5 eine massive Erhöhung des Calciums. Da bei den Referenzkollektiven eine starke positive Korrelation zwischen dem Albumin
und dem Calcium besteht, bei den Hyperparathyreosen dagegen eher eine
schwache Abnahme des Albumins beobachtet wird, kommt es dazu, daß das
Paar: Albumin - Calcium in allen maximalen Viererkombinationen vertreten ist. Der Calciumanstieg ist der entscheidende Faktor bei den
Hyperparathyreoidismuspatienten, Folge einer Überproduktion des Parat-
hormons. Gleichzeitig kommt es zu einer verminderten tubulären Phos-
phatrückresorption mit konsekutiver Hypophosphatämie. Begleitet wird
dies durch eine vermehrte Knochenresorption bei den Patienten. Zusätzlich kommt es zu einer Azidose durch die Überproduktion von Salz-
säure. Daraus resultiert eine Zunahme des Chlorids und eine Abnahme
des Natriums. Daher ist das Triplett Natrium - Chlorid - Calcium in
vielen Maximalkombinationen vertreten.

Das Bild der diagnostischen Wertigkeit bei den Frauen in der
Abbildung 6   zeigt eine große Ähnlichkeit mit dem bei Männern. Man
kann daher erwarten, daß die gefundenen Muster für die pathobiochemischen Abläufe der jeweiligen Krankheiten typisch sein können und kann
sie dann geradezu als a b s t r a k t e   S y n d r o m e   für die
jeweiligen pathobiochemischen Veränderungen ansehen. Man sieht daher,
daß die multivariate Beurteilungstechnik nicht nur Datenprofile einzelner Patienten prüfen kann, sondern daß sie auch Einblicke in die
pathobiochemischen Abläufe vermitteln kann.

L i t e r a t u r :
1. H a r m, K., W. R e h p e n n i n g, Astrid D o m e s l e
   und K.D. V o i g t: Falsch positive Werte bei der Vielfach-
   analyse: Eine Erhebung an Referenz- und Patientenkollektiven, J. Clin. Chem. Clin. Biochem. 17, 517 - 522 (1979)

2. R e h p e n n i n g, W., K. H a r m, Astrid D o m e s l e
und K. D. V o i g t: Falsch positive Werte bei der Vielfach-
analyse: die Abschätzung ihrer Häufigkeit mit der Sylvester-
schen Formel und ihre Reduktion durch eine multivariate Testgröße, J. Clin. Chem. Clin. Biochem. 17, 565 - 573 (1979)

3. W i n k e l, P., J. L y n g b y e und K. J ö r g e n s e n:
The Normal Region - A Multivariate Problem, Scand. J. Clin.
Lab. Invest. 30, 339 - 344 (1972)

4. A n d e r s o n, T. W.: An Introduction to Multivariate
Statistical Analysis, John Wiley & Sons, New York (1974)

5. D r a p e r, N. R. and S m i t h, H.: Applied Regression
Analysis. John Wiley & Sons, New York, London, Sidney (1966)

6. V i c t o r, N.: Alternativen zum klassischen Histogramm.
Meth. Inform. Med. 17/2, 120 (1978)

Dr.rer.nat.W.Rehpenning   Prof.Dr.K.D. Voigt
Institut für Mathematik und   Abt.für klinische Chemie
Datenverarbeitung i.d.Medizin   I. Medizinische Klinik UKE
Martinistraße 52   Martinistraße 52
2000 Hamburg 20   2000 Hamburg 20

Prädiktionswerte
Eine Alternative zu den Referenzwerten in Diagnostik und Epidemiologie

W. Lehmacher und U. Keil

Gesellschaft für Strahlen- und Umweltforschung
Institut für Medizinische Informatik und Systemforschung
Neuherberg

Zusammenfassung

Referenzwerte beschreiben die Verteilung eines Parameters in einer Population, aber sie liefern keine praktisch brauchbare Entscheidungshilfe bei der Bewertung eines vorliegenden Befundes. Das Konzept des prädiktiven Wertes wird beschrieben; dann wird erläutert, welche Bedeutung der prädiktive Wert bei Anwendungen in Diagnostik und Epidemiologie hat. Er kann als Entscheidungshilfe bei der Beurteilung eines Befundes dienen. Er ermöglicht es, den Routineeinsatz von diagnostischen Tests zu bewerten, und er liefert eine Basis, um Bereichsgrenzen festzulegen, die eine sinnvolle Alternative zu den üblicherweise benutzten Referenzbereichen darstellen.

1. Einleitung

Referenzwerte spielen in vielen Bereichen der Medizin eine wichtige Rolle - sollen doch mit ihrer Hilfe pathologische oder zumindest auffällige Werte von "normalen" Werten unterschieden werden. Die Biostatistik bietet parametrische und nichtparametrische Methoden an, um Referenzbereiche zu konstruieren, die einen bestimmten Prozentsatz (z.B. 95%) der "innen liegenden" Beobachtungen beinhalten. Je nach Fragestellung können diese Bereiche ein- oder zweiseitig sein. Weiter lassen sich Toleranzwahrscheinlichkeiten berechnen, die angeben, mit welcher Wahrscheinlichkeit ein Referenzbereich (mindestens) einen bestimmten Prozentsatz der den Beobachtungen zugrunde liegenden Population überdeckt. Referenzbereiche, bei denen solche Toleranzwahrscheinlichkeiten mit angegeben sind, nennt man Toleranzbereiche. Beschreibungen und Tabellierungen dieser Verfahren finden sich z.B. in den

Geigy-Tabellen, 1980. Auch existieren schon Ansätze zur Konstruktion mehrdimensionaler Referenzbereiche (van Eimeren, 1972, Abt und Ackermann, 1981, oder Abt, 1982).

Oft wird zusätzlich am Rande eines Referenzbereichs noch ein Warnbereich (grenzwertiger, auffälliger, verdächtiger Bereich) definiert. Ein weiterer Schritt in diese Richtung liegt darin, nicht nur eine oder zwei Grenzen anzugeben, sondern einen kompletten Satz entsprechender Perzentile zu erstellen, der dann in einer Perzentilwerttabelle zusammengefaßt wird; ein Beispiel dazu findet sich in Tabelle 1.

Tab. 1: Perzentilwerttabelle für Körpergröße bei Jungen im Alter von 24 Monaten (nach Brandt, 1980)

Körpergröße (in cm)	Anteil der Population, der kleiner/gleich dem Vergleichswert ist
81,6	3 %
84,2	10 %
86,6	25 %
88,6	50 %
90,4	75 %
92,7	90 %
94,8	97 %

Solche Tabellen werden z.B. in der Kinderheilkunde oder Psychiatrie bereits eingesetzt; sie erlauben es genauer zu beurteilen, an welcher Stelle der Verteilung ein Befund einzuordnen ist bzw. wie stark das Ausmaß einer beobachteten Abweichung ist.

Gross und Wichmann, 1979, wiesen darauf hin, daß derartige Referenzbereiche es nicht gestatten, einen Befund als "normal" bzw. "gesund" oder "nicht-normal" bzw. "nicht-gesund" zu klassifizieren. Dies spiegelt sich auch im Sprachgebrauch wieder, wenn zunehmend der Begriff "Normalbereich" durch "Referenzbereich" ersetzt wird. Auch die Verfeinerung dieses Konzepts zu Perzentilwerttabellen hilft selten entscheidend weiter. Referenz- und Perzentilwerte beschreiben die Population; wird bei einem Patienten ein bestimmter Befund erhoben, erlaubt die Zuordnung dieses Meßergebnisses zu einem Perzentil keine diagnostische oder prognostische Aussage über Morbidität oder Mortalität bzgl. einer bestimmten Krankheit. Denn die Feststellung, daß ein Befund in der Nähe eines bestimmten Perzentils liegt, hat für sich alleine genommen noch keine Relevanz. Um Befunden prognostische oder diagnostische Bedeutung zu geben, muß das Konzept der Referenzwerte, das nur die relative Lage eines Meßergebnisses zur Gesamtpopulation berücksichtigt, verlassen werden.

2. Prädiktive Werte

Prädiktive Werte (Prädiktionswerte, Vorhersagewerte) geben an, wie groß die Wahrscheinlichkeit ist, bei Vorliegen eines bestimmten Meßwertes (Vergleichswertes) eine bestimmte Krankheit zu haben oder in einem bestimmten Zeitraum zu entwickeln. Prädiktive Werte machen also eine Wahrscheinlichkeitsaussage bzgl. eines Außenkriteriums wie Diagnose oder Prognose einer bestimmten Krankheit.

Zwei Beispiele sollen dies erläutern: In Tabelle 2 sind prädiktive Werte für Harnsäurewerte zur Diagnose Gicht und in Tabelle 3 sind prädiktive Werte (Inzidenzraten) für diastolische Blutdruckwerte zur Vorhersage einer koronaren Herzerkrankung angegeben.

Tab. 2: Prädiktive Werte für Harnsäurewerte zur Diagnose Gicht (nach Galen und Gambino, 1975, 1979)

Harnsäurewert	Prädiktiver Wert zur Diagnose Gicht in %
7,0	21
8,0	35
9,0	82

Tab. 3: Prädiktive Werte für diastolische Blutdruckwerte zur Vorhersage einer koronaren Herzkrankheit bei Männern (nach Dawber, 1980)

Diastolischer Blutdruckwert (mmHg)	Jährliche Inzidenzrate von koronarer Herzkrankheit (pro 1.000 Männer)
> 80	8
80 - 89	9
90 - 94	15
95 - 104	15
105 <	22

Der erfahrene Arzt interpretiert bei einem vorliegenden Befund das Ausmaß der beobachteten Abweichung und beurteilt unbewußt die Relevanz dieses Befundes für eine Diagnose oder Prognose. Prädiktionswerte verbessern diese unbewußte Bewertung, indem sie einem Vergleichswert eine quantifizierte, objektive Wahrscheinlichkeitsaussage zuordnen. Dadurch sind Prädiktionswerttabellen für die praktische Anwendung auch in Diagnostik und Epidemiologie geeignet.

Außerdem kann man mit Hilfe der Prädiktionswerte (Norm-)Bereichsgrenzen festlegen, indem man die Grenzen dorthin legt, wo ein Verdacht auf eine Diagnose oder ein Risiko für eine Prognose einen bestimmten Wert überschreitet. So wird heute aufgrund der Ergebnisse epidemiologischer

Studien die Grenze für "milde" Hypertonie ab einem diastolischen Blutdruck von $\geq$ 90 mmHg und für Hypertonie ab $\geq$ 95 mmHg diastolisch und
$\geq$ 160 mmHg systolisch festgelegt, da ab diesen Grenzwerten die Risiken
für Herzkreislauferkrankungen deutlich ansteigen; siehe auch Tabelle 3.

3. Berechnung von Prädiktiven Werten

Die Ergebnisse eines diagnostischen Tests T für eine Krankheit K lassen sich in einer Vierfeldertafel zusammenfassen, wie in Tabelle 3
angegeben.

Tab. 3: Ergebnisse eines diagnostischen Tests T für eine Krankheit K

| | Krankheit | | |
Testergebnis	vorhanden (K+)	nicht vorhanden (K-)	
positiv (T+)	a	b	a+b
negativ (T-)	c	d	c+d
	a+c	b+d	N

Folgende Begriffe sind im weiteren wichtig:

<u>Prävalenz</u> der Krankheit P(K+) ist der Anteil der Personen mit der
Krankheit in einer definierten Population.

<u>Sensitivität des Tests</u> P(T+|K+) ist der Anteil positiver Testergebnis-
se unter den Kranken.

<u>Spezifität des Tests</u> P(T-|K-) ist der Anteil negativer Testergebnisse
unter den Gesunden.

<u>Prädiktiver Wert (PW$^+$)</u> eines positiven Testergebnisses (Positive Kor-
rektheit) P(K+|T+) ist der Anteil der Kranken unter den
Probanden mit positivem Testergebnis.

<u>Prädiktiver Wert (PW$^-$)</u> eines negativen Testergebnisses (Negative Kor-
rektheit) P(K-|T-) ist der Anteil der Gesunden unter den
Probanden mit negativem Testergebnis.

Die Rate der <u>falsch-positiven</u> Testergebnisse P(K-|T+) ist der Anteil
der Gesunden unter den Probanden mit positivem Testergebnis, also 1
- PW$^+$. Die Rate der <u>falsch-negativen</u> Testergebnisse P(K+|T-) ist der
Anteil der Kranken unter den Probanden mit negativem Testergebnis, also 1 - PW-. (Man beachte, daß diese beiden Raten früher häufig als

1 - Spezifität bzw. 1 - Sensitivität definiert wurden.)

Die Prävalenz ist also die A-priori-Wahrscheinlichkeit, die Krankheit K zu haben, und der prädiktive Wert (eines positiven Testergebnisses) ist die A-posteriori-Wahrscheinlichkeit, die Krankheit K zu haben, nachdem das Ergebnis des Tests positiv war.

Die Sensitivität eines diagnostischen Tests kann dadurch bestimmt (geschätzt) werden, daß man eine Anzahl Kranker dem Test unterzieht und dann den Wert a/(a+c) berechnet. Analog läßt sich die Spezifität bestimmen, indem man eine Anzahl Gesunder dem Test unterzieht, und dann den Wert d/(b+d) berechnet.

Wird dieser Test jedoch auf eine bestimmte Population angewandt, ist im allgemeinen die dortige Prävalenz P(K+) verschieden von der "Labor-Prävalenz" (a+c)/(a+b+c+d). Somit ist der im Labor berechnete prädiktive Wert eines positiven Testresultats a/(a+b) kein Schätzwert für den tatsächlichen prädiktiven Wert P(K+|T+) in dieser Population. Die prädiktiven Werte können jedoch, mit Hilfe der Formel von Bayes, aus Sensitivität und Spezifität eines Testes T und aus der Prävalenz der Krankheit K berechnet werden (siehe etwa Fleiss, 1981):

$$PW^+ = \frac{\text{Prävalenz x Sensitivität}}{\text{Präv. x Sens.} + (1\text{-Spez.})(1\text{-Präv.})}$$

$$PW^- = \frac{(1 - \text{Prävalenz}) \times \text{Spezifität}}{(1\text{-Präv.}) \times \text{Spez.} + (1\text{-Sens.}) \times \text{Präv.}}$$

Die prädiktiven Werte hängen also entscheidend mit von der jeweiligen Prävalenz der untersuchten Krankheit ab; sie sind demnach ebenso populations- und situationsabhängig wie die Referenzwerte.

Diese Zusammenhänge sind in Abbildung 1 verdeutlicht: Eine geringe Prävalenz kann - auch bei hoher Sensitivität und Spezifität - den prädiktiven Wert eines positiven Testresultats beliebig nahe an 0% herunter und somit die Rate der falsch-positiven Testergebnisse beliebig an 100% heraufdrücken. Ausführliche Vertafelungen der prädiktiven Werte in Abhängigkeit von Spezifität, Sensitivität und Prävalenz sind in Galen und Gambino, 1975, 1979, angegeben.

Abb. 1: Prädiktive Werte eines positiven Testresultats bei fester Sensitivität = Spezifität = 95% in Abhängigkeit von der Prävalenz

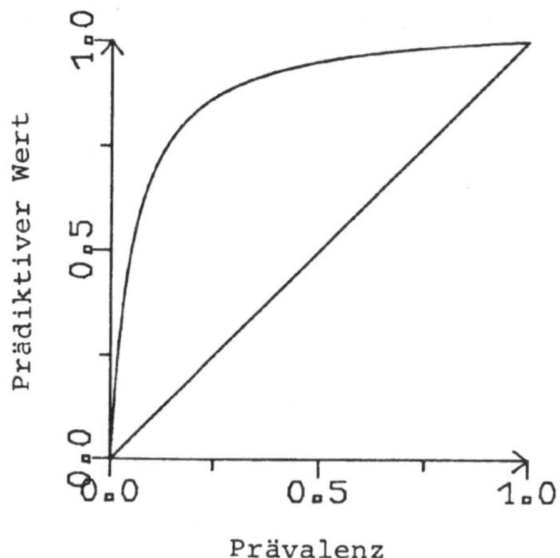

Diese Beziehungen sind demjenigen, der mit biostatistischen Verfahren (wie z.B. der Diskriminanzanalyse) zu arbeiten gewohnt ist, geläufig, doch werden ihre Auswirkungen für Routineanwendungen oft nicht beachtet; es ist das Verdienst der Monographie von Galen und Gambino, Kliniker und Epidemiologen darauf aufmerksam gemacht zu haben.

4. Bedeutung des prädiktiven Wertes für Diagnostik und Epidemiologie

Wenn einem Befund durch den entsprechenden prädiktiven Wert eine Wahrscheinlichkeitsaussage bezüglich einer bestimmten Krankheit zugeordnet werden kann, bedeutet dies in vielen Anwendungsbereichen, daß ein Befund als Entscheidungshilfe in der Diagnostik oder als Beurteilung eines Risikos in der Epidemiologie verwendet werden kann.

Das Konzept des prädiktiven Wertes erlaubt es, die praktische Routineanwendung eines Tests, sei es im klinisch-chemischen Labor oder im Bevölkerungs-Screening, zu bewerten. Beispiele dazu finden sich in Galen und Gambino, 1975, 1979, Keil, 1979, Klar und Schicha, 1981, oder Köbberling, 1982. Insbesondere ist zu beachten, daß bei vielen Routineanwendungen die Prävalenz gering ist und somit der prädiktive Wert eines positiven Testresultats sehr klein bzw. die Rate der falsch-positiven Testergebnisse sehr hoch sein kann; es kommen dann auch nur Tests mit hoher Sensitivität und Spezifität in Betracht.

Wenn schon, meistens aus Praktikabilitätsgründen, (Norm-)Bereichsgren-

<u>zen</u> festgelegt werden müssen, dann sollte dies unter Berücksichtigung der Sensitivität, Spezifität und auch der prädiktiven Werte (bzw. der Raten an falschen Zuordnungen) geschehen. Grenzwerte sollte man dorthin legen, wo der prädiktive Wert für eine Diagnose deutlich ansteigt oder für eine Prognose einen tolerierbaren Wert überschreitet.

Referenzwerte und Perzentilwerte beschreiben nur die relative Lage bzw. das Ausmaß der Abweichung eines Befundes. Ob eine solche extreme Lage eines Befundes Relevanz bezüglich einer bestimmten Diagnose oder Prognose hat, quantifiziert erst der prädiktive Wert. Deshalb sollte bei vielen praktischen Anwendungen in der Diagnostik und Epidemiologie als Alternative zu den Referenzwerten mit Prädiktionswerten gearbeitet werden.

Literatur

Abt, K., 1982: Scale-Independent Non-Parametric Multivariate Tolerance Regions and their Application in Medicine. Biom. J. 24, 27-48.
Abt, K. und Ackermann, H., 1981: Univariate und multivariate Normbereiche in der Medizin. Med. Welt 32, 409-413.
Brandt, I., 1980: Perzentilkurven für das Längenwachstum. Der Kinderarzt 11, 43 - 51.
Dawber, T. R., 1980: The Framingham Study. Harvard University Press, Cambridge.
van Eimeren, W., 1972: Normwerte in der Medizin. Methodologische Aspekte und Mehrdimensionale Normen. Habilitationsschrift, Universität Ulm.
Fleiss, J. L., 1981: Statistical Methods for Rates and Proportions. Sec. Ed. Wiley, New York.
Galen, R. S. und Gambino, S. R., 1975: Beyond Normality: The Predictive Value and Efficiency of Medical Diagnoses. Wiley, New York.
 - , 1979: Norm und Normabweichung klinischer Daten. Der Prädiktive Wert und die Effizienz von medizinischen Diagnosen. Fischer, Stuttgart.
Gross, R. und Wichmann, H. E., 1979: Was ist eigentlich "normal" ? Med. Welt 30, 2-14.
Keil, U., 1979: Krebsfrüherkennung. Stand der Erfahrungen in Nordamerika, in: W. van Eimeren und A. Neiß (Hrsg.): Probleme einer systematischen Früherkennung. GMDS-Frühjahrstagung in Heidelberg 1979. Springer, Heidelberg.
Köbberling, J., 1982: Der prädiktive Wert diagnostischer Maßnahmen. Dtsch. med. Wschr. 107, 591-595.
Klar, R. und Schicha, H., 1981: Sensitivität, Spezifität und prädiktiver Wert als Beurteilungshilfen für die Qualität der klinischen Routinediagnostik, in: H. K. Selbmann, F. W. Schwartz und W. van Eimeren (Hrsg.): Qualitätssicherung in der Medizin. GMDS-Frühjahrstagung in Tübingen 1981. Springer, Heidelberg.
Wissenschaftliche Tabellen Geigy, Teilband Statistik, 8. Auflage, Basel, 1980.

Dr. W. Lehmacher
Dr. U. Keil
GSF-Medis-Institut
Ingolstädter Landstraße 1
D-8042 Neuherberg

Vergleich zweier unterschiedlicher Ansätze zur Bestimmung von
a-posteriori-Kenngrößen für die Bewertung diagnostischer Tests
R. Klar und R. Reuter
Abt. Medizinische Informatik
Universität Göttingen
(Leiter: Prof. Dr. med. C. Th. Ehlers)

Seit einigen Jahren wird - zumindest in Göttingen - bei Fragen zur
Bewertung diagniostischer Tests vermehrt eine elementare medizinische
Entscheidungstheorie benutzt, die wesentlich von Ärzten, besonders
vom amerikanischen Radiologen Lusted (5),(6) geprägt wurde. Diese Theorie ist eher als entscheidungsunterstützendes Verfahren zu bezeichnen,
während die Diskriminanzanalyse und andere hoch entwickelten probabi-
listischen oder deterministischen Zuordnungsmethoden als entscheidungs-
lieferndes Verfahren gelten können.

Der Bayessche Ansatz

Die elementare medizinische Entscheidungstheorie benutzt zunächst nur
relative Häufigkeiten und bedingte Wahrscheinlichkeiten und geht von
der sehr einfachen Darstellung des Bayesschen Theorems in Form der
prädiktiven Werte aus. In Abb. 1 sind die elementaren Definitionen
der wichtigsten Größen zu finden. Klar und Schicha (4) haben damit exemplarisch die Beurteilung der Tl-201-Myokardszintigraphie als
diagnostischen Test für die koronare Herzkrankheit beschrieben. Wir
haben dabei die große praktische Relevanz der Prävalenzabhängigkeit
der prädiktiven Werte betont. Wir haben dann weiter dafür die von
Bell (1) als "Diagnostic Efficacy" und von Hamilton et al. (3)
als "Post Test Probability Difference" eingeführte a-posteri-Kenn-
größe als "Vorhersagegewinn" bezeichnet. Mit diesem Begriff soll
gekennzeichnet werden, daß die Prävalenz als a-priori-Kenntnis über
das Vorhandensein einer Krankheit durch die a-posteriori-Kenntnis
nach ausgeführtem Test erweitert werden muß, um einen Kenntnisge-
winn zur Vorhersage der Krankheit zu erzielen. Der Vorhersagegewinn des positiven Resultats G^+ ist der die Prävalenz V überschrei-
tende Anteil des prädiktiven Wertes des positiven Testresultates.
Der Vorhersagegewinn des negativen Resultates G^- ist analog gebildet.
Bei einem Untersuchungskollektiv mit hoher Prävalenz (z. B. Diabetes-
ambulanz) wird der Ausschluß der Krankheit besonders interessieren
und daher ein Test mit großem negativen Vorhersagegewinn benötigt.
Bei niedriger Prävalenz (Screening) ist u.a. besonders hoher positiver

Vorhersagegewinn gefragt. Bei mittleren Prävalenzen, wie sie in der
Mehrzahl der klinischen Routinediagnostik auftreten, haben positiver
und negativer Vorhersagegewinn oft gleichrangige Bedeutung, und wir
haben sie daher ungewichtet additiv zu der gemeinsamen a-posteriori-
Kenngröße "Gesamtvorhersagegewinn" $G = G^+ + G^-$ zusammengefaßt. Mit
G wird also der diagnostische Test als Ganzes hinsichtlich seiner Vor-
hersagekraft für das Bestätigen und Ausschließen einer Krankheit
unter Berücksichtigung der Prävalenz als Vorkenntnis beschrieben.

Der informationstheoretische Ansatz

Aus dieser Formulierung einer Größe, die die Differenz einer Kenntnis vor und nach einem Ereignis beinhaltet, ist es für die Medizin-
informatik naheliegend, eine informationstheoretische Basis für
eine solche Beschreibung zu suchen, da der Informationsgehalt nach
Shannon genau eine solche Differenz darstellt. Auf die einfachste
Form des diagnostischen Tests bezogen, bei dem die Krankheit D durch
das positive oder negative Testresultat T erkannt oder ausgeschlossen
werden soll, nimmt der Informationsgehalt folgende Gestalt an:

$$I = H(D) - H(D|T)$$

Hierbei bedeuten H(D) die unbedingte Entropie, d. h. die a-priori
Unsicherheit über die Krankheit D und H(D|T) die bedingte Entropie,
d. h. die a-posteriori Unsicherheit über die Krankheit D nach Vorliegen des Testresultates T. Verschiedene Autoren (2), (8), (7), (10),
(11) haben zur Bewertung diagnostischer Tests diesen informations-
theoretischen Ansatz benutzt, der sich auch für andere Auswertungen
in der Medizin als brauchbar erwies, wie z. B. Möhr (9) bei der
Auswertung von Anamnesen zeigen konnte.

Auf die in Abb. 1 gezeigte Vierfeldertafel bezogen, ergeben sich
für die Entropie unter Benutzung des logarithmus dualis (ld) nach
Gleser und Collen (2):

$$H(D) = - \frac{TP+FN}{n} \, ld \, \frac{TP+FN}{n} - \frac{FP+TN}{n} \, ld \, \frac{FP+TN}{n}$$

$$H(D|T) = - \frac{TP}{n} \, ld \, \frac{TP}{n} - \frac{FN}{n} \, ld \, \frac{FN}{n} - \frac{FP}{n} \, ld \, \frac{FP}{n} - \frac{TN}{n} \, ld \, \frac{TN}{n}$$

$$+ \frac{TP+FP}{n} \, ld \, \frac{TP+FP}{n} + \frac{FN+TN}{n} \, ld \, \frac{FN+TN}{n}$$

Die Prävalenzabhängigkeit von I und G

Da auch für den Informationsgehalt I die Prävalenzabhängigkeit wegen ihrer großen praktischen Bedeutung untersucht werden soll, wird hier I als Funktion von V mit den wichtigsten testbeschreibenden Parametern, Sensitivität S und Spezifität Z, angegeben:

$$I(V;S,Z) = \left[Z\,ldZ+(1-Z)\,ld(1-Z)\right](1-V)+\left[S\,ldS+(1-S)\,ld(1-S)\right]V-$$
$$(Z-rV)\,ld(Z-rV)-(1-Z+rV)\,ld(1-Z+rV) \qquad /1/$$

Die analoge Formulierung für den Gesamtvorhersagegewinn G ergibt

$$G(V;S,Z) = \frac{rV(1-V)}{\left[1-S+r(1-V)\right](1-Z+rV)} \qquad /2/$$

Abb. 2 zeigt als praktisches Beispiel die Kurven für I und G für den eingangs erwähnten Tl-201-Test.

In der Abb. 3 sind I und G für verschiedene Parameterkombinationen der Sensitivität S und Spezifität Z als Funktionen der Prävalenz V vergleichend dargestellt. Beide Funktionen zeigen sich als konvexe Kurven im Wertebereich von Null bis Eins. G weist eine empfindliche Abhängigkeit der Kurvengestalt von S und Z auf, während I eine relative stabile symmetrische Kurvenform behält, die allerdings im Maximalwert stärker als G beeinflußt wird. Für I und G zeigt sich bei Vertauschung von S und Z folgende Symmetrie:

$$G(1-V;Z,S) = G(V;S,Z) \text{ und } I(1-V;Z,S) = I(V;S,Z).$$

Die Maxima von I und G

Die Betrachtung der Lage der Maxima von I und G ist nicht nur für die Testqualität im engeren Sinne wichtig; hier zeigt auch der Test eine besondere Unempfindlichkeit gegen Prävalenzschwankungen. Schließlich ist einer der wichtigsten Vorwürfe gegen die vorkenntnisberücksichtigenden Methoden die in praxi oft schwierig zu schätzenden Prävalenzen.

Die Prävalenzen mit maximalem Informationsgehalt V_{Imax} bzw. mit maximalem Gesamtvorhersagegewinn V_{Gmax} ergeben sich aus den Gleichungen /1/ und /2/ durch Differentiation:

$$V_{Imax} = \frac{(q+1)Z-1}{(q+1)r} \qquad /3/ \;;\qquad V_{Gmax} = \frac{(1/p+1)Z-1}{(1/p+1)r} \qquad /4/$$

mit

$$lnq = \frac{S\,lnS+(1-S)\,ln(1-S)-Z\,lnZ-(1-Z)\,ln(1-Z)}{r} \;;\; p = \sqrt{\frac{Z(1-S)}{S(1-Z)}}$$

Wie die Abb. 3 z. B. für den Fall S = 0,6 und Z = 0,8 zeigt, liegen die
Maxima von I und G in einem relativ engen Bereich beieinander, und sie
fallen zusammen, wenn aufgrund der Gleichungen /3/ und /4/ p = 1/q
wird.
Im Spezialfall S = Z werden q = 1 und p = 1, woraus $V_{Imax} = V_{Gmax} = 1/2$
folgt. Das bedeutet, daß hinsichtlich I und G optimale Testqualität
und damit auch geringste Variabilität bei mittleren Prävalenzen liegen.
$S \approx Z$ ist in der Praxis oft gegeben. Das Wandern der Maxima auf der
V-Achse und ihr Zu- und Abnehmen in der Größe verläuft gleichsinnig
für beide Funktionen.

Der analytische Zusammenhang zwischen I und G

Über die Untersuchung der Ähnlichkeit in den Lagen der Maxima hinaus,
wird   bei einer weiteren Betrachtung der Funktionen für I und G eine
strenge mathematische Verknüpfung deutlich, die zunächst nicht offensichtlich ist und hier kurz hergeleitet werden soll. Bei einem Vergleich der Funktionen von I und G erscheinen besonders die Logarithmen
störend, die in Form $y = x \cdot \ln x$ in I auftreten. Mit $y'' = 1/x$ erhalten
wir eine Hyperbelbeziehung, wie sie charakteristisch in der Definition
von z. B. W^+ auftritt. Nach Umrechnung des dualen in den natürlichen
Logarithmus mit $I^* = \ln 2 \cdot I$ folgt aus /1/ und /2/:

$$G = \frac{V(1-V)}{r} \frac{d^2 I^*}{dV^2} \tag{/5/}$$

Hiermit ist gezeigt, daß der Gesamtvorhersagegewinn proportional zur
zweiten Ableitung des Informationsgehaltes ist. Die Umkehrung von /5/
in Form einer Volterraschen Integralgleichung liefert unter Berücksichtigung der Randbedingung $I^*(0) = I^*(1) = 0$:

$$I^*(V;S,Z) = r \left[(1-V) \int_0^V \frac{G(U;S,Z)}{1-U} \, dU + V \int_V^1 \frac{G(U;S,Z)}{U} \, dU \right] \tag{/6/}$$

Mit den Definitionsgleichungen für W^+, W^- und G aus Abb. 1 wird

$$I^*(V;S,Z) = \frac{r^2(1-V)}{S(1-S)} \int_0^V [\underbrace{(1-S)W^+}_{A} + \underbrace{S(1-W^-)}_{B}] \, dU$$

$$+ \frac{r^2 V}{Z(1-Z)} \int_V^1 [\underbrace{Z(1-W^+)}_{C} + \underbrace{(1-Z)W^-}_{D}] \, dU \tag{/7/}$$

Hiermit ist eine Formel für den Informationsgehalt gegeben, die nur
noch die Größen S, Z und V als unabhängige Veränderliche und W^+ und
W^- als abhängige Variable enthält.

	Test		
	pos.	neg.	
Kranke	TP	FN	
Gesunde	FP	TN	
			n = TP+FN+FP+TN

T $\hat{=}$ True
P $\hat{=}$ Positive
N $\hat{=}$ Negative

$$\text{Sensivität} = S = \frac{TP}{TP+FN}$$
$$\text{Spezifität} = Z = \frac{TN}{TN+FP}$$

$$r = S+Z-1$$

$$\text{prädiktiver Wert pos.} = W^+ = \frac{TP}{TP+FP} = \frac{S \cdot V}{1-Z+r \cdot V}$$

$$\text{prädiktiver Wert neg.} = W^- = \frac{TN}{TN+FN} = \frac{Z \cdot (1-V)}{1-S+r \cdot (1-V)}$$

$$\text{Prävalenz} = V = \frac{TP+FN}{n}$$

$$\text{Vorhersagegewinn pos.} = G^+ = W^+ - V$$
$$\text{Vorhersagegewinn neg.} = G^- = W^- - (1-V)$$
$$\text{Gesamtvorhersagegewinn} = G = G^+ + G^- = W^+ + W^- - 1$$
$$= \frac{TP}{TP+FP} - \frac{FN}{FN+TN}$$

Abb. 1: Definitionen zur elementaren medizinischen Entscheidungstheorie

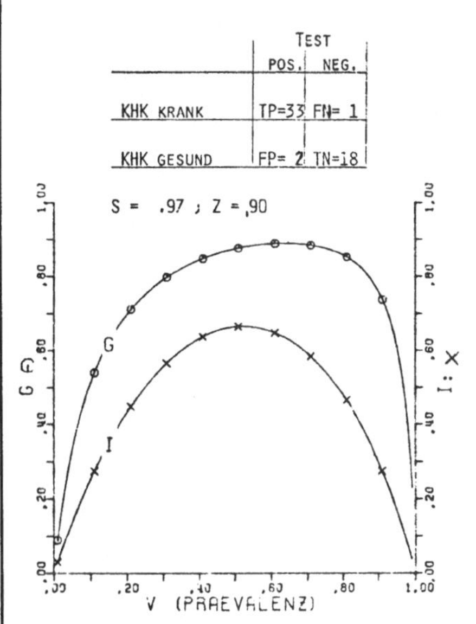

Abb. 2: Tl-201-Myokardszintigraphie als Test zur Diagnostik der koronaren Herzkrankheit (KHK) nach Klar und Schicha (5)

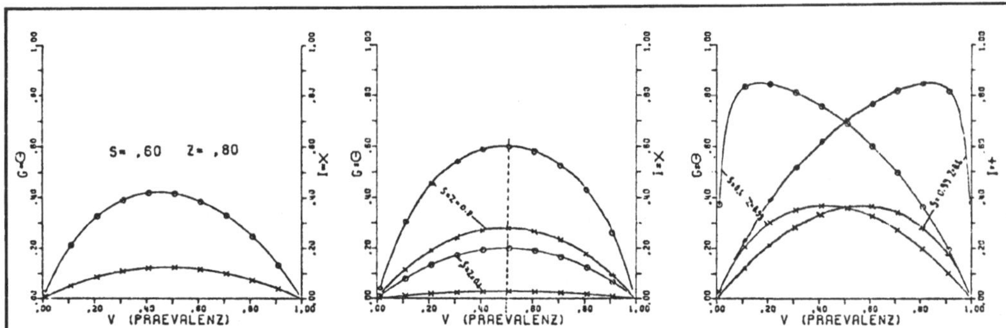

Abb.3 : Die Kurven für den Informationsgehalt I und Gesamtvorhersagegewinn G bei einigen ausgewählten Parameterkombinationen der Sensitiviät S und Spezifität Z. Links: S = 0,6 und Z = 0,8. Mitte: oberes Kurvenpaar S = Z = 0,8; unteres Kurvenpaar S = Z = 0,6. Rechts: S = 0,6 und Z = 0,99 sowie S = 0,99 und Z = 0.6

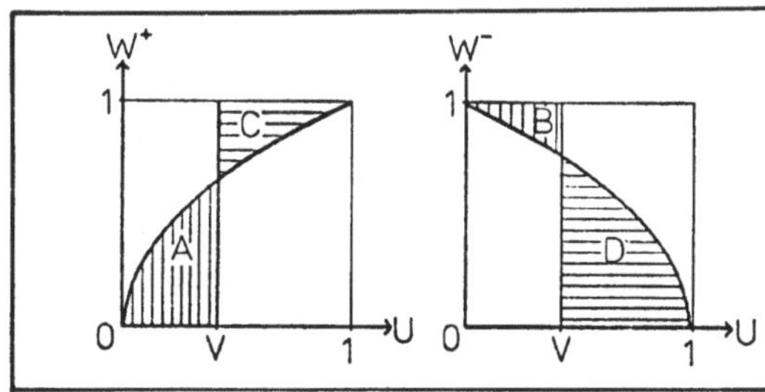

Abb. 4: Graphische Darstellung der in Gleichung /7/ auftretenden Integrale als schraffiert gezeichnete Flächeninhalte

Die in /7/ auftretenden Integrale lassen sich als Flächeninhalte
über die prädiktiven Werte deuten (siehe Abb. 4).
Hiermit wird deutlich, daß in I* der gesamte Bereich von V eingeht,
woraus eine gewisse Unempfindlichkeit gegenüber V resultiert.
(Eine Verschiebung von V auf der U-Achse verändert die Summe der
schraffiert gezeichneten Flächeninhalte in Abb. 4 wenig.) Für die Lage
des Maximums von I* gilt nach /6/

$$\int_0^{V_{Imax}} \frac{G(U;S,Z)}{1-U}\, dU = \int_{V_{Imax}}^{1} \frac{G(U;S,Z)}{U}\, dU \qquad /8/$$

Aus /8/ zeigt sich, daß die Summen der korrespondierenden Flächeninhalte gleich sind (A + B = C + D), siehe Abb. 4.

Die Teilintegrale über V der Gleichung /7/ lassen sich über den
Umweg der partiellen Differentiation nach S bzw. Z in Integrale über
Sensitivität und Spezifität umformen:

$$I^*(V;S,Z) = V \int_{1-Z}^{S} G(V;R,Z)\,dR + (1-V) \int_{1-S}^{Z} G(V;S,R)\,dR \qquad /9/$$

Die bereits erwähnte Symmetrie ist auch in den Gleichungen /6/ und /9/
zu finden. Weiter wird deutlich, daß die Integrationslänge für beide
Integrale in Gleichung /9/ gleich dem Youdenindex r = S + Z - 1 ist.
Für den Fall S = Z wird aus /9/

$$I^*(V;S,S) = \int_{1-S}^{S} G(V;S,R)\,dR \qquad /10/$$

Auch aus /10/ läßt sich das Zusammenfallen der Lage der Maxima von
I* und G herleiten.

Zusammenfassung

Zusammenfassend läßt sich aus dieser analytischen Betrachtung festhalten, daß Informationsgehalt und Gesamtvorhersagegewinn sich um-
kehrbar eindeutig aufeinander abbilden lassen, d. h. in genau definierter Weise zusammenhängen. Sie können formal nicht als von einander unabhängige Ansätze gesehen werden, auch wenn sie von recht
unterschiedlichen Grundideen ausgehen. Weiter konnte die Ähnlichkeit
der Kurvenverläufe für I und G als Funktion von V gezeigt werden, die
sich besonders in dem für die Praxis bedeutsamen Fall $S \approx Z$ ausdrückt,
da dort G und I die gleiche Lage der Maxima besitzen. Andererseits
zeigt I gegenüber G eine stärkere Stabilität der Kurvenform bei Ände-

rungen von S und Z. Für die Praxis scheint sich nach unseren Erfahrungen der begrifflich wesentlich einfachere   Gesamtvorhersagegewinn
besser zur Beurteilung diagnostischer Tests zu eignen als der schwe-
rer verständliche und mathematisch kompliziertere Begriff des Informationsgehaltes.

Literatur

(1) Bell, R.S.: Efficacy ... what's that? Seminars in Nuclear
     Medicine, Vol. VIII (1978) 316 - 323

(2) Gleser, M.A.; Collen, M.F.: Towards Automated Medical
     Decisions. Comp. Biomed. Res. 5 (1972) 180 - 189

(3) Hamilton, G.W. et al.: Myocardial Imaging with 201-
     Thallium: An Analysis of Clinical usefulness based on
     Bayes'Theorem. Seminars in Nuclear Medicine, Vol. VIII,
     No. 4 (1978) 358 - 364

(4) Klar, R.; Schicha, H.: Sensitivität, Spezifität und prä-
     diktiver Wert als Beurteilungshilfen für die Qualität der
     klinischen Routinediagnostik. In: Selbmann, Schwartz, van
     Eimeren (eds.) Qualitätssicherung in der Medizin.
     Springer Verlag Berlin Heidelberg New York (1981) 150 - 159

(5) Lusted, L. B.: Introduction to Medical Decision Making.
     Charles C. Thomas, Springfield Ill. USA (1968)

(6) Lusted, L.B.: Clinical Decision Making. In: de Dombal,
     Grémy (eds.): Decision Making and Medical Care. North-
     Holland Pub. Comp. Amsterdam, New York, Oxford (1976) 77 - 98

(7) Metz, Ch.E. et al.: Evaluation of Receiver Operating Charac-
     teristic curve Date in Terms of Information Theory, with
     Applications in Radiography. Radiology 109 (1979) 279 - 303

(8) Mc Neil, B. J. et al.: Primer on certain Elements of
     Medical Decision Making. New Engl. J. Med. 293 (1975) 211 - 215

(9) Möhr, J.R.: Computer Assisted Medical History. In: Reichertz,
     P.L.; Goos, I. (eds.): Informatics and Medicine, an Advanced
     Course. Springer Verlag Berlin Heidelberg New York (1977)
     460 - 571

(10) Rossing, R.G.; Hatcher, W.E.: A Graphic Method for the
     Evaluation of Diagnostic Tests. Meth. Inform. Med. 19 (1980)
     149 - 156

(11) Ulm, D.; Sauer, E.; Sebening, H.: Evaluation of Non-Invasive
     Examination of Coronary Artery Disease Using Information
     Theory. Meth. Inform. Med. 20 (1981) 213 - 216

<u>Screening im Münchner-Blutdruck-Programm (MBP)</u>

H. Fricke, R. Engelbrecht, A. Breier, J. Bräuer, U. Keil,

Gesellschaft für Strahlen- und Umweltforschung (GSF)
Institut für Medizinische Informatik
und Systemforschung (MEDIS)
8042 Neuherberg

<u>Zusammenfassung</u>

Der Bluthochdruck (arterielle Hypertonie) gehört in den Industrielän-
dern zu den chronischen Krankheiten mit der größten Häufigkeit und ist
der wichtigste Risikofaktor für eine Reihe von Folgekrankheiten, wie
z.B. Schlaganfall, Herzinsuffizienz, Herzinfarkt und Nierengefäßer-
krankungen. Ziel des Münchner-Blutdruck-Programms (MBP) ist, die Erhöhung der Zahl der adäquat behandelten Hypertoniker in der Münchner Bevölkerung und damit langfristig die Senkung der Morbidität und frühzeitigen Mortalität an kardiovaskulären Krankheiten in München. Das
<u>Screening</u> im "Münchner-Blutdruck-Programm" (MBP) ist als <u>betriebsbezo-
gene Früherkennungsaktion</u> zur Bekämpfung des Bluthochdruckes eine der
drei Strategien des Programms. Im folgenden wird das Programm skizziert, auf das betriebsbezogene Screening eingegangen und abschließend
über einige ausgewählte Ergebnisse der Pilotstudie 1981 berichtet.

1. Problembereich:

Die Bekämpfung des Bluthochdruckes ist eine der großen Herausforde-
rungen an unser Gesundheitswesen (2,8). Eine langjährige Belastung des
Kreislaufsystems durch hohen Blutdruck (10) endet sehr oft mit Schlaganfall, Herzinsuffizienz, Herzinfarkt oder Nierenversagen. In der Häu-
figkleitsskala der Berentungsursachen stehen in der <u>Bundesrepublik
Deutschland</u> die ischämischen Herzkrankheiten an erster Stelle. Etwa
ein Drittel dieser Renten wird vor dem 54. Lebensjahr gewährt (3,6).
Die frühzeitige Morbidität und Mortalität an Krankheiten des Herz-
Kreislaufsystems kann verringert werden, wenn der Risikofaktor Bluthochdruck therapeutisch-nicht nur medikamentös-beeinflußt wird, d.h.
wenn er erkannt, behandelt und ständig kontrolliert wird. Blutdruck-
Programme sind eine Möglichkeit, dieser Herausforderung erfolgreich zu
begegnen. Sie müssen als langfristige Aufklärungs-, Behandlungs- und
Kontrollprogramme auf Gemeindeebene wirksam werden (8).

Das <u>Münchner-Blutdruck-Programm</u> wurde als gemeinsame Initiative der
Münchner Ärzteschaft und des Medis-Institutes der Gesellschaft für
Strahlen- und Umweltforschung (GSF) in Angriff genommen.

<u>Ziele</u> des Münchner-Blutdruck-Programms (MBP) sind
- mittelfristig - Entdeckung und Kontrolle des Bluthochdrucks und
  der Risikofaktoren Rauchen und Übergewicht,
- langfristig - die Senkung von Morbidität (sowie deren Folgen wie
  Frührenten und Rehabilitationskosten) und frühzeitiger Mortalität an kardiovaskulären Erkrankungen in der Münchner Bevölkerung.

Zur Vorbereitung des MBP wurde die Münchner Blutdruck-Studie I als
wissenschaftliche Basisdatenerhebung druchgeführt (4,7). Erste Ergebnisse aus dieser Querschnittsstudie (repräsentativ für die Münchner
Bevölkerung der Altersgruppe 30-69) zeigen, daß erhöhte Blutdruckwerte
sehr häufig vorkommen, so daß mit Recht von einer "Volkskrankheit" gesprochen werden kann. Die Prävalenz des erhöhten Blutdruckes (grenzwertig und hyperton) in der Münchner Bevölkerung zeigt Tabelle 1.

Tab. 1: Prävalenz des erhöhten Blutdruckes (nach WHO-Kriterien:
grenzwertig und hyperton) bei 30 bis 69jährigen Deutschen
mit Hauptwohnsitz München nach Alter und Geschlecht.
Münchner Blutdruckstudie I (MBS 1980/81).

	Prävalenz (%)	95%-Konfidenz-bereich (%)
Gesamt	32,5	30,5 - 34,5
Männer	39,4	36,4 - 42,4
30-39 J.	27,8	22,7 - 32,9
40-49 J.	36,5	31,3 - 41,7
50-59 J.	47,8	41,4 - 54,2
60-69 J.	53,3	46,1 - 60,5
Frauen	26,3	23,8 - 28,8
30-39 J.	7,4	4,4 - 10,4
40-49 J.	21,0	16,5 - 25,5
50-59 J.	33,3	28,1 - 38,5
60-69 J.	47,5	41,2 - 53,8

Die Hochrechnung auf die Grundgesamtheit der 524.000 Müchner dieser
Altersgruppe ergibt etwa 170.000 Personen mit erhöhten Blutdruckwer-
ten. Mit diesen Zahlen soll vorerst nur auf das Problem - erhöhte
Blutdruckwerte in der Bevölkerung - hingewiesen werden (4).

liche Krankheitsverlauf sollte hinreichend bekannt sein und es sollte
darüber Übereinkunft bestehen, wer als Patient behandelt werden soll.
Die Screeningkosten sollten in Beziehung gesetzt werden zu den Gesamt-
kosten für die gesundheitliche Versorgung der Bevölkerung und es sollte gewährleistet werden, daß Filteruntersuchungen als kontinuierlicher
Prozeß stattfinden.

Übertragen auf die "Volkskrankheit Bluthochdruck" (2) wurde gezeigt,
daß die wichtigsten Voraussetzungen für die Berechtigung zur Bluthoch-
druckbekämpfung auf Bevölkerungsebene vorhanden sind (4). Es sind dies
Kenntnisse über
- die Häufigkeit der Erkrankung;
- Schwere (Risikoerhöhung) der Erkrankung;
- Kenntnisse über die Verteilung der Variable "Bluthochdruck" in
  der Bevölkerung;
- Kenntnisse über die Wirksamkeit der Behandlung von Hypertonikern;
- Kenntnisse über die "Güte", Einfachheit und Akzeptanz des Scree-
  ning-Testes, d.h. der Blutdruckmessung.

Früherkennungsaktionen ("aktivierendes Screening") des MBP erfolgen in
Betrieben und Verwaltungen und umfassen Informationskampagnen, Blutdruckmeßaktionen und "Überweisung" der Teilnehmer mit erhöhten Blutdruckwerten an ihre Hausärzte, sowie ihre Betreuung durch ein "com-
plianceunterstützendes Erinnerungsverfahren", damit eine möglichst be-
ständige Therapiebefolgung erreicht wird.
Blutdruckmeßaktionen in Betrieben richten sich an die durch erhöhten
Blutdruck besonders gefährdeten Altersgruppen, die zudem oft "Schwierigkeiten" mit der Nutzung von Früherkennungsangeboten haben:
Zum einen fühlt sich die Mehrzahl der jüngeren Belegschaftsmitglieder
von präventivmedizinischen Appellen nicht angesprochen und befürchtet
lange Wartezeiten (1) zum anderen können spezifische Betriebsstruktu-
ren und Arbeitsabläufe die Teilnahme erschweren. Die Pilotstudie diente zur Prüfung des Instrumentariums des betriebsbezogenen Screenings
(Fragebogen, Erhebungs- und Meßtechnik, Datenverarbeitung und Erinnerungsverfahren).

Die Screeningaktivitäten im Betrieb verlaufen folgendermaßen:
- Informationskampagne und Terminankündigung
- Voranmeldung und Terminvergabe
- Beantwortung eines kurzen Fragebogens und Messung des Blutdruk-
  kes, gegebenenfalls Empfehlung eines Arztbesuches (vgl. pro-
  gramminterne Blutdruckkriterien),

Das MBP umfaßt folgende <u>Strategien:</u>

Strategie 1:
<u>Unterstützung der niedergelassenen Ärzte</u> durch koordinierte ärztliche
Fortbildung über einen <u>Fortbildungsausschuß</u> (ÄKBV, KVB, Universitäts-
kliniken, Medis-Institut etc.). Schwerpunkte des Fortbildungspro-
gramms: Vermittlung neuester Erkenntnisse zur Diagnostik und Therapie
des Bluthochdrucks; Berichte über neueste Ergebnisse von Therapiestudien; Informationen über complianceunterstützende Maßnahmen und Ge-
sundheitsberatung. Diese Fortbildungsaktivitäten sollen u.a. auch zu
einer Verbesserung des "Incidental Screening" in der Arztpraxis führen. ("Incidental Screening" meint, daß der Arzt den Blutdruck auch
bei jenen Patienten kontrolliert, die ihn nicht wegen Herz-Kreislauf-
beschwerden aufsuchen).

Strategie 2:
<u>Information und Motivation der Bevölkerung</u> in Zusammenarbeit mit den
Massenmedien über einen <u>Medienausschuß</u>, der u.a. die Empfehlungen des
Fortbildungsausschusses für die Öffentlichkeitsarbeit umsetzt.

Strategie 3:
<u>Betriebsbezogene Früherkennungsaktionen</u> (Screening). Personen mit hy-
pertonen Blutdruckwerten werden zu ihrem Hausarzt geschickt. Ein Erinnerungsverfahren soll zur Therapiebefolgung beitragen.

Nur in enger Zusammenarbeit mit den niedergelassenen Ärzten und den
Krankenkassen und mit Unterstützung von weiteren an Gesundheitsfragen
interessierten Einrichtungen und Institutionen in München kann das MBP
erfolgreich sein. Allen Beteiligten ist klar, daß diagnostische Abklärung und Therapie unverändert beim Hausarzt bleiben müssen.

2. <u>Screening als betriebsbezogene Früherkennungsaktion</u>

Screening (9) bedeutet die Untersuchung größerer Bevölkerungsgruppen,
um Personen zu entdecken, die an einer "wichtigen" Krankheit, z.B. Hypertonie, leiden, ohne davon zu wissen. Dabei sollen relativ einfache
Tests angewendet werden. Die Möglichkeit der effektiven Behandlung muß
bestehen, im medizinischen Versorgungssystem sollen Möglichkeiten zur
Diagnose und Behandlung vorhanden sein, es muß ein erkennbares Früh-
stadium der Krankheit geben, ein "guter" Früherkennungstest muß verfügbar und für größere Bevölkerungsgruppen akzeptabel sein. Der natür-

- Zweitmessung zur Überprüfung der Meßwerte und gegebenenfalls Empfehlung eines Arztbesuches (vgl. programminterne Hypertoniekriterien),
- Teilnehmern mit erhöhten Blutdruckwerten wird zur diagnostischen Abklärung ein Besuch bei ihrem Hausarzt empfohlen. Sie erhalten eine frankierte und verschließbare Rückantwort - Briefkarte für ihren Hausarzt, die der Arzt benutzt, um seine Beurteilung des Blutdruckes dem MBP-Team mitzuteilen.
- Unterstützung der ärztlichen Langzeitkontrolle des Blutdruckes erfolgt durch periodische Wiederholungsmessungen am Arbeitsplatz mit ergänzender Informationsvermittlung und Betreuung des Programmteilmehmers durch das Erinnerungsverfahren.

Ein integraler Bestandteil des MBP-Screenings ist die Erfassung, Speicherung und weitere Verarbeitung der anfallenden Daten, die hauptsächlich mit einem Fragebogen erhoben werden. Die Daten sind gegliedert in organisatorische und medizinische Angaben wie:
- Datenschutzgerechte Einverständniserklärung
- Teilnehmer-Nummer
- Aufnahme-Datum
- Angaben zur Person
- Anamnese (Eigen-, Familien-, Blutdruck-)
- Arztbesuche und Gesundheitsverhalten
- Schul- und Berufsabschluß
- Rauchgewohnheiten
- Meßwerte des Blutdruckes

Die Struktur der Daten ist einstufig hierarchisch, wobei im Wurzelsegment die Angaben zur Person stehen, während für jeden "Besuch" im Rahmen des MBP ein abhängiges Segment in die Datenbank eingefügt wird. Der Zugriff auf die Daten erfolgt über die eindeutige Teilnehmer-Nummer oder den Namen und das Geburtsdatum.
Das <u>Gesamtsystem</u> ist in Abbildung 1 dargestellt und besteht aus den Komponenten
- Erfassung, Prüfung und Speicherung
- Erinnerungsverfahren
- Evaluation der Daten,
die je nach Einsatzbereich für den Dialog- oder Batchbetrieb realisiert sind.

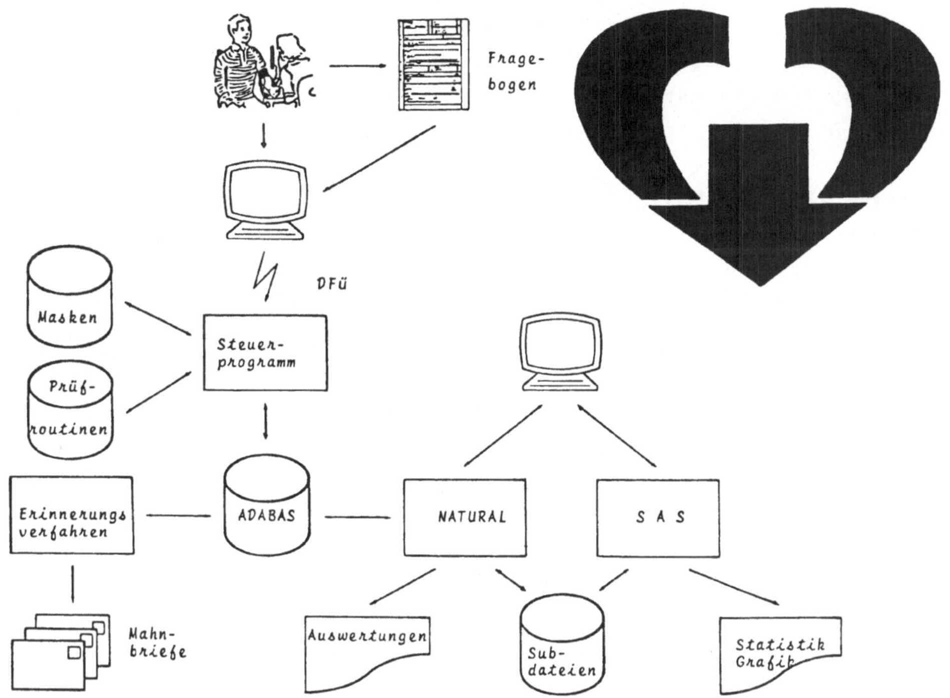

Abb.1 : Aufbau der Datenerfassung und Datenverarbeitung im Münchner-Blutdruck-Programm (MBP).

Im **Dialog** lassen sich folgende Funktionen ausführen:
- Neuerfassung eines Teilnehmers,
- Zuordnen eines neuen Besuchsdatensatzes,
- Korrektur bereits gespeicherter Daten,
- direkte Abfragen mit der Sprache NATURAL,
- Selektion der Daten für die weitere Evaluation
- deskriptive Auswertungen.

Die Komponenten des **Batchsystems** sind diverse Programme, die folgende Funktionen abdecken:
- Löschen aller Daten eines Teilnehmers.
- Erstellen von Organisationsmitteln,
- statistische und graphische Auswertungen mit SAS,
- Erinnerungsverfahren mit Mahnbrieferstellung

Das **Erinnerungsverfahren** überwacht die nächsten Meßtermine und mahnt ggf. die Programmteilnehmer an. Das Verfahren, nach dem gemahnt wird, ist vom Blutdruckstatus (normoton, grenzwertig, hyperton) des Probanden abhängig.

Im Rahmen der Weiterentwicklung des Systems steht der Fragebogen in
zwei Bildschirm-Varianten als Erfassungsdialog zur Verfügung. Unterschiedlich ist die Anzahl der Fragen pro Bildschirm und damit die Anzahl der Bildschirmmasken in einer Erfassungssequenz. Damit ist einmal
die Eingabe der Daten von einem Fragebogen möglich, wie es bereits in
der ersten Pilotinstallation gehandhabt wurde. Zum anderen ist bei der
2. Version ein papierloses Interview möglich und soll in der zweiten
Pilotphase erprobt worden. Dies hat dann alle Vorteile einer zeitge-
rechten Datenerfassung im Dialog wie z.B. erhöhte Datenqualität, da
Unplausibilitäten in den Teilnehmerantworten sofort durch Rückfragen
korrigiert werden können.

3. Ausgewählte Ergebnisse der MBP-Pilotstudie 1981

In der Münchner Niederlassung der Firma IBM wurde vom 2.11.1981 -
12.11.1981 in Abstimmung mit der Betriebsleitung, dem Betriebsrat und
dem werksärztlichen Dienst eine Blutdruckmeßaktion (kurzer Fragebogen,
2 Blutdruckmessungen) durchgeführt.
Der Gesamtbelegschaft und jedem einzelnen Mitarbeiter wurde durch Aus-
hänge im Betrieb und durch ein persönliches Schreiben, welches von der
Betriebsleitung, dem Betriebsrat und dem Leiter des werksärztlichen
Dienstes unterzeichnet war, die Teilnahme an der Blutdruckmeßaktion
empfohlen. Diesem Schreiben war ein Informationspapier des MEDIS-Instituts über die Gefahren des hohen Blutdrucks beigefügt. Ein zentrales Sekretariat nahm Voranmeldungen entgegen, die in Listen (Name,
Haustelefon) eingetragen wurden und den Untersuchern/-innen zur Einbe-
stellung dienten.

Die Untersuchungen - Beantwortung eines kurzen Fragebogens und 2 Blutdruckmessungen - wurden ganztags (9-16 Uhr) von sieben medizinisch ge-
schulten Untersuchern/-innen durchgeführt, die zusätzlich eine Inter-
viewerschulung erhalten hatten. Alle Teilnehmer unterschrieben vor der
Beantwortung des Fragebogens eine Einverständniserklärung zur Teilnahme an der Blutdruckmeßaktion.
Die Blutdruckmessungen erfolgten mit dem speziell für epidemiologische
Untersuchungen entwickelten Random-Zero-Sphygmomanometer (11). Sie
wurden am Ende des Interviews (mittlere Interviewdauer ca. 10 Minuten)
im Abstand von 3 Minuten am sitzenden Probanden an dessen rechtem Arm
durchgeführt.

Der Untersucher teilte dem Teilnehmer die Blutdruckwerte der zweiten
Messung mit und trug die Werte in einen Blutdruckpaß ein, der dem
Teilnehmer mitgegeben wurde.

Die verwendeten Blutdruckkriterien (10) zeigt die folgende Übersicht:

BLUTDRUCKKRITERIEN (WHO)

SYSTOLISCH < 140 MMHG UND DIASTOLISCH < 90 MMHG	NORMAL	KONTROLLE NACH 12 MONATEN
SYSTOLISCH 140 - 159 MMHG UND / ODER DIASTOLISCH 90 - 94 MMHG	GRENZWERTIG ERHÖHT	KONTROLLE INNERHALB VON 3 MONATEN (GEGEBENENFALLS AUFFORDERUNG ZUM ARZTBESUCH)

SYSTOLISCH $\geq$ 160 MMHG
UNTER 35 JAHRE* $\geq$ 150 MMHG
UND / ODER
DIASTOLISCH $\geq$ 95 MMHG
	HOHER
	BLUTDRUCK
		- AUFFORDERUNG ZUM SOFORTIGEN ARZTBESUCH UND
		   MITGABE EINER RÜCKANTWORTKARTE FÜR DEN ARZT
		   (KONTROLLE NACH 14 TAGEN)
		
		- REGELMÄSSIGER MAHNZYKLUS IN ABHÄNGIGKEIT VOM
		   GEMELDETEN BLUTDRUCK

* NIH, DEZ. 1980 (5)

Bei hypertonen Werten wurde der Teilnehmer aufgefordert, den Hausarzt
aufzusuchen. Bei Werten von diastolisch $\geq$ 115 mm Hg riet man zum sofortigen Arztbesuch. Teilnehmer mit Blutdruckwerten von systolisch
$\geq$ 160 mmHg und/- oder diastolisch 95-114 mmHg wurden zum Arztbesuch
aufgefordert, wenn diese Werte bei einer betriebsinternen Nachmessung
an einem der Folgetage bestätigt wurden (5,10). Die zum Arztbesuch
aufgeforderten Teilnehmer erhielten eine frankierte Rückantwortkarte
für ihren Arzt zur Übermittlung der von ihm gemessenen Blutdruckwerte
an das MBP-Team und einen Begleitbrief, der vom 1. Vorsitzenden des
Ärztlichen Kreis- und Bezirksverbandes (ÄKBV) München und dem Vorsitzenden der Kassenärztlichen Vereinigung Bayerns - Bezirksstelle München Stadt und Land, unterzeichnet war. Der Brief sollte Mißverständ-
nisse bei den niedergelassenen Ärzten vermeiden, die über diese Pilotstudie nicht informiert werden konnten.

Von insgesamt 1045 Betriebsangehörigen sind 897 (85,8%) Männer und 148 (14,2%) Frauen. 340 (32,5%) Betriebsangehörige sind ständig im Außendienst tätig und oft länger als einen Monat nicht in der Münchner Niederlassung.

Die Gesamtteilnehmerzahl der Pilotstudie betrug 640, davon waren 475 (74,2%) Männer und 165 (25,8%) Frauen. Dazu gehören jedoch 57 Angestellte (23 Männer, 34 Frauen) eines in demselben Hause wie UZ 11 tätigen Versicherungsunternehmens, die "unbemerkt" am betriebsbezogenen Screening teilnahmen. Von allen 1045 angeschriebenen Belegschaftsangehörigen nahmen 583 (=55,8%) an den Blutdruckmessungen teil. Davon waren 452 (=77,5%) Männer und 131 (=22,5%) Frauen.

Die Angaben zur Prävalenz des Blutdruckes beziehen sich auf alle 640 Teilnehmer der Pilotstudie.

Die Altersstruktur der Teilnehmer – mit der stärksten Besetzung in den Altersgruppen 30-49 – zeigt Abbildung 2. Die schraffierten Säulenabschnitte geben den Anteil der Frauen in Prozent der jeweiligen 5-Jahres-Altersgruppe an.

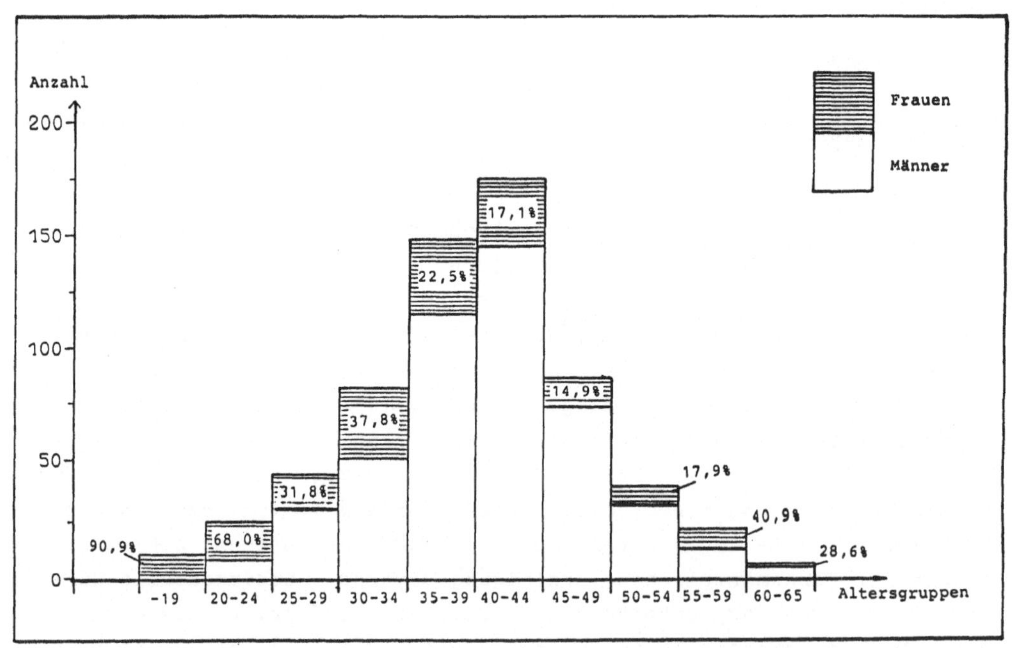

Abb. 2: Teilnehmer (Anzahl) nach 5-Jahres-Altersgruppen mit Angabe des prozentualen Anteils der Frauen pro Altersgruppe (MBP-Pilotstudie 1981 zum betriebsbezogenen Screening)

Bei der Analyse der <u>Beteiligungsrate</u> der IBM-Belegschaft nach Geschlecht (Abb. 3) fällt auf, daß bei einer Gesamtbeteiligungsrate von
55,8% die Frauen eine Beteiligungsrate von 88,5% aufwiesen, die Männer
dagegen nur zu 50,4% teilnahmen.

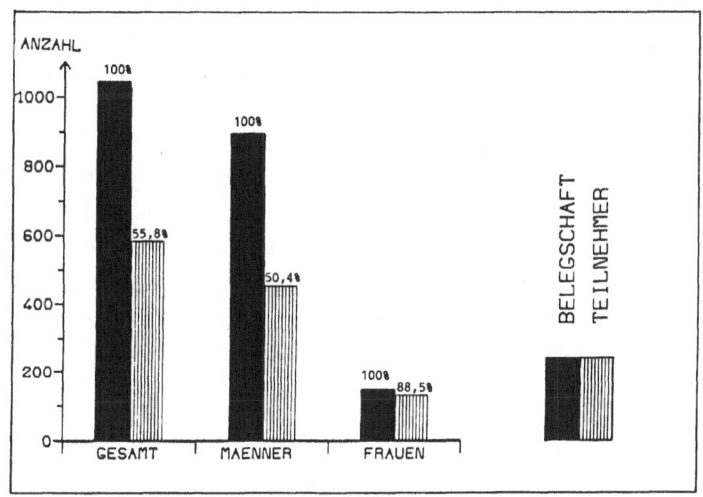

<u>Abb. 3</u>: Teilnahme nach Geschlecht in Prozent des jeweiligen Belegschafts-
anteils (MBP-Pilotstudie 1981 zum betriebsbezogenen Screening).

Die Prävalenz des <u>erhöhten</u> (grenzwertig und hyperton, d.h. systolisch $\geqslant$140 mmHg und/oder diastolisch $\geqslant$90 mmHg) Blutdruckes zeigt Tabelle 2. <u>Danach hatten 16,4% aller Teilnehmer (Altersgruppe 17-65 J.)
grenzwertige und hypertone Blutdruckwerte, wobei die Männer mit 20,2%
deutlich stärker betroffen waren als die Frauen mit 5,4%.</u>

<u>Tab. 2</u>: Prävalenz des erhöhten Blutdruckes (grenzwertig und
hyperton) nach Alter und Geschlecht (MBP-Pilotstudie
1981 zum betriebsbezogenen Screening).

	Anzahl	%
Gesamt	105	16,4
Männer	96	20,2
-19 J.	-	-
20-29 J.	4	10,5
30-39 J.	23	13,8
40-49 J.	55	25,1
50-59 J.	10	22,2
60-65 J.	3	60,0
Frauen	9	5,4
-19 J.	-	-
20-29 J.	-	-
30-39 J.	1	1,6
40-49 J.	2	4,7
50-59 J.	6	37,5
60-65 J.	-	-

Von den Teilnehmern mit hohem Blutdruck wußten 65% von ihrer Erkrankung, ohne jedoch kontrolliert zu sein. 35% erfuhren erst durch die
Blutdruckmeßaktionen von ihren auffälligen Blutdruckwerten.

Alle Teilnehmer mit hohen Blutdruckwerten wurden sofort vom MBP-Erin-
nerungsverfahren des betriebsbezogenen Screening betreut. Der <u>Rücklauf</u>
der vom Arzt zurückzuschickenden Antwortkarten betrug in der abge-
schlossenen <u>ersten Mahnphase 40%</u>.

Die <u>Teilnahmeraten</u> an Blutdruckmeßaktionen dürften <u>beeinflußt</u> werden
durch die vorbereitenden Informationskampagnen (Problemdarstellung,
Aufforderungscharakter der Untersuchung, Datenschutz), die örtlich an-
gepaßten organisatorischen Maßnahmen und die Untersuchungsdauer.
Bei der untersuchten IBM-Population spielt der regelmäßige Aussen-
dienst (32,5% der Belegschaft) und die Personalstruktur eine große
Rolle. Die in allen drei Untersuchungszentren bei über 80% liegende
Teilnahmerate der Frauen übersteigt die der Männer so deutlich, daß
hier grundlegende Untersuchungen angebracht erscheinen (z.B. Vergleich
von Gesundheitsverhalten bei Männern und Frauen, Messung der Einstellungen von Männern und Frauen etc.), falls sich die bei der Belegschaft der Firma IBM beobachteten Beteiligungsraten bei weiteren betriebsbezogenen Screeningaktivitäten bestätigen sollten. Die Zahlen
der Pilotstudie 1981 sprechen für Blutdruckmeßaktionen in Betrieben
und machen deutlich, daß solche Aktionen organisiert und erfolgreich
gestartet werden können. Ausreichend langfristige Erfahrungen mit dem
complianceunterstützenden Erinnerungsverfahren stehen jedoch noch aus
und können erst im Verlauf des Münchner-Blutdruck-Programms gemacht
werden.

Literatur:

(1) CALDWELL, J.R.: The Drop-out Problem in Antihypertensive Treatment. J.chron.Dis., Vol.22, pp.579-592 (1970)

(2) FÜLLER, A., GANTEN, D., LAASER, U. und KEIL, U.: Volkskrankheit Bluthochdruck, Dtsch. Ärzteblatt, Heft 15, S.717-720. (1981)

(3) GENSSLE, J.: Die häufigsten Diagnosen als Ursachen einer Erwerbsunfähigkeitsberentung und ihre Entwicklung in den Jahren 1968-1977. - S.97ff, unveröff. medizin. Dissertation. Heidelberg (1981).

(4) KEIL, U., STIEBER, J., DÖRING, A.,: Problematik der Auffindung von Personen mit Bluthochdruck. Möglichkeiten und Grenzen des Screening, S.98-117 in Philipp, Th., Holzgreve, H., Vaitl, D., Schrei, A. (Hg.): Compliance-Probleme zwischen Arzt und Hochdruckpatient, Universitätsdruckerei und Verlag, Dr. C. Wolf & Sohn, München (1982)

(5) NEW PERSPECTIVES ON HYPERTENSION, Vol.I, No.2, October 1980: The Second Joint National Committee Report on Detection, Evaluation, and Treatment of High Blood Pressure. Update for the 80's., Physicians Publications Inc., New York, pp.20. (1980)

(6) STATISTISCHES JAHRBUCH 1979 und 1981 für die Bundesrepublik Deutschland, hrsg. vom Statistischen Bundesamt Wiesbaden, Verlag Kohlhammer, Stuttgart und Mainz, S.373 und S.377 (1979, 1981)

(7) STIEBER, J., DÖRING, A., KEIL, U.: Häufigkeit, Bekanntheits- und Behandlungsgrad des hohen Blutdrucks in einer Großstadtbevölkerung der Bundesrepublik Deutschland: Ergebnisse der Münchner-Blutdruck-Studie I (MBS 1980/81); Münch.Med.Wschr., Nr. 35, 124. Jhrg., S.747-752, (September 1982)

(8) WEINSTEIN, M.C. u. STASON, W.B.: Hypertension. A Policy Perspective, Harvard University Press, Cambridge, Mass. u. London, pp.218ff. (1976)

(9) WILSON, J.M.G. and JUNGNER, G.: Principles and Practice of Screening for Disease. Publ. Hlth. Papers 34, World Health Organization, Geneva, (1968)

(10) WORLD HEALTH ORGANIZATION: Arterial hypertension. Report of a WHO Expert Committee. Technical Report Series 628. World Health Organization, Geneva, (1978).

(11) WRIGHT, B.M., DORE, C.F.: A Random-Zero-Sphygmomanometer. Lancet I, pp.337-338. (1970)

<u>MODELLIERUNG DES DIAGNOSEPROZESSES DURCH FUZZY-SET-METHODEN</u> *
Th. Wetter
Abt. Medizinische Statistik und Dokumentation
RWTH Aachen/Germany

Beim Versuch, die tägliche Routine des Diagnostizierens, hier im Falle
von Erkrankungen des Innenohres, praxisnah zu modellieren, ist ein Verfahren anzustreben, das es erlaubt, aus einem <u>nicht vollständigen</u> Satz
<u>unscharf</u> beschriebener <u>Symptome</u> - Symptom wird hier synonym mit Befund
benutzt - unter <u>Benutzung bekannter</u> differentialdiagnostischer <u>Verfahrens-</u>
<u>weisen</u> zu einer oder mehreren Diagnosen zu kommen.

Unscharfe Konzepte

An einem nicht-medizinischen Beispiel soll der Unterschied zwischen einer
Unschärfe und einer Wahrscheinlichkeit aufgezeigt werden. Hierzu versetze
sich der Leser in die Situation, einen Spaziergang machen zu wollen ohne
zu riskieren, daß er naßregnet. Er soll genau eine der beiden im folgenden angegebenen Informationen zur Grundlage der Entscheidung - Spaziergang: Ja oder Nein - heranziehen:

Information 1: Das Wetter ist ziemlich schön
Information 2: Es ist ziemlich wahrscheinlich, daß das Wetter schön ist.

Unter der Voraussetzung, daß Ausdrücke wie "ziemlich", "sehr" usw. in
Zahlen, z.B. 0.8 und 0.9 umsetzbar sind, könnte man formulieren:

"Das Wetter ist schön" hat einen *Wahrheitsgehalt* von 0.8
   bzw.
"Das Wetter ist schön" hat eine *Wahrscheinlichkeit* von 0.8.

Die erste Information wird durch Bezug auf die aktuelle Beobachtung in
der überwiegenden Mehrzahl der Fälle einen Spaziergang ohne Regen garantieren, während die zweite Information im Mittel in einem von 5 Fällen
dazu führt, daß man naßregnet.

Subjektive oder individuelle Wahrscheinlichkeiten

Kommt bei Hörstörungen morbus Paget, eine autosomal-dominant vererbte
Erkrankung des Skeletts in Betracht, muß sich der Arzt Klarheit verschaf-

* *unterstützt durch die Deutsche Forschungsgemeinschaft, Aktenzeichen Re 427/3-1*

fen, ob beim Patienten das hochsensitive Symptom: "Schädelvergrößerung"
vorliegt. Er wird im Gespräch feststellen, ob sich aus nicht mehr passen·
dem <u>Hut</u> oder <u>Helm</u>, früheren <u>Photographien</u>, früheren Schädelumfangs<u>mes</u>-
<u>sungen</u>, <u>familiärer</u> Häufung oder anderen <u>orthopädischen</u> Beschwerden Evi-
denz finden läßt, daß eine Schädelvergrößerung vorliegt. Der Arzt setzt
demnach etwas fest, was in der Terminologie der Wahrscheinlichkeitsrech-
nung heißen würde

P(Schädelvergrößerung/Hut,Helm,Photo,Messung,Familie,Orthopädie).
Die genannte bedingte Wahrscheinlichkeit ist von hohem diagnostischem
Wert, es ist jedoch aussichtslos sie nach statistischen Methoden zu bestimmen, weil der Wert der 6-dimensionalen Bedingungen (Hut, Helm, ...)
nur jeweils in Einzelfällen als Ganzes eruierbar ist.

Um Unschärfe und subjektive Wahrscheinlichkeit gemeinsam verarbeiten zu
können, führen wir einen Kalkül der "Verträglichkeit" ein. Die Beispiele
lauten dann:

"Das Wetter ist schön" ist zum Grad 0.8 verträglich mit der aktuellen Beobachtung.

Das Wetter ist ziemlich schön.

"Schädelvergrößerung" ist zum Grad 0.8 verträglich mit der Anamnese.

Eine Schädelvergrößerung ist ziemlich wahrscheinlich.

Fuzzy-Teilmengen

Der Begriff der Verträglichkeit wird realisiert durch Gebilde oder Konzepte mit unscharfen Grenzen, die von ZADEH 1965 als fuzzy, d.h. unschar·
fe Teilmengen eingeführt wurden, die aber keine Teilmengen im üblichen
Verständnis sind.

<u>Def</u>.: Sei $\mathcal{O}$ eine Menge, μ eine Abbildung
$$\mu : \mathcal{O} \rightarrow [0,1] \; .$$
Dann definiert μ eine fuzzy Teilmenge von $\mathcal{O}$.

Diese Definition beinhaltet eine direkte Verallgemeinerung der klassische
Teilmenge A in ihrer Einführung über ihre charakteristische Funktion.

<u>Def</u>.: Sei $\mathcal{O}$ eine Menge, χ eine Abbildung
$$\chi : \mathcal{O} \rightarrow \{0,1\} \; .$$
Dann definiert χ eine Teilmenge A von $\mathcal{O}$, die charakterisiert
ist durch
$$\chi(a) = \begin{cases} 1 & : a \in A \,, \text{ "a gehört zu A"} \\ 0 & : a \notin A \,, \text{ "a gehört nicht zu A"} \,. \end{cases}$$

Wir schreiben auch x_A für die charakteristische Funktion der Teilmenge A und indizieren in analoger Weise μ_A für die fuzzy Teilmenge $\underset{\sim}{A}$, mit folgender Interpretation:

$\mu_{\underset{\sim}{A}}(a) = \alpha$:   a gehört zum Grad α zu $\underset{\sim}{A}$.
bzw.
            a ist zum Grad α mit $\underset{\sim}{A}$ verträglich.

Die klassische Mengenlehre kennt nur die Zugehörigkeitsgrade 1 für Elemente die zu einer Menge gehören, also vollauf mit ihr verträglich sind, und 0 für Elemente die mit ihr unverträglich sind.

Beispiel 1 :
   $\mathcal{O}\!\ell$:   Menge aller Wetterkonstellationen
   $\underset{\sim}{A}$:   unscharfes Konzept der "schön" genannten Wetterkonstellationen
   a :   konkret beobachtete Wetterkonstellation
   α :   resultierender Verträglichkeitsgrad (z.B. 0.8)

"Das Konzept 'Schönes Wetter' ist zum Grad α verträglich mit der Beobachtung"

Beispiel 2 :
   $\mathcal{O}\!\ell$:   Menge aller Schädelbefunde
   $\underset{\sim}{A}$:   unscharfes Konzept "Schädelvergrößerung"
   a :   vorliegender Schädelbefund laut Anamnese
   α :   resultierender Verträglichkeitsgrad (z.B. 0.3)

"Das Konzept Schädelvergrößerung ist zum Grad 0.3 verträglich mit der Anamnese"
Schädelvergrößerung ist nicht ausgeschlossen.

Die Definition der klassischen Mengenoperationen ($\cap$ und $\cup$) mit Hilfe der charakteristischen Funktionen

$$x_{A \cap B}(a) = \min(x_A(a), x_B(a)) \quad \text{bzw.} \quad x_{A \cup B}(a) = \max(x_A(a), x_B(a))$$

legt die fuzzy Verallgemeinerung und die resultierende algebraische Einbettung nahe. Es ist nämlich $[0,1]$ mit den beiden Operationen min und max ein Verband L . Daher werden L-fuzzy Teilmengen (GOGUEN 1967) definiert als Abbildungen μ von einer Menge $\mathcal{O}\!\ell$ auf einen Verband L . Mit Hilfe der Verbandsoperationen inf und sup sind dann

$$\mu_{\underset{\sim}{A} \cap \underset{\sim}{B}}(a) = \inf(\mu_{\underset{\sim}{A}}(a), \mu_{\underset{\sim}{B}}(a)) \quad \text{bzw.} \quad \mu_{\underset{\sim}{A} \cup \underset{\sim}{B}}(a) = \sup(\mu_{\underset{\sim}{A}}(a), \mu_{\underset{\sim}{B}}(a))$$

was bei L = ($[0,1]$, min, max) die direkte Analogie zu den charakteristischen Funktionen darstellt.

Ein Indiz für die Flexibilität des Verbandskonzeptes ist die Tatsache, daß die Komplementbildung, die in $[0,1]$ durch $1 - \mu_{\underset{\sim}{A}}$ festliegt, in beliebigen L auf verschiedene Weise eingeführt werden kann. Auch erlauben Verbände die Darstellung und Analyse von unterschiedlichen Halbordnungen statt der linearen Ordnung auf $[0,1]$. Dies ist z.B. dann von Wichtigkeit, wenn zwei Symptomausprägungen nicht direkt miteinander vergleichbar sind.

Fuzzy Relationen

Ausgehend von eindimensional unscharfen Symptombeschreibung wird mit Hilfe von fuzzy Relationen ein Konzept der Verträglichkeit eines Vektors aus n-1 Symptomen mit einer Diagnose entwickelt.

<u>Def.</u>: Seien $\mathcal{A}_1\ldots\mathcal{A}_n$ Mengen.
Eine fuzzy Teilmenge $\underset{\sim}{R}$ des kartesischen Produktes von $\mathcal{A}_1\ldots\mathcal{A}_n$,
d.h. eine Abb.
$$\mu_{\underset{\sim}{R}} : \mathcal{A}_1 x\ldots x\mathcal{A}_n \to [0,1]$$
heißt <u>fuzzy Relation</u>.

In unserem Fall sind $\mathcal{A}_1\ldots\mathcal{A}_{n-1}$ Symptombereiche $V_1\ldots V_{n-1}$, $\mathcal{A}_n$ ist der Diagnosebereich D .

Für die Diagnoseunterstützung sind solche Relationen von besonderem Interesse, die logische Diagnoseregeln, etwa

"Symptom 1 und Symptom 2 impliziert Diagnose k" - $S1 \wedge S2 \Rightarrow Dk$

unscharf modellieren und zusätzlich bei zunehmender Evidenz für eine Diagnose, d.h. bei Hinzukommen jeder eine Diagnose erhärtenden Symptombeschreibung, in der Verträglichkeit mit dieser Diagnose ansteigen.

Das Modellieren logischer Verknüpfungen geht erneut aus vom klassischen, d.h. zweiwertigen Fall. Soll die Konjunktion K zweier Aussagen der Art: s_1 gehört zu S_1 , s_2 gehört zu S_2 auf ihren Wahrheitsgrad bzw. Verträglichkeitsgrad überprüft werden, so lautet die Darstellung mit charakteristischen Funktionen

$$x_K(s_1,s_2) = \min(x_{S1}(s_1),x_{S2}(s_2)) =: K(x_{S1}(s_1),x_{S2}(s_2))$$

Für die entsprechenden unscharfen Relationen Konjunktion $\underset{\sim}{K}$ und Implikation $\underset{\sim}{I}$ setzen wir formal an

$$\mu_{\underset{\sim}{K}}(s_1,s_2) = K(\mu_{\underset{\sim}{S1}}(s_1),\mu_{\underset{\sim}{S2}}(s_2))$$

$$\mu_{\underset{\sim}{I}}(s_1,s_2,d_k) = I(K(\mu_{\underset{\sim}{S1}}(s_1),\mu_{\underset{\sim}{S2}}(s_2)),\mu_{\underset{\sim}{Dk}}(d))$$

Die Verträglichkeit des Symptomvektors, hier (s_1,s_2) mit der Diagnose
d errechnet sich dann aus den Ausgangsverträglichkeiten. Da $\mu_{\underset{\sim}{Dk}}(d)$
nicht von vornherein bekannt ist, wird der maximale Verträglichkeitsgrad
der Conclusio bestimmt, den die Prämisse, je nach zugrundegelegter Implikation, zuläßt.
Konkrete Ansätze für K und I , etwa $K(\mu_1,\mu_2) = \min(\mu_1,\mu_2)$ und
$I(\mu_3,\mu_4) = \max(\mu_4,1-\mu_3)$ oder die von SANCHEZ 1979 gewählten, orientieren
sich daran, im Falle charakteristischer Funktionen (alle $\mu_i \longrightarrow \{0,1\}$)
mit den Wahrheitstafeln der klassischen Aussagenlogik übereinzustimmen
(siehe DUBOIS und PRADE 1980).

Diagnoseverfahren

Die fuzzy Relationen stellen eine Hintergrundstruktur dar, vor der die
eigentlichen Diagnoseverfahren aufgebaut werden, und zwar die
                  geleitete Diagnose
und die
            halbformalisierte Symptombeschreibung.

Die geleitete Diagnose läßt sich gut darstellen an einem gerichteten
Baum, dessen Knoten Symptome und dessen Kanten Wege zu Folgesymptomen
sind. In jedem Knoten wird der Arzt nach einer unscharfen Befundbeschrei-
bung gefragt. Diese wird einerseits gespeichert, zum anderen dichotomi-
siert, d.h. dahingehend ausgewertet, ob die Verträglichkeit des beobachteten Befundes mit dem im Knoten abgefragten unscharfen Konzept eher zu
bejahen oder zu verneinen ist. Dies entscheidet darüber, welches Symptom
als nächstes in der selben Weise abgefragt und ausgewertet wird. Am Ende
eines jeden solchen Pfades steht eine Diagnose.

Diesem quasi-deterministischen Abarbeiten des Baumes sind zwei fuzzy
Aspekte überlagert. In jedem Knoten erfolgt die Auswertung nach Verfahren
der linguistischen Variablen (ZADEH 1975) sowie der Bearbeitung von fuzzy-
programs (s. z.B. CHANG 1975). Die Idee hinter beiden Verfahren ist die
Benutzung verteilungsähnlicher Verträglichkeitsbereiche statt der hier
zunächst eingeführten Verträglichkeitspunkte der unscharfen Formulierungen und Auswertung unscharfer Gleichheitsrelationen. Neben diesem fuzzy-
Verfahren zur Dichotomisierung besteht in jedem Knoten die Möglichkeit,
durch fuzzy Relationen die Verträglichkeit sämtlicher bisher erhobenen
unscharfen Symptombeschreibungen mit jeder möglichen Diagnose zu errech-

nen. Dies gibt dem Arzt die Möglichkeit, in jedem Punkt des Baumes zu unterbrechen,- z.B. wenn als nächstes die Erhebung eines sehr aufwendigen Befundes anliegt - um sich den mit den verschiedenen Diagnosen erzielten Verträglichkeitsgrad dokumentieren zu lassen. Auch dienen die Verträglichkeitswerte der von Schritt zu Schritt errechneten fuzzy Relationen als "Konvergenzkontrolle" in dem Sinne, daß die Verträglichkeit mit den Diagnosen, auf die das Verfahren zusteuert, ansteigen muß. Ist dies nicht der Fall, so ist zu erwarten, daß in einem Knoten die Dichotomisierung falsch erfolgt ist; dieser Knoten kann gefunden werden als der Punkt, von dem ab die Verträglichkeiten nicht mehr monoton steigen.

Hinter der <u>halbformalisierten Symptombeschreibung</u> steht als algebraische Struktur die einer formalen Sprache. Krankheiten, repräsentiert durch die Diagnosen, produzieren Symptome. Die Symptome können durch logische (UND, ODER), zeitliche (VOR, NACH, ...) und räumliche (AN, ...) Operatoren verknüpft und durch Unschärfen (*LEICHT, ZIEMLICH, ...*) modifiziert werden. Das "Produzieren" von Symptomen wird umgesetzt in Produktionen einer formalen Sprache. Diese Sprache zerfällt in einen allgemeinen Teil mit den genannten und weiteren Produktionen, sowie pro Diagnose einen speziellen Teil, der bestimmt ist durch nur hier vorkommende Produktionen sowie diagnosespezifische terminale Symbole. Unschärfen sind neben der Modifikation von Befundbeschreibungen möglich durch Implementierung von Verträglichkeitsgraden der terminalen Symbole zu den Diagnosen, in deren Symboltabellen sie stehen. Diese entsprechen den frei ausgewählten und halbformal dargestellten Teilstrings der möglichen Symbole.

<u>Abb. 1</u>

a) Beispiel einer halbformalisierten Symptombeschreibung:

    BLUTSPUREN AN *WUNDRAND* (*LEICHT* GEZACKT) UND *TROMMELFELLDEFEKT*

b) Auszug aus den Produktionen der zugehörigen Sprache

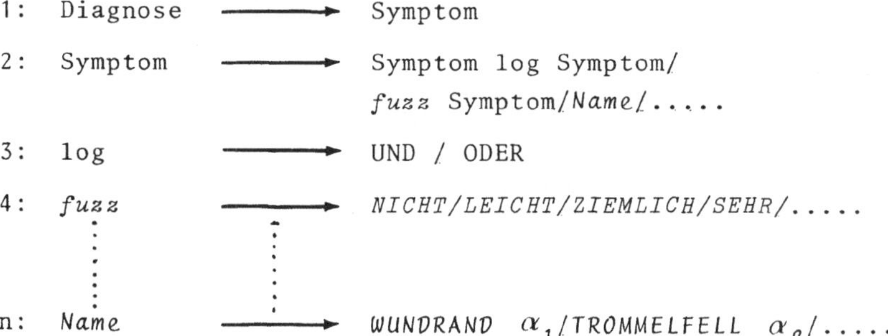

2: beinhaltet Kettung (z.B. durch 3: log, logische Verknüpfung),Modifikation(z.B.
durch 4: *fuzz*, Unschärfe) und Rückgriff auf die diagnosespezifischen Symbole
(n: Name), die ihrerseits mit für diese Diagnose angemessenen Verträglichkeitsgraden $(\alpha_1,\alpha_2\ldots)$ versehen sein können.

Die Erprobung beider Konzepte zur Diagnoseunterstützung ist im Jahre 1983
in Zusammenarbeit mit der Abteilung für Hals-, Nasen- und Ohrenheilkunde
der RWTH Aachen vorgesehen. Darüber wird in ca. 2 Jahren zu berichten sein.

Literatur

CHANG, C.L.: Interpretation and execution of fuzzy programs
   in: ZADEH,L.A., FU,K.S., TANAKA,K., SHIMURA,M.: Fuzzy sets and their
     applications to cognitive and decision processes. New York 1975
     (Academic Press), 191-226

DUBOIS, D. and PRADE, H.: Fuzzy Sets and Systems: Theory and Applications
   New York 1980 (Academic Press)

GOGUEN, J.A.: L-Fuzzy-Sets
   in: Journal of Mathematical Analysis and Applications 18, (1967),
     145-174

SANCHEZ, E.: Inverses of fuzzy relations: Application to possibility
   distributions and medical diagnosis
   in: Fuzzy Sets and Systems 2 (1979), 75-86

ZADEH, L.A.: Fuzzy Sets
   in: Information and Control 8 (1965), 338-353

ZADEH, L.A.: The Concept of a Linguistic Variable and its Application to
   Approximate Reasoning-I
   in: Information Sciences 8 (1975), 199-249

BETRACHTUNGEN ZUR ECHT-ZEIT-DIAGNOSTIK IN DER INTENSIVMEDIZIN

ALEXANDER SWOBODA

ABTEILUNG FUER HERZ - UND GEFAESSCHIRURGIE
UND EXPERIMENTELLE KARDIOLOGIE
UNIVERSITAETSKRANKENHAUS EPPENDORF

HAMBURG, BUNDESREPUBLIK DEUTSCHLAND

DIE BETREUUNG AKUT GEFAEHRDETER PATIENTEN (ZUM BEISPIEL IN DER POST-OPERATIVEN PHASE HERZCHIRURGISCHER EINGRIFFE) STELLT HOHE ANFORDERUNGEN AN DIE AUFMERKSAMKEIT, SORGFALT UND AUSBILDUNG DES KLINIK-PERSONALS. EIN FRUEHZEITIGER HINWEIS AUF EINE ZU ERWARTENDE ZUSTANDS-AENDERUNG IM BEFINDEN DES PATIENTEN KANN DAHER AUCH FUER DEN ERFAHRENEN ARZT EINE BEMERKENSWERTE ENTSCHEIDUNGSHILFE BEI DER FRUEH-ERKENNUNG VON KOMPLIKATIONEN DARSTELLEN.

IM ALLGEMEINEN WERDEN BEI EPIDEMIOLOGISCHEN STUDIEN GROSSE, STATISCHE DATENBESTAENDE MIT HILFE STATISTISCHER VERFAHREN UNTERSUCHT. BEI DER ECHT-ZEIT-DIAGNOSTIK KOMMT ES HINGEGEN WESENTLICH DARAUF AN, DER DYNAMIK DES BEOBACHTETEN SYSTEMS IN GEEIGNETER WEISE RECHNUNG ZU TRAGEN, VERLAEUFE UND DEREN AENDERUNGEN IN ECHT-ZEIT ZU ANALYSIEREN UND DIAGNOSTISCH NUTZBAR ZU MACHEN.

DIE TATSACHE, DASS DIE ELEKTRONISCHE INFORMATIONSVERARBEITUNG HEUTE IN ZAHLREICHEN TEILBEREICHEN WESENTLICH ZUR EFFEKTIVITAETSSTEIGERUNG DER MEDIZINISCHEN VERSORGUNG BEITRAEGT, LEGT DEN GEDANKEN NAHE, DIE LEISTUNGSFAEHIGKEIT STOCHASTISCHER VERFAHREN IM BEREICH DER INTENSIV-MEDIZIN, INSBESONDERE AUF DEM GEBIET DER ECHT-ZEIT-DIAGNOSTIK, ZU UNTERSUCHEN (1). DABEI ERGIBT SICH EINE REIHE VON FRAGEN:

1. IST EINE SINNVOLLE NUTZANWENDUNG IN DER KLINISCHEN ROUTINE ZU ERWARTEN?

2. IST EINE PRAKTIKABLE REALISIERUNG AUTOMATISCHER ECHT-ZEIT-VERFAH-REN NACH DEM HEUTIGEN STAND DER TECHNOLOGIE DENKBAR?

3. WELCHE METHODISCHEN VORAUSSETZUNGEN FUER EINEN WEITGEHEND AUTOMA-TISCHEN ABLAUF MUESSEN ERFUELLT SEIN?

4. WO LIEGEN, ETWA WEGEN DER BESONDEREN ANWENDUNG, DIE GRENZEN DER LEISTUNGSFAEHIGKEIT SOLCHER VERFAHREN?

DIE MOEGLICHKEITEN EINER PRAKTISCHEN NUTZANWENDUNG IM INTENSIVMEDIZI-NISCHEN BEREICH WURDEN BEREITS AN ANDERER STELLE (2,3) DISKUTIERT. DABEI ZEIGTE SICH :

1. DIE DEN ARZT BEI DER BEURTEILUNG DER KREISLAUFSITUATION INTERES-SIERENDEN MERKMALE 'TREND' UND 'SAISON', DIE DAS DYNAMISCHE VER-HALTEN DES BEOBACHTETEN SYSTEMS IN FORM EINER ZEITLICH GEORDNETEN MESSREIHE AUSGEWAEHLTER VITALPARAMETER BESCHREIBEN, WAREN MIT HILFE DER ZEITREIHENANALYSE (ZRA) FRUEHER UND GENAUER ZU ERKENNEN, ALS DIES, SELBST BEI EINIGER ERFAHRUNG, DURCH EINE EINFACHE BETRACHTUNG DER MESSREIHE MOEGLICH WAR.

2. MIT HILFE GEEIGNETER STOCHASTISCHER MODELLE LASSEN SICH VORHER-SAGEN UEBER DIE WAHRSCHEINLICHE WEITERE ENTWICKLUNG DER MESS-

GROESSE UND DAMIT, BIS ZU EINEM BESTIMMTEN GRADE, AUCH DES
PATIENTEN ALS DER URSPRUENGLICHEN SIGNALQUELLE, TREFFEN.

3. DIE UMSETZUNG DIESER MOEGLICHKEITEN IN DIE PRAXIS, D.H. DIE
ANWENDUNGSSPEZIFISCHE INTERPRETATION DER ERKANNTEN MERKMALE, DER
GESCHAETZTEN MODELLPARAMETER UND DER VORHERSAGE BEDARF NATUERLICH
DER INTENSIVEN MITARBEIT DES ENDBENUTZERS. DARAUS ERKLAERT SICH,
DASS IN DER ANFANGSPHASE NEUER ANWENDUNGEN DIE EINSCHAETZUNG IHRER
VOR- UND NACHTEILE DURCH DIE BENUTZER GROSSEN INDIVIDUELLEN
SCHWANKUNGEN UNTERWORFEN IST. DIESER FRAGENKOMPLEX BEDARF, SOWEIT
DIE INTENSIVMEDIZIN BETROFFEN IST, EINER GESONDERTEN BEHANDLUNG
UND IST NICHT THEMA DIESES BEITRAGES.

DIE SITUATION AUF DEM GEBIET DER MIKROELEKTRONIK IST GEKENNZEICHNET
DURCH KONSEQUENTE MINIATURISIERUNG UND SCHNELLES INNOVATIONSTEMPO.
DER FORTSCHRITT AUF DEM GEBIET DER TECHNOLOGIE IST EINE VORAUSSETZUNG
FUER DIE ENTWICKLUNG IMMER KLEINERER, IN IHRER LEISTUNG JEDOCH ZUNEH-
MEND VERBESSERTER MEDIZINTECHNISCHER GERAETE. DIES GILT IN BESONDEREM
MASSE FUER DIE STEIGERUNG DER QUALITAET DES EINGANGSSIGNALS UND DIE
ANSCHLIESSENDE DIGITALE AUSWERTUNG.

HEUTE GIBT ES EINE REIHE MIT MIKROPROZESSOREN AUSGERUESTETER UEBER-
WACHUNGSGERAETE FUER DIE INTENSIVMEDIZIN, DIE BEREITS AM ORTE DER MES-
SUNG, ALSO AM KRANKENBETT, VIELFAELTIGE ZUSAETZLICHE FUNKTIONEN
WAHRZUNEHMEN VERMOEGEN. ES IST DAHER NUR EINE FRAGE DER ZEIT, BIS
DIESE GERAETE IN DER LAGE SEIN WERDEN, AUCH ANSPRUCHSVOLLE SIGNAL-
ANALYSEN, DIE BISHER DIE EXISTENZ EINES NACHGEORDNETEN RECHNERSYSTEMS
VORAUSSETZEN, SELBSTTAETIG AUSZUFUEHREN.

EINE WEITGEHEND AUTOMATISIERTE SIGNALVERARBEITUNG KANN NUR UNTER BE-
STIMMTEN VORAUSSETZUNGEN ZU INTERPRETATIONSFAEHIGEN, DIE DIAGNOSESTEL-
LUNG ERLEICHTERNDEN AUSSAGEN FUEHREN. EINE BRAUCHBARE INTERPRETATION
DER AUS DER ZRA GEWONNENEN ERGEBNISSE SETZT JEDOCH VORAUS, DASS DIE
GRUNDSAETZLICHEN METHODISCHEN VORAUSSETZUNGEN DURCH ANWENDUNGSSPEZI-
FISCHE KRITERIEN, DIE SICH AUS DEM A PRIORI WISSEN UEBER DAS
BEOBACHTETE SYSTEM ABLEITEN, MODIFIZIERT ODER ERGAENZT WERDEN.

IM FOLGENDEN WERDEN DAHER EINIGE PRINZIPIELLE, VON DER ANWENDUNG
UNABHAENGIGE, SCHWIERIGKEITEN DER ECHT-ZEIT-DIAGNOSTIK MIT HILFE DER
ZEITREIHENANALYSE DISKUTIERT, DIE INSBESONDERE BEI DER AUTOMATISIERUNG
DER EXTRAKTION DYNAMISCHER MERKMALE AUS DER BEOBACHTETEN MESSREIHE UND
DER FUER DIE VORHERSAGE NOTWENDIGEN MODELLSELEKTION AUFTRETEN. DIESE
SCHRITTE SIND ZUR ZEIT STARK INTERAKTIV UND ERFORDERN EIN GROSSES MASS
AN ERFAHRUNG.

IN DER PRAXIS IST DIE QUALITAET DER MODELLAUSSAGE ENG AN FOLGENDE
BEDINGUNGEN GEKNUEPFT:

1. UM DAS VERHALTEN EINES DYNAMISCHEN SYSTEMS ZUTREFFEND BESCHREIBEN
ZU KOENNEN, MUSS FUER DIE ANALYSE EIN CHARAKTERISTISCHER ABSCHNITT
DER BEOBACHTETEN MESSREIHE AUSGEWAEHLT WERDEN. VON DER GEEIGNETEN
WAHL DIESES REPRAESENTATIVEN REIHENABSCHNITTS HAENGT ES AB, OB ES
GELINGT, DYNAMISCHE MERKMALE (TREND, SCHWINGUNGEN) ZU ERKENNEN,
EIN ADAEQUATES STOCHASTISCHES MODELL ZU SELEKTIEREN UND SCHLIESS-
LICH EINE BRAUCHBARE VORHERSAGE UEBER DIE WEITERE WAHRSCHEINLICHE
EVOLUTION DER MESSREIHE ZU TREFFEN.

2. SIGNALSTOERUNGEN, ARTEFAKTE UND FEHLENDE DATEN KOENNEN DIE ERKEN-
NUNG DYNAMISCHER CHARAKTERISTIKA EMPFINDLICH BEEINTRAECHTIGEN (4).
DIESE GEFAHR IST BESONDERS DANN GEGEBEN, WENN DER BETRACHTETE
REIHENABSCHNITT KURZ UND DIE FUER DIE ANALYSE ZUR VERFUEGUNG STE-

HENDE ANZAHL VON MESSDATEN KLEIN IST. IN EXTREMEN FAELLEN FUEHRT DIES, SOFERN KEINE ZUSAETZLICHEN VORSICHTSMASSNAHMEN GETROFFEN WERDEN, ZU FALSCHEN AUSSAGEN (3). FEHLENDE ODER FEHLERHAFTE EIN- GANGSDATEN LASSEN SICH IN GEWISSEM UMFANG MIT HILFE DER SPEKTRAL- ANALYSE SCHAETZEN (5). ZUVERLAESSIGE PRUEFVERFAHREN, MIT DEREN HILFE ENTSCHIEDEN WERDEN KANN, WELCHE MESSWERTE ALS AUSREISSER EINZUSTUFEN SIND UND DAHER OHNE EINE UNZULAESSIGE ENTSTELLUNG DER TATSAECHLICHEN VERHAELTNISSE ELIMINIERT WERDEN DUERFEN, HAENGEN STARK VON DER SPEZIELLEN ANWENDUNG AB UND SIND WEGEN DER UNTER- SCHIEDLICHEN AUFFASSUNGEN UEBER DIE GRENZEN DES IM EINZELFALLE ZULAESSIGEN NICHT LEICHT ANZUGEBEN.

VON BESONDEREM INTERESSE IST HAEUFIG DIE KLAERUNG DER FRAGE, OB DIE BEOBACHTETE MESSREIHE EINE TRENDKOMPONENTE AUFWEIST. DER BEGRIFF TREND STEHT FUER DIE MITTLERE ABWEICHUNG DER MESSGROESSE JE ZEITEIN- HEIT, WOBEI NUR DER DETERMINISTISCHE TRENDANTEIL EINER EXTERNEN DEU- TUNG ZUGAENGLICH IST. IN DER PRAXIS STELLT SICH HAEUFIG AUCH DIE FRAGE, OB EINE MITTLERE ZEITLICHE AENDERUNG LOKAL ALS TREND ODER, UEBER GROESSERE ZEITRAEUME GESEHEN, NUR ALS TEILSTUECK EINER NIEDER- FREQUENTEN OSZILLATION AUFZUFASSEN SEI.

ENTHAELT DIE MESSREIHE ZUM BEISPIEL PERIODISCHE (SAISONALE) ANTEILE, MUSS SICH DER AUSGEWAEHLTE REIHENABSCHNITT, JE NACH RAUSCHANTEIL, UEBER MINDESTENS ZWEI VOLLE PERIODEN ERSTRECKEN, UM DIE SCHWINGUNGS- DAUER T MIT HINREICHENDER ZUVERLAESSIGKEIT ANGEBEN ZU KOENNEN. DIES WIRD NOCH ERSCHWERT, WENN EIN FREQUENZSPEKTRUM, D.H. EINE MODULATION DURCH MEHRERE SCHWINGUNGEN UNTERSCHIEDLICHER SCHWINGUNGSDAUER VOR- LIEGT, DA DIE ABTRENNUNG OSZILLIERENDER KOMPONENTEN DURCH SUKZESSIVE SAISONALE DIFFERENZBILDUNG DEN URSPRUENGLICH VORHANDENEN DATENBESTAND UM JEWEILS EINE VOLLE PERIODE REDUZIERT.

HINWEISE AUF DAS ZU WAEHLENDE MODELL LIEFERT EINE BETRACHTUNG DER AUTOKORRELATIONSFUNKTIONEN (ACF) DER MESSREIHE. VIELFACH WIRD DIE ORDNUNG DES MODELLS DURCH EINEN VERGLEICH DER ACF MIT DEM STANDARD- FEHLER DER SCHAETZUNG BESTIMMT. DIE ERFAHRUNG ZEIGT JEDOCH, DASS ES OFFENBAR EHER AUF DIE ALLGEMEINE FORM DER ACF DENN AUF DEN ABSOLUT- BETRAG EINZELNER KOMPONENTEN ANZUKOMMEN SCHEINT.

DIE ENTSCHEIDUNG, OB EIN STOCHASTISCHES MODELL BEFRIEDIGENDE ERGEB- NISSE LIEFERT, HAENGT NICHT ZULETZT VON DER ALLGEMEINEN ZIELSETZUNG AB. IST DER ANWENDER IN ERSTER LINIE AN EINER TREFFSICHEREN VORHER- SAGE INTERESSIERT, DANN WIRD ER EIN MODELL FAVORISIEREN, DAS DIE VORHERSAGEFEHLER MINIMIERT (2,3).

GANZ ANDERE VERHAELTNISSE LIEGEN VOR, WENN EINE PHYSIKALISCHE DEUTUNG DER MODELLPARAMETER ANGESTREBT WIRD. WIE ES SCHEINT, SCHAETZT DIE MEHRZAHL DER ANALYTIKER DIE CHANCEN FUER EINE SOLCHE MODELL-INTERPRE- TATION IM AUGENBLICK NICHT HOCH EIN. DIESE BEURTEILUNG WIRD DAMIT BE- GRUENDET, DASS SICH GELEGENTLICH MEHRERE PASSENDE MODELLE FUER DENSEL- BEN REIHENABSCHNITT ANGEBEN LASSEN, DAS HEISST, DASS EINE EINDEUTIGE ZUORDNUNG ZWISCHEN DER MESSREIHE UND DEM MODELL NICHT VON VORNHEREIN ERWARTET WERDEN DARF. GELINGT ES JEDOCH, EINES DIESER MODELLE MIT VERGLEICHBARER GUETE AN EINE ANZAHL UNABHAENGIGER REALISATIONEN EIN UND DESSELBEN PROZESSES ANZUPASSEN, SO IST AUF DIESE WEISE EINER EIN- GRENZUNG AUF DAS 'RICHTIGE' MODELL NAEHER ZU KOMMEN.

DA ES HIERBEI AUF DIE GUETE DER ABBILDUNG DES BEOBACHTETEN SYSTEMS AUF DIE MESSGROESSE ANKOMMT, IST SEHR SORGFAELTIG ZU PRUEFEN, OB DIE ZU ANALYSIERENDE MESSGROESSE ALS EIN GEEIGNETER DESKRIPTOR DES SYSTEMS BETRACHTET WERDEN DARF. ES IST DENKBAR, DASS MANCHE FEHLINTERPRETA- TION AUF EINE UNZUREICHENDE WUERDIGUNG DIESES PROBLEMS ZURUECKZU- FUEHREN IST.

DIE ANWENDUNG EINER AUTOMATISIERTEN ZRA ALS ECHT-ZEIT-VERFAHREN IST
OHNE ZUSAETZLICHE MASSNAHMEN NICHT PRAKTIKABEL:

1. ES SIND ENTSCHEIDUNGSKRITERIEN FESTZULEGEN, DIE IN DER LAGE SIND,
    WEITGEHEND AUTOMATISCH STRUKTURELL ZUSAMMENHAENGENDE REIHEN-
    ABSCHNITTE ALS 'REPRAESENTATIV' ZU ERKENNEN UND ALS BASIS FUER DIE
    MODELLRECHNUNG HERANZUZIEHEN.   IN ERSTER NAEHERUNG KANN DIES ZUM
    BEISPIEL DURCH EINE FORTLAUFENDE KONTROLLE VERSCHIEDENER REIHEN-
    KENNGROESSEN (VARIANZ, STEIGUNG) ERFOLGEN.

2. KONZENTRIERT SICH DAS INTERESSE AUF EINE MOEGLICHST GUTE VORHER-
    SAGE, SO KOENNEN FUER DEN FALL, DASS ZUNAECHST MEHRERE MODELLE IN
    FRAGE KOMMEN, DIE VORHERSAGEFEHLER ALS GUETEKRITERIEN ZUR MODELL-
    SELEKTION HERANGEZOGEN WERDEN. ES IST JEDOCH ZU BEACHTEN, DASS
    EIN GROSSTEIL DER FUER EINE EINGRENZUNG DES 'OPTIMALEN' MODELLS
    ZUR VERFUEGUNG STEHENDEN PRUEFVERFAHREN EINSEITIG NEGATIV WIRKSAM
    SIND, SO DASS AUS DEM NICHT-ANSPRECHEN DER PRUEFGROESSEN NICHT
    SCHON DIE RICHTIGKEIT DES MODELLS GEFOLGERT WERDEN DARF.

3. EIN VERFAHREN, DASS IN BESTIMMTEN SITUATIONEN VERSAGT, KANN DEN-
    NOCH ALS ZUVERLAESSIG GELTEN, SOLANGE ES FALSCHE AUSSAGEN WEIT-
    GEHEND VERMEIDET. ES MUSS DAHER IN DER LAGE SEIN, BEDINGUNGEN,
    DIE ZU FALSCHEN AUSSAGEN FUEHREN KOENNTEN, ZU ERKENNEN UND UND DIE
    AUSGABE WEITERER RECHENERGEBNISSE SOLANGE ZU UNTERDRUECKEN, BIS
    NEUE, HINREICHEND GESICHERTE AUSSAGEN GETROFFEN WERDEN KOENNEN.
    SOLCHE SITUATIONEN KOENNEN AUFTRETEN, WENN SICH DIE QUALITEAT DES
    EINGANGSSIGNALS UEBER DAS ZULAESSIGE MASS HINAUS VERSCHLECHTERT;
    JEDOCH KOENNEN AUCH ABRUPTE AENDERUNGEN DES SIGNALSTRUKTUR DAZU
    FUEHREN, DASS FUER EINE BESTIMMTE UEBERGANGSZEIT KEIN ZUFRIEDEN-
    STELLENDES MODELL SELEKTIERT WERDEN KANN.

OBWOHL DIESE FRAGEN BIS ZU EINEM GEWISSEN GRADE LOSGELOEST VOM EIN-
SATZGEBIET MIT DEN METHODEN DER SEQUENTIALSTATISTIK BEHANDELT WERDEN
KOENNEN, IST KLAR, DASS AUS DER SPEZIFISCHEN ANWENDUNG EINFLIESSENDE
ZUSAETZLICHE INFORMATIONEN DIE LOESUNG DIESER PROBLEME SUBSTANTIELL
ERLEICHTERN KOENNEN. EINE WICHTIGE VORAUSSETZUNG FUER DIE IMPLEMEN-
TIERUNG EINES AUTOMATISCH ABLAUFENDEN ZYKLUS MODELLWAHL - VORHERSAGE -
INTERPRETATION IST DAHER, DASS DER ANWENDER SEIN WISSEN UEBER DAS
BEOBACHTETE SYSTEM IN FORM VON FUER IHN BEDEUTSAMEN STRUKTUREN,
CHARAKTERISTIKA UND EXTERNEN KRITERIEN NIEDERLEGT.

LITERATUR
----

(1) BOX, G.E.P.,G.M.JENKINS: TIME SERIES ANALYSIS.
    FORECASTING AND CONTROL. HOLDEN-DAY, S.FRANCISCO, 1976.

(2) SWOBODA, A.: BETRACHTUNGEN ZUR TRENDANALYSE.
    RECHNERGESTUETZTE INTENSIVPFLEGE.
    G.THIEME VERLAG, STUTTGART, 1981, (IN DRUCK).

(3) SWOBODA, A.: TREND ANALYSIS IN MEDICINE USING
    THE BOX - JENKINS METHOD. COMPUTERS IN CARDIOLOGY,
    247 - 250, FLORENCE, 1982, ISSN 0276 - 6574.

(4) FOX, A.J.: OUTLIERS IN TIME SERIES.
    J.ROY.STATIST.SOC.SER.B 34, 350 - 363, 1972.

(5) BLOOMFIELD, P.: SPECTRAL ANALYSIS WITH RANDOMLY MISSING
    OBSERVATIONS. J.ROY.STATIST.SOC.SER.B 32, 369 -380, 1970.

K A P I T E L   11

BERICHTE   AUS   DEN   ARBEITSGRUPPENSITZUNGEN

Epidemiologische Methoden in der Arzneimittelprüfung
Bericht über die 19. Sitzung der AG "Therapeutische Forschung"

H. J. Jesdinsky, Düsseldorf

Nach Erörterung von Tagesfragen, insbesondere des Für und Wider
zur Novellierung der Arzneimittelprüfrichtlinien und der möglicherweise notwendigen Ausgrenzung der besonderen Therapierichtun-
gen, wandte sich die Arbeitsgruppe unter dem Leitthema "Epidemiologische Methoden" zwei Beiträgen von Hasford und Koller zu.
Beide handeln von unerwarteten Arzneimittelwirkungen, einer bringt
einen allgemeinen Überblick über den Stand neuerer Überwachungs-
studien, der andere behandelt ein spezielles Thema anhand des
Datenmaterials aus einer prospektiven epidemiologischen Studie.

Verfahren zur Erkennung und Erfassung unerwünschter Arzneimittelwirkungen

Hasfords Darstellung konzentrierte sich auf neuere Methoden: Registered Release, Prescription Event Monitoring, Record Linkage.

Mit dem **Registered Release** liegen jetzt Erfahrungen vor (4). Die
Überwachung der ersten Einnehmer neu zugelassener Medikamente ist
aufwendig. Das Verfahren wurde von Herstellerfirmen eingesetzt,
wobei u.a. über Schwierigkeiten bei folgenden Problemen berichtet
wird: Underreporting, Aufrechterhalten der Verlaufsbeobachtung über
genügend lange Zeit, Aufstellen genügend großer Vergleichsgruppe,
wenn ein Medikament einen großen Markt erobert (Cimetidine), Confounding mit der Indikationsstellung. Hinzu kommt, daß bisher mit
diesem Verfahren keine Hinweise auf noch unbekannte Arzneimittelwirkungen gewonnen werden konnten.

Über Erfahrungen mit dem **Prescription Event Monitoring** der Arbeitsgruppe um Inman liegen noch keine veröffentlichten Ergebnisse
vor. Hierbei werden die behandelnden Ärzte um regelmäßige Berichte
über besondere Ereignisse (Diagnosen, Unfälle, Krankenhausein-
weisungen, Tod und Ursache) bei gewissen Patienten gebeten, denen
ausgewählte Medikamente, entweder ein bestimmtes neues und ein zum
Vergleich dienendes alteingeführtes, erstmals verschrieben wurde.
Der Zugang zu der Stichprobe geschieht über die Prescription Pri-
cing Authority. Die Photosensibilität unter Opren (Coxigon) wurde

bestätigt (1). Ob sich auch Hinweise auf gehäufte Todesfälle fanden, ist noch offen.

Der **Record Linkage-Ansatz** wird neuerdings in den USA mit Datenbasen des Medicaid-Systems erprobt. Man findet in diesem primär zu Abrechnungszwecken geschaffenen Datensystem auch Angaben über verordnete Medikamente und Diagnosen. Dieses Vorhaben ist weniger aufwendig, da die Ärzte nicht um zusätzliche Auskünfte gebeten werden müssen, und kommt auch für längere Überwachungsperioden infrage (2).

Hypothesen über medikamentöse Prophylaxe des Frühaborts
Koller legte die Überlegungen in seiner neuen Arbeit (3) dar. Die Größe des Materials erlaubt eine weitgehende Aufteilung in Mehrwegetafeln, so daß man die bedingten relativen Häufigkeiten auf den Stufen der zu untersuchenden Ursachenfaktoren innerhalb jeweils recht einheitlicher Untergruppen vergleichen kann. Außerdem werden bezüglich anderer Einflußgrößen "korrigierte" Häufigkeiten (entsprechend der direkten Altersstandardisierung) verwendet.

Über gewisse bekannte Befunde (seltenere Aborte bei Hyperemesis gravidarum) oder durch die Indikationsstellung gegebene Assoziationen ohne Aussagewert (Tranquilizereinnahme häufiger vor Aborten) hinaus zeigten sich Hinweise, daß die Abortrate bei Frauen, die Vitamine oder Mineralstoffpräparate erhielten, geringer war. Dieser Befund erschien konsistent in verschiedenen Gruppierungen und hatte eine Entsprechung in einer gleichsinnigen Wirkung von Antacida.

In der lebhaften Diskussion wurden Möglichkeiten einer neuen Abortprophylaxe-Studie besprochen.

(1) Inman, W.H.W.: Rundbrief v. 26.2.1982.
    Drug Surveillance Research Unit, University of Southampton
(2) Jones, J.K., Ruskin, A., Morse, L., Leroy, A.: Use of Medicaid
    Drug-Event Data for Post Marketing Surveillance
    Meeting Amer. Soc. Clin. Pharmacol. Therap., New Orleans 1981
(3) Koller,S.: Chancen der Abortprophylaxe in der Frühschwanger-
    schaft. Geburtsh. Frauenheilk. 42 (1982) 204-212
(4) Wardell, W.M.,Tsianco, M.C., Anavekar, S.N., Davis, H.T.:
    Postmarketing Surveillance of New Drugs II: Case Studies.
    J. Clin. Pharmacol. 19 (1979) 169

MATHEMATISCHE MODELLE ZUR EPIDEMIOLOGIE ANSTECKENDER KRANKHEITEN

Bericht der Arbeitsgruppe Mathematische Modelle über die Sitzung in
Hamburg am 28.9.1982

Die Vorträge zum Rahmenthema "Epidemiologie" im Hauptprogramm der
27. Jahrestagung der GMDS waren vorwiegend den sogenannten chronischen
Erkrankungen (Herz-Kreislauf, Krebs) gewidmet. In Ergänzung dazu dis-
kutierte die Arbeitsgruppe zwei Modellansätze aus dem Bereich der Epidemiologie ansteckender Krankheiten.
H. Knolle (Hannover) stellte ein altersabhängiges Epidemiemodell vor,
das er auf das Problem der Rötelnimpfung bezog. Besonders bemerkenswert
ist die Berücksichtigung spezifischer Kontaktraten, die vom Alter sowohl der Infektiösen als auch der Suszeptiblen abhängen.
K. Dietz (Tübingen) berichtete über eine gemeinsame Arbeit mit K.P.
Hadeler (Tübingen) zur Populationsdynamik von Parasiten. Die Wirtbe-
völkerung wird durch einen Einwanderungs-Todes-Prozeß mit altersabhän-
gigen Sterberaten beschrieben. Die Parasiten akkumulieren in den Wirten
gemäß eines Einwanderungs-Todes-Prozesses, wobei die Einwanderungsrate
durch eine Funktion der mittleren Parasitenlast in der gesamten Wirts-
population bestimmt wird. Die Parasiten in einem Wirt erhöhen seine
Sterberate proportional zur Anzahl der anwesenden Parasiten. Es wird
eine Integralgleichung für die Einwanderungsrate der Parasiten hergeleitet. Eine Formel für die minimale Übertragungsrate für eine positive, stabile Parasitenlast wird explizit angegeben. (Siehe K.P. Hadeler,
K. Dietz, Nonlinear hyperbolic partial differential equations for the
dynamics of parasite populations.Computers and Applied Mathematics: An
International Journal. Special Volume, Editor M. Witten, Pergamon Press,
im Druck.)
Ein dritter vorgesehener Vortrag mußte wegen Verhinderung des Redners
ausfallen.
Die nächste Sitzung der Arbeitsgruppe ist während des Kolloquiums der
Deutschen Region der Biometrischen Gesellschaft in Bad Nauheim im Früh-
jahr 1983 geplant.

                                        K. Dietz

REGIONALE ANALYSE VON MORTALITÄTSDATEN
III. Sitzung der Arbeitsgruppe Epidemiologie der Deutschen Gesellschaft
für Medizinische Dokumentation, Informatik und Statistik und der Deutschen Gesellschaft für Sozialmedizin.
Vorsitz: Keil, U., Laaser, U.

In der Einführung verwies U.Laaser auf die bisherigen Sitzungen der Arbeitsgruppe am 28.11.81 in München und am 16.3.82 in Aachen, auf denen
der derzeitige Arbeitsschwerpunkt ausgewählt und strukturiert wurde. Im
Vordergrund standen dabei die Validität diagnostischer Angaben auf der
Todesbescheinigung (TB), der Zugang zu den TBen (Gesundheitsamt), die
Verfügbarkeit von Mortalitätsdaten (Statistisches Landesamt), die Archivierung der TBen auf unbegrenzte Zeit, Zähler- und Nennerprobleme bei
der Berechnung von Mortalitätsraten, die multikausale Auswertung diagnostischer Angaben auf TBen, die Aufnahme zusätzlicher Variablen (z.B.
Schulbildung, Beruf) auf die TBen, die Verbesserung der Qualität der
Mortalitätsstatistik und die Datenschutz- bzw. Medizinalgesetzgebung.
Die genannten Arbeitsbereiche waren z.gr.T. Gegenstand bzw. Hintergrund der 7 in der Sitzung gehaltenen Vorträge.
<u>D.Borgers/Berlin</u> begann mit 'Probleme der Validität von Diagnosen auf
Totenscheinen'. Im Rahmen einer Untersuchung der Europäischen Gemein-
schaft wurden in einer Validierungsstudie die Diagnosegewohnheiten und
die Kodierungspraxis der beteiligten Länder überprüft, um die Validität der Todesursachenstatistik für respiratorische Erkrankungen beur-
teilne zu können. Eine Zufallsstichprobe von Ärzten füllte in jedem
Land aufgrund ausgewählter Krankengeschichten eine TB aus, die durch
das jeweilige Kodierungszentrum in die unikausale ICD-Klassifizierung
überführt wurde. Eine zusätzliche Kodierung erfolgte durch ein WHO-
Referenzzentrum (London). Es zeigten sich z.T. erhebliche diagnostische und kodierungsbedingte Differenzen, insbesondere hinsichtlich der
Abgrenzung chronischer Lungenkrankheiten und ischämischer Herzkrankheiten. Vergleiche der Mortalität an diesen Erkrankungen zwischen einzelnen Ländern der EG müssen daher mit Vorsicht betrachtet werden.
<u>B.Koschorreck/Heidelberg</u> berichtete über 'Regionale Verteilung und zeit-
licher Verlauf der Herz-Kreislauf-Mortalität in der Bundesrepublik
Deutschland'. Unter Heranziehung der offiziellen Todesursachenstatistik
wurden die Bundesländer im Quer- und Längsschnitt 1955, 1965 und 1975
analysiert (Krankheiten des Herz-Kreislauf-Systems insgesamt ICD 390-
458, Ischämische Herzkrankheiten ICD 410-414, Hirngefäßkrankheiten
ICD 430-438; ICD von 1968). Die altersstandardisierten Sterbeziffern

(Bundesrepublik 1965) wurden unter Bezug auf die entsprechende Sterbe-
ziffer des Standards mit 100 multipliziert (Mortalitätsindex bzw.
Comparative Mortality Figures CMF). Für ICD 410-414 ergab sich eine
deutliche Zunahme bei Männern und Frauen in Schleswig-Holstein, Nieder-
sachesen, Rheinland-Pfalz, Baden-Württemberg und vor allem im Saarland.
Für ICD 430-438 waren mit Ausnahme von Rheinland-Pfalz durchgehend rück-
läufige Tendenzen erkennbar. Für die Gesamtgruppe ICD 390-458 fand sich
bei Männern überwiegend eine Zunahme (Ausnahme Bayern), bei Frauen überwiegend ein Rückgang (Ausnahme Niedersachsen).

R.Frentzel-Beyme/Heidelberg trug eine Analyse 'Mortalität und Umwelt-
belastung im Rhein-Neckar-Raum' vor. Mortalitätsdaten der Stadt Ludwigs-
hafen aus den Jahren 1969-71 wurden nach Quartilen unterschiedlicher
sozialer Struktur und verschiedener Entfernung von einem chemischen
Großunternehmen in vier statistischen Stadtbezirken (als Sterbeorten)
untersucht. Zusätzlich wurde Nord- und Süd-Ludwigshafen verglichen.
Für Männer ergab sich eine im Vergleich zu Frauen erhöhte Sterblichkeit an spezifizierten Todesursachen, je näher der Sterbeort zum Chemie-
unternehmen lag. Die Sterblichkeit bei Frauen und die Häufigkeit von
Erkrankungen der Atemwege insgesamt entsprach Vergleichwerten in Mannheim.

G.Wendt (u.P.Lemke)/Heidelberg schloß an mit der 'Regionalen Erfassung
von Wanderungsbewegungen'. Für das industrielle Ballungsgebiet des
Rhein-Neckar-Raumes läßt sich eine starke räumliche Mobilität nachweisen. So gab es z.B. in Mannheim bei ca. 300 000 Einwohnern zwischen
1968 und 1977 141 168 Fortzüge bzw. 118 498 Zuzüge. Besonders mobil
sind die Altersgruppen zwischen 25 und 50 Jahren. Kohortenstudien müssen
diese Gegebenheiten bei der Planung stärker berücksichtigen.

Th.Schäfer/Friedrichshafen widmete sich mit 'Monitoring des Gesundheitszustandes kleiner Bevölkerungsgruppen' einer vergleichbaren Problematik.
Im Saarland soll modellhaft versucht werden, auf der Basis kleiner geo-
graphischer Untersuchungseinheiten Umwelt- und Gesundheitsbezogenen Daten möglichst verzerrungsfrei auszuwerten. Korrelative und kartogra-
phische Ansätze werden gleichzeitig verfolgt mit dem Ziel einer klein-
räumigen Darstellung von Krankheitsverteilungen, der Identifikation von
Gebieten mit sehr hohen bzw. niedrigen Risiken und und der Hypothesen-
bildung über evtl. Zusammenhänge zwischen Umweltbedingungen und Gesundheit. Zielvariablen sind krankheitsspezifische Morbidität und Mortalität sowie Mütter- und Säuglingssterblichkeit. Als Einflußvariable dienen
die Schadstoffbelastung der Luft, Schadstoffbelastung und Härte des
Trinkwassers, berufliche Exposition und Umweltstreß.

U.Laaser trug den Bericht von E.Schach/Dortmund über 'Nutzen und Weiter-
entwicklungsmöglichkeiten von Information im Gesundheitswesen der BRD'
vor, der sich mit der Tagung vom 10.-12.5.82 in der Werner-Reimers-
Stiftung/Bad Homburg beschäftigte. Ziel der Tagung war die Diskussion
des Berichts 'Von Gesundheitsstatistiken zum Gesundheitsinformations-
system' von E.Schach unter Mitarbeit von M.Pflanz. Nutzungsbeispiele
wurden vorgetragen (aus der BRD Btecht, Brenneke, Henke, John, Laaser,
Neumann, Schäfer, Wiese) und Empfehlungen (Jahresgesundheitsbericht,
Standardisierung, personelle Ausstattung der SLA, verbesserte Daten-
nutzung) kommentiert.
Abschließend wurde der Entwurf einer Resolution der AG Epidemiologie
'Zugang zu Mortalitätsdaten' von H.-J.Lange/München (mit U.Kellhammer u.
F.Rohleder) vorgestellt. In 5 Bereichen wurde eine Verbesserung der
wissenschaftlichen Arbeitsmöglichkeiten gefordert: Zugang, Aufbewahrung
und zentraler Nachweis von TBen sowie Nutzung und Verknüpfung gespeicherter Daten. Die Erarbeitung einer Übersicht einschlägiger Erfahrungen ist Thema der IV.Sitzung der AG Epidemiologie am 9.10.82 in München im Anschluß an die wissenschaftliche Jahrestagung der Deutschen
Gesellschaft für Sozialmedizin.

Was ist eigentlich Qualitätssicherung? - Definitionsversuche

Bericht vom Workshop der GMDS-Arbeitsgruppe "Qualitätssicherung in der Medizin"*

H.K. Selbmann

Institut für Med. Informationsverarbeitung, Statistik und Biomathematik der Universität München, Marchioninistr. 15,   8000 München 70

Wegen der Vielfalt der in Frage kommenden Methoden und der unterschiedlichen Bedingungen bemüht sich die Arbeitsgruppe "Qualitätssicherung in der Medizin" um eine einheitliche Terminologie der Qualitätssicherung. Sie soll dem modisch geprägten Gebrauch der Begriffe Einhalt gebieten, auf die wesentlichen Forderungen der Qualitätssicherung hinweisen und exaktere Bewertungen der unter dem Titel "Qualitätssicherung" laufenden Aktivitäten ermöglichen.

Das <u>Ziel der Qualitätssicherung</u> in der Medizin ist die Sicherung und Verbesserung der Qualität der medizinischen Versorgung von Individuen und Bevölkerungsgruppen. Die <u>Qualität</u> ist dabei die Gesamtheit aller Eigenschaften, die zur Beschreibung und Beurteilung der medizinischen Versorgungsziele und der dazu getroffenen Maßnahmen geeignet sind.

Alle Versuche, die Qualität medizinischen Handelns zu untergliedern, führten zu der einfachen Trilogie: Struktur-, Prozeß- und Ergebnisqualität, die von A. Donabedian erstmals 1966 angegeben worden war.

Die <u>Strukturqualität</u> beschreibt die Rahmenbedingungen, die für die medizinische Versorgung im Einzelfall gegeben sind. Sie umfaßt die relativ stabilen Eigenschaften der Ärzte, der ihnen zur Verfügung stehenden medizinischen Mittel und der ärztlichen Arbeitsstätten.

Die <u>Prozeßqualität</u> beschreibt die Eigenschaften aller medizinischen Tätigkeiten, die innerhalb und zwischen Trägern der medizinischen Versorgung und Patienten bzw. Bevölkerungsgruppen ablaufen.

Die <u>Ergebnisqualität</u> beschreibt die dem medizinischen Handeln zuschreibbaren Veränderungen des Gesundheitszustandes der Patienten bzw. der Bevölkerungsgruppen einschließlich der von diesen Veränderungen ausgehenden Wirkungen.

---

*basierend auf einer Tischvorlage, die von W. Bock, H.J. Eißner, R. Kuprasch, O. Rienhoff, G. Sassen, F.W. Schwartz, H.K. Selbmann und U. Senftleben erarbeitet worden war, und auf Ergebnissen der Diskussionen.

Neben diesen Dimensionen gibt es eine Reihe von <u>Aspekten</u>, unter denen die Beurteilung der Qualität medizinischen Handelns erfolgen kann. Zu ihnen zählen: Effektivität, Relevanz, Angemessenheit, Effizienz und Adäquanz. Während die <u>Effektivität</u> die Wirksamkeit medizinischen Handelns als Verhältnis zwischen erreichtem und angestrebtem Ziel mißt, ist die <u>Effizienz</u> das Verhältnis zwischen der erzielten Effektivität und dem benötigten Gesamtaufwand einer Handlungsalternative, der nicht notwendigerweise über Kostenbezüge definiert sein muß. (Die Definition der anderen Aspekte bedarf weiterer Diskussionen).

Die <u>Qualitätssicherung</u> umfaßt alle technischen, organisatorischen und normativen Maßnahmen, die zu einer hohen Qualität der medizinischen Versorgung führen. Eine Qualitätssicherungsaktivität sollte folgende 6 Schritte umfassen:

1. die Problemerkennung und Problemauswahl mit begründeter Prioritätensetzung,
2. die inhaltliche und operationale Festlegung des Qualitätsbegriffes im ausgewählten Problembereich,
3. die Beobachtung des medizinischen Handelns, sofern dies nicht schon bei der Problemerkennung erfolgte,
4. die Erarbeitung von Lösungsvorschlägen und die Auswahl der bestgeeigneten Problemlösung,
5. die Evaluation der in die Praxis umgesetzten Problemlösung und
6. die Entscheidung über das weitere Vorgehen mit eventuell notwendigem Rückverzweigen zu den vorausgegangenen Schritten.

(Die Schritte 1-3 können auch als Beurteilungsphase, die Schritte 3-6 als Interventionsphase betrachtet werden.)

<u>Kriterien</u> sind operationalisierte Untermengen aller Eigenschaften medizinischen Handelns. Ihre Auswahl im Rahmen einer Qualitätssicherungsaktivität erfolgt zum einen nach den interessierenden Dimensionen und Aspekten der Qualität, zum anderen nach ihrer Machbarkeit und Reliabilität. Mit Hilfe von Kriterien lassen sich explizite <u>Standards</u> für die Struktur-, Prozeß- und Ergebnisqualität formulieren.

Die obigen Definitionen haben Entwurfscharakter und müssen ihre Allgemeingültigkeit erst noch beweisen. Die Arbeitsgruppe wird sich in weiteren Sitzungen noch mit ihnen auseinanderzusetzen haben.

<u>Rechnerunterstützung für Studien</u>

Tutorielle Veranstaltung der Arbeitsgruppe "Statistische Auswertungssysteme"
Leiterin: A. HÖRMANN (Neuherberg)

Zur Frage nach der Statistiksoftware heute - bezogen auf Qualität und Anforderung berichtete Frau HÖRMANN (Neuherberg), daß die Arbeitsgruppe sich seit ihrer Gründung im Jahr 1974 mit Statistiksoftware auseinandersetzt, einerseits ihre Qualität bzgl. Einsatzfähigkeit beurteilt und andererseits aber auch versucht, sich an der Entwicklung normativer Richtlinien zu beteiligen, indem sie Anforderungen formuliert, die an Statistiksoftware zu stellen sind. Waren zunächst Qualitätskriterien für die eigene Softwareentwicklung zu erarbeiten, standen anschließend weitere technische Fragestellungen im Vordergrund wie die Problematik der Übertragbarkeit und der Verknüpfung von Datenbanken mit statistischen Auswertungssystemen. Mit den mittlerweile leistungsfähigen und für (fast) jeden Rechner zur Verfügung stehenden Standardprogrammpaketen für allgemeine statistische Auswertungen waren viele der in technische Richtung zielenden Anforderungen befriedigend gelöst, Probleme der methodischen Aspekte rückten in den Vordergrund: Wo sind Lücken im statistischen Methodenspektrum der Statistiksysteme und welche Software kann sie schließen? Die Qualität von statistischer Software, die Ergebnisdarstellung und ihre Interpretationsmöglichkeiten sowie Diskussionen zu spezifischen Themen - wie hier zur Rechnerunterstützung von Studien - bleiben Themen, die weiterhin zu diskutieren sind.

Eine wesentliche Problematik, die auch in fast allen Beiträgen angesprochen wurde, stellt sich beim Zugang zur Software, insbesondere im Bereich der Ausbildung von Anwendern. Herr FAILING (Gießen) unterschied nach dem Umfang verschiedene, in seiner biometrischen Beratung immer wiederkehrende "Studienarten": (1) Studien im Rahmen wissenschaftlicher Dissertationen, (2) Studien im Rahmen wissenschaftlicher Tätigkeiten z.B. an medizinischen Instituten, (3) große prospektive Studien (Therapiestudien) und erläuterte die in der Planungs-Durchführungs-und Auswertungsphase gegebenen Einsatzmöglichkeiten von entsprechender Statistiksoftware. Um den in der Regel mit bescheidenen statistischen Kenntnissen und geringen EDV-Kenntnissen ausgestatteten Anwender an die Benutzung dieser Programme heranzuführen, ist ein dreiteiliger Kurs mit (1) allgemeiner EDV-Einführung, (2) Einführung in ein allgemeines Statistiksystem und (3) Einführung in ein Datenhaltungssystem nützlich. Die Erfolgserwartungen bestehen in der Befähigung zur selbständigen Durchführung einiger einfacher Auswertungen (insbesondere deskriptiver Art) mit vorausgehender Organisation der Datenerfassung, Datenprüfung und Durchführung der Datenkorrektur. Natürlich ist der Absolvent dann weder Statistiker noch DV-Spezialist, sollte aber wissen, daß man den Rat des Statistikers schon bei der Studienplanung einholen soll.

Ein Versuch, der nicht mit statistischen Methoden geplant wurde, sollte auch nicht mit analytischen Methoden ausgewertet werden, forderte Herr HULTSCH (Münster). Mediziner wählen sich meist im ersten klinischen Abschnitt ein Dissertationsthema und beginnen oft mit den experimentellen

Arbeiten vor jedem Literaturstudium. Die sachlogische Beratung in Zusammenarbeit mit dem fachlichen Betreuer der Arbeit ist daher äußerst notwendig. Dies führt zu einem erheblichen Zeitaufwand. Es ist unmöglich - und auch nicht anzustreben - alle wissenschaftlichen Arbeiten beraten zu wollen. Andererseits ist die Bedeutung statistischer Methoden in der Medizin in den letzten Jahren immer größer geworden. Damit verbunden ist ein Wunderglaube an die Statistik, harte Daten und EDV. In der Beratung muß man entscheiden, wer beraten werden soll und wer nicht. Es ist sinnlos, doppelt soviel Arbeiten aber nur halb zu beraten. Programmsysteme (wie etwa SPSS, BMDP, SAS) haben für den Biomathematiker eine große Arbeitsersparnis gebracht. Sie sind hauptsächlich wegen mangelnder Verfahren der deskriptiven Statistik aber wenig geeignet, von einem Mediziner mit geringen statistischen Kenntnissen selbständig eingesetzt zu werden.

Frau HAUBITZ (Würzburg) sprach zu Ausbildungsfragen aus der Sicht eines allein beratenden Rechenzentrums. Hier hat die statistische Beratung für Mediziner und Doktoranden unterschiedlicher Fachrichtungen zum Ziel, durch eine gleichgewichtete minimale Unterstützung aller Ratsuchenden eine bestmögliche Wirkung zu erreichen, insbesondere eine sinnvolle Bearbeitung der vorgelegten Daten und eine gute Vorbereitung für weitere Auswertungen. An minimalen Kenntnissen wünscht sie: (1) die Unterscheidung von deskriptiver Untersuchung gegenüber einem korrekt geplanten Versuch, (2) Verständnis für den Begriff der Unabhängigkeit von Probanden bzw. den Begriff der Stichprobe bei konfirmatorischen Studien, (3) die Bedienung der Geräte, Handhabung des Statistiksystems und notwendige Teile der job control language, (4) Eigenschaften der Normalverteilung, (5) die Idee des statistischen Tests und die Definition von Signifikanz.

Nach der Ausbildungsproblematik wurden die Möglichkeiten des Einsatzes verschiedener Softwarelösungen für Studien diskutiert. Es zeigte sich, daß die Unterstützung bei der Planung von Studien mit Hilfe des Programmsystems STPLAN als eine wertvolle Hilfestellung gewertet werden kann, insbesondere bei der Durchführung von Planungsrechnungen; Herr FAILING (Gießen) betonte, daß sich die vollständige Planung natürlich nicht mit Rechnern durchführen läßt.

Herr HOLLE (Gießen) führte anhand einiger Beispiele die Möglichkeiten der Softwareunterstützung bei der Durchführung von Therapiestudien vor. Während Programmsysteme zur Datenhaltung und Auswertung inzwischen weit verbreitet sind, sollte in Zukunft auch spezielle Datenerfassungssoftware verstärkt eingesetzt werden, da diese eine komfortable und sichere Dateneingabe ermöglicht. Ein System zur Gestaltung von Dokumentationsbögen wurde vorgestellt, dessen Vorteil vor allem in der schnelleren Realisierung von Änderungen der Bogenentwürfe liegt. Als weitere Möglichkeit des Softwareeinsatzes wurden die automatische Erstellung von Therapieplänen, die Protokollüberwachung sowie Mahnsysteme genannt. Diese Aufgaben lassen sich mit Hilfe eines guten Datenbankmanagementsystems (z.B. SIR) lösen.

Werkzeuge zur Unterstützung des Anwenders sollten die Reduzierung der notwendigen Kenntnisse auf ein Minimum ermöglichen, forderte Herrr ENGELBRECHT (Neuherberg). Eine Möglichkeit dazu im Bereich der Interfacelösungen zwischen Datenbank- und Auswertungssystemen schlug er (wie auch für das Münchner Blutdruckprogramm) durch die Verbindung z.B. von ADABAS und SAS mittels Menütechnik im Rahmen des MEDUSA (Menu Driven User Oriented Interface for Statistical Applications)-Systems vor, was insbesondere den Wegfall des Erlernens der Syntax verschiedener Softwarepakete bedeutet. Daneben ist aber auch garantiert, daß keine Fehler in der Kommandosprache auftreten können, da z.B. die für SAS notwendigen PROC-und DATA-Statements vom System generiert werden. Die Benutzung des System Dictionary sowohl bei der Erfassung als auch bei der der Selektion mit der Sprache NATURAL gewährleistet eine einheitliche Verwendung von Namen bei verschiedenen Auswertungen.

Zum Komplex Einzelfalldarstellung - Feedback und Motivation erläuterte Frau MESSERER (München) die Notwendigkeit der Einzelfalldarstellung (EFD) bei Studien, um die Datenqualität durch Fehler-und Vollständigkeitsprüfungen sowie durch Plausibilitätskontrollen sowohl im Quer- als auch im Längsschnitt zu erhöhen. Bei Studien handelt es sich oft um "Multiobserver-Dokumentationen", d.h. eine Vielzahl von Ärzten unterschiedlicher Disziplinen und variierender Kontinuität sind beteiligt, für die eine komprimierte Informationsdarstellung des bisherigen Verlaufs nützlich ist. Für die Auswertenden wird die Überprüfung der Protokollcompliance und das Auffinden möglicher Erklärungen für die Abweichungen erleichtert. Bei komplizierten Therapieschemata (wie z.B. der chemotherapeutischen Behandlung der akuten Leukämie) sind optische Vergleiche der einzelnen Verläufe zwischen den Patienten innerhalb und zwischen den Kliniken oft die einzige Möglichkeit einer Auswertung der Therapie. Zur Realisierung von Einzelfalldarstellungen ist eine Datenbank unabdingbar, die zum einen flexible Methoden zu synchronisierbaren Zeitangaben aus verschiedenen Zeitsystemen bereitstellt, zum anderen eine leichte Handhabbarkeit gewährleistet. Die Form des outputs sollte für DV-Fremde übersichtlich und selbsterklärend sein. Die Akzeptanz dieser EFD bei den Kliniken ist in den Studien, die das Biometrische Zentrum für Therapiestudien betreut, sehr gut.

Herr WITTKOWSKI (Tübingen) legte dar, daß durch eine dezentrale Erfassung und (Vor-) Verarbeitung die Hemmschwelle im Umgang mit statistischen Auswertungssystemen häufig wesentlich verringert werden kann, da lokale Rechner oft einfacher zu bedienen sind und Programmsysteme für Teilbereiche den unterschiedlichen Anforderungen z.B. von Laien und Statistikern besser angepaßt werden können. Adäquate Software müsse jedoch neben einfacher Bedienung auch Schnittstellen zu zentralen und anderen dezentralen Systemen bieten. Am Beispiel eines Systems zur Datenhaltung und Auswertung im allgemeinen linearen Modell (PANOS) wurde für parametrische und nichtparametrische Verfahren in multifaktoriellen Plänen eine allgemeinen Form der dialogorientierten Modelldefinition vorgestellt. Nichtparametrische Methoden, die in die Standardpakete bisher nur unzureichend und teilweise fehlerhaft Eingang gefunden haben, konnten so auch für den Anwender leichter zugänglich gemacht und durch die Verwendung eines einheitlichen Algorithmus zusätzlich verallgemeinert werden. Als besonders benutzerfreundlich erwies sich dabei die Steuerung der einzelnen Komponenten (Erfassung, Datenhaltung, Auswertung, Datenfernübertragung und Textverarbeitung) über eine Menütechnik, für die der Anwender keine Kommandosprache zu erlernen braucht.

TRANSFER VON INFORMATION, EINSTELLUNG
UND HANDLUNGSKOMPETENZ ALS GEZIELTER PROZESS
- AUFBAU VON UNTERRICHTSEINHEITEN -
AG "Medizinische Kommunikation und Gesundheitserziehung"
Vorsitz: Sassen, G.
idis, Westerfeldstr. 15 - 17, 4800 Bielefeld 1

Die AG "Medizinische Kommunikation und Gesundheitserziehung"stand
unter dem Gedanken, daß Unterricht ein zielgerichter Prozeß ist, der
nicht nur im herkömmlichen Unterrichtsfeld, sondern auch in der Gesundheitserziehung bei Interventionsmaßnahmen seine speziellen Regeln hat.
Dies wurde in einer Tonbildschau dargestellt, die sich selbst nach den
vorgestellten Regeln aufbauend, den Entwicklungsprozeß einer Unter-
richtseinheit,vorführte. Das entsprach dem Wunsch der Arbeitsgruppen-
teilnehmer vom Vorjahr. Damals wurden als Voraussetzung dazu die Vorgänge des Lernens als biologischer und psychologischer Prozeß abgehandelt. Die Tonbildschau führte folgende Thesen aus:

Unterricht läßt sich in Einstiegsphase, Erkundungsphase, Erarbeitungsphase und Sicherungsphase gliedern. Die Einstiegsphase kann am einfachsten an vorangegangene Stunden anschließen. Besser sind aktuelle
Bezüge aus Presse, Rundfunk oder der Alltagssituation, mit denen Aufmerksamkeit geweckt wird. Dies zwingt den Unterrichtenden auch,sich
über das Vorwissen seiner Adressaten Gedanken zu machen. Da Lernen -
wie in der vorangegangenen Arbeitsgruppensitzung 1981 bereits erörtert
- auf dauerhafte Verhaltensänderungen abzielt, geht es nicht nur darum,
Wissen zu vermitteln, sondern auch Einstellungen zu ändern oder zu
festigen und Handlungskompetenz für das Verhalten zu vermitteln.

Schüler müssen, um lernen zu können, verstehen. Auf eine kurze Formel
gebracht: Der Lehrer muß die Sprache des Schülers sprechen.

In der Erkundungsphase muß der Unterrichtende behutsam steuern, wo es
hingehen soll. Dazu hat er mehrere Stilmöglichkeiten, von denen der
partnerschaftliche Stil besonders herausgehoben wird, da er sowohl in
der Schule, als auch insbesondere bei Erwachsenen, am ehesten den Erwartungen entspricht. D. h. aber, daß Überblick über Sinn, Zweck und
Nutzen des Unterrichtsinhaltes in dieser Phase erarbeitet wird. Richtige
Antworten, richtige Lösungen müssen positiv durch Lob verstärkt werden,
Kritik und Tadel sollten sehr vorsichtig und sparsam eingesetzt werden,

um Abwehrhaltungen zu verhindern. Am besten ignoriert man unerwünschte Verhaltensweisen.

Unterricht ist ein zielgerichteter Prozeß. Das wird in der Erarbeitungsphase insbesondere seinen Niederschlag finden. Dem sind die Arbeitsformen, wie Lehrervortrag, Unterrichtsgespräch, Gruppenarbeit, Einzelarbeit und Spielformen wie Planspiel und Rollenspiel, anzupassen.

Die Sicherung des Erlernten gehört zum schwierigsten Teil des Unterrichts. Dazu gehören Übungen und Aufgaben zur Anwendung, die eine gegenseitige Rückmeldung ermöglichen.

Die Thesen wurden in der Tonbildschau mit Beispielen unterlegt. Die Diskussion konzentrierte sich auf die Frage der Beobachtung des erworbenen Verhaltens und endete mit dem Gruppenbeschluß, in dieser Richtung weiterzuarbeiten.

AUTORENVERZEICHNIS